KB195107

최강의 다이어트, 카니보어 코드

THE CARNIVORE CODE

최강의 다이어트
카니보어 코드

**인류의 선조들이 먹던 음식에서 찾은
건강, 활력, 아름다움의 비밀!**

폴 살라디노 지음
이 문 옮김

graffi.

현재의 나를 이루는 모든 좋은 부분은 가족 덕분이다.
내가 했던 모든 모험에 굳건한 사랑과 지지를 보내 주었다.

그동안 만난 환자들은 헤아리기 어려울 정도로 큰 가르침과 영감을 준
훌륭한 스승님이다. 그들의 이야기를 들으며 더욱 성숙해 질 수 있었다.

차례

일러두기

1 카니보어를 포함해 동물성 식품 위주로 식사하는 다양한 방식을 '동물성 기반 식단'의 개념으로 잡았습니다. '카니보어'란 용어는 문맥에 따라 육식 혹은 카니보어를 하는 사람이라는 의미로 사용했습니다.

2 글의 이해를 돕기 위해 옮긴이와 편집자가 단 각주는 '*'기호로 표시하고, 글 하단에 부연해 설명했습니다.

한국어판 서문

- 카니보어 식단으로 하는 질병 치유
- 농경문화와 식생활, 약으로 쓰는 식물 vs 식품으로 먹는 식물
- 키토제닉 다이어트의 단점

한국 독자 여러분께,

카니보어를 처음 시도해 보기로 결정했던 순간이 지금도 선명하다. 워싱턴 대학교 레지던트 3년 차 겨울, 서핑을 가기 위해 시애틀에서 출발해 차가운 폭풍우 속을 헤치며 운전하던 중 『12가지 인생의 법칙』의 저자이자 캐나다의 토론토 대학 심리학 교수인 조던 피터슨Jordan Peterson이 출연한 팟캐스트를 들었다. 피터슨 교수는 고기만 먹는 급진적인 방식으로 관절염과 발진을 비롯한 여러 가지 자가 면역 문제가 개선되었다는 얘기를 했다. 또 기분이 좋아졌으며, 별다른 노력 없이도 살이 쉽게 빠졌고, 수면 무호흡증이 개선되고, 활력도 많이 늘었다고도 했다.

그런 방식의 식사를 듣자마자 '미.쳤.나?'라고 생각했다. 대부분의 사람이 그렇듯이 나 역시 채소와 통곡물, 견과류, 씨앗이 건강에 좋다고 계속 들으며 살았는데, 세계적인 석학이 식물성 식품을 일절 먹지 않았더니 건강이 더 좋아지고 여러 가지 만성 질환도 해결되었다고 하는 게 아닌가.

의료계에 종사한 수년간 얼마나 많은 자가 면역 질환 환자를 보았는지 떠올려보며 나의 의심은 곧 호기심으로 바뀌었다. 또 류머티즘 관절염, 다발성 경화증, 습진, 건선, 크론병 대장염, 궤양성 대장염, 하시모토 갑상샘염, 그레이브스병 같은 질병의 치료에 사용하는 약물의 부작용도 상기해 보았다. 환자들을 도울 수 없다는 무력감에 몸부림치며, 서양 의학에서 명확하게 가르치지 않는 위 질병의 진짜 근본 원인을 이해하려 갈망했던 수년 간의 시간도 선명했다. 또 지난 몇 년간 내가 앓는 자가 면역 질환인

천식과 습진 때문에 인생을 얼마나 온전하게 누리지 못했는지도 생각해 보았다.

강한 흥미를 느끼며 카니보어를 공부하기 시작했다. 당시에는 자료가 많지 않아 동물성 식품만 먹으며 살았던 이들에 관한 역사적 설명 약간, 몇몇 사람이 소셜 미디어에 공유한 놀라운 경험담 정도를 찾을 수 있었다. 참고할 만한 책이나, 식단을 어떻게 해야 하는지 실질적인 가이드도 없었으며, 고기만 먹는 걸 지지하든 반대하든 실제로 연구된 의학 문헌도 없었다. 하지만 그 어느 것도 문제 되지 않았다. 나는 호기심이 많은 편이라 약간의 위험을 무릅쓰더라도 모험하길 좋아한다. 그래서 그 운명적인 여행에서 돌아오는 길, 가장 먼저 고기를 사러 식료품점에 들렀다.

뒤에 자세히 나오지만 내게 생긴 변화를 짧게 요약해 보자면, 습진과 천식은 몇 주에 걸쳐 점진적으로 개선되었으며 카니보어 여정을 시작한 이후 몇 년간 단 한 번도 재발하지 않았다. 또 다진 소고기·스테이크·간·심장·소의 지방·소금을 섭취하면 정신이 뚜렷해지고, 기분도 밝아지며, 에너지가 오래도록 유지된다는 점도 발견했다. 허황한 얘기로 들리는가? 내 몸에서 일어나는 변화에 매료되어 깊이 연구한 끝에 이 책을 썼다. 또 거기서 멈추지 않고 무엇을 어떻게 먹어야 하는지 계속 탐구했다. 내 카니보어 모험의 첫 걸음일 뿐이었으나 정말 흥미진진한 시작이었다.

『최강의 다이어트, 카니보어 코드』가 출간된 지 3년이 넘었다. 견해가 달라진 부분이 약간 있으나 이 책에서 다루는 대부분의 개념에 여전히 같게 생각한다. 지구상에서 가장 영양분이 풍부한 식품은 고기와 내장육이며, 최고의 건강을 추구한다면 식단에 반드시 포함해야 한다. 우리는 그동안 채소가 몸에 좋다고 계속 들었지만, 건강의 관점에서 채소의 영양이란 아무리 좋게 보아도 기껏 중간 정도 수준 밖에 되지 않으며 수많은 자가 면역 질환을 비롯해 우리가 생각하지도 못한 문제를 유발할 가능성이 높다. 식물의 잎과 줄기, 뿌리, 씨앗에 방어 화학 물질이 함유되어 있다는 건 나의 개인적인 의견이 아닌 과학적으로 정립된 개념이다. 물론 일부 식물 화합물은 치료를 위해 '약'으로 쓸 수 있지만 근본적으로 식물은 인간의 몸에 좋은 식품이 아니다.

또 이 책을 쓸 때는 키토시스 상태의 장점을 많이 언급했는데, 카니보어 식단을 직접 경험하며 인간의 대사 작용을 더 섬세하게 이해할 수 있었고, 지금은 장기적인 키토시스가 인간에게 최적의 상태는 아니라고 생각하게 되었다.* 키토시스는 단식을 모방하는 것으로 진화의 맥락에서 보면 기아에 해당한다. 우리의 선조들은 이런 상황을 맞닥뜨리고 싶어 하지 않았을 것이며, 구할 수 있었다면 고기와 과일, 꿀 등의 식량을 먹었을 것이다.

3-4일 이하의 단기적 키토시스나 단식은 건강에 도움이 될 수 있으며, 우리의 선조들도 분명 그런 기간을 겪었을 거로 추측한다. 하지만 기간이 너무 길어져 몸의 임계치를 넘어서면 좋은 점보다 위험이 급속도로 커질 것이다. 일정 기간 단식하거나 탄수화물을 제한한다면 남성과 여성 모두 테스토스테론 및 오전·오후의 코르티솔, 갑상샘 호르몬을 주의깊게 살펴야 한다. 호르몬 수치가 떨어지거나 기분이 저조해지기 시작하면 몸에 무리가 된다는 의미다. 건강을 최상의 상태로 되돌리는 데 단식이나 키토시스가 필요하다고 생각하진 않지만, 특정 식품이나 모든 식품을 제한하는 방법은 소화관을 자극하거나 면역 증상을 유발하는 식품을 알아내는 데 유용하다.

현재 나는 과일과 꿀에서 탄수화물을 얻는다. 2년 정도 전부터 식단에 추가해 수면, 호르몬, 전해질 균형, 운동 능력을 향상했다. 식물의 잎, 줄기 등과는 달리 과일은 먹히길 바라는 부위다. 그래서 과일이 익으면 포식자가 직관적으로 알아볼 수 있도록 눈에 띄는 색으로 바뀌는 것이다. 달콤한 맛도 같은 맥락의 특징이다.

과당이 몸에 해롭다는 연구가 일부 있는데, 고과당 옥수수 시럽 같은 가공된 과당을 과일과 꿀처럼 자연적으로 발생하는 과당과 혼동한 것이

---

* 폴살라디노 박사의 유튜브 채널에서 'Dangers of a keto diet'(키토제닉 식단의 위험성), 'carbohydrate'(탄수화물로 검색하면 자세한 정보를 얻을수있다

다. 자연식품 형태의 단순당은 이롭다는 연구가 훨씬 더 많다. 진화적으로도, 역사적으로도 인류와 매우 긴 시간 한결같이 함께 한 식품으로 하드자족처럼 현존하는 수렵 채집인을 보면 알 수 있다. 나는 2021년도에 탄자니아의 하드자족을 방문한 적이 있는데, 부족원들은 잘 익은 과일이나 꿀벌의 벌집을 찾았을 때도 사냥에 성공한 것처럼 기뻐하며 자축했더랬다.

마지막으로 한국에서는 전통적으로 식물이 들어간 음식을 많이 먹는다고 들었다. 식물을 다량 섭취하더라도 건강하다면 식사에 변화를 줄 필요가 없다. 하지만 정서 장애·기력 저하·비만·당뇨병·피부 문제·염증성 장 질환·과민성 장 질환·호르몬 불균형·자가 면역 질환으로 고통받는다면 어떤 음식이 건강에 좋은지 질문해 보길 바란다. 삶의 질을 크게 향상할 수 있을 것이다. 또 우리가 원하는 건 단순한 증상 개선이 아닌 질병의 근본적인 원인 이해와 치유이기 때문에, 치료를 위해 식물을 약용으로 쓰는 것과 식사의 상당 부분을 식물성 식품으로 채워 먹는 건 차이가 크다는 점을 구분해 이해했으면 한다.

요즘 나는 다진 소고기로 만든 스테이크와 몇 십 그램의 심장과 간, 과일, 꿀, 생우유, 치즈를 주로 먹는다. 이 방식을 나는 카니보어 지향 식단이라 일컫는데, 100% 카니보어와는 조금 다르다. 건강을 되찾는 여정은 참으로 길었지만 45세인 지금은 한 번도 경험해본 적 없는 활력과 건강을 느끼며 매일 아침 2-3시간 씩 서핑을 즐기고, 친구·가족과 어울려 자연을 누리면서 살아간다. 나는 모든 사람이 '건강'이라는 천부적인 권리를 가지고 태어난다고 믿는다. 질병으로부터 해방되어 즐겁고 충만한 인생을 살아가는 데 필요한 '본연의 건강'이라는 우리의 타고난 권리를 되찾는 모험에 『최강의 다이어트, 카니보어 코드』가 도움이 되길 진심으로 기원한다.

서문

나는 수수께끼를 좋아하는데, 그동안 푼 퍼즐 중 '인간은 무엇을 먹어야 더 튼튼하고 건강해질 수 있는가?'라는 질문이 가장 매력적이었다. 우리에게 가장 이상적인 식사를 구성해 본다면 어떤 기준으로 식품을 선택하겠는가?

1) 인간이 최적으로 기능하는 데 필요한 모든 영양소를
2) 생체 활용에 가장 적합한 형태로 함유하면서
3) 독소는 제일 적은 식품

나는 이렇게 꼽고 싶다. 건강에 필요한 아미노산, 비타민, 미네랄 등 모든 기본 요소를 갖추고 있지만 인체의 정상적인 생화학 반응을 방해하거나 염증, 세포 손상을 일으키는 물질은 하나도 없어야 한다. 합당한가? 나는 이를 최강의 식사 수수께끼라 부르며, 영양과 의학의 성배인 노즈 투 테일 카니보어 식단이 가장 뛰어난 해결책이라고 생각한다. 하지만 내 말을 무작정 믿진 마시라. 이 책에 자세한 내용을 실었으니 직접 확인해 보길 바란다. 지구 상에서 가장 뛰어난 음식은 동물성 식품이며, 인간에게 피해를 주는 독소만 가득하고 생체 이용률이 훨씬 낮은 데다 영양가도 떨어지는 식물성 식품은 차선책이라는 점을 납득시키고자 한다. 이 책을 읽으며 심기가 불편할 수 있다. 또 이 책은 논란이 되고 많은 비판을 받을 것이다. 하지만 많은 사람에게 도움이 되리라 믿기에 그런 압박은 얼마든지 견딜 수 있으며, 오랫동안 정설처럼 잘못 받아들여지고 굳어진 여러 가지 오래된 믿음에 도전하려 한다.

이제 여러분에게 묻고 싶다. 근본적으로 건강해지길 바라는가? 끝없는 에너지와 명료한 정신, 왕성한 성욕, 섹시한 몸매, 감정적 회복 탄력성을 얻고 싶은가? 당연히 그럴 것이다. 우리는 모두 자신의 가능성을 최대

한 발휘하며 '최고의 나'가 되길 바란다.

　모든 사람이 극한의 잠재력을 발휘할 수 있는 방법을 이 책에 담았
다. 누구나 그리 할 수 있으며 무엇을 먹는지가 가장 중요하다. 비만·브
레인 포그·피로를 향한 길로 갈지, 최고의 자신으로 향한 길로 갈지 결
정짓는 핵심 요인이 바로 우리가 먹는 음식이다. 그런데 자그마한 문제
가 있다... 우리 인간이 무엇을 먹어야 하는지 망각했다는 점이다. 사실 작
은 문제가 아니라 상당히 심각한 문제다. 전반적으로 인간으로서 현대인
의 건강은 개선의 기미가 보이지 않을 정도로 형편없는 상태다. 서구인의
87.8%는 어느 정도의 인슐린 저항성과 대사 기능 장애를 겪고 있다고 추
정된다. 몇 퍼센트인지 다시 보라. 87.8%! 거의 대부분에 해당하는 압도적
으로 높은 수치이며 현대인의 건강 상태를 비추는 비극적 흔적이다.

　나는 의사로 일하며 그 현장을 오랫동안 목격했는데 썩 아름다운 광
경은 아니었다. 의료 생활을 하면서 만난 너무나도 많은 사람이 질병으로
고통받았으나 서양 의학의 힘으로는 고칠 수 없었다. 물론 약으로 증상이
잠시 개선될 때도 있었으나 병보다 부작용을 더 크게 겪는 경우도 더러 보
았다. 그렇게 기저의 염증은 찾지 못한 채 불가피하게 지속되고, 결과적으
로 더 많은 문제가 야기된다.

　의학 훈련을 받고 주류의 대증치료 영역에서 수련하며 나는 매우 실
망스러운 결론에 다다랐다. 내가 공부한 시스템이 사람들의 삶이 더 나아
지도록 돕지 못한다는 점이다. 물론 맹장 파열이나 다리 골절 같은 급성 질
환의 치료에는 능하지만, 만성 질환과 질병의 근본 원인은 바로잡는 데는
비참하리만큼 실패하고 있다. 그렇다고 의료 시스템의 문제를 논하려 하
는 건 아니다. 음식에 세심하게 주의를 기울여 건강을 되찾는 방안을 다룬
다. 더불어 그 과정에서 한 번도 가능하리라 생각지 못했을 당신 안에 잠재
된 슈퍼히어로가 발현되며 더 큰 능력을 발휘하게 될 것이다.

　패러다임이 근본적으로 바뀌지 않는 한 질병의 근원을 결코 해결할
수 없을 것이라는 게 현재의 의료 시스템에 관해 내가 말할 수 있는 전부

다. 활력 넘치고 건강하든, 심각한 병에 걸리든 의사들은 음식이 건강과 질병 두 가지 모두와 관련있다는 사실을 깨닫고 받아들여야 한다.

잃어버린 사용 설명서

아직 이 책을 덮지 않았다면, 또 지금까지 나온 내용에 어떤 진실이 있다고 생각한다면 '인간이 무엇을 먹어야 하는지는 어떻게 알아낼 수 있는가?'라는 아주 중요한 질문을 하고 있을 것이다. 어떤 음식이 우리 모두 마땅히 되었어야 할 초인적인 존재로 만들고, 반대로 어떤 음식이 방해할까? 나는 거의 20년간 이 물음을 붙들고 있었으며 여러분이 넘기는 한 장한 장이 그동안 탐구한 결과물이다.

'인간은 무엇을 먹어야 하는가?'라는 수수께끼의 답은 우리의 '사용 설명서' 안에 있으며, 이 지침에 따라 우리 몸에 적합한 연료와 영양분을 공급해야 한다. 헌데 이 사용 설명서란 우리가 태어날 때 엄마 뱃속에서 함께 나오는 물리적인 형태의 책을 말하는 건 아니다. 그럴 수 있다면 정말 대단할 테지만 현실은 그렇게 단순하지 않다! 인간의 사용 설명서란 우리의 유전자에 실제로 쓰인 코드를 의미하는데, DNA 안에 존재하며 약 3-4백만 년 전 우리가 '인간'이 된 이후로 항상 같은 곳에 있었다.

그렇다면 우리를 원래 되었어야 할 초인적인 존재로 만들어 줄 그 코드는 어떻게 다시 찾을 수 있을까? 어디에서인가 사용 설명서를 잃어버린 건 분명하다. 그 결과가 앞서 언급한 현대인의 건강 악화라는 현상에서 나타나듯 현재 우리가 받는 고통이다. 내가 어릴 적, 트랜스포머나 지아이조 장난감을 잃어버릴 때마다 어머니는 항상 장난감을 어디에서 마지막으로 보았는지 물어보았다. 어머니의 질문에는 큰 지혜가 담겨 있는데, 나는 인간의 사용 설명서 역시 가장 나중에 본 지점에서부터 찾기 시작해야 한다고 생각한다. 우리 선조들은 최강의 식사 수수께끼의 답을 알고 있었으며, 이 특별한 일련의 정보는 심지어 우리가 태어나기도 전에 우리 존재에 새겨져 세대 간으로 전해졌다.

이 책은 궁극적으로는 모험기라 할 수 있다. 소수의 집단에게나 가능한 얘기로 치부되었으나, 사실 모든 사람을 건강하게 만들 수 있는 코드를 다시 찾으려 했던 내 모험의 기록. 보물처럼 소중한 그 정보를 여러 해 동안 좇아다니다 마침내 발견했다. 당장이라도 이야기 보따리를 풀어 놓고 싶을 정도로 엄청난 경험이었지만, 본격적으로 시작하기 전에 내가 살아온 여정을 조금 이야기하면 도움이 될 것 같다.

시작

아버지는 의사였고 어머니는 간호사였던 터라 나는 어릴 적부터 의학을 접하며 자랐다. 저녁 식탁에서는 심방세동, 고혈압, 콜레스테롤을 주제로 대화를 나누곤 했다. 아버지가 일하는 병원에도 많이 따라갔었는데, 현장을 직접 보며 의학에 매료되었다. 아버지의 환자에게 어떤 문제가 있는지, 어떻게 다시 건강해질 수 있는지 궁금했다. 또 사람들이 왜 심장 마비나 뇌졸중으로 고통받아야 하는지, 왜 숨을 쉬기 위해 그토록 고군분투해야만 하는지, 왜 뼈가 잘 부러지게 된 건지 그 이유를 꼭 알아야 하는 어린이였다. 몸이 잘 기능하며 건강한 사람이 있는 반면 왜 어떤 사람은 아프고 병에 걸리는건지 까닭이 알고 싶었으며, 정반대의 결과를 발생케 하는 근본 요인에 호기심을 느꼈다.

부모님이 의료 전문가이긴 했지만 건강한 음식을 크게 강조하진 않아서 간편식, 패스트 푸드, 빵, 파스타, 가공식품 같은 전형적인 미국식 식사를 했다. 미국에선 1950년대부터 시리얼을 포함한 가공식품 업계에서 지방을 악마처럼 취급하기 시작했는데, 나도 지방을 적으로 간주하는 시절에 유년기를 보냈다. 학교에서 돌아와 시리얼 여러 그릇을 게걸스럽게 먹는데도 배가 부르지 않던 기억이 있다. 또 저지방 시대에 자란 여느 아이들처럼 나 역시 과민증, 소아비만, 천식, 습집 같은 문제를 겪었다.

대학에 다니며 몸이 조금 나아지긴 했지만 이상적인 상태는 아니었다. 원래는 의과대학에 진학할 생각으로 윌리엄 앤 메리 대학에서 화학을 전공했는데, 대학 4년 동안 심각한 습진을 수도 없이 겪었고 프레드니손 같은 경구용 스테로이드가 필요할 때도 있었다. 약물을 써서 격한 자가 면역 반응을 누그러 트릴 수는 있었으나 감정 기복, 체중 증가, 불면 같은 부작용이 생겼다. 계속해서 건강이 무너지는 상황이었으나 내가 먹는 음식에서 그런 증상이 비롯될 수 있다고는 한 번도 생각하지 못했다. 그런 개념은 한 번도 접해본 적이 없었기 때문이다. 의대 예비 과정에서도, 우리 가족이나 내가 만났던 의사들이 받는 공식적인 의학 훈련에서도 배울 수 있는 어떤 것이 아니었다.

　고등학교, 대학교 시절 나는 무척 열심히 공부했고, 윌리엄 앤 메리 대학에서의 시간이 끝날 때쯤엔 약간 번아웃 상태였다. 최우등으로 졸업하고, 대학 수석 졸업생을 대상으로 선정하는 피 베타 카파 회원으로 뽑히는 등 많은 영예를 얻었으나 다음 진로로 의대 진학은 아니라고 생각했다. 대신 이리저리 방랑하며 환상적인 시간을 보냈다. 얼마나 떠돌지 분명하진 않았으나 자유에 흠뻑 취해 지냈다. 미국 동북부 메인주에서 중학생에게 야외 활동을 가르치며 여름을 보낸 후 달력에서만 보던 서부의 황무지로 향했고 다채로운 모험을 이어갔다. 미국 서부에서 북부 산악지대까지 이어진 4,300km에 달하는 퍼시픽 크러스트 트레일을 한 시즌에 걷는 스루 하이킹했고, 뉴질랜드의 오지도 여러 번 탐험했다. 범람하는 강을 헤엄쳐 건너거나 산에서 길을 잃어 낙하할 뻔 하기도 했다. 또 몇 년은 텔루라이드, 알타, 잭슨 홀 같은 성스러운 장소에서 스키꾼으로 살았다.
　장장 6년을 모험하며 미국 서부 주변까지 탐험하고 나니 다시 과학적 호기심이 깨어나며 학문과 배움을 향한 갈망이 일었다. 의대 진학도 잠시 머릿속을 스쳤지만 내과의사로 치열하게 산 아버지의 인생이 떠올라 단념했다. 대신 진료와 개인적인 삶 사이에서 균형 잡힌 생활을 할 수 있길 바라며 의사 보조가 되는 길을 택했다.

심장학 의사 보조로 일하며 서양 의학의 참호에 있는 기분이 어떤지 처음 맛보게 되었다. 무척 거북했으며 내가 직면한 현실에 즉시 환멸감과 실망감이 들었다. 지적이고 친절하며, 선의를 지닌 의사가 드물어서 그런 건 아니었다. 나는 운이 좋게도 탁월한 사람들에게 의학이 어떻게 실천되는지 가르침을 받을 기회가 많았다. 하지만 전반적인 의학 패러다임과 의료 시스템에는 실망이 컸다. 병원에서도, 진료실에서도 환자들은 나아지지 않았으며 병세는 계속 악화되었다. 더러 약물로 진행이 더뎌질 때도 있었으나 질병을 향한 행군은 끝이 없었다.

의사로서 나의 역할에 여러모로 의문이 일었다. 스타틴과 혈압약, 인슐린, 혈액 희석제가 환자들의 삶을 질을 높이고 풍요로운 삶을 살도록 돕는 걸까, 불가피한 일을 잠시 지연시킬 뿐일까? 심장병, 고혈압, 당뇨병을 근본적으로 치료하고 건강을 회복할 방법은 정녕 없는 것일까? 과거의 인류도 현재 우리가 직면한 잔인한 만성 질환을 겪었을까? 위 질병에서 관찰되는 정신적 명료성·에너지·건강한 신체 조성·활력의 저하를 발생시킬 수 있는 다른 근본적인 변화가 우리가 살아가는 방식 너머에 있었던가?

물론 당시에는 답을 찾지 못했으나 내면으로는 이러한 질문들이 내가 풀어야 할 문제란 걸 알았다. 그 해답을 찾는 일이 내가 할 수 있는 가장 값진 노력이며 모험이 되리라는 앎이 있었다. 그렇게 의사보조로 몇 년을 보낸 후, 근본적인 질문에 대한 답을 찾지 못한 채로 신뢰하지 않는 시스템에 속해 계속 일하기는 어렵겠다는 생각을 했다.

두 번째 시기 무렵

의대에 두 번 가는 사람은 드물지만 여러모로 나는 그랬다. 애리조나 대학교 의대에서 4년을 보내고, 워싱턴 대학교에서 정신의학 레지던트로 다음 4년을 지내는 동안 나는 의사 보조 과정 때와는 모든 것을 다른 관점으로 보기 시작했다. 과거 의사 보조 학교에서 2년, 심장학 의사 보조로 실습했던 4년, 의학계에서 보낸 6년의 시간이 있어 두 번째 시기에는 달리 접근할 수 있었다. 나는 질문이 많은 학생이었다. 질병 너머 근본 원인에 관한 더 깊은 지식을 얻고 싶어 끊임없이 답을 청하며 적잖은 교수님, 주치의, 전공의 선배를 열받게 했다. 레지던트 시절에도 마찬가지였다. 아버지를 쫓아다니던 어린 시절부터 늘 이유가 궁금했고 무언가 배울 수 있기를 바랐다.

물론 다른 의사들은 나와 같진 않았다. 희미한 희망과 깨달음의 순간도 있었지만 대체로 비슷비슷한 나날을 보내며 8년을 공부했다. 친구인 켄 베리 박사의 말대로 의대와 전공의 과정이란 어떤 약을 처방해야 하는지 배우는 것이었다. 질병의 원인이 무엇인지 이해하는 게 아니었다. 그럼에도 어떤 약을 써야 하는지 거듭 공부하며 해야 할 일을 해나갔다. 마지막 자격시험은 성공적으로 치뤘지만, 어떻게 해야 환자들을 건강하게 만들 수 있는지는 여전히 알지 못하는 것 같아 실망이 컸다. 할 수 있는 최선을 다해 공부했고, 표준 문제에 대한 해답을 모두 배웠는데도 내 환자들은 계속 고통에 시달렸다. 그래선 안 된다고 생각했다.

엎친 데 덮친 격으로 자신을 치유할 수도 없었다. 의사 보조로 일하던 시기에 접한 팔레오 식단은 내게 큰 반향을 일으켰다. 그 후 10년 간 곡물, 콩, 유제품을 피하고 유기농 동물성, 식물성 식품을 기반으로 엄격하게 식사했다. 식사에 변화를 주며 신체 조성이 좋아지고 정신도 더 명료해졌지만 심한 습진은 계속되었고 더 악화되기도 했다. 의대에 재학하며 주짓수를 배우던 시기에는 팔꿈치와 무릎이 매트에 접촉하며 습진이 심해졌고, 결국 연쇄상구균에 감염되었다. 농가진으로 발전했고, 이어서 봉와직염, 그 다음에는 패혈증이 오며 발열과 오한 증상으로 고생하며 정맥 항생제까지 투여해야 했다. 가장 힘든 과정을 거치는 의대 3학년 학생에게 이상적인 상황은 아니었다.

그럼에도 불구하고 나는 어떻게든 살아남았다. 이유는 곧 알게 되겠지만 샐러드 때문은 아니다. 레지던트 시절에도 습진은 간헐적으로 이어졌고, 때로 너무 심해서 등 아래쪽 대부분이 감염되고 진물이 흐르며 엉망이 되기도 했다. 이쯤부터 음식이 건강과 질병을 가르는 중차대한 요인이라는 걸 깨달았다. 히스타민·옥살산염·렉틴이 많이 함유된 식품, 견과류, 씨앗류, 초콜릿 등 여러 식품을 제한하며 몇 달에 걸쳐 습진을 일으킬 가능성이 있는 모든 식품의 섭취를 중단했다. 아보카도와 샐러드, 풀을 먹고 자란 동물의 고기인 목초육을 먹었으며 나의 유전적 특성에 근거해 필요하다고 판단한 몇 가지 보충제도 함께 섭취했다. 그런데도 나의 몸은 스스로를 공격했고, 습진이 계속 에워쌌다.

　　하루는 서핑을 가려고 워싱턴 해변으로 차를 몰던 중이었다. 조던 피터슨 교수가 게스트로 나온 팟캐스트를 들었던 그날을 절대 잊지 못할 것이다. 비가 부슬부슬 내리는 서늘한 날씨에 파도도 별로였지만 충분히 값진 여행이었다. 팟캐스트가 끝날 때쯤 피터슨 교수는 육류 기반의 식사에 관한 이야기를 꺼냈다. 카니보어 방식이 그의 딸인 미카엘라가 평생 겪은 심각한 자가 면역 질환을 극복하는 데 어떻게 도움이 되었는지, 또 피터슨 교수의 체중 감량과 수면 무호흡증, 딸과 비슷한 자가 면역 문제를 해결하는 데 어떻게 도움이 되었는지를 연관 지어 설명했다. 피터슨 교수의 얘기를 듣다 불현듯 내 삶의 방향을 바꿀만한 패러다임을 뒤집는 질문이 떠올랐다. 만약 나의 자가 면역 문제와 오늘날 만성 질환으로 표출되는 많은 염증 문제가 우리가 먹는 식물성 식품 때문이라면?
　　하지만 건강해지려면 식물, 섬유질, 식물성 영양소를 필수적으로 섭취해야 한다는 수십 년간 들어 온 산더미처럼 무수한 세뇌가 밀려와 새로운 생각을 바로 일축해 버렸다. 섬유질 없이 어떻게 변을 보겠는가? 폴리페놀이 좋다던데? 뱃속의 마이크로바이옴은 또 어떡하고? 프리바이오틱스가 없으면 좋은 균이 모두 굶어 죽지 않을까? 의대 시절 배운 주짓수는 그동안 공부한 모든 것과 머리에 새롭게 뿌리내리려는 급진적인 생각이 벌이는 격투에는 아무런 쓸모가 없었다. 몇 달 동안 문헌을 검토하며 카니보어 식단의 개념을 신중히 고려하고 나서야 시도를 결정했다. 무언가 바꾸지 않으면 습진이 낫지 않을 것을 알았고, 약물을 오래 쓰는 점도 마음에 걸렸다.

첫 3일 동안 카니보어 방식의 식사에 특별한 무언가가 있다고 느꼈다. 전과 달리 차분한 감정이 들었고 앞으로 다가올 미래도 점점 더 긍정적으로 보였다. 예상친 않았으나 기분 좋은 놀라움이라고 해야 할까. 사포처럼 거친 무엇이 뇌 주위를 감쌌다가 서서히 제거되는 듯했으며, 어느 순간 갑자기 마음이 부드럽고 매끄러워졌다. 지금 생각하기에는 장에서 시작되어 뇌까지 옮겨간 약한 수준의 염증이 서서히 사라지며 나타난 현상이 아닐까 한다. 키토시스 상태에서 정신적으로 더 명료해졌다며 나의 경험과 비슷하게 묘사하는 경우를 보았다. 내 카니보어 여정에서 나중에는 지방을 태우는 키토제닉이 중요한 역할을 했지만, 초기에는 꿀을 포함해 상당량의 포도당을 섭취했다.

식물 섭취를 중단하자 엄청난 변화가 일어났고, 카니보어 식단에 존재할 수 있는 다른 장점에도 큰 관심이 생겼다. 이후로는 동물성 식품만 먹으며 전에 없이 건강하다. 인생을 매우 긍정적으로 바라보게 되었으며, 감정이 안정적이고, 깊이 잠든다. 몸이 더 강하고 튼튼해졌으며 에너지가 충만하고 성욕도 왕성하다. 맞다, 그리고 매일 아름다운 변을 본다.

혈액 검사 결과는 어떠냐고? 내가 모든 것이 어떻게 작동하는지 이해하는 데 집착하는 의사라는 점을 기억하시라. 수백 가지 검사를 해보았는데 모든 결과가 훌륭했다. 신장과 간 모두 건강했고, 괴혈병도 없었다. 염증은 거의 감지되지 않는 정도였으며, 인슐린 저항성의 징후도 보이지 않았다. 혈당은 식사 후에도 크게 변하지 않고 하루 종일 이상적인 범위에 머문다. 내가 겪던 자가 면역 질환은 어떻게 되었을지 맞춰보라. 예전에는 매달 많은 기간 습진 때문에 생기는 발진과 가려움으로 계속 고생했는데, 카니보어를 시작한 이후에는 단 한 번의 재발도 없었다.

나만의 특별한 경험이 아니다. 체중을 감량하기 위해, 인슐린 저항성과 당뇨병을 치료하기 위해, 성욕과 정신적 능력을 높이기 위해 카니보어 식단을 오래 시행한 이들이 이미 수천에 이른다. 궤양성 대장염·크론병·루푸스·갑상샘 질환·건선·다발성 경화증·류마티즘 관절염 등의 다양한 질병과 우울증·불안·조울증 같은 정신 질환이 개선되거나 완치된 또 다른 수천 명의 사람도 있다. 카니보어들의 놀라운 이야기는 웹사이트 'carnivore.diet'*에 정리되어 있으니 참고하라.

실제라기엔 너무 좋은 말만 넘치는가? 나도 그렇게 느꼈고 누구나 그럴 거로 생각한다. 처음 들었을 땐 미친 소리라고 치부했으니 말이다. 하지만 카니보어의 경험은 너무 강렬해 숨은 위험이 있는지 더 깊이 파고들며 연구했다. 그 과정에서 내가 무엇을 배웠는지, 또 오랫동안 당연하게 받아들였던 그렇게나 많은 영양학적 믿음이 완전히 잘못되었으며 오히려 진정한 잠재력의 실현을 저해한다고 판단하게 되었는지 이 책에 실었다. 오늘날 경험하는 대부분의 질환은 사실상 자가 면역과 염증성으로, 이런 반응을 유발하는 식물 독소를 피하고 영양분이 풍부한 동물성 식품 위주로 식사하면 선조들이 물려준 본연의 권리인 건강과 생명력을 빠르게 되찾을 수 있다.

이 책의 목표

왜 내가 카니보어 식단을 굳게 신뢰하는지와 진화, 의학, 영양학, 생화학 관점에서 어떻게 타당한지 여러분과 나누고자 한다.

1부는 인간이 무엇을 먹어야 하는지 알았던 시절이자 동물을 사냥하고 '많이' 먹었기 때문에 인간으로 번성할 수 있었던 시절, 즉 우리 존재가 시작된 지점에서 출발한다. 그리고 나서 우리의 사용 설명서를 잃어버렸다고 생각되는 시점의 인류 역사를 논한다. '씨앗 숭배'에 꾀여 농경을 시작하며 사냥을 그만 두었는데, 보다시피 인류의 건강에는 치명적인 결과가 배태되었다.

2부에서는 식물을 많이 섭취하면 왜 건강에 좋지 않은지 분석한다. 식물도, 동물도 궁극적으로는 먹히고 싶어 하지 않는데, 동물에게는 다리·

* 미국의 정형외과 전문의이자 카니보어 닥터인 숀 베이커 박사(Shawn Baker, M.D.)가 운영하는 사이트.

지느러미·이빨·뿔 같은 방어 수단이 있지만 식물은 4억 5천만 년 동안 땅에 박혀 살며 생존을 위해 오랜 시간 동안 복잡한 화학적 방어 기제를 진화시켜야 했다. 조심하지 않으면 식물이 방어 목적으로 생성한 화합물이 우리 몸을 망가뜨릴 수 있다.

3부에서는 동물성 식품과 식물성 식품 간 영양의 질을 비교하고, 동물성 식품이 월등한 이유를 설명한다. 나는 동물성 식품에 가해지는 부당한 비방을 문제라고 보는데, 고기 때문에 암과 심장병이 생긴다거나 수명이 줄어든다는 등 동물성 식품과 관련된 여러 가지 미신을 파헤친다.

4부는 노즈 투 테일 카니보어 식단의 기초에 초점을 맞춘다. 모든 사항을 자세히 설명하고 여러 가지 질문에 최선을 다해 답변한다. 무엇을 먹어야 하는지, 동물성 기반 식단에는 어떤 종류가 있는지, 내장육은 어떤 식으로 더해야 하는지 등을 다룰 예정이며, 언제 어느 정도 식사해야 하는지도 포함한다.

식단을 어떻게 구성하는지가 가장 궁금하고, 생활 방식을 빠르게 카니보어 스타일로 전환하고 싶다면 12, 13장으로 바로 가면 된다. 12장에서는 건강이 믿기 어려울 정도로 개선된 여러 카니보어의 경험담도 만나 볼 수 있다. '고기'에 관한 모든 것으로 뛰어들 준비가 거의 다 되었다. 마지막으로 카니보어 라이프 스타일을 더 깊이 이해하기 위한 틀을 잡는 데 도움이 될 만한 핵심 개념을 하나 더 소개하고 싶다.

삶의 질 방정식

이 책에 나오는 여러 개념이 사회의 기준과 다르다는 점을 잘 안다. 또 '평생 고기만 먹어야 한다는 건가? 그러긴 어려운데!'라고 생각하는 독자도 많을 텐데, 먹을 수 있는 음식을 제한한다기보다는 삶을 긍정적으로 만드는 선택을 내릴 수 있도록 지식으로 북돋으려는 것이다. 매일 매일 최고의 하루를 경험하도록 여러분의 개인적인 여정을 돕고자 한다. 결국 혼자 힘으로 모험을 해내야 하기 때문이다. 단순하게 나의 방식을 따라 하는 게 아니라 독자들 스스로 탐구하는 데 유용하게 쓰일 수 있도록 그동안의 배움을 나누려 한다.

그중에는 삶의 질 방정식이 있다. 이 공식에 따르면, 최고의 인생을 만들기 위해서는 삶의 질을 최대치로 끌어올리겠다는 의지가 중요하다. 그러기 위해선 자신의 목표부터 설정해야 하는데, 우리는 각자 고유한 경험을 하며 삶의 여정을 거쳐 왔기 때문에 현재 상황에 따라 삶의 질을 가르는 기준과 목표가 다를 수 밖에 없다.

어떤 사람들에게는 정신적, 육체적 능력을 늘 최상으로 발휘하는 게 가장 중요할 것이다. 나도 여기에 속하는데, 이런 경우라면 카니보어가 되었든 키토제닉이 되었든 팔레오가 되었든 의도적으로 기존의 식습관을 바꾸며 기량이 저하될 수 있으며, 그에 따라 일시적으로 삶의 질이 떨어질 가능성을 염두에 두어야 한다. 또 이런 목표를 지닌 사람 대부분 기량을 더 올리고 싶어 하는데, 인간관계나 휴식이 중요한 순간도 있으며 이런 활동도 삶의 질을 높이기 때문에 카니보어 식단을 지키지 못하는 순간이 있다 해도 괜찮다. 더불어 식단을 좀 더 편히 적용하고 싶은 사람들을 위해서도 이 책을 썼다. 자가 면역 질환이나 염증이 심한 경우라면 건강 개선이 최우선이겠지만, 대체로 건강한 편이나 더 좋아지길 원한다면 유연하게 적용하면 되겠다.

삶의 질 방정식이 어떤 식으로 작동하는지 사례를 살펴보자. 행복한 결혼 생활을 하며 건강하고 활기 넘치는 두 아이를 둔 45세의 남성 조의 이야기다. 조는 지난 몇 년간 9kg 정도 살이 찌고, 기운이 떨어지고, 성욕이 저하되었으며, 관절 통증도 생겼다. 그런 와중에 친구 한 명이 몇 달 동안 카니보어라는 식단을 하고 있다고 이야기하며 살이 빠지고, 수면이 좋아지고, 에너지와 성욕이 늘고, 기분이 나아지고, 관절 통증이 줄었다는 경험을 즐거이 들려주었다. 조의 친구는 이 책을 건네며 일독을 권했고 흥미를 느낀 조는 카니보어 식단에 도전해 보기로 했다. 삶의 질 방정식이 작용하는 지점이다. 조는 최근 그를 계속 괴롭히는 여러 가지 문제의 해결과 건강 개선을 목표로 결정했는데, 조에게 조언을 할 수 있다면 다음과 같이 전하고 싶다.

"조, 화이팅! 카니보어 방식에 놀랄 겁니다. 새로운 식사방식이 어색하겠지만 지금 하는 노력이 몇 년간 생긴 문제를 빠르게 개선해 줄 겁니다. 하지만 하룻밤 사이에 변화가 일어나는 건 아니랍니다. 적어도 한두 달은 인내해 보세요. 30일에서 60일이 지나면 감탄하게 될 겁니다.

생각할 거리가 더 있습니다. 카니보어를 고수할수록 몸이 더 좋아지긴 하겠지만 실수하더라도 세상이 끝나는 건 아니에요. 또 특별한 순간이 있을 텐데요, 결혼 기념일에 아내와 디저트를 먹고 싶거나 아들의 생일에 케이크가 한 입 먹고 싶다면 그렇게 해도 괜찮습니다. 소중한 사람들과 함께하는 시간도 중요하니까요. 그런 경험도 삶의 질을 높이는 의미있는 순간이란 걸 이해하면 됩니다. 가끔 그런다고 모든 노력이 물거품이 되는 건 아닙니다. 그런 음식을 먹을 땐 의식하고, 내 삶을 위해 무엇이 중요한가? 라고 질문하며 처음에 세운 목표를 생각해 보세요. 건강을 개선하겠다는 원래의 계획이 떠오르며 다시 카니보어 방식으로 돌아갈 수 있을 겁니다. 계속해서 최고의 삶을 추구하며 삶의 질을 높이겠다는 노력을 중단하지만 않으면 되는 겁니다."

삶의 질 방정식은 식습관을 개선하려는 노력을 잠시 멈출 자유를 주지만 케이크를 먹기 위한 핑계나 면죄부가 될 순 없다. 자기의 영혼에 자양분을 주는 음식이 무엇인지 항상 의식하면 그런 순간에도 자신을 부드럽게 설득할 수 있다. 스스로 목표를 설정하라. 여러분이 임무를 수행할 수 있도록 그동안 찾아낸 놀라운 지식을 나누고자 내가 여기 왔다. 이제 때가 왔다, 용감한 모험가들이여! 잃어버린 우리의 사용 설명서를 찾고, 암호를 해독하고, 본연의 건강을 되찾기 위한 퀘스트를 시작해보자!

1부

1장
우리의 기원

유년 시절 로봇을 잃어버릴 때마다 어머니가 매번 가르쳐 준 걸 여전히 마음속에 간직하고 있다. 장난감을 언제 마지막으로 보았냐는 어머니의 질문은 정확했는데, 나는 잃어버린 우리의 사용 설명서도 그렇게 찾아야 한다고 생각한다. 그렇다면 인간의 건강과 기량을 최상으로 끌어올려 줄 비법이 담긴 귀중한 문서를 최종적으로 목격한 건 언제일까? 인류의 역사에서 말이다.

이론을 타고 과거를 거슬러 올라가는 여행을 할 때는 주의해야 할 점이 있다. 인류학은 완벽하지 않으며 과거에 일어난 일을 직접 목격할 수 있는 타임머신도 없다. 하지만 역사가 완전히 규명되기 전까지는 이미 밝혀진 증거를 활용해 최대한 과거에 가깝게 재구성해 볼 순 있다. 이번 장에서 그렇게 하려 한다. 앞으로 가보자! 엄청난 지적 모험이 기다린다!

인디아나 존스 따라잡기

동물을 먹는 행위는 아주 오랜 시간, 적어도 5-6백만 년 동안 인간으로서, 또 인간 이전의 존재로서 우리에게 필수적이었다. 영장류의 진화는 약 6천만 년 전 우리보다 앞서 일어났으며, 이 기간에 영장류의 뇌 크기는 몸집에 따라 종 간에 차이가 약간 있었으나 350cc 정도로 일정했다. 과일과 잎사귀를 먹었던 6천만 년 동안 영장류 조상의 뇌가 더 커지거나 하는 일은 없었다는 말이다.

약 600만 년 전 지각이 이동하며 환경에 변화가 생긴 후, 우리의 먼 조상이 나무에서 내려와 북동부 아프리카의 탁 트인 초원으로 들어간 시기 인간의 혈통은 침팬지와 갈라진 것으로 보인다. 우리 혈통의 가장 오래된 화석은 케냐 북부에서 발견되었으며, 연대는 약 420만 년 전으로 추정

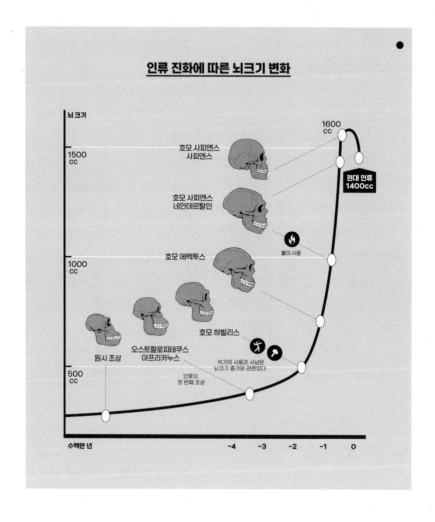

인류 진화에 따른 뇌크기 변화

뇌크기

1600
cc

1500
cc

호모 사피엔스
사피엔스

현대 인류
1400cc

호모 사피엔스
네안데르탈인

불의 사용

1000
cc

호모 에렉투스

호모 하빌리스

오스트랄로피테쿠스
아프리카누스

원시 조상

석기의 사용과 사냥은
뇌크기 증가와 관련있다.

500
cc

인류의
첫 번째 조상

수백만 년

-4   -3   -2   -1   0

된다. 오스트랄로피테쿠스Australopithecus속의 '루시'Lucy라는 애칭으로 불리는 화석화된 여성 유골로 발굴 과정이 고되어 밤마다 캠프에서 연주했던 비틀스의 곡에서 이름을 따왔다. 루시는 인간처럼 직립보행 한 것으로 보이며, 뇌는 루시의 침팬지 조상보다 약간 더 큰 정도로 추정된다. 루시와 더 최근의 유골을 자세히 살펴보면 우리와 먼 친척들의 뇌 크기를 역사의 진행에 따라 추적해 볼 수 있는데, 상당히 흥미로운 이야기가 숨겨져 있다.

우리 선조의 뇌 크기는 루시의 시대 이후 서서히 커졌다. 그러다 약

2백 만년 전 신기한 일이 벌어졌다. 뇌가 갑자기 더 빠르게 자라기 시작한 것이다. 크기는 계속 변화해 약 4만 년 전에는 1600cc로 최대 부피에 이르렀다.

뇌 크기 변화는 뇌의 바깥 부분인 신피질의 복잡성 증가 및 지능 향상과 관계있는데, 두 요소 모두 원활한 의사소통, 조직화된 사냥 같은 더 정교한 집단행동을 가능케 했다. 뇌가 커진다는 건 더 똑똑해진다는 의미이며 똑똑해진 인간은 동물을 집단으로 사냥하는 방법을 더 잘 알아낼 수 있었다.

뇌의 크기가 극적으로 바뀐 배경이 궁금하다. 200만 년 전 뇌를 커지게 하고 우리의 선조를 더 똑똑하게 만든 마법같은 사건은 무엇이었을까? 고고학적 기록에 몇 가지 중요한 단서가 있다. 250만년 전 호모 하빌리스가 출현한 시기 처음으로 석기를 사용하고 동물을 사냥한 흔적이 발견되었다. 이 시대 화석화된 동물의 뼈에서는 무기로 손상한 자국과 초기 도살 방식으로 절단한 흔적도 나왔다.[1,2,3] 더 이전인 4-500만 년 전 루시의 시대에는 약간의 동물성 식품을 섭취했다는 증거가 존재하는데, 200만 년 전 죽은 동물을 찾아다니며 남은 고기를 먹는 동물에서 사냥꾼으로 진화한 것으로 보인다.

죽은 동물 청소부로서 남은 고기를 먹던 우리는 다른 동물은 뚫을 수 없는 골수와 뇌 같은 골격 조직에 싸인 일부 부위에만 접근할 수 있었다.[4,5] 하지만 석기를 가지고 무리를 이루어 사냥을 시작하며 갑자기 동물의 모든 부위를 확보하게 되었다. 근육 고기 뿐만 아니라 복부의 내장과 지방도 얻을 수 있게 되었다는 의미다. 풍부한 칼로리와 독특한 미량 영양소를 함유한 부위를 섭취한 덕분에 호모 하빌리스의 초기 뇌 성장을 넘어 뇌가 더 커지고 오늘날의 인간이 만들어졌다고 생각한다. 즉 코부터 꼬리까지 동물의 모든 부위를 먹었기 때문에 우리는 '인간'이 된 것이다! 죽은 동물 청소부에서 사냥꾼으로 전환이 진화의 결정적인 순간으로 보인다.

요리 때문에 뇌가 갑자기 커졌다는 견해도 있으나 인류의 불을 향한 열렬한 애정은 뇌가 기하급수적으로 성장한 약 50만 년 전이 아닌 150만 년 이후에 시작되었다는 데 많은 과학자가 동의한다.[6]

앞의 그림을 보면 수백만 년에 걸쳐 우리 선조들의 뇌 크기가 어떻게 변화했는지 알 수 있다. 약 4백만 년 전 루시가 속한 오스트랄로피테쿠스 혈통이 있었다. 루시의 뇌는 작은 자몽 정도의 크기였다. 루시와 호모 하빌리스 사이에는 약 500cc로 중간 크기의 자몽 정도로 커졌다. 그 후 250만 년 전 석기가 출현하고 사냥을 시작하며 뇌는 훨씬 더 빠르게 커지기 시작했으며 다음 1백만 년 동안은 두 배가 되었다. 화석 기록을 보면 약 4만 년 전 최대치인 1,600cc에 다다랐고, 그 이후엔 약간 줄어든 듯하다. 석기의 사용 및 사냥과 동시에 뇌 크기가 변하기 시작했다는 점이 중요하다. 즉 동물을 잡아먹으면서 현재의 인간으로 발전한 것이다.

먹는 음식이 바뀌며 뇌는 거꾸로 점점 축소되었다. 동물을 적게 섭취하고 식물을 더 많이 먹기 시작한 시기에 벌어진 일로 다음 장에 자세히 나온다. 동물성 식품 섭취는 인류 진화의 핵심이었다. 캘리포니아 대학 연구원 캐서린 밀턴Katherine Milton은 「인류의 진화에서 동물성 원천 식품이 한 중대한 역할」이라는 논문에서 진화 과정에서 인간이 동물성 원천 식품을 정기적으로 구할 수 없었더라면, 몸집이 크고 활동적이며 매우 사회적인 영장류로서 진화의 궤적을 계속하는 동시에 유달리 크고 복잡한 뇌를 구축하기는 어려웠을 거라 서술한다. 진화의 진행에 따라, 특히 어른보다 뇌의 성장이 빠르고 영양과 대사 요구가 높은 어린아이의 경우 고기처럼 영양 밀도가 높은 식품이 도움이 되었을 것이라는 비슷한 결론을 내린다.[7]

우리는 얼마나 많은 고기를 먹었을까?

과거에는 식물과 동물 다 먹지 않았을까? 사냥도 했지만 채집도 하지 않았을까? 라는 물음이 생길 것이다. 좋은 질문이다. 인류학 문헌을 파헤칠 때 나도 같은 의문을 품었다. 운이 좋게도 위 질문의 답을 찾는 데 도움을 줄 일종의 '타임머신'이 있다.

화석화된 뼈의 질소 안정동위원소 δ15N의 양으로 과거에 동물성 식품을 어느 정도 먹었는지 그 비율을 알 수 있다. 질소 안정동위원소 수치를 보면 단백질 공급원을 알 수 있으며, 동물이 먹이 사슬의 어디쯤 위치하는지도 추론할 수 있다. 초식 동물은 일반적으로 3-7%, 육식 동물은 6-12%, 잡식 동물은 초식 동물과 육식 동물 사이인데, 네안데르탈인과 초기 현생 인류는 각각 12%와 13.5%로 하이에나나 늑대 같은 다른 육식 동물보다 더 높다.

이 사실로 무엇을 알 수 있을까? 극도로 높은 질소 안정동위원소 수치는 40,000년 전 호모 사피엔스와 네안데르탈인이 고도의 육식 동물이었으며, 식물보다는 매머드 같은 거대 포유류에서 대부분의 단백질을 얻었다는 사실을 알 수 있다. 더 이른 시기의 화석 기록에서도 비슷한 패턴이 발견된다. 우리의 조상은 오스트랄로피테쿠스 시기 두 종류의 다른 유인원 계통으로 나뉜 듯한데, 하나는 호모 하빌리스가 되었고 나머지는 파란트로푸스로 멸종했다.

뼈의 질소 안정동위원소처럼 화석화된 치아의 스트론튬·바륨·칼슘의 수치로도 과거에 무엇을 얼마나 먹었는지 알 수 있는데, 여러 연구에서 위 물질의 비율을 비교해 본 결과 오스트랄로피테쿠스는 식물과 동물 모두 섭취했으며, 호모 하빌리스는 동물성 식품을 훨씬 더 많이 섭취한 것으로 나타났다.[8] 뇌 크기가 급격하게 바뀐 시기와도 일치한다. 반면 파란트로푸스는 식물에 많이 의존한 것으로 보이는데, 뇌 성장이 저해된 이유가 아닐까 한다.

지방 사냥꾼으로서 인간

동위원소 데이터는 매우 신뢰도 높은 자료이며 보존된 화석의 질소 수준으로 미루어 아주 오랜 기간 고기를 계속해서 먹었다는 사실을 알 수 있다. 에너지 효율의 관점에서 보아도 큰 동물을 사냥하는 쪽이 더 합리적이다. 식물을 채집하거나 작은 동물을 따라다니는 건 투자한 에너지 대비 칼로리와 영양분이 너무 낮다. 원시 집단에 관한 최근의 연구에서도 식물성 식품보다 동물성 식품을 선호하는 비슷한 경향이 나타난다.[9,10] 인류학자이자 모험가인 빌할머 스테판슨Vilhjalmur Stefansson은 에스키모인은 우리와는 매우 다른 이유로 채소를 섭취한다는 기록을 남겼다. 매켄지 지역에 사는 에스키모인이 채소를 먹는 경우는 세 가지인데, 첫 번째는 다른 에스키모인처럼 기근 때문이라고 한다.[11]

우리의 선조들은 아무 동물이나 쫓아다니지 않았다. 지방이 많은 동물을 사냥했다. 생존을 위해 가장 많이 찾아다닌 대 영양소는 지방으로 보인다. 체중 당 지방 함량은 몸집이 큰 동물이 더 높은데, 동물의 세계를 살펴보면 단백질 공급원은 많지만 지방 공급원은 드물다는 점을 알 수 있다.

각기 다른 원시 집단을 연구하는 여러 인류학자는 원시인들이 지방과 지방이 많은 동물을 선호하는 현상에 주목한다. 『인류학과 고고학으로 본 거대 동물 사냥』의 저자이자 미시간 대학 인류학 교수 존 스페스John D. Speth는 사냥꾼이 수컷과 암컷 중 어떤 쪽을 잡을지, 또 어떤 부위를 버릴지 결정하는 데는 단백질이 아닌 지방이 중요한 고려 요인으로 보인다고 서술했다.[12] 남아프리카 칼라하리 사막에 사는 부시맨인 쿵족은 지방이 많은 동물을 무척이나 원하며 부족원 모두 동물의 지방을 향한 갈망을 끊임없이 드러내고, 캐나다 제임스 만에 사는 크리족 역시 지방을 가장 중요하게 생각하며 그런 이유로 다른 동물보다 곰을 더 귀하게 여긴다고 한다. 또 지방이 없는 동물은 음식으로 치지도 않는다는 오스트레일리아 아른험의 욜랭구족도 정서가 비슷하다고 전한다.[13,14,15]

인류의 선조들과 현대의 원시 집단은 지방을 찾는데 왜 그렇게 열심일까? 순전히 칼로리 때문일 것이다. 단백질이나 탄수화물과 비교해 무게 대비 칼로리가 2배 이상 높다. 또 지방은 인체의 신진 대사에서 독특한 가치가 있는 영양소다. 우리를 대사라는 엔진이 장착된 자동차로 생각해 본다면, 인간의 대사 엔진은 지방이나 탄수화물을 쓸 때 더 효율적으로 작동하며 최상의 기능을 발휘한다. 기름 탱크에 단백질을 연료로 넣어선 안 된다. 신체는 비상시 포도당신생합성이라는 과정을 거쳐 단백질을 에너지원으로 전환하긴 하지만 주 에너지원으로 쓰긴 어렵다.

북극 탐험가에 관한 기록을 살펴보면 탄수화물이나 지방 없이 단백질만 과도하게 먹었을 때 발생하는 '토끼 기아'의 위험성을 알 수 있다.[16] 간은 아미노산에서 발생하는 질소를 요소라는 수용성 화합물로 바꾸어 소변으로 배설되도록 하는데 그 능력에는 한계가 있다.[17] 질소를 요소로 전환하는 간의 능력 한도를 넘어서면, 초과한 양은 암모니아 수치를 높여 신체에 온갖 종류의 스트레스를 가할 수 있다. 혈액 검사에서 'BUN'이라는 항목을 본 적이 있을 것이다. 혈중 요소 질소의 약자로, 신장에서 소변으로 걸러지기 전 요소로 전환되는 질소의 양을 나타낸다.

단백질의 상한선은 총칼로리의 약 40% 정도이며 더 많아지면 간의 처리 한도를 초과할 수 있다. 이는 곧 필요한 칼로리의 60%는 지방이나 탄수화물로 채워야 한다는 말이다. 그런데 야생에서 탄수화물원으로 섭취해도 탈이 생기지 않는 식물을 구해 본 적 있는가? 그런 식물은 아주 드물다! 위도에 따라 일 년에 몇 번, 아주 짧은 기간 과일을 먹을 수 있지만 다른 동물이나 곤충, 심지어 곰팡이와도 경쟁해야 한다. 게다가 뿌리에 탄수화물을 함유하면서 독이 없는 식물은 매우 드물며 대개 독성을 띤다. 과일, 뿌리식물을 제외한 식물의 줄기와 잎에는 탄수화물이 그리 많지 않으며, 식물이 만든 방어 화학물질만 가득하다. 슈퍼마켓에 가면 탄수화물이 많은 채소가 방대하게 진열되어 있지만, 오늘날의 채소는 야생에서 자라는 식물이나 조상들이 먹던 것과는 매우 판이하다.

타임머신으로 시간을 되돌릴 수 있다고 해보자. 50,000년 전으로 다이얼을 맞추어 호모 사피엔스와 네안데르탈인 둘 다 있던 시기로 가보자. 너무 튀지 않도록 허리에 감을 천을 꼭 챙겨오고, 창을 만드는 법도 알아오면 좋겠다. 곧 배가 고파질 테니 말이다. 설사를 일으킬 수 있는 쓴맛이 나는 잎을 찾으러 가볼까, 맛도 없는데다 섬유질만 그득한 뿌리식물을 캐는 쪽이 더 좋은가? 아니면 큰 동물을 사냥해 보는 건 어떤가? 며칠 혹은 심지어 몇 주 동안 먹을 수 있으며, 에너지도 훨씬 많이 얻을 수 있다.

고민할 필요가 없을 정도로 너무 쉬운 선택이지 싶은데 우리의 선조에게도 마찬가지 아니었을까? 잎과 섬유질이 가득한 뿌리식물은 잊어버리고 사냥하러 가자! 매머드나 버팔로를 잡으면 며칠 동안 먹을 수 있다. 과거의 인류도 비슷하게 생각했을 것이다. 나는 그들이 이런 지혜를 찾아내고 현명한 판단을 내려서 아주 자랑스럽다. 그러지 않았더라면 한 종으로서 인간은 살아남지 못했을 테니 말이다.

이쯤에서 여러분과 카니보어 코드의 가설을 나누고 싶다. 진화 과정에서 우리의 선조들은 동물을 우선 사냥해 배를 채웠고 사냥감이 부족하거나 기근에만 식물을 먹었다. 다음의 요인에 근거해 가설을 세워 본다.

> 1) 뇌 크기, 뼈와 치아의 안정동위원소 자료, 현대의 원시 집단 사례를 포함하는 인류학 자료
> 2) 투입한 에너지 대비 식물성 식품보다 훨씬 높은 동물성 식품의 에너지 가용성
> 3) 월등하게 뛰어난 동물성 식품의 영양분 함량

먼 과거 인간이 식물을 먹지 않았다는 것이 아니라 칼로리와 영양 면에서 우월하기 때문에 동물을 선호했다는 말이다. 동물을 구할 수 없을 때 비상용으로 식물을 먹었을 수 있지만, 식사에서 큰 비중을 차지했다고 볼 순 없다. 인간은 일반적으로 잡식 동물로 간주하는데, 잡식 동물이 실제로 의미하는 바는 무엇일까? 다른 잡식, 육식 동물과 비교하며 인간의 잡식하는 특징을 파고들면 어떤 깨달음이 올 것이다.

육식에 적응한 진화 흔적

우리가 양털 매머드를 사냥해 먹은 이후 소화기관이 어떻게 진화했는지 입에서부터 살펴보자. 육식을 비판하는 쪽에서는 인간의 치아가 사자, 호랑이 같은 다른 육식 동물의 이빨과 다르다고 지적한다. 하지만 우리의 진화 계보는 약 9천만 년 전 고양잇과와 갈려 완전히 분리되었다고 보기 때문에 치아의 비교는 합당하지 않다.

한편 인간의 영장류 조상은 대부분 식물을 먹었으므로 그런 음식을 씹기 위해 어금니가 존재한다는 건 사리에 맞다. 또 인간의 어금니가 양을 비롯한 초식 동물처럼 납작하지 않고 개의 어금니처럼 박혀 있다는 사실이 재미있는데, 진화 관점에서 보면 대체로 고기를 먹었더라도 기근에 대비해 섬유질이 많은 식물을 씹을 수 있는 어금니를 보존하는 편이 더 유리했을 것이다. 어금니 외에도 미소를 지으면 드러나는 앞니와 송곳니는 동물의 살을 뜯는 데 매우 적합하며 우리가 한동안 고기를 먹었다는 사실을 입증한다. 흥미롭게도 인간의 턱은 회전식 씹기보다는 수직적 씹기에 더 적합한데 고기를 씹어먹은 진화상의 적응일 가능성이 높다. 따라서 어떤 음식을 구할 수 있었는지에 따라 우리의 입은 식물과 동물을 모두 먹는 데 적응한 듯하다. 하지만 소화관은 육식에 적응한 경향이 더 짙다.

우리 뱃속의 불타는 가마솥

입에서 매머드 고기를 씹어 넘기면 위로 넘어가는데, 잠시 인간의 상부 소화관이 지닌 놀라운 특징부터 알아보자. 우리의 위는 일종의 산성을 띠는 가마솥으로 볼 수 있는데, 식도에서 내려온 음식물을 더 기초적인 성분으로 쪼갠다. 위에서 우리 몸을 이루는 복합 단백질, 지방, 탄수화물로 분해되는 것이다. 입으로 들어갈 때와 위를 떠날 때의 매머드 스테이크는 완전히 다른 모습이다. 건강한 사람의 위 산도는 약 1.5pH로 강산성을 띤다. pHpotential of hydrogen는 수소 이온 농도 지수로, 0에서 14 사이의 값이 있으며 낮을수록 산성이고 높을수록 알칼리성이다. 고로 위 속의 내용물이 새어 나가면 몸이 녹아내릴 수도 있다.

인간과 침팬지의 위 산도는 어느 정도 차이 날까? 우리의 먼 영장류 조상의 위 산도는 4-5pH로 훨씬 약하다.[18] pH는 로그 스케일이라 1이 증가할 때마다 산도는 10배 약해진다. 따라서 우리의 위는 침팬지보다 약 1000배 더 산성이 강하다. 1000배는 장난이나 실수로 잘못 적은 게 아니다! 식물을 주로 섭취하다 3-4백만 년 전부터 동물을 더 많이 먹으며 위는 더 산성화되었고, 이후 지금으로부터 2백만 년 전에는 대부분 동물을 섭취했다.

루시의 뇌 크기를 기억하는가? 오스트랄로피테쿠스로 간주되는 최초의 '전 인류'는 주로 다른 동물이 먹고 남긴 신선하지 않은 고기를 노리는 일종의 청소부였을 거로 추측한다. 강력한 위산 덕분에 그런 고기를 먹어도 문제가 없었을 것이다. 오늘날에도 인간의 위는 pH가 낮아 강산성을 띠는데, 병원균을 막을 뿐만 아니라 음식물을 강력하게 분해해 장에 있는 면역계가 음식물을 공격해야 하는 이질적인 물질로 인식하지 않도록 한다. 위염이나 역류성 식도염의 치료에 쓰는 양성자 펌프 억제제 같은 약품은 위의 pH를 증가시켜 폐렴, 감염 및 수많은 알레르기에 걸릴 위험을 높인다.[19,20] 게다가 위 산도가 낮으면 소화가 되지 않은 음식물 입자가 소장으로 들어가 장 내강에서 겨우 한 겹의 세포층 아래에 떨어져 있는 면역세포군을 자극할 수도 있다. 높은 위 산도를 지키는 건 인류의 건강을 최적의 상태로 유지하는 데 중요하고, 또 중요했다. 영장류 조상보다 인간의 위 산도가 훨씬 강한 건 우연이 아니다. 진화 초기 급격하게 일어난 식량의 변화를 직접적으로 가리키며, 신선하든 신선하지 않은 동물의 고기를 먹는 데 가장 잘 적응한 사람들에게 작용한 진화상의 압력을 보여준다.

비싼 조직 가설

위에서 일부 소화된 매머드 스테이크는 소장의 첫 부분인 십이지장으로 들어간다. 쓸개에서 분비된 담즙과 췌장에서 나오는 소화 효소가 음식물과 섞이면서 소장을 거쳐 대장으로 내려가는 구불구불한 여행이 시작된다. 영장류의 소화관과 비교해 보면 우리의 소화관 구조는 2억 3백만 년 전 주식이 바뀌며 큰 변화가 생겼다는 사실을 알 수 있다. 소장은 훨씬 더 길어진 반면 대장은 많이 줄어들었다.

영장류는 식물성 탄수화물에서 칼로리를 얻는데, 에너지를 충분히 확보하기 위해 하루 종일 잎이나 다른 식물을 씹으며 보낸다. 영장류가 섭취한 음식물은 짧은 소장을 빠르게 통과한 후 거대한 대장의 첫 부분인 맹장과 결장에 도착한다. 영장류는 거대한 대장에서 섭취한 풀을 발효하여 다량의 짧은 사슬 지방산을 생산해 칼로리를 얻는다. 영장류는 탄수화물이 가득한 식물을 산더미처럼 먹지만 사실 지방을 연료로 삼고 있는 셈이다. 원숭이나 유인원은 배가 툭 튀어나오고 흉곽이 바깥쪽으로 기울어 뻗어 나가는데, 식물성 섬유질을 발효할 수 있는 박테리아를 담고 있으려면 대장이 커야만 한다.

루시를 시작으로 호모 에렉투스와 그 이후까지, 동물을 점점 더 많이 먹으면서 내장의 배치가 바뀌기 시작했다. 이 시기 우리의 뇌가 어떻게 변하기 시작했는지 기억하는가? '비싼 조직 가설'이라는 설득력 있는 이론은 모든 것을 매끄럽게 연결한다.[21] 뇌와 장은 대사가 활발한 조직으로 적절하게 기능하기 위해 질량 대비 많은 에너지를 요구한다. 뇌 조직 1g이 기능하기 위해서는 근육 조직 1g에 필요한 에너지의 22배가 필요하다. 장도 마찬가지다.

비싼 조직 가설에 따르면 진화의 맥락에서 칼로리 요구량을 크게 늘리지 않으면서 뇌가 커지기 위해서는 다른 조직의 크기와 에너지 요구량이 줄어야 한다. 서로 다른 장기 시스템 간에 에너지 균형이 이루어져야 하는데, 뇌와 장에서 이런 변화가 일어난 듯하다. 동물을 더 많이 섭취하면서 새로운 단백질과 지방을 잘 흡수할 수 있도록 소장은 약간 확장되었지만 대장과 위의 크기는 많이 작아진 것으로 보인다. 장의 크기와 필요한 에너지양이 줄면서 뇌는 세대를 거듭하며 점점 커져 지금처럼 뛰어난 기관이 되었다. 또 장이 작아지며 흉곽도 곧게 뻗고 배도 납작해졌다. 우리 선조들이 동물을 먹었기 때문에 머리가 좋아지고 탄탄한 복근도 생긴 것이다. 뱃살이 많이 붙어 복근이 실종되었다면 카니보어 식단이 식스팩으로 향하는 첫걸음이 되어 줄 것이다.

침샘 아밀라아제 유전자 복제

인간의 뇌가 두드러지게 성장한 까닭이 녹말이 풍부한 뿌리식물을 많이 섭취했기 때문이라는 주장도 있는데, 이 의견에는 두 가지 심각한 오류가 있다. 첫째로 뿌리식물에서 탄수화물과 칼로리를 수월하게 얻으려면 조리가 필요한데, 불을 사용하기 시작한 시점은 머리덮개뼈의 크기가 급격히 바뀐 후 150만 년이 지나고 나서로 보인다. 즉 시기가 일치하지 않는다.

두 번째 문제는 침샘 아밀라아제 유전자 복제에 관한 증거에서 비롯한다. 침샘 아밀라아제 유전자는 복합 탄수화물의 분해를 돕는 타액 속 효소를 암호화하는데, 빠르게 에너지로 전환할 수 있도록 음식물이 위에 도달하기 전에 소화를 시작해 칼로리를 생성한다. 전분이 풍부한 식품 섭취가 늘어난 데 적응하며 침샘 아밀라아제 유전자 복제가 일어났다는 가능성은 널리 인정된다. 현생 인류의 99%에서 침샘 아밀라아제 유전자의 여러 사본이 발견되는데, 우리 모두 뿌리식물을 먹었던 인간의 후손이라는 의미다.

가장 흥미로운 지점은 네안데르탈인과 데니소반인에게는 호모 사피엔스와 달리 침샘 아밀라아제 유전자 복제가 없다는 것이다.[22,23] 일반적으로 약 60만 년 전 공통 조상인 호모 하이델베르겐시스에서 인간의 여러 계통이 분리되었다고 간주한다.[24] 당시 초기 인류 일부는 아프리카를 떠나 유럽과 아시아로 이주해 각각 네안데르탈인계와 데니소반계를 형성한 것으로 보이며, 아프리카에 남았던 호모 하이델베르겐시스 종의 구성원은 훨씬 후인 약 7만 년 전 아프리카를 떠나 우리의 직계 조상인 호모 사피엔스로 진화했다.

왜 하필 그 시기에 호모 사피엔스가 아프리카를 떠났는지는 밝혀지지 않았으나 북유럽에 도착한 사피엔스는 네안데르탈인과 만났으며, 두 종의 뼈에서 발견된 안정동위원소 수치로 미루어 사피엔스와 네안데르탈인 모두 대체로 육식을 했다는 사실을 알 수 있다. 아밀라아제 유전자 복제 현상이 정확히 언제 시작되었는지 밝혀지진 않았으나, 네안데르탈인과 데니소바인 모두에게 아밀라아제 유전자 복제본이 없다는 사실로 보아 적어도 60만 년 전까지는 전분이 많은 음식을 섭취하지 않았다는 점을 알 수 있다. 이들이 전분이 많이 든 식품을 먹었다면 아밀라아제 유전자 복제가 더 일찍 나타났을 것이다.

따라서 진화 기간 대부분 뿌리식물처럼 전분 함량이 높은 식품을 먹지 않았으며, 그런 음식을 먹게 된 건 확보할 수 있는 음식이 바뀌며 비교적 최근에 적응한 것일 가능성이 높다. 많은 학자는 80,000년 전 과도한 사냥으로 거대 동물의 개체수가 감소하면서 아프리카 밖으로 이주했다는 가설을 제시했다.[25] 그런 곤란한 상황 때문에 전분이 많은 음식으로 칼로리를 충당해야 했으며, 아밀라아제 유전자 복제가 촉진되었을 수 있다는 것이다.

지금까지 배운 것을 바탕으로, 앞서 제시한 가설에 다음의 내용을 추가해 보겠다. 양질의 영양분을 풍부하게 공급하는 육식이 우리를 인간으로 만들었다. 육식을 시작하며 발효 기능에 집중된 에너지 집약적인 소화관의 필요성이 덜해졌고, 그 결과 뇌 크기와 복잡성을 높이는 에너지 관문이 열렸다. 생체 이용률이 높은 오메가-3 지방산 같은 영양소를 더 많이 얻을 수 있었던 것도 중요하게 작용했을 것이다. 인간의 뇌가 구축되는 데 많은 양의 DHA와 EPA가 필요하다는 사실은 유아 뇌 발달 연구로 익히 알려졌다.[26,27] 임산부와 유아는 이런 영양분을 많이 섭취할수록 좋은데, 높은 지능 발달에 필수적인 신경 신호에 DHA는 없어서는 안 될 독특한 역할을 한다고 한다.[28] DHA는 식물에서는 생성되지 않으며, 또 인간은 오메가-3의 전구체를 뇌를 구성하는 빌딩블록으로 전환하는 능력이 떨어진다. 자세한 내용은 다음 장에 이어진다.

흥미롭게도 비싼 조직 가설은 인간 이외의 동물에게도 적용되는 듯하다. 아프리카의 민물에 서식하는 코끼리 코 물고기라는 어류의 뇌와 장 사이의 에너지 균형 역시 인간과 유사하다. 코끼리처럼 길고 튼튼한 코가 달린 듯한 이 물고기는 모든 척추동물 가운데 뇌 대 혈액의 산소 사용 비율이 가장 높다. 몸의 크기와 비교해 코끼리 코 물고기의 뇌는 다른 물고기보다 3배 더 크며, 전체 산소 소비량의 60%를 사용한다.

코끼리 코 물고기에게선 에너지 균형이 어떤 식으로 이루어졌을까? 뇌가 커지려면 인간처럼 장이 작아져야 했을 것이다. 코끼리 코 물고기는 육식성으로 다른 물고기보다 장이 작은데, 그런 식이 전략 덕분에 몸의 균형이 가능했을 거로 본다. 영양가가 높은 먹이를 먹으며 장이 작아졌고 그 결과 진화 전반에 걸쳐 에너지 균형이 맞춰지며 뇌가 커졌다. 놀랍지 않은가? 만약 타임머신을 탈 수 있다면 나는 코끼리 코 물고기의 진화 과정을 구경하기 위해 시간을 되돌리겠다. 그 큰 뇌 덕분에 수백만 년 후 다른 슈퍼 물고기로 진화한다 해도 전혀 놀라지 않을 것 같다.

최고 포식자

"와~ 저 침팬지는 직구를 뚝 떨어지게 던지네!"라고 말하는 사람은 아무도 없다. 침팬지가 돌을 던지는 장면을 본 적 있는가? 창은? 나는 없다. 인간과 침팬지의 또 다른 주요 차이점은 어깨 관절의 디자인이다.[29] 인간의 어깨는 진정한 진화의 걸작이다. 우리는 어깨를 사용해 야구공, 돌, 돌창 같은 물체를 목표로 삼은 동물을 죽일 수 있을 정도로 빠르고 강하게 던질 수 있다. 지구에 있는 다른 어떤 종도 이 움직임을 할 수 없다. 식물을 수확할 때는 돌을 던질 필요가 없으니 사냥에 적응하며 어깨가 아주 훌륭하게 발달했다고 보는 게 맞다. 먼 거리에서 무리를 지어 크고 사나운 동물을 공격해 생식과 생존에 필요한 영양분과 칼로리를 더 많이 확보했다.

　루시에서 호모 하빌리스로, 다시 호모 사피엔스로 이어지는 진화 과정에서 골반도 직립보행에 적합하게 변화했는데,[30] 몸을 더 똑바로 세워 걸을 수 있게 되었으며 특히 장거리 달리기에 적합한 구조로 바뀌었다. 다른 동물에 비해 인간은 단거리 달리기는 약한 편이나 사냥감을 추적하고 사냥하는 데 필요했을 장거리 걷기와 달리기는 아주 능하다.

　발 역시 걷기와 장거리 달리기에 맞게 진화했다.[31] 엄지발가락은 발의 나머지 부분과 더 가지런해졌으며, 뒤꿈치는 쿠션 역할을 하며 더 두꺼워졌다. 무릎과 척추 역시 바뀌었다. 이 모든 골격의 변모 덕분에 인간은 다른 방식으로 움직이며 환경과 상호 작용을 할 수 있었고, 동물을 식량으로 조달하며 성장이 촉진되었다. 이것이 진화 과정의 핵심 전환점이다. 인간은 직립해서 달리고, 무리를 이루어 창과 돌을 던져 먹이를 잡으면서 빠른 속도로 고대 최고 포식자가 되었고 마주치는 모든 종을 지배하며 전 세계로 뻗어 나갔다.

　인간의 눈에서도 사냥에 적응한 진화의 흔적을 찾을 수 있다. 눈의 홍채 바깥쪽에는 공막이라는 흰 부분이 있는데, 영장류의 공막은 보는 방향을 감추기 위해 어두운 색을 띤다. 영장류 사회는 근본적으로 경쟁적이다. 예컨대 침팬지는 먹이와 다른 자원을 두고 서로 싸움을 벌인다. 그런 문화 속에서 동물은 먹이, 잠재적인 짝, 탈출하거나 공격하려는 방향을 볼 때 시선을 위장해야 유리하다. 그러나 우리는 진화 과정 어딘가에서 이런 패턴이 바뀌었는데, 사냥하거나 공격자를 물리쳐야 하는 상황에서 힘을 합치는 편이 더 좋다는 걸 깨달았다. 동료가 어디를 보는지 아는 쪽이 더 유리했던 것이다. 따라서 우리 눈의 흰자위는 부족 구성원과 침묵 속에서도 의사소통할 수 있었던 지난 6백만 년 동안 발달한 중요한 진화상의 적응이다. 큰 소리로 말하지 않아도 관심이 어디로 향하는지 보여줌으로써 더 빠르고 은밀하게 서로의 의사를 파악할 수 있었다.[32] 소통 방식이 개선되며 집단을 이루어 함께 사냥하고, 공동체 활동에서도 더 효율적으로 협동할 수 있었다. 우리의 핵심은 협력하는 존재이며 이러한 상호 작용의 변화가 인간으로 진화하는 데 중요한 요인이었다.

우리의 운명

인간이 최고의 사냥꾼이라는 나의 주장이 터무니없다고 생각하거나, 사자나 호랑이가 그 왕좌를 차지해야 한다고 오인하지 않도록 다음 질문을 해보겠다. 지구상에서 우리만큼 많은 종을 사냥할 수 있는 동물이 있을까? 어떤 동물이 잠재적인 식량인 고래, 물개, 매머드, 버팔로, 새 등 다양한 동물을 잡을 수 있는가? 물론 사자와 호랑이도 넓은 평야에서 가젤이나 영양을 잘 쫓을 수 있지만 그런 종류의 먹잇감을 잡는 데만 특화되어 있다. 반면 지난 5백만 년 동안 인간은 우아한 어깨 관절, 직립 보행, 더 부드럽게 달릴 수 있게 돕는 골반대 같은 구조상의 변화 뿐만 아니라 강한 산성의 위, 작은 크기의 장, 하얀 공막, 큰 뇌라는 특징도 획득하며 진화했다. 이러한 진화상의 적응은 모두 우리 종이 전무후무한 지구 최고의 사냥꾼이라는 하나의 운명을 향하도록 만들었다.

우리는 최고의 채집인이나 농부가 아닌 최고의 사냥꾼이 되기 위해 진화했으며 사냥을 해 최고의 음식을 구할 수 있었다. 바로 동물이다. 동물을 잡아 영양분을 완전하게 확보했다. 사냥과 육식이 우리를 인간으로 만들었으며, 하나의 종으로 번성하게 했다. 우리가 오늘날 같은 존재가 될 수 있었던 근원이다. 이 개념이 얼마나 중요한지 강조하고 싶어 앞 단락에 '최고 포식자'라는 제목을 붙였다.

'농업 덕분에 지금의 우리가 존재하는 게 아닌가?'라고 묻는다면 농업은 겨우 12,000년 전에야 시작되었다는 답을 들려주고 싶다. 진화 관점에서는 눈 깜빡할 사이에 벌어진 일로, 농경과 함께 인류의 건강은 급격히 악화되었다. 농업과 정착에 헛된 기대를 품고, 어리석게도 과거의 생활을 져버리며 건강을 잃어버린 그때가 바로 우리의 사용 설명서를 잃어버린 시점이라고 생각한다. 일각에서는 이 변화를 '인류 역사상 최악의 실수'라고 일컫는다.

2장
최악의 실수

농업이 '인류 역사상 최악의 실수'라는 말은 조금 과장되지 않았나? 라고 생각하지 싶다. 불량하기로 치자면 농업은 팝 타르트,* 마피아와 막상막하이지만 내가 보기에 불명예의 전당에 오를 가장 유력한 후보는 농업이다. 이유를 알아보자.

먼저 질문을 하나 던져 보겠다. 당신이 소유한 것 중 무엇이 가장 가치 있는가? 어떤 사람은 집이나 자동차를 떠올리고 어떤 사람은 가족을 생각할 수도 있겠다. 하지만 찬찬이 더 깊이 생각한 후에는 나와 같은 결론에 이를 것이다. 건강이 가장 중요하다고. 몸에 별다른 문제가 없을 때는 얼마나 운이 좋은지도 모르고 쉽게 일상적인 스트레스에 휩싸이며 살아간다. 이런 모습도 지극히 정상적인 우리네 삶의 일부이며 나도 그런 함정에 빠지곤 한다. 그러다 갑작스레 건강을 잃으면 그 가치를 깨달으며 회복을 최우선으로 여기게 된다. 건강을 되찾아야만 삶을 다시 시작하고, 가족을 돌보며, 친구들과 함께 하며 세상을 즐길 수 있으니 말이다.

이러한 교훈을 나는 개인적인 경험에서 얻었다. 의대 재학 시절 병원에 입원해야 할 정도로 습진이 갑자기 심해졌는데, 피부 깊은 층까지 감염되는 봉화직염으로 번졌다. 의대 과정에서 가장 힘든 시기 고열과 피로, 심각한 피부 감염으로 쓰러졌다. 염증이 너무 심해 잠을 잘 수 없었으며, 에너지가 사라지고, 명료하게 생각하기도 어려웠다. 교대 근무나 다가오는 시험, 부모님 생각, 주말 계획 대신 어떻게 병을 없앨 수 있을지에 골몰했다. 오로지 치료에만 초점을 맞추었다. 무엇보다 습진의 근본적인 원인을 알아내고 싶었으며, 건강을 회복해 좋아하는 일들을 다시 해나갈 수 있기를 간절히 기도했다. 나의 개인적인 경우처럼, 진화 역사에서도 매우 훌륭

---

* 식품기업 캘로그 사에서 만드는 과자로 미국의 국민 간식으로 불린다.

하던 인류의 건강이 하룻밤 사이에 급격히 악화되었다면 어떠하겠는가? 바로 약 12,000년 전 농경이 시작되며 '씨앗 숭배'에 합류했던 신석기 혁명에 일어난 일이다. 시간 축을 따라 인류의 여정을 탐구하며 『총, 균, 쇠』를 비롯한 여러 권의 책을 집필한 재러드 다이아몬드Jared Mason Diamond가 농경의 출현에 이런 화려한 별칭을 붙였다.

> '고고학은 지난 백만 년의 역사가 긴 진보의 이야기라는 신성한 믿음을 파괴하고 있다. 특히 농경의 도입은 인간의 삶을 개선한 가장 결정적인 단계로 여겨졌으나, 최근의 발견은 여러모로 회복하기 어려운 재앙이었다는 점을 시사한다.'[1]

재러드 다이아몬드는 농업을 이런 식으로 재해석하는 것이 불협화음처럼 낯설게 느껴지는 사람도 있을 거라 덧붙인다. 결과적으로 현재의 삶이 구석기 시대보다 낫지 않느냐는 식의 주장은 부정확한 비교로 가득 차 있어 우리를 추측의 수렁으로 빠뜨린다. 과거 어느 시기보다 길어진 수명과 인간이 일구어낸 그 많은 기술과 진보에도 불구하고, 오늘날 전반적인 건강 수준은 매우 저조한 상태이며 만성 질환이 만연하다. 현재 누리는 많은 혜택이 농업의 출현 덕택이라는 주장은 검증되지 않은 가정을 바탕으로 한 지나친 비약에 불과하다.

현생 인류는 얼마나 건강한가?

그런 가정을 살펴보면 농업 이전의 삶은 지저분하고, 혹독하며, 수명이 짧을 거란 인식이 두드러진다. 하지만 현존하는 원시 집단이 살아가는 모습을 관찰해 보면 우리의 편견이 고스란히 드러난다. 쿵·하드자·이누이트·마사이 같은 오늘날의 수렵 채집인 대부분 현대 서구 사회를 괴롭히는 만성 질환과 전염병을 겪지 않으며, 나이 들어서도 강한 활력 속에서 살아간다.

원시 집단은 평균 수명이 우리보다 짧다고 많이들 말하는데, 수렵 채집인의 사망위험요인을 고려하지 못한 견해다. 생의 첫 15년 동안 수렵 채집인이 사망할 가능성은 서구 사회보다 75-190배 이상 높다.[2] 즉 출생부터 15세까지는 서양인보다 수렵 채집인이 죽을 확률이 더 크긴 한데, 깨끗한 물 부족·위생 폐기물 시설 부족·전염병·외상성 상처 때문으로 아동 사망률이 과장되어 수명 비교에 혼동이 생기는 것이다. 원시 집단 내 노년층의 건강과 생명력, 삶의 질을 서구인과 비교해 보면 모든 측면에서 전자가 낫다.

위생은 농업으로 말미암은 진보의 결과가 아닌가? 라는 의문이 생길 수 있다. 수렵 채집 생활을 탈피한 후 이룬 모든 사회적 진보가 나쁘다는 게 아니다. 좋은 점도 있지만 만성 질환 같은 부정적인 측면도 생겼다는 점을 지적하는 것이다.[3] 현재 서구화된 인구의 88%는 어떤 형태로든 대사 질환, 당뇨병 전단계, 인슐린 저항성 문제를 겪고 있다고 추정된다. 인슐린 저항성은 당뇨병, 심장 질환, 고혈압, 불임을 포함한 우리 사회를 마비시키는 대부분의 만성 질환에 깔린 배후 요인으로 11장에서 자세히 다룬다.

정신 건강 분야에서는 우울과 불안이 전 세계 6억 명에게 영향을 미치고 있으며, 지난 10년간 17% 증가했다. 우울증은 또 세계에서 가장 흔한 장애의 원인이라는 불미스러운 명예도 얻었다.[4] 치매는 서구화된 사회의 5천만 명에게 영향을 주고 있으며, 2050년까지 3배 더 증가할 것으로 예상된다. 현대인은 수명이 더 길어졌지만 건강 상태는 매우 불량하다. 서구 사회에도 똑똑하고 뛰어난 사람들이 있으나 수렵 채집인의 두뇌와 몸이 전반적으로 더 건강하다. 유아기 사망률이 혼동케 하는 평균 수명 추정치에 속지 말라. 현대인에 비하면 수렵 채집인의 건강과 활력은 초인적이며 위에 언급한 인슐린 저항성, 우울증, 치매 등의 만성 질환은 거의 전례가 없다.

수렵 채집인의 삶

소위 신석기 혁명이라 불리는 농경이 시작되기 전 우리의 일상은 어땠을까? 현대 수렵 채집인 연구에서 약간의 단서를 얻을 수 있다. 재러드 다이아몬드에 따르면 칼라하리 부시맨 등 소위 원시인이라고 하는 세계 곳곳에 흩어진 수십 개 집단은 자신들이 살아온 방식을 고수하며 살아간 다고 한다. 그들은 농사를 짓는 이웃 부족보다 적게 일하고, 여가 시간도 넉넉하며, 잠도 충분히 잔다. 예를 들어 한 부시맨 집단은 음식을 구하는 데 매주 평균 12시간에서 19시간을, 탄자니아의 유목민인 하드자족은 14시간이나 그 이하를 소요한다.[1]

이런 생활이 '혹독하고 잔혹한 삶'으로 보이는가? 일주일에 14시간 일하며 남는 시간에 자기 관리도 하고, 낮잠을 자고, 바다에서 파도를 즐기고, 친구·가족과 함께 할 수 있다면 나는 무척 만족스러울 것 같다.

현대 수렵 채집인 연구에서도 이들이 매우 강건하며 당뇨병, 우울증, 치매 같은 만성 질환에 걸리지 않는다는 사실이 일관적으로 나타난다.[5,6,7,8] 그럼 신석기 혁명 이전과 이후 인류의 건강은 어땠을까? 타임머신이 발명될 때까지는 화석 기록에 의존해야 하는데, 신석기 혁명 전후로 극명한 차이가 드러난다.

인디아나 존스의 귀환

미국의 일리노이 서부는 스푼 강과 일리노이강이 합류하는 지점 근처의 절벽 꼭대기에 위치하는데, 여기에는 보물이 숨겨진 13개의 흙무덤이 있다. 인디아나 존스의 주인공이 찾아다닌 황금이 아니라 역사가 남긴 보물로, 어떤 흥미로운 사건이 일어난 950년경부터 1200년경까지 이 지역에 살았던 수렵 채집인의 생활상을 보여주는 고분이다. 정확한 이유는 아직 밝혀지지 않았으나 이들의 식생활에 큰 변화가 생긴 듯하다. 수렵 채집에서 고대 옥수수 농사 기반으로 생활방식이 전환되었는데, 그 배경을 추측하는 여러 가지 가설이 있다. 인구수 증가나 새로운 토양 경작 기술이

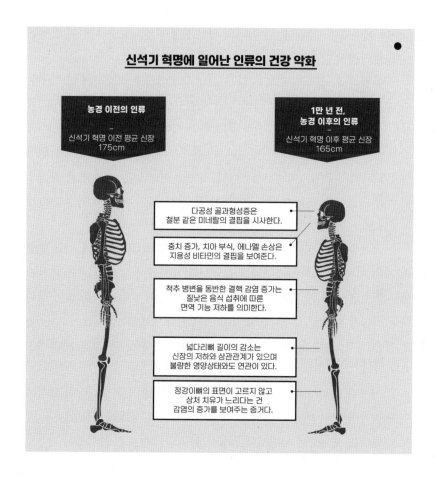

개발되며 수렵 채집 생활을 할 필요가 없어졌을 가능성도 있으며, 과도한 사냥과 거대 동물의 개체수 감소로 생긴 변화일 수도 있다. 혹은 운석 충돌로 초래된 영거 드라이아스Younger Dryas기에 기후가 변화하며 동물이 대거 멸종했기 때문이라는 주장도 있다.

이유가 어떻든 당시 이 지역의 수렵 채집인은 오랫동안 이어온 생활 방식을 바꾸었고, 농업을 시작한 후 250년 동안 인구는 10배 증가했다. 하지만 이러한 성장 이면엔 그림자가 있다. 농경 이전과 이후의 뼈를 비교해 보면 농업이 도입되며 건강이 급격히 악화되었다는 사실을 알 수 있다.[9,10] 다른 고대 문명에서도 농사를 시작한 후 아이들의 허벅지 뼈 길이와 정강이뼈 둘레가 모두 줄었다. 이 지역의 성인 유골에서도 같은 패턴이 발견되며 신장도 많이 감소했다.

농경 전후 신장의 변화는 다른 고대 문명에서도 비슷하게 나타난다. 12,000년 전 그리스와 터키 지역 수렵 채집인의 평균 신장은 152cm로 남성은 174cm, 여성은 164cm였다. 하지만 농업을 도입하며 성인의 키는 급격히 줄어, 당시에 스포츠가 있었다 하더라도 이 작고 귀여운 유목민들이 덩크슛을 하거나 강스파이크를 날리는 모습을 떠올리긴 어렵다. 전반적으로 악화된 영양 상태를 반영하듯 기원전 3,000년까지 이 지역 남성들의 키는 159cm였으며, 여성도 152cm 정도로 매우 작았다.

다양한 인구 집단을 대상으로 한 여러 연구에서도 성인의 키와 영양의 질 사이에 강력한 상관관계가 드러난다. 105개국 남성의 키를 조사한 연구를 보면 키가 큰 나라에서는 동물성 단백질, 특히 유제품을 많이 섭취하며 식물성 단백질 섭취량은 확연히 떨어진다. 유단백 섭취율이 가장 높은 곳은 북부, 중부 유럽인데 네덜란드 남성의 신장은 184cm로 세계에서 가장 크다.[11]

영양의 질에 관한 이 대규모 연구에서 동물성 식품 섭취량이 남성의 키와 직결된다는 점에 주목하라. 더불어 칼로리가 동일한 조건이라도 식물성 위주로 식사하는 사회보다 동물성 위주로 식사하는 사회에서 신장이 더 크다는 사실도 강조한다. 다른 여러 연구에서도 영양의 질이 성인의 신장을 결정하는 데 핵심 역할을 한다고 말한다. 한 리뷰 논문에서는 저소득 및 중산층 국가의 성인에게 나타나는 작은 키는 성장 지연을 반영하는데 환경 조건, 특히 생애 초기의 순영양에 좌우된다는 증거가 여러 연구를 관통한다고 서술한다. 더불어 성인의 신장은 모집단 간 및 모집단 내 생활 수준을 측정하는 지표로 유용하므로 정기적인 측정도 제안한다.[12]

신장의 변화와 함께 딕슨 마운드에 묻힌 아메리카 원주민은 세균 감염도 늘었다. 세균에 감염되면 골막이라는 뼈의 바깥 면에 흔적이 남는데, 특히 혈류가 제한되는 정강이뼈는 세균 감염에서 비롯하는 손상에 취약하다. 무덤에서 발견된 정강이뼈를 조사해 본 결과 농경 이후 골막 병변이 3배 늘었으며 동일한 시기의 뼈 84%에서 이러한 병리가 발견되었다. 병변은 점점 더 심해졌으며 후기 농업인의 경우 생의 초기에 이런 경향이 나타난다.

　다른 유형의 뼈 병변인 다공성 골과형성증은 두개골과 몸의 얇은 뼈에 생기는데, 아연·철 같은 영양소의 결핍을 암시한다. 다공성 골과형성증은 골수가 팽창하고 다른 층이 침식되면서 얇은 뼈가 '스펀지'처럼 보이는 병변이 뚜렷한 질병이다. 딕슨 무덤에서는 안와와 두개골에 다공성 골과형성증이 발견되었는데, 오랫동안 이어온 사냥을 줄이고 농업을 시작하며 발생 빈도와 심각도가 늘었다. 관절과 척추에 생기는 퇴행성 관절염도 발생률이 2배 증가했으며, 동물성 식품 특유의 지용성 비타민을 충분하게 섭취하지 못했다는 것을 보여주는 치아 에나멜의 결함 역시 증가했다. 동물을 덜 먹고 경작한 식물을 더 많이 섭취하며 인류의 건강에는 재앙이 덮쳤다. 인구수는 증가했지만 전반적인 건강 상태는 심각하게 악화되었다.

　일리노이주의 수렵 채집인에게만 이런 변화가 생긴 것이 아니다.『농업 발생기 고생물병리학』에서는 농업으로 전환을 겪은 21개 문화 중 19개 문화에서 같은 경향이 나타난다고 묘사한다.[13]『영양과 인체의 퇴행』을 쓴 웨스턴 프라이스Weston A. Price도 비슷한 현상을 관찰했는데, 전통음식을 먹을 때와 서구 가공식품을 섭취할 때 신체 및 치아 건강의 대조가 극명했다고 한다.[14] 더불어 전통적인 방식으로 살아가는 사람들이 식물성 식품보다는 동물성 식품을 선호한다는 점과 동물성 식품이 항상 식사에서 큰 비중을 차지하며, 내장육과 지방을 특별하게 더 중시한다는 사실도 발견했다.

　프라이스 박사는 자신이 살던 시대를 앞서간 인물이었다. 문명의 가장자리에 있는 원시 집단을 연구하기 위해 전 세계를 여행하며 북유럽·스위스·게일·폴리네시아 섬 주민·아프리카 부족·오스트레일리아 원주민 같은 다양한 인종의 사람들에게 지혜를 배우며 몇 가지 공통 경향을 찾았는데, 프라이스 박사가 남긴 기록에는 다음과 같은 내용이 있다.

'식물성 식품으로만 튼튼한 몸을 짓고 유지하는 집단을 아직 찾지 못했다는 점은 의미심장하다.'[14]

또 아프리카의 비슷한 지역에 거주하는 여러 집단 중 동물성 식품을 더 많이 섭취하는 부족이 식물을 주로 먹는 부족보다 더 건강하며 신체적으로도 우월하다는 사실도 발견했다. 식사를 대부분 동물성 식품으로 하는 마사이족과 농사를 짓는 키쿠유족을 비교했는데, 마사이족 88명의 치아 2,516개를 연구한 결과 치아 부식이 있는 사람은 4명으로 총 10개의 치아가 부식되었으며 충치율은 0.4%였다. 마사이족과 달리 키쿠유족은 농사를 짓는 부족으로 주로 고구마, 옥수수, 콩, 기장, 카피어 옥수수, 여러 종류의 인도 기장, 약간의 바나나를 먹는데 마사이족보다 키가 작고 몸의 다부짐이 덜했다. 33명의 키쿠유족 1,041개의 치아에서 57개의 썩은 이가 발견되었는데, 전체의 5.5%에 해당하는 수치로 36.4%의 부족원에게 충치가 있었다.[14] 딕슨 마운드를 비롯한 전 세계 다른 지역의 수렵 채집인과 농경인의 차이처럼, 농업에 종사하는 키쿠유족은 치아 건강이 불량했으며 체격이 작고 몸도 약했다.

특히 에스키모인에게 프라이스 박사는 깊은 인상을 받았는데, 마사이족처럼 대체로 동물성 식품만 섭취하는 에스키모인의 건강과 치아 상태는 매우 탁월했다고 한다.

'조상의 원형을 그대로 간직한 에스키모인은 수천 년의 시간 동안 북극의 혹독한 기후를 견뎌낼 수 있는 유능한 인종을 건설하는 데 자연이 무엇을 할 수 있는지 보여주는 살아있는 증거다. 인디언처럼 에스키모인도 현대 문명의 손길이 닿기 전까진 완벽하게 건강했지만, 현대 문명에 물들면 다른 원주민처럼 쇠약해지고 죽어간다. 원시적인 상태의 에스키모인은 신체적으로 탁월하며 치아도 완벽하다. 과거 뿐만 아니라 현재에도 이들을 뛰어넘을 수 있는 인종은 존재하지 않는다.'[14]

또 다른 탐험가 동지 빌할머 스테판슨은 하버드 대학을 떠나 알래스카 북부에서 에스키모인과 생활하며 일 년 동안 생선과 고기만 먹으며 생긴 엄청난 변화에 관해 다음과 같이 기록했다.

> '정신적으로나 육체적으로나 북극에서만큼 건강했던 시기는 살면서 처음이었다. 북극에서 처음 몇 달을 지내며 내 안에 형성되어 있는 보편적인 영양학적 관점을 물리치고 사실과 경험이라는 무기를 얻었다. 생선과 물만 먹는데도 충분히 건강했으며, 이 방식을 고수할수록 몸이 더 좋아졌다. 일시적인 판단일 수 있으나 한 가지 음식만 먹는데도 절대 질리는 법이 없었다. 괴혈병은 생기지 않았으며 생선만 먹는 친구들 중에도 괴혈병에 걸리는 사람은 없었다. 동맥 경화, 고혈압, 신장 문제나 류머티즘의 징후도 나타나지 않았다. 생선만 먹었던 몇 달은 후일 고기만 먹고 지낸 몇 해의 기원이었다. 추측건대 5년 넘게 나는 이 방식으로 북극에서 살았다.'[15]

눈부신 북부의 위대한 사냥꾼 에스키모인과 함께했던 생활에서 돌아온 후 스테판슨은 동물성 기반 식단이 안전하며 건강을 개선한다는 과감한 주장을 펼치며 1900년대의 의사들에게 자신의 발견을 설명했으나, 다른 의사들은 스테판슨의 정신이 나갔다고 생각했다. 스테판슨은 굴하지 않고 동물성 기반 식단의 효과를 증명하기로 했다. 회의적으로 반응했던 의사들의 면밀한 감독을 받으며 뉴욕의 벨뷰 병원에서 고기만 먹으며 한 해 동안 격리해 지냈는데, 스테판슨이 행한 실험은 인간의 영양에 관한 가장 놀라운 연구가 되었다.

1년 동안 고기만 먹는 실험 결과, 감독한 의사들은 전반적인 건강이 잡식을 했던 첫 3주와 비슷한 평균적인 수준이라고 평가했다. 하지만 스테판슨과 그와 함께 지낸 친구는 평균보다 조금 더 나아졌다고 생각했다. 한겨울에도 한여름에도 고기를 즐겼으나 건강에 이상이 없었으며, 뉴욕에 있는 동료들처럼 더위 때문에 겪는 불편함도 없었다고 한다.[15] 회의적이던 의사들이 받았을 인지적 불협화음이 상상이 간다. 3부에서 카니보어를 해도 괴혈병이나 다른 영양 결핍이 생기지 않는다는 사실을 다루는데, 스테판슨은 이미 90년 전 같은 결론을 얻었다.

수렵 채집인 혹은 그냥 수렵인?

딕슨 마운즈의 미국 원주민을 비롯해 웨스턴 프라이스 박사가 연구한 여러 집단은 모두 수렵인이면서 채집인이라는 사실은 자명하다. 가장 최근에 나온 원시 집단 연구를 보면 현대의 수렵 채집인은 동물과 식물 모두를 섭취한다고 묘사되는데, 카니보어 코드의 가설을 떠올리며 현대의 수렵 채집인이 잡는 동물과 7만 년 전 혹은 2백만 년 전 조상이 사냥했던 동물을 비교해 보라. 우리의 선조들이 동물을 구할 수 있을 때 항시 식물보다 동물을 선호했던 이유는 에너지와 영양 면에서 월등하기 때문이다. 오늘날 수렵 채집인이 섭취하는 식물과 동물의 비율은 50대 50으로 추정되는데, 많이 지적하듯이 현대의 수렵 채집인은 큰 동물을 사냥할 수 없으므로 식물 채집을 늘리며 변화하는 환경에 적응해야 한다. 따라서 현존하는 수렵 채집인이 섭취하는 동물성, 식물성 식품의 비율을 먼 선조들에게 그대로 대입하긴 어렵다.

인류 역사 대부분의 시간 동안 얻을 수 있는 칼로리는 제한되어 있었으나 더 이상 그렇지 않다. 대사 문제를 겪는 87.8% 가운데 칼로리 부족으로 고통받는 사람은 없다. 지구 최상위 포식자로서 우리는 인간에게 가장 최적화된 식품을 언제든지 구할 수 있다. 육식이 윤리적인지, 또 환경 친화적인지는 14장에서 다룬다. 깜짝 놀랄만한 사실도 나오는데 적절한 방식으로 키운 반추 동물이 환경을 지키는 데 더 도움이 된다는 힌트를 남긴다.

우리의 선조들이 식물을 약간 먹긴 했으나 특별한 영양분을 얻기 위해서가 아닌 생존 때문에 섭취했다. 식물성 식품에 함유된 독성을 처리하기 위해 원시 문화권에서는 발효 같은 독특한 방식을 활용한다는 점도 흥미롭지 않은가? 그렇다, 식물은 곤충·동물과 더불어 진화한 교활한 생물이며 독소로 가득하다! 다른 포식자들이 자기를 씹는 것 이상은 원치 않았기 때문에 방어하는 방법을 찾아 적응해야만 했다. 다음 몇 장에 걸쳐 지난

4억 년 동안 식물이 개발해 온 기발한 화학 무기와 관련 현상을 자세히 알아보자. 굉장히 무서운 녀석이다.

3장
화학 전투

어린 시절 가족들이 머리만 빼놓고 당신을 바닷가의 모래사장에 묻었던 적이 있는가? 지금 그 일이 다시 일어난다고 상상해 보라. 이번에는 너무 잘 묻혀 아예 옴짝달싹할 수 없다는 점은 제외하고 말이다. 당신은 땅에 갇혀 탈출할 수 없는 상태다. 어디선가 갑자기 힘이 넘치는 6살 짜리 오줌싸개 축구단이 나타나서는 당신의 얼굴을 축구공처럼 칠하기 시작했다. 기분이 어떻겠는가? 움직일 수 없어 답답함과 무력함이 느껴질 것이다! 또 짜증스러운 꼬마들이 여러분의 머리로 공차기를 하려 들지 않도록 주변의 어른들이 주의를 주길 간절하게 바랄 것이다. 그렇지 않으면 정말 고역일 테니까.

식물의 세계에 온 것을 환영한다. 곤충과 동물이 자기의 녹색 이웃을 우적우적 씹어 먹더라도 식물은 도망치거나, 물거나, 말로 위협하며 자신을 지킬 수 없다. 당신이 오줌싸개 축구단에 무방비 상태가 되었듯이, 식물도 주변 모든 생물의 변덕스러운 식욕 때문에 취약한 상황에 놓여있다. 약 4억 7천만 년 전 진화의 역사가 시작된 이래 식물은 늘 이러한 곤경을 겪었으며, 오랜 시간을 거치며 나름의 해결책을 고안했다. 여러 가지 물리적, 화학적 방어 기제를 만들어 낸 것이다.

알고 보면 식물은 꽤나 교활하다. 오랫동안 식물을 먹고 싶어 하는 모든 생물과 끊임없이 '무장 경쟁'을 벌였다. 자신을 보호하기 위한 방어 기전을 다양하게 발달시켰는데, 이미 우리에게 익숙한 방식도 많다. 사막에서 하이킹을 하다 선인장에 부딪혀 본 적이 있는가? 숲에서 놀다가 가시덤불에 걸린 적은? 아파서 아야! 하는 소리가 절로 나왔을 것이다. 식물의 물리적 방어 기제는 익히 알고 있겠지만 분자 메커니즘에 관해서는 대부분 무지한데, 화학적 '스파이크' 역시 선인장이나 덤불의 가시처럼 우리를 아프게 만들 수 있다.

잘못된 정체성

식물은 근본적으로 자비로우며 식물에서 나오는 모든 것이 우리에게 좋을 거란 믿음은 어떻게 형성된걸까? 기념일과 휴일, 생일에 주고받는 감각을 충만하게 하고 낭만을 불러일으키는 화사한 빛깔과 좋은 향기를 지닌 아름다운 꽃이 세상에 넘쳐나기 때문일지도 모르겠다. 대부분의 식물은 겉으로는 아주 우호적으로 보이지만, 자세히 들여다보면 상당히 표리부동하다는 걸 알 수 있다. 우리가 몸에 좋다고 생각하는 '식물성 영양소'인 파이토뉴트리언트phytonutrients는 실은 식물이 곤충, 동물, 곰팡이가 아침 식사로 자신을 먹는 걸 저지하기 위해 세심하게 고안해 낸 식물의 '무기'다. 식물은 먹히길 원하지 않는다. 지구에 사는 다른 생물처럼 식물에게도 동일한 아젠다가 있다. DNA를 증식하고 미래 세대에게 물려주는 일이다. 사슴에게 씹어 먹히는 것은 식물의 투 두 리스트에는 존재하지 않는다.

조금 슬프겠지만 친구로서 꼭, 꼭, 전해야 할 말이 있다. 케일은 우리를 사랑하지 않는다. 브로콜리는 사실 당신에게 반하지 않았다. 또 시금치는 진실한 친구가 아니다. 눈물이 흐른다면 티슈를 마음껏 뽑아 쓰라. 내 말을 믿어도 된다. 그런 나쁜 관계는 없는 편이 인생에 더 좋다. 결국엔 상처만 받을 테니 말이다.

'식물은 먹히고 싶어 하지 않는다'라는 명제에 동물도 먹히고 싶어 하지 않는다고 많이 반박하지만, 나는 동의하지 않는다. 포식자와 싸우기 위해 동물이 발전시킨 방어 기전을 떠올려보라. 굶주린 포식자가 날카로운 이빨을 드러내며 나타나면 슬그머니 뒷걸음치며 자취를 감추면 된다. 또 포식자가 밀치는 급박한 상황이라면 발톱과 이빨로 반격할 수 있다. 하지만 식물은 땅에 뿌리를 내리고 있으므로 그럴 수 없어 동물과 계속해서 무장 경쟁을 하는 것이다. 식물이 고안해 낸 다양한 무기를 알아보고, 식물 화합물에 관해 제대로 알고 있는지도 확인해 보자.

검, 창, 도끼

식물의 무기고는 007시리즈의 주인공 제임스 본드의 다양한 특수 무기처럼 방대하다. 식물의 왕국에서 만들어지는 수십만 개의 화학물질은 문자 그대로 우리 몸을 '파괴'할 수 있다. 이 독성 화합물은 몇 가지 종류로 나뉘는데, 먼저 곤충·곰팡이·동물의 공격을 막기 위해 식물이 생성하는 피토알렉신부터 살펴보자. 건강에 좋다는 글루코시놀레이트와 여러 종류의 폴리페놀이 피토알렉신에 속한다. 글루코시놀레이트란 명칭이 외계어처럼 들릴 텐데, 브로콜리를 먹을 때 다량 생성되는 부산물인 설포라판은 익히 들어보았을 것이다. 왜 이런 식물 화합물이 마냥 좋지만은 않은지, 우리 몸에 어떤 여러 가지 피해를 끼치는지는 다음 장에서 자세히 설명한다.

일반적으로 말하는 '폴리페놀'은 여러 가지 식물 화합물을 가리키는데, 엄밀히는 여러 개의 페놀 유사 고리를 지닌 탄소 기반 유기 식물 분자군을 폴리페놀로 식별한다. 다음 그림에서 널리 알려진 다양한 폴리페놀을 살펴볼 수 있다. 피토알렉신이나 식물의 색소에서도 폴리페놀이 만들어진다. 가장 유명한 폴리페놀은 레스베라트롤과 커큐민인데, 광고에 따르면 두 물질을 섭취하면 죽지 않고 영원불멸하며, 염증이 깡그리 사라질 뿐만 아니라 심지어 날개가(?!) 돋을 수도 있다고 한다. 5장에서 폴리페놀의 장점으로 알려진 여러 가지 잘못된 신화를 밝히고, 우리 몸을 손상할 가능성이 있다는 사실을 입증하겠다.

영양에 관한 주류의 입장과는 반대인 것 같다고? 맞다, 그것이 바로 이 책에서 의도하는 바다. 서론에서도 언급했듯이 마치 정설인 양 수십 년 동안 앵무새처럼 같은 말만 되풀이하는 영양에 관한 도그마를 반복하고 싶진 않다. 그런 도그마는 모두 불완전한 과학에 기반할 뿐이다. 나는 단호하게 통념을 걷어차고, 여러분을 불편하게 만들고, 틀 밖에서 사고해 볼 수 있도록 만들고 싶다!

커큐민

레스베라트롤

카테킨

식물이 생성하는 살충제

피토알렉신은 식물이 직접 생성하는 살충제다. 라운드업이라고도 하는 글리포세이트처럼 인간이 식물에 뿌리는 살충제가 아니라 식물이 자신을 방어하기 위해 직접 만들어내는 화학물질을 의미한다.[1] 식물이 만드는 자연적인 독소와 살충 물질이 식물의 방어에서 하는 역할을 다루는 문헌은 매우 방대하다. 「우리가 섭취하는 살충제의 99.9%는 자연 발생적이다」라는 과학 기사를 쓴 미국 생화학자 브루스 에임스Bruce Ames는 인간이 섭취하는 살충제 가운데 식물에 뿌려진 살충제는 0.1%에 불과하며 99.99%는 식물이 자체적으로 생산한 것이라고 강조한다. 물론 글리포세이트 및 다른 합성 살충제도 몸에 좋지 않으나 식물이 자연적으로 생성하는 살충제 섭취량에 비하면 양이 미미하다. 미국인의 경우 주요 식물성 식품의 독소 함량에 근거해 식물이 만든 천연 살충제를 1인당 하루 1.5g 정도 섭취한다고 추정되는데, 합성 살충제 잔류물보다 약 1만 배나 많은 양이다. 식물 독소 섭취량은 어떤 식품을 주로 먹느냐에 따라 크게 달라지며 채식주의자가 더 높을 것이다.[2]

식물의 살충제는 만연하며, 괜찮아 보이는 양배추 같은 식품에도 최소한 42개의 화합물이 있다는 얘기도 전한다. 많은 식물 화합물이 인간과 동물의 DNA를 손상한다고 밝혀졌는데, 이 과정을 염색체 이상 유발 clastogenesis이라 한다. 슈퍼마켓에 있는 거의 모든 과일과 채소에 설치류에게 발암 물질로 작용하는 자연 발생적인 식물 살충제가 있다고 추정된다. 이 개념은 4, 5장에서 더 자세히 얘기한다. 너무 놀라지 않도록 마음의 준비를 단단히 하길 바란다.

뒷골을 잡게 하는 건 폴리페놀 뿐만이 아니다. 렉틴은 식물에 들어있는 또 다른 독성 물질로, 최적의 건강 상태를 원한다면 렉틴을 공부하고 섭취를 피해야 한다. 미국 심장 전문의 스티븐 건드리 박사Steven Gundry가 유명한 저서『플랜트 패러독스』로 탄수화물 결합 단백질인 렉틴을 널리 알렸다. 렉틴은 7장에서 다루는데, 식물에 만연한 분자가 어떻게 인간의 장을 손상하고 자가 면역과 염증으로 이끄는지 건드리 박사의 개념을 토대로 자세히 논하겠다.

옥살산염은 식물에서 발견되는 또 다른 화학적 스파이크다. 식물은 자기의 고유한 생화학에서 유기 분자인 옥살산염을 사용해 미네랄을 결합한다. 하지만 인체에서 옥살산염은 아미노산 대사의 부산물로 생성되며, 인간의 생화학 반응에는 활용되지 않는다. 몸에서 생기는 소량의 옥살산염은 노폐물로 처리되어 매일 소변으로 배출된다. 그러나 식물에서는 상당히 많은 양이 생성되며, 과하게 섭취하면 인간에게 심각한 병리를 일으킨다. 옥살산염 칼슘 신장 결석이 널리 알려진 편으로 6장에서 유방암, 갑상샘 질환, 외음부통(여성의 골반통), 피부 발진이 우리가 섭취하는 옥살산염과 관련있다는 연구를 파고든다. 믿기 어렵다고? 현미경으로 촬영한 옥살산염 결정이 모여 형성된 흡사 바늘 같은 날카로운 결정을 두 눈으로 확인한다면, 시금치나 고구마를 이전처럼 좋게 생각하기 어려울 수 있다. 그런 물질이 내 몸 속에 있다면 상당히 고통스러울 것 같다.

서로 다른 운영 체제

매서운 식물 독소의 바다로 뛰어들기 전 소개하고 싶은 핵심 개념이 있다. 앞서 거친 파도를 가로질러 항해하며 식물 분자가 우리 인간의 생리와는 잘 맞지 않으며 대체로 인간이라는 기계가 원활하게 작동하는 걸 방해한다는 사실을 분명하게 깨달았을 것이다. 식물과 동물은 15억 년 이상 전 단세포 조상에서 분화되었다. 이 맥락을 고려하며 지구 위에 있는 생명체 전체의 연대표를 짚어보자. 이 시기 식물과 동물, 서로 다른 두 생명체 계열은 각각 고유한 방식으로 진화를 시작했다. 지구의 나이는 약 45억 년으로 추정되며, 첫 생명체의 흔적은 약 35억 년 전에 발견되었다. 일부 과학자는 생명체가 더 빨리 출현했을 가능성도 있다고 하지만 단언할 순 없다. 최초의 단세포 유기체가 생기기 이전 원자가 더 복잡한 분자로 합쳐지며 DNA와 비슷한 구조가 생성되었고, 생명체가 출현했다는 가설이 가장 지배적이다.[3,4]

우선 15억 년 전 식물, 동물, 곰팡이의 분열에 초점을 맞추어 보자. 당시 우리는 덩어리, 정확히는 단세포 뭉치처럼 보였을 것이다. 현재의 동물, 식물, 곰팡이와는 다르다. 수십억 년 전 운명의 날 이후 세 가지 주요 생명체 계열은 각자 다른 방식으로 활발한 생명 활동을 벌였다. 각 생명체 계열은 자기 나름의 방식으로 환경에서 영양분을 얻고 에너지로 전환하여 '엔진'에 동력을 공급하며 진화했다.

위 생명체 집합을 각각 맥, 안드로이드, 리눅스처럼 세 가지 다른 종류의 '운영 체제'로 생각해 보자. 나는 맥을 무척이나 좋아해서 인간을 맥으로, 식물은 안드로이드, 곰팡이는 리눅스로 가정한다. 각 운영 체제는 서로 다른 코드로 프로그래밍되었으며, 원활하게 작동되도록 하는 내부 처리 과정도 다르다. 안드로이드용 프로그램은 아이폰이나 맥북에서는 잘 실행되지 않으며 오히려 다른 프로그램과 충돌할 수 있다. 특수한 소프트웨어를 사용해 다른 운영체제의 프로그램을 돌릴 수는 있으나, 맥용 프로그램은 해당 운영 체제에 맞도록 특별하게 설계되었기 때문에 맥에서 실행하는 편이 가장 안전하다.

또 세 종류의 생명체 계열을 자동차에 대입해 볼 수도 있는데 각각 테슬라, 페라리, 포르쉐라고 해보자. 테슬라의 부품을 페라리나 포르쉐에 쓸 수는 없을 것이다. 당신의 차가 원래대로 잘 작동하길 바란다면 특별하게 제작된 부품을 사용하는 편이 현명하다.

피토알렉신, 폴리페놀, 옥살산염, 렉틴 같은 식물 분자는 마치 우리와는 다른 운영 체제의 프로그램과 같다. 우리 인간은 맥이라 안드로이드인 식물과는 서로 호환이 잘 되지 않는다. 인간의 운영 체제에서 식물 전용 프로그램을 실행하려 한다면 컴퓨터가 엉망이 되고, 때때로 블루 스크린을 동반한 치명적인 오류도 일으킬 것이다. 식물은 자기의 내부 작용을 위해 분자를 진화시켰다! 우리를 위해서가 아니다!

당신의 테슬라에 식물용 포르쉐 부품은 적합하지 않다. 일반적인 인식과는 달리 식물 분자가 인간의 생화학과 대사에 주는 특별한 효과는 없다. 소위 '항상화제'라고 불리는 식물이 만든 물질은 우리 몸에서 직접적으로 항산화 기능을 하지 않는다. 실제로는 산화를 촉진하기도 한다. 인체는 글루타치온 같은 고유한 항산화 물질을 생성하도록 설계되었으며 몸은 스스로 산화-환원 균형을 잘 관리한다. 식물에서 발생한 '항산화제' 분자를 섭취해도 인간의 항산화 상태를 개선하는 데는 아무런 도움이 되지 않으며, 오히려 부정적인 결과가 도출된 연구가 많다.[5,6,7-10]

하지만 우리가 동물성 식품을 먹는 건 동일한 운영체제의 프로그램을 실행하는 것과 다름없다. 식물이나 균류와 비교해 동물의 생화학과 대사는 인간과 훨씬 흡사하다. 식물은 이산화탄소를 마시고 산소를 내보내며 광합성하여 에너지를 생성하는 반면, 동물은 반대로 산소로 숨을 쉬고 세포 호흡의 부산물로 이산화탄소를 배출한다. 또 식물성 기반의 여러 비타민과 영양소도 그에 상응하는 동물성 기반 형태와 차이가 크다. 베타-카로틴과 비타민 A, 알파 리놀렌산과 오메가-3 지방산, 비타민 K1과 K2 모두 그러한 예로 8장에 자세히 나온다. 식물과 균류에서는 양이 충분하게 생성되지 않는 비타민 B12, 콜린, 타우린, 카르니틴, 카르노신, 비타민 K2 같은 최적의 신체 기능에 필요한 여러 가지 핵심 영양소도 함께 논한다.

앞으로 이어질 많은 내용을 틀잡기 위해 '운영 체제' 개념을 고안했다. 식물과 곰팡이류에 내재한 외래 분자 프로그램이 인간의 생리와는 맞지 않기 때문에 우리 몸에 문제를 일으킨다는 점을 이해하게 될 것이다. 다른 식물 독소는 다음 장에서 또 자세히 설명하겠다. 식물에서 얻는 비타민과 미네랄은 질이 좋지 않다는 내용도 다룬다. 식물에서 나오는 비타민과 미네랄은 생체 이용률이 낮은 형태라 생물학적 가용성이 떨어진다. 반면 동물은 인간과 유사하게 설계되었기 때문에 영양분의 호환성이 높다.

화학 수업

항산화제, 산화, 환원 개념이 자주 등장할 예정이라 이 용어의 의미를 확실하게 설명하려 한다. 생화학 관점에서 생명 활동의 정수는 원자 간 결합에 저장된 에너지의 추출과 분자 사이의 전자 교환이다. 우리는 분자 결합에 저장된 에너지를 얻기 위해 음식을 먹는데, 전자의 활동을 통해 에너지의 다른 저장 형태인 ATP adenosine triphosphate라고도 하는 아데노신삼인산으로 변환된다. 산화와 환원은 각각 전자가 분자를 잃고, 얻는다는 의미다. 분자가 산화되면 그 분자는 전자를 잃는데, 동시에 다른 분자는 전자를 얻으며 환원된다.

활성 산소는 짝이 없는 전자를 지닌 분자로 성질이 제멋대로라는 특징이 있다. 반응성이 매우 높으며 단백질, 지질, 핵산에서 전자를 훔치길 무척 좋아해 분자를 산화시킨다. 활성 산소는 인체에서 신호를 전달하는 중요한 역할을 하므로 전적으로 나쁘다고 할 순 없지만, 과잉 생성되면 미세하게 이루어지는 산화-환원 균형을 깨트리고 세포 손상과 노화의 원인이 되는 산화 스트레스를 발생시킬 수 있다.[11] 그러나 우리 몸에는 산화-환원 균형을 관리하는 뛰어난 시스템이 탑재되어 있으며, 이 시스템에 필요한 영양분을 적절히 공급하면 대체로 잘 작동한다. 아연, 구리, 셀레늄, 마그네슘 같은 미네랄은 산화-환원 시스템을 균형 있게 유지하는 반응이 잘 일어나도록 도우며 글리신, 시스테인, 글루타민 같은 아미노산은 우리 몸을 지키는 중요한 항산화 부대인 글루타치온을 생성한다. 이러한 영양분을 가장 많이 얻을 수 있는 음식은 무엇일까? 당연히 동물성 식품이다. 우리 몸의 생화학 작용에 필요한 가장 풍부한 집합의, 또 생체 이용률이 높은 비타민과 미네랄을 공급한다. 산화-환원 균형을 최적화하기 위해, 전반적인 신체 기능 전반을 향상하기 위해 식물 분자를 섭취하지 않아도 된다. 반대로 우리 선조들이 수백만 년 동안 택했던 영양이 풍부한 동물성 식품으로 위의 효과를 볼 수 있다.

동물은 식물을 먹는다

동물과 식물의 운영체제가 서로 다르다면 풀만 먹는 초식 동물은 어떻게 번성할 수 있었을까? 인간과 초식 동물이 식물과 더불어 진화하며 거친 각기 다른 길을 되짚어보며 답을 찾아보자. 앞선 두 장에서 언급했듯이 우리의 경우 진화 사슬에서 식물 위주로 끼니를 해결했던 조상에서 탈피하며 갑작스럽게 식량원이 바뀐 것으로 보인다. 훨씬 커진 뇌와 더불어 더 강한 산성의 위, 더 작아진 소화관, 발·골반·어깨·턱에 생긴 구조의 변환은 여러 측면에서 인체를 근본적으로 변화시켰다. 다시 말해 급격히 바뀐 환경 때문에 우리는 동물성 식품을 섭취하는 데 적응하며 진화했다.

초식 동물의 진화는 인간과 나란히 아주 유사하게 진행되었지만, 식이에서 주요한 동인이 식물이라는 점이 다르다. 우리가 동물을 먹는 데 적응했듯이 초식 동물은 식물을 먹을 때 수반되는 식물의 방어 분자를 경감하면서 식물을 대량으로 섭취하는 데 적응했다. 반면 우리는 선호하는 음식이나 필요로 하는 음식이 바뀌어 초식 동물과 다르게 적응하며 진화했다. 인간도 식물에 든 해로운 화학물질을 약간 해독할 수 있지만 초식 동물이 해독에 더 능하다. 지난 2백만 년 동안 인간은 주로 동물성 식품을 주로 먹었으며, 식물 독소에서 비롯하는 진화상의 압력은 우리에게는 발생하지 않았다. 오랜 기간 식물을 대량으로 먹는 데는 초식 동물보다 덜 적응한 것으로 보인다.

무스를 비롯한 많은 초식 동물은 침 속의 단백질을 진화시켜 소화효소를 억제하는 풀잎 속의 타닌을 비활성화한다.[12] 인간처럼 위가 하나인 단위 동물과 달리 반추 동물은 여러 개의 위로 식물을 소화하고 독소를 분해한다. 토끼나 다른 작은 동물은 산쑥 같은 풀을 무척 열심히 씹어 먹는데, 그 과정에서 휘발성 식물 독소가 대거 방출된다.[13,14,15,16] 해독 작용을 한다고 추정되는 초식 동물들은 독성이 심한 식물만 있는 상황이라면 흙도 같이 먹는다.

일반적으로 초식 동물은 머리가 좋다고 생각되진 않는데, 초식 동물이 풀을 뜯는 습성을 조사해 보면 다양한 식물 독소를 예리하게 비교 구분하며 감각해낸다는 점을 알 수 있다.[17,18] 특정 식물을 어느 정도 섭취해야 이상이 없는지 이해하는 듯하며, 특정한 종류의 독소가 든 풀을 과도하게 먹기 전 다른 식물을 선택적으로 취한다. 사슴이나 버팔로 같은 초식 동물의 개체수가 늘어나 과밀해지면 원래 먹던 먹이와 풀을 뜯던 방식이 달라지도록 강제 받는데, 적은 종류의 식물만 과도하게 섭취하며 떼죽음이 일어나기도 한다. 식물 속에 든 독소의 양을 고려하지 않고 건강에 좋다며 인간들이 케일이나 시금치, 혹은 독소가 가득한 다른 푸른잎채소를 믹서기에 넣는 걸 본다면 우리에게 돌아올 대가를 생각하며 소가 피식할지도 모르겠다. 소가 웃을 수 있다면 말이다.

다음 장에서는 설포라판을 비롯해 다양한 이소티오시안산염 계열을 살펴보면서 여러 가지 식물 독소를 깊이 있게 알아보려 한다. 왜 많은 식물 분자가 실제로는 인간에게 전혀 유익하지 않은지 이해하는 데 서로 다른 운영체제 개념이 도움이 되길 바란다. 식물은 다른 동물을 위해서가 아닌 자기의 생존을 위해 분자를 만든다. 맥과 잘 호환되지 않는 다른 운영 체제의 프로그램처럼 식물 속 분자는 우리에게 도움이 되지 않으며, 때로 최적으로 기능하는 것을 방해한다. 앞으로 접할 이소티오시안산염처럼 갑상샘 기능을 저해하거나 DNA를 손상한다. 다음 몇 장은 아주 험준한 지역을 통과할 예정이니 운동화 끈을 꽉 매고 모험을 이어가보자.

4장
브로콜리, 슈퍼히어로인가 슈퍼빌런인가?

브로콜리는 마법같은 힘을 지닌 특별한 채소로 여겨진다. 이런 찬사 너머에 어떤 진실이 있는 걸까 혹은 브로콜리를 한 번도 좋아한 적이 없다며 브로콜리를 먹지 않을 것이라고 선언까지 한 조지 부시 전 대통령이 옳았던 걸까?

4장에서 우리가 수사할 용의자는 브로콜리로 배춧속 브라시카과에 속하며 고대 겨자에서 유래했다. 십자화과 식물이라고도 하는데, 배추·양배추·무·미나리·청경채·케일·고추냉이·겨자·콜라비·콜리플라워 등 다양한 얼굴이 있다. 십자화과 채소는 특이하게도 효소인 미로시나아제에 활성화되면 이소티오시안산염 및 관련 화합물로 전환되는 글루코시놀레이트라는 황 함유 화합물을 포함한다.

난해한 화학명이 많이 나오지만 조금만 같이 인내해 보자. 모든 것을 자세히 설명하겠다. 세부적인 내용을 알아야 더욱 깊이 이해할 수 있다. '암 파이터'에서 '항산화 영웅'에 이르는 화려한 별명을 거느린 설포라판을 모두 한 번쯤 들어보았을 것이다. 설포라판 화합물은 글루코시놀레이트 분자인 글루코라파닌에서 유래하는 이소티오시안산염의 일종이다. 효소인 미로시나아제가 글루코라파닌을 활성화하면 마법의 물질 설포라판이 형성된다. 이것이 보충제 제조업자나 건강 분야의 많은 전문가가 퍼트리는 대중들이 믿길 바라는 이야기다. 하지만 나는 그런 제품을 사지 않을 것이며 당신도 그래선 안 된다. 이소티오시안산염 분자의 전체 계열과 설포라판의 부정적 측면을 알아보자.

효소인 미로시나아제가 글루코라파닌에 작용해 생긴 최종 결과물이 설포라판인 건 맞으나, 사실 설포라판은 식물이 공격받거나 포식 곤충이나 동물에 조각조각 씹힐 때만 생성된다. 일반적인 싱싱한 상태의 브로콜리에는 설포라판이 존재하지 않는다. 식물의 세포벽에 가해지는 손상에 반응해 방어 화학 물질로 생성될 뿐이다. 초록빛 귀여운 브로콜리 일상에서 아무 사건 없이 평화로운 순간에는 글루코라파닌과 미로시나아제가 작당해 설포라판을 만들 일이 없다. 두 물질은 다른 세포 구획에 분리되어 있다가 밤비가 아침 식사로 브로콜리를 잘근잘근 씹어 세포벽이 파괴되면 서로 만나 케미를 터뜨린다. 설포라판은 식물이 무기로 사용하는 독소인 피토알렉신phytoalexin의 일종으로 식물의 생화학 작용에 별다른 역할을 하지 않다가 브로콜리가 속수무책으로 밤비의 밥이 되는 순간에만 모략에 동원된다. 갑자기 폭발하는 위장 폭탄이나 특수 비밀 요원처럼 진짜로 심각한 상황에만 배치된다. 설포라판은 싱싱한 브로콜리에는 존재하기 어려울 정도로 독성이 강하며, 그렇지 않으면 산화를 촉진하는 성질이 너무 강해 브로콜리 자체를 손상할 수 있다.

설포라판은 어떻게 이런 무서운 일을 벌이는 걸까? 식물은 인간을 비롯한 동물에 대항하는 느린 방식과 빠른 방식, 두 가지 독성 메커니즘을 갖추고 있다. 빠른 손상 메커니즘에서 식물 독소는 악성 산화 촉진 물질로 작용하며 세포막, 단백질, DNA의 섬세한 지질을 손상하는 활성 산소를 생성한다. 인간 세포 배양 실험에서 설포라판 및 다른 이소티오시안산염은 염색체 이상 유발 과정에서 DNA를 손상해 염색체 절단을 유발했다.[1,2,3-5] 세포를 구성하는 요소가 파괴되면 우리 몸에 좋지 않다.

설포라판

DNA 손상

쥐를 대상으로 한 유독성 실험에서 설포라판은 진정 작용, 저체온증, 운동 협응 능력 상실, 백혈구 감소증을 일으키고 심지어 사망에 이르게 했다.[6] 동물 실험 결과가 인간에 늘 유효한 것은 아니며 이 연구에 사용된 설포라판의 투여량이 많기도 했지만, 훨씬 낮은 용량으로 실험한 다른 동물 연구에서도 브로콜리 및 브로콜리 추출물의 독성이 입증되었다. 한 연구에서는 쥐에게 신선한 브로콜리를 주었더니 DNA가 손상되었다. 생브로콜리를 돼지에게 먹였을 때, 동결건조 브로콜리 추출물을 초파리에게 먹였을 때도 결과가 같았다.[7,8,9-11] 인체에서 DNA 손상이 생길 가능성은 아직 연구되지 않았으나 인간 세포 배양 실험에서는 이소티오시안산염의 부작용이 반복해 드러났다. DNA 손상은 거의 모든 유형의 암에서 주요한 사전 징후로 여겨지며, 몸에 많은 문제를 일으킬 수 있다.[12] 더 무서운 소식은 설포라판이 브로콜리에 포함된 17가지 이소티오시안산염 화합 물질 가운데 하나에 불과하다는 사실이다. 독소 종류가 훨씬 많은 십자화과 채소도 있다. 예를 들어 양배추에는 공식적으로 42가지의 식물 독소가 존재한다.

느린 손상

설포라판과 그 화합물 계열이 산화 촉진제로 작용해 DNA, 막, 단백질을 손상하는 프리 래디컬을 생성하는 건 십자화과 식물이 동물에게 대항하는 '빠른' 방법일 뿐이다.[13] 갑상샘이 커지는 질병인 갑상샘종goiter을 유발하는 물질이라는 의미의 '고이트로젠'이라는 수치스러운 명칭을 십자화과 식물에 안겨준 '느린' 기전도 있다. 요오드 결핍 때문에 목이 심하게 비대해진 환부 이미지를 본 적 있을 것이다. 그런 극단적인 경우는 요오드가 풍부한 음식이 부족하거나 카사바나 십자화과 식물 같은 고이트로젠이 함유된 식품을 불가피하게 먹는 지역에서 발생한다. 하지만 우리가 이소티오시안산염을 섭취할 때도 비슷한 메커니즘이 작동된다.

우리 몸은 설포라판이 독소라는 점을 알며 원치 않기 때문에 십자화

71

과 채소를 먹을 때 흡수된 일부 설포라판은 즉각 해독된다. 분해되지 않은 나머지는 혈류를 따라 순환하며 갑상샘에 흡수되기 위해 요오드와 경쟁하는데, 갑상샘 호르몬 생성에 필요한 미네랄인 요오드를 얻는 것을 방해한다. 십자화과 식물의 과다 섭취에서 비롯하는 갑상샘 기능 저하증은 서구화된 사회 뿐만 아니라 개발도상 지역에서도 흔하다.[14,15,16,17] 또 요오드 섭취가 낮은 멜라네시아 여성의 갑상샘암 발병률 증가와도 관련있다.[18] 지금도 브로콜리와 케일을 넣어 만든 스무디가 몸에 좋다고 생각하는가? 다음 장에 나오는 여러 가지 폴리페놀, 예를 들어 녹차의 카테킨도 갑상샘 기능을 방해한다.[19,20]

식물의 왕국에는 포식자 때문에 세포벽이 물리적으로 파괴될 때만 독소를 방출하는 화학적인 위장 폭탄 시스템 패턴이 수두룩하다. 카사바는 남아메리카가 원산지인 식물로 영양분이 풍부한 음식을 구하기 어려운 가난한 지역에서 탄수화물을 얻기 위해 그 뿌리를 널리 섭취한다. 카사바의 모든 부분에는 시안화 글리코사이드라는 리나마린 분자가 있는데, 특히 뿌리에 집중되어 있다.[21,22] 시안화 글리코사이드 화합물은 복숭아, 살구, 자두 같은 핵과 과일의 씨앗에도 함유되어 있으며 독성이 매우 높다. 리나마린 자체는 독소가 아니지만 효소인 리나마라제와 결합해 시안화수소산으로 분해된다. 청산가리의 청산이 바로 시안화수소산이며[23] 그 이름처럼 아주 유독하다.

시안화수소산을 먹으면 시안화물, 즉 청산가리로 빠르게 분해되는데 미토콘드리아에서 이루어지는 에너지 생산을 중단시킨다. 진짜 특수 요원들이 쓰는 무기이며 적은 양으로도 재빠르게 무덤으로 보낼 수 있다. 핵과 과일의 씨앗 같은 다른 식품 속 시안화 글리코사이드도 시안화물로 분해될 수 있으며 과다 섭취해 일어난 중독 사례도 있다. 카사바는 3일 간 발효하거나, 갈아서 햇볕에 말려서 먹어야 하며 이런 방식으로 처리하면 대부분 공기 중으로 방출된다. 하지만 이런 정성도 충분하지 않다는 걸까? 카사바에는 브라시카과 채소에 든 이소티오시안산염도 존재한다. 또 풍토병인 갑상샘종과도 관계있다.[24,25,26]

우리는 어쩌다 길을 잃게 된 걸까?

브로콜리와 그 친척들이 건강에 좋지 않다는 근거가 이렇게나 많은데도 왜 누군가는 십자화과 채소를 먹어야 한다고 생각하는 걸까? 분명 이유가 있을 것이다. 먼저 왜 이들 채소의 장점이 부풀려졌다고 생각하는지, 근시안적인 판단에 불과하다고 보는지부터 알아보자.

화학적인 암 예방 물질로서 잠재력과 항산화 기능을 주장하는 연구들이 설포라판에 많은 월계관을 씌워 주었다.[27,28] 현재 시행되는 여러 항암 치료에 식물에서 유래한 물질을 사용하며, 식물 화합물이 암을 치료할 가능성이 있다는 데 나 역시 전적으로 동의한다. 그러나 암에 효과가 있었다고 해서 보통 사람 몸에도 좋다고는 할 수 없다.

매일 화학요법을 받을 셈인가? 당연히 안 된다! 화학 요법 치료제는 악성 화학 물질로 암세포와 정상 세포를 모두 파괴하며 때로 암 환자를 죽음의 문턱까지 데려 간다. 암 퇴치 모델에서 설포라판의 효과가 잠재적으로 나타나는 이유는 세포를 손상해 프로그램된 세포의 자멸, 즉 세포 예정사를 유도할 수 있기 때문이다. 하지만 보통 사람의 몸에 들어가면 건강한 세포도 표적이 될 수 있다. 인간 조직을 활용한 연구에서 설포라판은 암세포와 건강한 세포 모두에서 유전자가 켜지거나 꺼지는 방식을 변화시켰다.[29] 몸의 나머지 부분을 손상하지 않고 암세포만 완벽하게 겨냥할 수는 있는 화학요법은 아직이다. 몇몇 표적 암 치료법이 있긴 하나 완벽하진 않다. 설포라판 같은 식물 분자도 암세포만 특정할 순 없으며, 다음 장에 나오는 커큐민 같은 대중적으로 각광받는 폴리페놀 역시 암 조직과 정상 조직 모두를 손상한다.[30]

설포라판은 식물이 만든 빠른 독성 메커니즘이라는 점을 기억하는가? 설포라판으로 화학적 발차기를 가해 암세포를 공격해 볼 수 있긴 하나 그 과정에서 건강한 세포도 손상된다. 설포라판은 세포 예정사에 착수하는 암세포와 비암세포 모두에서 활성 산소를 다량 생성할 수 있다.[31] 산화 스트레스가 유도하는 세포 자멸 과정에서 세포라는 우주선의 초대형 엔진은 과부하되어 폭발할 수 있으며, 주변에 있는 건강한 세포들도 많이 망가진다. 우리 몸의 세포는 이런 변화를 감지하고 주변의 다른 세포를 해치지 않도록 통제 아래 자기 파괴 절차를 용감하게 개시한다.

물론 식물 분자가 암 화학요법에 쓰일 수 있는지 연구하며 비극적인 질병인 암을 고치는 치료법을 발견할 수도 있다. 하지만 악성 세포를 파괴하는 식물 분자의 능력이 건강한 사람에게도 유용한지는 거의 연구되지 않았다. 화학요법 화합물을 화학적 암 예방제로 쓰긴 어렵다. 너무 유독하기 때문이다. 암을 예방하기 위해 설포라판 같은 독성이 강한 식물 분자를 섭취하는 것이 정말 옳은 답일까? 되도록 건강한 방식으로 생활하며 면역 체계의 감시 메커니즘이 원래 설계된 대로 자연스럽게 작동하도록 해야 한다. 그러기 위해선 어떤 음식을 먹는지가 가장 중요하다. 식사 조절과 더불어 본연의 건강을 되찾도록 도와주는 활동은 다음 장에서 자세히 소개한다. 두 가지 모두 '근본적으로 건강한 삶'이라 일컫는 생활 방식을 이루는 중요한 요인이다.

호메시스를 정확하게 다시 알아보자

항산화 챔피언 설포라판의 기능을 강조하며 많은 사람이 몸에 이롭다고 주장하는데, 나는 이번 장 내내 이소티오네이트가 산화를 촉진한다는 얘기를 반복했다. 그들이 무지한 걸까, 내가 여러분에게 거짓말을 하는 걸까? 그동안 우리는 그런 가짜 정보에 심히 기만당했다. 설포라판이나 다른 이소티오시안산염을 섭취할 때 몸에서 어떤 일이 일어나는지 자세히 살펴보며 혼란을 해소해 보자.

십자화과 채소를 씹으면 글루코시놀레이트가 미로시나아제와 결합해 설포라판 같은 이소티오시안산염을 생성한다. 위에서 언급한 위장 폭탄 유형의 식물 독소다. 그렇게 형성된 설포라판의 일부는 글루타티온과 결합한 후 간에 흡수되어 빠르게 해독되고, 그리고 나서는 소변으로 빠져 나간다.

이 책에 나오는 모든 식물 화합물이 같은 패턴을 띤다는 사실을 알게 될 것이다. 우리 몸은 그러한 외래 분자를 원하지 않는다. 잘 흡수되지도 않거니와 체내에 흡수된 소량은 간에서 빠르게 해독되어 소변이나 대변으로 배출된다. 음식에 함유된 비타민과 미네랄이 활발하게 흡수되고 생화학적으로 활용되는 과정과는 무척 대조적이다. 글루코시놀레이트와 폴리페놀 등의 식물 화합물은 우리 몸에서 일어나는 생화학 반응에 직접 관여하지 않는다. 대신 여러 가지 방어 반응을 일으킨다.

설포라판은 산화를 촉진하는 성질이 있어 산화 스트레스를 감지하도록 설계된 세포 연쇄반응을 자극한다. 이 시스템을 구성하는 주요 요소로 NRF2라는 전사 인자가 있다. 분자 생물학적으로 DNA에 암호화된 유전자가 활성화되면 RNA로 전사되고 유전자의 단백질 생성물로 바뀐다. 단순하게 설명하자면 유전자 코드는 DNA 알파벳으로 쓰여져 있는데, 궁극적으로 우리 몸을 구성하는 단백질로 변환된다는 의미다. 모든 DNA가 한 번에 켜지는 건 아니며, 어떤 유전자를 활성화할지는 마치 엄격하게 통제되는 춤처럼 NRF2 같은 전사 인자가 철저하게 관리한다. 설포라판에서 비롯한 산화성을 NRF2 시스템이 감지하면 이 손상에 대응할 수 있는 많은 유전자를 작동시킨다. 글루타메이트, 시스테인, 결합효소, 글루타티온 S-전이효소 같은 글루타티온의 생산 및 활용에 관여하는 효소가 해당한다.

글루타티온은 아미노산 3개로 구성된 단순한 분자이지만, 설포라판 같은 물질이 우리 몸을 휩쓸 때 발생하는 성질 급한 활성 산소에 전자를 기증하는 임무를 수행하는 진정한 슈퍼히어로다. NRF2 항산화 연쇄 반응을 활성화하는 다른 요인도 고려하며 설포라판과 이소티오시안산염의 성질을 더 자세히 알아보자. 인체에 산화 스트레스를 일으킬 수 있는 분자는 어떤 종류든 NRF2경로를 활성화해 신체의 방어력을 높일 수 있다. 납·수은·비소 같은 중금속, 담배 연기, 알콜, 산화된 식물성 기름, 고혈당증도 가능하다.[32,33,34-36] 오토바이를 사납게 몰고 다니며 'Born to be bad'라고 휘갈겨 적힌 가죽 재킷을 입고 다니는 건달패거리는 무척이나 거친 족속이다. 이런 오토바이 폭주족은 당신의 자식들이 어울렸으면 하는 종류의 사람은 아닐 것이다.

그런데 브로콜리와 설포라판에 관해서는 어떻게 전해 듣는가? 설포라판이 산화를 촉진해 NRF2 시스템을 활성화함으로써 글루타티온 같은 내인성 항산화 물질의 형성을 유도하는 건 사실이다. 설포라판을 투여했더니 단기적으로 항산화 상태가 개선된 연구가 있는데, 글루타티온이 더 많이 생성되며 비롯하는 결과로 설포라판이 직접 항산화 작용을 발휘해 그런 건 아니다. 폴리페놀을 비롯한 다른 식물 분자 역시 직접적인 항산화제로 작용하지 않는다. 산화를 촉진하기 때문에 NRF2 시스템이 활성화되는 것이다.

언뜻 보면 설포라판이 몸에 좋은 것 같지만 자세히 파고들면 끔찍한 이야기가 잔뜩 쏟아져 나온다. 우선 NRF2 연쇄 반응을 유도하는 다른 요인과 마찬가지로 설포라판도 산화 스트레스를 일으키는 독소라는 점을 기억하라. 납을 매일 소량씩 섭취하거나 담배를 매일 조금씩 피우면 더 건강해진다고 생각하는 사람은 아무도 없는데, 설포라판과 다른 이소티오시안산염을 섭취하면서는 그렇게 판단한다. 이러한 물질은 인간을 건강하게 만들기 위한 분자가 아니라 식물이 포식을 막기 위해 사용하는 화학 무기다.

우리는 진화 과정에서 중금속, 식물 분자, 화재 연기와 같은 여러 독성 물질에 노출되었다. 해독 과정에서 NRF2 시스템이 작동하며 항산화 효과의 수혜를 보긴 하지만, 의도적으로 노출해선 안 되며 가능한 한 산화를 촉진하는 모든 물질을 피해야 한다.

'약한 자극을 줘서 우리 몸을 건강하게 만드는 호메시스에 해당하지 않는가?'라고 질문한다면 다음처럼 되묻고 싶다. 담배가 건강에 이롭다고 생각하는가? 납은 어떻게 생각하는가? 수은은? 술은? 설포라판도 다른 산화 독소와 정확히 같은 방식으로 작용한다. 식물에서 나왔다는 이유만으로 몸에 나쁠 리 없는 특별한 화학적 특성을 지닌 마법같은 물질이라고 왜 다들 믿는 걸까? 나는 사람들이 호메시스의 개념을 잘못 이해한다고 생각한다. 호메시스 개념에 기대어 '제노 호메시스'로 설명되는 브로콜리나 그 비슷한 식물 혹은 외래 분자 섭취를 정당화하려는 데는 두 가지 주요한 문제가 있다.

먼저 설포라판이나 다른 이소티오시안산염을 호메시스라고 한다면 담배 연기를 비롯한 다른 건달들도 호메시스로 쳐야 한다. 아직도 브로콜리가 몸에 좋다고 믿는다면, 산화된 카놀라유를 듬뿍 넣어 브로콜리를 요리하면서 담배를 피우고 배기가스도 들이 마시라. 더 건강해질 것이다. 황당한가? 하지만 이 화합 물질 모두 설포라판처럼 NRF2 경로를 활성화한다. 다들 같은 패거리인데 누가 영웅이고 악당인지 스스로 판단해 보라.

다음 문제는 최적의 항산화 상태를 달성하기 위해서는 식물에 든 화합 물질이 필요하며, 십자화과 채소는 어떻게든 글루타티온 수치를 장기간 기준치 이상으로 상승시켜 우리를 초인적으로 만들어 준다는 가정이 제노 호메시스 개념에 전제된다는 점이다. 안타깝게도 실제로는 그렇지 않다. 십자화과를 포함한 과일과 채소가 풍부한 식사와 식물성 식품이 적거나 없는 식사를 비교하는 여러 중재 연구가 수행되었으나 식물성 식품의 섭취 효과는 일절 나타나지 않았다.[37,38,39] 24-28일 간 진행된 한 실험에서는 참가자를 각각 두 집단으로 나누어 한쪽은 매일 10인분에 해당하는 약 600g의 과일과 채소를, 다른 쪽은 훨씬 적은 양을 먹거나 혹은 먹지 않도록 했다. 이 변수 외에는 고기, 빵, 약간의 유제품으로 이루어진 일상적인 식사를 하도록 했다. 두 집단의 염증, 산화 스트레스, DNA 손상을 확인하기 위해 여러 가지 검사를 시행했으나 별다른 차이가 없었다. 과일과 채소를 엄청나게 먹어도 아무런 효과가 없었다는 말이다. 설포라판을 활용한 단기 연구에서도 글루타티온 생산에 일시적인 변화가 생기긴 했으나 며칠 이상 지속되지 않았으며, 4주 후에 확인했을 때도 주목할 만한 호메시스 효과는 발견되지 않았다.

화룡정점은 10주간 과일과 야채를 일절 '섭취하지 않은' 집단의 산화 스트레스와 염증 지표가 개선된 연구다. 과일과 채소를 제한한 10주 동안

DNA, 혈액, 단백질, 혈장 지질의 산화 손상이 전반적으로 감소한 동시에 항산화 능력이 뚜렷하게 개선되었다.[40]

주류의 건강 의료 분야에서는 과일과 채소가 몸에 좋으며 항산화제와 파이토케이컬이 이롭다는 메시지를 퍼붓지만, 과학 문헌에서는 정반대의 이야기가 반복된다. 식물성 식품을 섭취하면 더 건강해진다는 과학적 증거는 없다. 식물 화합물은 유해하며, DNA를 손상하고, 몸 전체의 호르몬 신호를 교란한다는 과학적 증거가 상당하다. 항산화 능력을 높이는 데는 과일과 채소가 필요하지 않다. 아직도 케일이 슈퍼푸드로 보이는가?

근본적으로 건강한 생활방식으로 충분하다

제노 호메시스를 비판한다고 해서 인간에게 호메시스 작용이 일어나지 않는다는 건 아니다. 단지 식물이 생성한 방어 화학물질을 섭취하는 게 호메시스 효과를 끌어내는 최선의 방법이 아니라는 얘기를 하는 것이다. 호메시스와 관련해 흔히 적은 양의 독은 건강을 증진하는 효과가 있다고 하는데, 환경 호메시스에는 부합하지만 이소티오시안산염, 폴리페놀, 흡연 같은 분자 호메시스에는 해당하지 않는다고 본다. 식물 분자는 양이 적더라도 태생적으로 독성을 지니는데, 신체 전체에 미치는 부작용은 간과된다. 환경 호메시스와 분자 호메시스는 동일한 방식으로 작동하지 않으므로 혼동해선 안 된다.

강력한 항산화 능력을 유지하고 싶은가? 영양분이 풍부한 식사를 기본으로 열, 냉기, 햇빛, 운동 같은 환경 호메시스를 더하면 끝이다. 물론 환경 호메시스도 너무 과하면 해가 되지만, 적절히 적용하면 일시적인 스트레스 요인으로 작용해 산화 스트레스가 발생하며 글루타티온 수치가 떨어진 후 다시 기준치보다 높게 반등한다.[41,42]

겨울철 차가운 물에서 수영하는 베를린 사람들에 관한 연구를 보면 환경 호메시스를 쉽게 이해할 수 있다. 냉랭한 온도의 물에서 한 시간을 보내기 전과 후의 글루타치온 수치를 측정한 결과, 수영 직후에는 감소했으

나 다음 날까지 걸쳐 기준치 이상으로 반등했다.[43] 열, 추위, 햇빛은 활성
산소를 약간 증가시켜 NRF2 경로를 작동케 하고 인체의 자체적인 항산
화 능력을 높인다. 글루타티온이나 다른 내인성 항산화 물질을 더 많이 만
들기 위해 식물 분자를 사용할 필요가 없다. 양질의 동물성 식품 섭취, 운
동하기, 사우나 하기, 햇빛 받기, 찬물에 뛰어들기 같은 근본적으로 건강한
생활방식으로 동일한 결과를 얻을 수 있다.

　　확실한 이해를 위해 한 가지 연구를 더 살펴보자. 12주 동안 진행된
한 무작위 대조 실험에서는 하루 3접시 미만의 적은 양으로 과일과 채소를
섭취한다고 보고한 참가자에게 과일·채소를 하루 480g으로 늘리고 추가
로 매일 300ml의 과일 주스를 마시거나, 일상적인 방식으로 계속 식사하
도록 했다.[44] 비타민 C의 혈중 농도가 증가하긴 했으나 항산화 능력, DNA
손상, 혈관 건강 지표에 확연한 변화는 없었다. 12주간 개입했지만 항산화
상태나 림프구 DNA 손상에 영향을 미치지 않는다는 결론이었다.

　　제노 호메시스를 향한 뜨거운 열기에 찬물을 끼얹는다! 환경 호메시
스 개념이 외래 분자를 사용하는 제노 호메시스로 모호하게 확장되어 많
이들 헷갈려 하는 것이다. 둘은 근본적으로 완전히 다르다. 물론 환경 호메
시스와 제노 호메시스 모두 산화 스트레스를 약간 발생시키지만, 환경 호
메시스와 달리 식물 분자를 사용하면 부차적인 악영향이 우리를 덮친다.
예를 들어 이소티오시안산염은 담배 연기·중금속·다른 독소와 비슷한 방
식으로 DNA를 손상하고 갑상샘에서는 요오드와 경쟁을 벌인다. 앞에 나
온 실험에서 보았듯이 분명한 장점도 없고, 신체를 손상할 가능성도 있으
며, 십자화과 식물이나 다른 채소 없이도 항산화 능력을 강화할 수 있는데
굳이 먹어야 할 이유가 있을까?

　　다음 장에서 폴리페놀의 효능에 관한 주장을 살펴보면 비슷한 패턴
이 보일 것이다. 연구자들은 인체 전반에 미치는 영향은 거의 고려하지 않
고, 식물 분자가 지닌 잠재적인 장점 한 가지에만 협소하게 초점을 맞추는
듯하다. 식물 분자는 인간의 운영 체제에서 발생한 것이 아니기 때문에 항

상 딜레마가 있는 걸로 보인다. 세포 수준에서는 분명한 효능이 입증될 수 있으나, 심층적인 연구가 진행되면 다른 부위에서 부차적인 손상이 발견되기도 한다. 서로 다른 운영체제의 프로그램은 호환되기 어렵다.

식물 화합물 역시 합성 의약품처럼 분자로 바라보아야 한다. 모든 의약품에는 부작용이 있다는 사실을 의사와 환자 모두 아는데, 왜 다들 식물 분자의 부작용은 경시할까? 인간의 운영 체제와 부합하지 않는 모든 분자는 부작용을 일으킬 수 있는데도 불구하고, 대부분의 사람이 식물의 화합물질을 대할 때는 그 위험성을 고려하지 못한다. 식물에서 나온 물질은 본질적으로 자비롭고, 우리를 해하지 않으며, 몸에 좋다고 쭉 들었고 또 맹목적으로 받아들였다. 하지만 모두 사실무근이다. 앞 장에서 배웠듯이 식물은 '먹히지' 않겠다는 그들만의 의제가 있다. 식물이 생성한 분자는 인간의 몸에서 특별한 효과를 발휘하지 않으며 초인적으로 만들어 주지도 않는다. 다만 우리의 건강을 느리거나 빠르게, 하지만 필연적으로 나빠지게 할 뿐이다.

연구의 종류

점점 더 전문적인 과학 문헌을 파고들고 있기 때문에 앞으로 살펴볼 연구의 유형을 간단히 설명하려 한다. 우리가 검토할 자료 가운데 식이에 변화를 주거나 특정 화합물을 도입하는 등의 특정 개입에 노출한 여러 그룹의 인간 혹은 동물을 대상으로 하는 중재 연구가 가장 의미있는데, 일정 기간 실험 그룹을 관찰하고 DNA 손상, 염증 같은 매개변수 변화를 모니터링하는 연구다.

중재 연구에는 플라세보 집단이라고도 하는 대조군이 존재하며, 연구자와 참가자 모두 어떤 집단이 위약이나 활성 화합물을 받는지 모르는 '눈가림' 상태다. 인간 대상 실험에서 참가자들은 대조군이나 중재군에 무작위로 배정된다. 이 과정을 '무작위 추출'이라고 하는데 무작위, 이중 눈가림, 플라세보 조절 같은 인간 실험에서 사용되는 명칭의 기초다. 물론 동

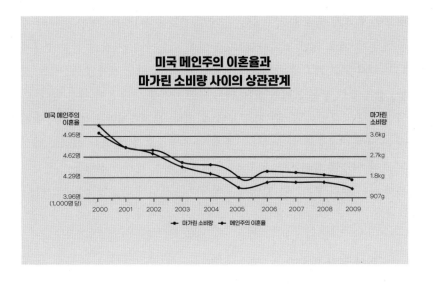

물 연구보다는 인간 대상 연구가 더 의미 있지만, 동물 연구만 확보할 수 있는 상황이라면 최대한 활용해 판단해야 할 것이다.

다른 유형은 소위 역학 연구라 하는데 중재 연구와는 완전 반대다. 역학 연구에는 실제 개입이 없으며, 대조군도 존재하지 않는다. 식이요법이나 운동 같은 여러 가지 생활 방식과 관련된 설문지를 참가자에게 제공하고 건강 상의 결과와 식이, 행동 양식을 연관 지으며 전향적(앞으로) 혹은 소급적(뒤로)으로 살펴보는 인구 기반 연구다.

역학 연구의 한계는 금방 드러난다. 웹사이트 'SpuriousCorrelations.com'에서는 상관관계와 인과관계는 다르다고 유머러스하게 지적한다. 위 그래프를 참고하면 이해하기 쉽다. 보다시피 2000-2009년 미국 메인주의 이혼율은 99.26%로 인당 마가린 소비량과 높은 상관관계가 나타난다. 마가린 섭취율이 떨어지며 이혼율도 감소했는데, 마가린을 많이 먹어서 메인주 사람들의 이혼이 늘었다고 볼 수 있을까? 당연히 아니다, 얼토당토않은 추정이다! 두 현상 간에 상관관계가 강하다고 해서 인과적 결론을 도출할 수는 없다.

역학 연구가 얼마나 심각하게 왜곡될 수 있는지 잘 보았는가? 책 후반부에 고기가 몸에 좋지 않다는 잘못된 신화를 폭로하며 역학 연구에 깃든 오류를 계속 논할 것이다. 고기를 많이 먹는 어떤 사람의 건강이 나쁘다고 해서 고기 때문에 그런거라 할 수는 없다. 보통은 정제된 곡물, 빵, 설탕, 정크 푸드 같은 고기와 함께 먹는 음식 때문일 가능성이 훨씬 높다. 역학 연구로는 무엇이 문제인지 구분할 수 없다. 상관관계만 보여줄 뿐, 인과적 연관성을 설명하지 못하므로 중재 연구가 중요하다. 육류 섭취와 관련된 중재 연구를 살펴보면, 역학 연구 때문에 잘못 판단한 사람들이 생각하는바 와는 달리 고기가 인간에게 무해하다는 사실이 분명하게 드러난다.

위장 폭탄 피하기

인류 역사에서 동물이 드문 시기나 사냥에 성공하지 못했을 때 인간은 생존을 위해 십자화과 식물을 먹어야만 했다. 원시 문화권에서는 흥미롭게도 식물 독성을 없애기 위해 특별한 준비 과정을 거치는데, 조리해도 분해되지 않는 글루코시놀레이트가 발효하면 분해된다. 김치와 사우어 크라우트 같은 발효식품의 기원이지 싶다. 양배추 같은 십자화과 채소를 취해야 했던 시기, 우리의 선조들은 발효를 거치면 많은 해로운 화합물이 중화된다는 사실을 발견했을 것이다.[45] 식물에 독성 분자가 있다는 사실은 몰랐겠지만 발효해서 먹었을 때 몸 상태가 전반적으로 낫다고 느꼈을 거로 추측한다. 곡물과 콩 같은 식품을 발효하면 전부는 아니라도 독성이 일부 분해되기 때문에 섭취가 수월해지며, 폴리페놀도 발효를 거치면 대부분 분해된다.[46]

다음 장에서는 더 깊숙한 식물 독소 황무지로 들어간다. 그동안 설포라판과 이소티오시안산염처럼 폴리페놀도 건강에 좋다고 쭉 들었지만 역시 잘못된 정보로 신체에 심각한 손상을 입힐 수 있다. 십자화과 채소를 조리하면 미로시나아제가 분해되긴 하지만, 브로콜리를 익혀 먹는다 해도 장내 박테리아가 생산하는 미로시나아제로 말미암아 설포라판이 형성되어 약간의 이소티오시안산염을 섭취할 수 있다는 점을 주의해야 한다.

　　우리가 생각하는 것보다 인류의 선조들은 훨씬 똑똑했으며, 동물을 잡기 어려운 시기에는 엄청난 지략을 발휘해 생존했다. 먹어도 괜찮은 식품을 찾고, 섭취하는 방법에 풍부한 지혜를 가지고 있었다. 따라서 선조들의 방식을 모방해 식사하면 빠르게 최적의 건강 상태에 도달할 수 있다. 다음으로 폴리페놀과 관련해 주류에서 전파하는 정보에 얼마나 오류가 다분한지 살펴보자.

5장
유니콘과 전래동화

폴리페놀은 다른 어떤 식물 분자보다 '슈퍼푸드'라는 용어와 관련 깊을 것이다. 보통 '항산화제'로 불리며 가능한 한 많이 섭취하라고 조언한다. 염증 감소, 장수 등 대단한 효과를 지닌 마법의 물질처럼 광고되며 거의 매일 엄청난 함량의 영양제와 주스, 파우더가 출시되는 듯하다. 도대체 폴리페놀이란 정확히 무엇이며 왜 몸에 좋다고 하는지 알아보자. 그리고 나서는 마치 과학적 사실인 양 내세워지는 폴리페놀의 장점이란 것이 만병을 치료할 수 있다는 전설 속 뿔이 달린 신비한 동물 유니콘의 이야기처럼 그저 허구에 불과한지, 왜 나는 근본적으로 반대 입장을 취하는지 설명하겠다. 나아가 폴리페놀이 인체에 끼치는 실제 영향을 입증하며 식물성 영양소 문제점 퍼레이드의 대미를 장식해 보겠다. 아직 턱이 덜 빠졌다면 이번 장을 보며 분명 턱이 빠질만큼 놀라게 될 것이다!

잠깐 화학 수업을 해보자. 되도록 쉽게 설명해 보겠다! 화학 분야는 일반적으로 탄소 기반 분자를 다루는 유기화학과 다른 나머지 모든 원소를 다루는 무기화학 두 가지로 나뉜다. 인체 생화학과 관련된 분자 대부분은 유기 화합물이다. '폴리페놀'은 유기 화합물 류에 속하는 분자로 '폴리'는 여러 개를 의미하며 '페놀'은 탄소 간 다중 이중결합으로 연결된 방향족 고리에 수산기가 부착된 화합물을 나타낸다. 다음 그림에 이 장에서 다루는 몇 가지 분자가 나오는데, 폴리페놀을 구성하는 방향족 페놀 고리를 관찰할 수 있다.

식물의 왕국에서 폴리페놀은 피토알렉신과 식물 색소로서 고유한 역할이 있다. 4장에서 균류, 곤충, 동물 같은 유기체의 공격에 대항하는 식물의 무기인 피토알렉신을 얘기했는데, 피토알렉신의 한 종류인 레스베라트롤은 곰팡이가 공격하며 성가시게 굴 때 포도나 다른 식물의 껍질에서 만들어진다. 흥미롭게도, 하지만 지극히 당연하게도 인간과 동물은 생화학적으로 폴리페놀 구조의 분자를 생성하지 않는다. 서로 다른 운영 체제 개념을 기억하는가? 폴리페놀 역시 식물과 인간이 생화학적 차원에서 서로 다르게 작동한다는 사실을 보여주는 예다. 포르쉐용 부품인 폴리페놀은 우리 인간의 테슬라 차체에는 적합하지 않다. 마찬가지로 테슬라에서도 포르쉐용 부품을 생산하지 않는다.

식물이 독립적으로 발달시킨 분자들이 인간에게 도움이 되리라는 전제는 내 눈엔 상당히 억지스러워 보인다. 15억 년 전 진화 경로에서 우리와 분리된 후, 식물이 진화 과정에서 만들어 낸 수천 개의 분자 가운데 인간에게 진정 보탬이 될 수 있는 건 하나도 없다. 도움이 될 확률이 얼마나 될 것 같은가?

폴리페놀이 식물을 위한, 식물에 의한 물질이라면 우리 몸에 마법같은 효과를 발휘한다는 주장이 넘쳐나는 이유는 무엇일까? 폴리페놀의 이점을 내세우는 데이터는 대부분 역학 연구에서 유래한다. 그런데 역학 연구에는 어떤 종류의 실제적인 개입이 없다. 건강과 관련된 결과를 관찰하여 사람들이 어떻게 식사를 하는지 조사한 결과일 뿐이다. 많은 역학 연구에서 폴리페놀이 함유된 과일, 채소를 섭취하면 건강이 좋아진다는 상관관계가 나타나지만,[1] 대부분의 중재 연구에서는 일말의 유익함도 드러나지 않는다.[2,3,4] 상관관계를 인과관계와 혼동해선 안 된다. 역학 연구로는 가능성 있는 인과관계에 관한 가설을 수립할 순 있을 뿐, 인과관계를 증명하진 못한다. 역학 연구을 토대로 식단과 건강을 연관짓는 가설을 생성한 후 중재 연구로 검증하면 이상적이라 하겠다.

하지만 안타깝게도 영양의 세계에서 중재 연구는 거의 이루어지지 않는다. 자금도 많이 들고 해야할 작업도 많은데, 음식을 다르게 먹어보라는 몇 마디 말로 금전적 이익을 얻을 수 있겠는가? 오늘날 의료계에서 이루어지는 중재 연구 대부분은 제약 회사에서 지원하는데, 그런 기업이 생산하는 분자와 관련된 신빙성 있는 데이터가 발생하면 엄청난 수익을 얻

커큐민

제니스테인

레스베라트롤　　　카테킨

을 수 있다. 중재 연구로 고기가 건강에 좋다는 사실을 입증한다 한들 축산 업자들이 부자가 될 일은 없을 것이다. 갈비살을 이리저리 조금 더 팔 수는 있겠으나 분자라는 금광을 캐내는 제약회사가 벌어들이는 수십억 달러와 는 비교도 되지 않는다.

　하지만 다행히도 폴리페놀이 가득한 과일과 채소로 실험한 몇몇 중 재 연구가 있었다. 지난 장에서 자세히 다루었듯이 여러 실험에서 과일과 채소 섭취량을 늘렸으나 염증, DNA 손상, 면역학적 지표가 개선되지 않 았으며 오히려 악화된 연구가 하나 있었다.[5] 어떻게 이럴 수 있을까? 많은 역학 연구에서 과일과 채소를 섭취하면 건강이 좋아진다는 상관관계가 나 타나는데 중재적 실험에서는 완전 반대의 결과가 나타나는 걸까?

헌데 이런 경우는 꽤나 흔하다. 역학 연구를 토대로 한 가설을 중재 연구의 시험대에 올려보면 빗나가는 경우가 많다. 과일·채소 섭취와 건강의 연관성을 탐구하는 연구에는 데이터의 상당 부분이 무효함을 입증하는 '교란' 문제가 잦다. 교란변수에는 여러 종류가 있는데, 이런 연구에서는 대체로 건강한 피험자 편향과 불건강한 피험자 편향이 나타난다.

건강한 피험자 편향

이런 식의 허점이 가득한 역학 연구가 이루어진 지난 70년이 넘는 시간 동안 서구 세계에서 식물성 식품과 동물성 식품을 둘러싸고 어떤 서사가 전개되었을지 생각해 보라. 1930년대와 40년대에는 고기, 지방을 비롯한 다른 동물성 식품을 우리를 튼튼하고, 활력 넘치게 하는 건강한 음식으로 여겼다. 1950년대 즈음 해 상황이 급히 반전되었는데, 버터는 몸에 좋지 않으며 동물성 포화 지방은 심장 발작을 유발하니 식물성 식품과 식물성 기름을 더 많이 섭취해야 한다고 하기 시작했다. 이때부터 이 메세지가 우리를 지배하게 되었다.

미국 심장 협회를 비롯한 다른 많은 단체에서는 수십 년 동안 저지방 식단을 추천하며 동물성 식품보다는 탄수화물이 풍부한 식물성 식품을 먹으라고 조언했다. 그런데도 비만, 당뇨병, 심장병 비율이 치솟았다! 이런 황당할 데가! 미국 언론인 니나 타이숄스Nina Teicholz는 『지방의 역설』에서 어떻게 이런 상황이 벌어지게 되었는지를 치밀하게 추적하며 당시 반지방 정책을 몰아간 엉터리 과학과 이익을 얻은 기업, 정치적 세력을 가린 장막을 걷어 제쳤다. 다행히도 대중들 사이에 오해가 씻겨나가기 시작했으나 지방을 향한 편견은 지난 70년 동안 사람들을 이념적으로, 물리적으로도 마비시켰다.

그렇다면 그 오랜 세월 어떤 사람들이 야채를 많이 섭취했을까? 주류에서 전파하는 영양학적 조언을 믿고 건강하게 살려고 노력한 이들이다. 이 부류는 또 명상, 스트레스 감소, 수면 관리, 운동, 정크 푸드 피하기 같은 건강에 도움이 되는 다른 행동을 병행했을 가능성도 훨씬 높다. 더불어 좋은 의료 서비스를 받을 수 있을 만큼의 사회, 경제적 지위도 갖추었을 것이다.

만약 역학 연구에서 건강이 증진된 까닭이 과일, 채소 때문이 아닌 명상, 스트레스 감소, 수면 관리, 운동 같은 활동 덕분이라면 어떨까? 지난 70년 동안 과일과 채소는 구원이며 동물성 식품은 지옥이라는 서사가 없던 지역이 있다면? 그런 곳에 사는 가상의 사람들을 상대로 역학 연구를 해 본다면 어떤 사실이 발견될까? 친애하는 독자 여러분, 그런 장소가 실재하며 식이와 건강 사이의 상관관계를 조사한 역학 연구도 수행된 적이 있으니 희망을 가지시라. 주류 언론의 구미에 맞지 않는다는 이유로 서구 세계에서 그런 연구들이 무시되는 현실이 안타까울 뿐이다.

지난 70년 간 아시아에서 식물성 식품과 동물성 식품을 바라보는 시각은 서양과는 매우 달랐다. 동양 문화권에서는 지속적으로 육류를 비롯한 동물성 식품을 식사를 구성하는 필수적인 음식으로 여겼으며, 정신적으로는 풍요·정력 같은 개념과 결부되기도 했다. 아시아인을 대상으로 한 역학 연구가 서구와는 다른 그림을 그리는 까닭이다. 한 대규모 연구에서는 한국, 중국, 일본, 방글라데시 남성 112,310명과 여성 184,411명을 평균 11년 동안 추적하며 심혈관 질환과 암을 포함한 모든 사망 원인을 조사했다. 통합 분석한 결과 육류 섭취가 늘면 사망 위험도 높아진다는 상관관계가 성립하지 않으며, 오히려 적색육·가금류·생선·해산물과 역상관관계가 나타났다. 적색육 섭취는 아시아 국가 남성의 심혈관 질환 사망률, 여성의 암 사망률과 반비례했다.[6] 즉, 아시아 국가에서 적색육은 남성의 심혈관 질환 관련 사망률과 여성의 암 사망률 감소와 연관이 있었다. 적색육이 심장병이나 암을 일으키고, 식물만이 그런 질병에서 우리를 구해줄 것이라는 관념을 깨부수지 않는가?

1984년부터 2001년까지 3,731명의 일본인 남녀를 대상으로 뇌졸중 발병률을 검토하고 식단을 설문 조사한 또 다른 연구에서는 동물성 지방 및 콜레스테롤을 많이 섭취할수록 뇌경색에 따른 사망 위험이 감소하는 것으로 나타났다.[7] 흠...

거듭 확인할 수 있듯이 아시아인에게서는 동물성 식품 섭취가 높을수록 더 좋은 결과가 나타난다. 이 연구에서는 특히 뇌졸중과 관련있었다. 둘 다 역학 기반이라 한계가 있으나 위 연구를 비롯한 다른 많은 자료에서 그리는 그림은 서양에서 수행된 조사와는 달라도 너무 다르지 않은가. 이런 차이 때문에 후자의 연구 결과가 타당한지 의문이 들며, 교란 변수인 건강한 피험자 편향도 강력하게 제기하는 바이다.

역학 연구를 수행하는 뛰어난 수치 분석 통계학자들이 최선을 다하는데도 불구하고 가장 정교한 통계 모델에서 조차 건강을 증진하는 행동에서 비롯하는 건강한 피험자 편향의 문제를 모두 설명하긴 어렵다.[8] 역학 연구의 해석을 어렵게 만드는 이러한 현상은 '건강 의식이 높은' 영국 시민 21,000명이 참여한 연구에서 비롯되었으며, 대표적인 예로 꼽을 수 있다. 참가자의 8,000명은 채식을 했고, 나머지 13,000명은 동물성 식품과 식물성 식품 모두를 섭취했다. 채식주의자의 사망률은 일반인보다는 낮았으나 건강에 도움이 되는 다른 활동을 영위하는 비채식주의자와는 비슷했는데, 육류와 생선의 기피보다는 낮은 흡연율, 높은 사회 경제적 지위, 식사의 다른 측면 같은 식이와는 무관한 요소에서 상당 부분 기인하는 결과일 수 있다.[9]

채식을 하는 이들의 사망률이 낮은 이유는 고기와 생선을 먹지 않아서가 아니라 두 집단에서 공통적인 건강을 증진하는 행동 때문이었다. 채식 집단을 일반적인 영국인과만 비교했다면 장수에 기여하는 요인이 음식인 것처럼 보였을 것이다. 이 연구는 건강한 피험자 편향이 어떻게 결과를 왜곡하는지 잘 보여주는 사례다. 요새는 실험 방법을 명확하게 설명하지 않는, 또 잠재된 교란 요인이나 연구의 한계를 부차적으로 해설하지 않는 이런 유형의 연구가 미디어 상에 흔히 공유된다. 허위 정보일 뿐만 아니라 일반 대중에게 엄청난 착각을 불러 일으키는데, 건강 정보를 얻는 과정에서 불필요한 혼란을 발생시키고 많은 사람을 좌절케 한다.

제임스 딘 유형

건강한 피험자 편향이 동전의 앞면이라면 반대편에는 불건강한 피험자 편향이 있다. 전자를 공부했으니 후자의 의미도 바로 감이 올 것이다. 지난 70년 동안 서구 문화권에서 고기는 몸을 나쁘게 만들 거란 가능성과 결부되었다. 고기를 많이 먹는 사람을 반항아처럼 취급하는 이유다. 하지만 제임스 딘 유형은 누가 뭐래도 별로 개의치 않는다. 건강에 나쁘다고 해도 고기를 먹고, 아마 담배도 피우고, 오토바이를 타고, 운동을 하지 않고, 고기와 함께 정크 푸드도 왕창 먹을 것이다. 이런 종류의 사람은 앞에 나왔던 건강 및 장수와 직결되는 활동도 적게 한다.

물론 이 책에서는 건강과 불건강을 결정짓는 가장 중요한 요인은 음식이라고 전제한다. 하지만 식이와는 별개로 건강을 증진하는 활동도 무척 중요한 역할을 한다. 동양과 영국에서 행해진 역학 연구에서는 채식주의자의 건강에 그런 행위가 식이보다 더 중요했다. 육류를 섭취하면 건강이 나빠진다는 상관관계를 드러내는 많은 역학 연구를 살펴보면 육류 섭취가 문제가 아니라, 몸에 좋은 활동은 하지 않는 반면 건강을 해치는 행동은 많이 한다는 것이 문제라는 점을 알 수 있다. 탄산음료와 빵, 정크 푸드, 흡연, 앉아서 생활하는 습관 때문에 생긴 결과를 고기 탓으로 돌리지 말자! 이것이 널리 퍼진 불건강한 피험자 편향이다.

역학 연구와 폴리페놀 같은 식물 화합물의 한계를 살펴보았으니 이제 가장 인기가 높은 분자와 관련된 연구를 분석해 보자. 레스베라트롤이 장수에 도움을 준다는 주장, 커큐민이 몸에서 염증을 없애준다는 약속이 진짜인지 검증한다. 기존에 알려진 바와 달리 케르세틴, 탄닌, 콩에서 발견되는 플라보노이드, 커피 속 폴리페놀을 왜 마법의 성분이라 할 수 없는지 확인해 볼 것이다. 폴리페놀은 종류가 너무 많아 모두 논하긴 어렵지만 금방 언급한 분자만 살펴보아도 여러 식물 분자를 관통하는 핵심을 꿰뚫을 수 있다.

강황의 부작용

속이 밝은 주황빛을 띠는, 마치 외계 생물 같은 뿌리식물을 본 적 있는가? 맞다, 폴리페놀 화합물인 커큐민을 함유한 생강의 사촌 강황을 말하며, 그 생물학적 활성이 많이 연구되었다. 항염증을 비롯, 알츠하이머에서 시작해 발기부전에 이르는 하늘 아래 모든 질병을 치료한다고 한다. 헌데 그런 일이 정말 가능한가? 연구에서 실제로 드러나는 건 무엇인가? 커큐민의 치료 잠재력 및 위험성을 연구한 리뷰 논문에서는 커큐민이 주는 효과로 여겨지는 대부분의 특성은, 정상적으로 강황을 섭취한 후 체내에게 발견되는 양보다 훨씬 많은 용량을 투여한 시험관 연구에서 비롯한 것이라 지적한다. 더불어 커큐민이 인체에 부정적인 영향을 미친다는 과학적 증거도 상당하다고 언급하는데, 특정 조건에서 커큐민이 독성을 일으킨다는 보고서가 상대적으로 많다고 한다. 강황은 여러 포유류의 세포주에서 용량과 시간에 따라 염색체 이상을 유발했는데, 이후 축적된 자료에서는 시험관 및 체내에서 유익한 효과를 발휘한다고 보고된 커큐민 농도와 비슷한 양으로도 DNA 손상과 염색체 이상이 유발될 가능성이 발견되었다. 세포의 미토콘드리아와 핵유전체의 DNA가 모두 손상되었는데, 발암 과정에서 DNA 변형이 흔히 발생하기에 커큐민의 안전성이 우려된다는 결론을 전한다.[10,11]

앞에서도 언급했듯이 DNA 손상은 무척 해롭다. 커큐민은 산화 스트레스를 일으키는 프리 래디컬을 생성함으로써 세포의 구조를 망가뜨리고 DNA도 훼손한다. 반복되는 패턴이 읽히는가? 항산화제로 시판되는 여러 가지 분자는 실제로는 산화촉진제로 작용하는데, 서로 다른 운영 체계가 발생시키는 끔찍한 결과를 보여준다. 커큐민을 복용하면 항산화 시스템에

관여하는 티오레독신 환원효소 같은 효소가 돌이킬 수 없는 상태로 변형
되며 산화 스트레스가 발생할 수 있다.[12] 커큐민은 또 DNA의 풀림과 복구
를 돕는 토포이소머라제 II라는 효소를 억제해 DNA 손상을 유도하며, 매
우 강력한 종양 억제 유전자인 p53도 비활성화한다.[13,14]

　와, 어떻게 이런 위험한 물질이 어떤 문화권에서는 수백 년 동안 식
문화로 전해 내려 왔을까?! 우리 몸은 커큐민 같은 식물 화합물에 아주 똑
똑하게 대응한다. 보통은 거의 흡수되지 않으므로 커큐민이 생물학적으로
이용될 가능성은 티끌만큼 적으며, 인체에 흡수된 양은 간에서 빠르게 해
독되어 배설된다. 강황을 섭취라더라도 몸에서는 독성을 피하기 위해 재
빨리 제거해 버리므로 아주 적은 양의 커큐민만 흡수된다.

　연구자, 보충제 제조업자들은 인체의 자연적인 방어 메커니즘을 외
면하며 커큐민이 만병통치약으로 판명될 것이라 약속한다. 현재 시판되
는 대부분의 커큐민 제제는 흡수력을 높이려고 후추에서 추출한 피페린을
첨가하는데, 커큐민이 해독되는 2단계 과정에 관여하는 UDP-글루쿠로노
실 전이효소를 억제해 체내 커큐민 분자의 양을 늘린다.[15] 방대한 산화 스
트레스를 일으키고, DNA도 망가뜨리고, 종양 억제 유전자까지 꺼버리는
2,000배나 많은 양의 커큐민을 굳이 섭취해야 하겠는가?

간의 해독 경로

　잠시 간에서 외래 분자를 해독하는 시스템을 알아보자. 간의 해독 과
정은 화학반응에 따라 1단계와 2단계 경로, 두 그룹으로 나뉜다. 1단계 경
로는 시토크롬 P450 계열의 큰 효소 그룹을 포함하며 일반적으로 고리 구
조를 형성하는 고리화, 산화, 환원, 가수분해를 통해 지용성 분자를 수용성
형태로 전환한다. 그 후 우리 몸에 들어온 외래 분자와 분해 산물은 글루쿠
론산, 글루타티온, 황산, 글리신과 결합하는 2단계 해독을 거친다. 두 과정
을 거쳐 3단계 해독이라고도 하는 대변이나 소변 형태로 노폐물과 독소를
배설한다.

여담이지만, 예리한 독자는 일반적인 인식과는 달리 간은 독소가 저장되는 곳이 아니라 독소를 변형하고 배설하는 진원지라는 사실을 알아차렸을 것이다. 일반적으로 간에 독소를 거르는 해독 필터가 있다고 생각하는데, 그렇지 않다. 평생에 걸친 독소가 누적되어 있는 것이 아니다.

1단계 해독 경로와 2단계 해독 경로라는 다이얼과 레버가 달린 '마스터 해독 제어 센터'라는 표현이 간에 더 적합하다. 세 가지 해독 단계 모두 섬세하게 이루어지며 한 단계라도 제대로 작동하지 않으면 몸에서 제거하려는 유해 물질을 배출할 수 없는데, 피페린은 2단계 글루쿠로니드화 해독 과정을 억제한다. 커큐민의 독성은 글루쿠론산과 결합해 중화되는데, 검은 후추를 먹거나 피페린이 함유된 커큐민 보충제를 섭취하면 UDP 글루쿠로노실 전이효소가 억제되어 해독 작용이 일어나지 않는다. 글루쿠론산과 결합되어야 하는 다른 독소 역시 처리할 수 없다. 설상가상으로 커큐민 자체도 1단계 해독에 쓰이는 CYP450 효소의 활동을 억제한다.[15] 커큐민을 복용하는 건 섬세하게 작동하는 해독 시스템을 두 번 죽이는 꼴과 같다.

커큐민이나 피페린 뿐만 아니라 수만 가지 식물과 의약품도 간의 해독 능력을 망가뜨린다. 생체와 이질적인 외래 분자들이 통제실의 열쇠를 갑자기 받아 들게 되면, 미친 듯이 날뛰며 아무렇게나 다이얼을 돌리고 레버를 잡아 당기면서 대사 기능에 큰 혼란을 일으킨다. 아니 아니 아니된다!

증상이 아닌 근본 치료

커큐민이나 피페린 같은 식물 분자를 통제실에 들여선 안 되겠다고 눈살을 찌푸리면서도, 한 켠으론 커큐민의 유익함을 입증하는 연구가 하나쯤은 있지 않을까? 라는 생각이 들기도 할 것이다. 항염증 효과를 낸다는 연구가 약간 있긴 한데, 염증 억제 목적으로 커큐민을 사용하는 데는 두 가지 큰 문제가 있다. 첫 번째는 식물성 화합물과 의약품 모두 그저 분자일 뿐이며, 모든 인체 외래 분자는 부작용을 일으킬 가능성이 있다. 약물을 쓸 때는 부작용을 고려하는 게 상식인데, 식물 분자에는 이 개념을 적용하지 못하는 듯하다. 설사 커큐민이 약간의 항염증 효과를 낸다 하더라도 위험한 부작용이 따른다. 염증이 생겨 이부프로펜이나 나프록센 같은 약을 복용할 때 부작용이 없다고 착각하지 않듯, 커큐민이나 다른 식물 분자도 그렇게 대해야 한다. 식물 분자는 우리 몸을 손상할 수 있다! 이번 장에서 반복 확인하게 될 것이다.

두 번째는 문제는 더 심각한데, 염증을 잡기 위해 얼마나 빠른 시일에 커큐민 혹은 '항염증' 작용이 있다는 다른 식물 화합물으로 치료를 전환하는지와 관련있다. 보편적으로 염증은 좋은 현상은 아니지만, 몸이 균형을 잃어간다고 알려주는 중요한 신호다. 식물에서 추출했든, 합성으로 만들었든 반사적으로 항염증 물질을 퍼부으려 하기보다 염증의 원인부터 먼저 이해하려 노력해야 한다. 너무도 자주, 주류 의학 뿐만 아니라 대체적인 분야의 의사들까지도 질병의 뿌리를 찾기 보다 항염증 물질로 치료하려 드는 걸 본다.

최근에 의사와 의대생을 상대로 강연하며 염증의 정의를 요청했지만 아무도 좋은 답을 내놓지 못 했다. 의과대학에서 '염증'이라는 단어를 배우긴 하나 실제로 어떤 의미인지 깊이 생각해보도록 독려받진 않는다. 만성질환 대부분의 근원에 염증이 있다는 사실은 분명하지만, 의학을 공부하는 우리도 실지 의미는 정확하게 이해하지 못한다.

생물학적으로 염증이란 많은 유형의 세포로 구성된 매우 복잡한 면역 체계의 활성화를 의미한다. 면역 체계가 활성화되면 다양한 세포들이 몸 전체를 순환하고 혈액뇌장벽을 통과하는 사이토카인을 내보내며 무언가 잘못되었다고 서로 신호를 보내며 소통한다. 비유하자면 면역 체계가 심히 뿔났을 때 때 염증이 발생한다고 할 수 있다. 면역 시스템이 탄산수를 손에 들고 파도를 바라보며 해변에서 휴식하는 게 아니라, 헤비메탈 음악이 요란하게 울려 퍼지는 악취가 지독한 체육관에서 샌드백을 향해 분노의 주먹을 날리는 중인 것이다.

하지만 산화 스트레스처럼 염증이 항상 나쁜 건 아니다. 인류가 존재한 이래 우리의 생리에서 중요한 역할을 담당했다. 상처를 입거나, 병에 걸리거나, 뼈가 부러졌을 때 등 부상을 치유하고 침입자와 싸우기 위해선 면역 체계가 관여해야만 한다. 이 과정에서 염증이 생긴다. 일반적인 단기 염증은 우리를 죽음으로 내몰거나 삶의 질을 떨어뜨리진 않는다. 하지만 최근의 역사를 살펴보면 염증에서 비롯하는 만성 질환이 점점 더 증가하고 있는데, 나는 대부분의 만성 질환이 염증성, 자가 면역성이라 확신한다. 자가 면역은 면역체계가 우리 몸을 이질적으로 인식하고 외부의 침입자처럼 대하며 공격할 때 발생한다. 염증과 자가 면역 반응에는 공통적으로 면역체계가 중심에 있다. 만성 질환에서 염증과 자가 면역은 면역체계가 부적절하게 활성화되며 생기는 근본적으로 동일한 현상이라고 본다.

서구 문명을 괴롭히는 만성 질환은 본질적으로 염증성 질병이며, 바로 잡기 위해서는 보충제나 약물을 사용해 활성화된 면역체계를 덮어버리기 보다 무엇이 면역체계를 자극하는지부터 이해해야 한다. 염증을 줄이려고 커큐민을 쓰는 건 염증의 진짜 원인을 찾을 때 까지는 제대로 된 처치가 아니며 불균형에 대응하는 신체의 자연스러운 반응을 은폐할 뿐이다. 게다가 활성 산소가 체내에서 하는 무척 중요한 역할이 있어 프리 래디컬을 싹그리 없애려 든다면 득보다 실이 커진다. 그런 반응을 완전히 제거하는 것이 아닌 산화-환원 과정의 균형이 중요하다. 당연히 항산화제로 개입한 많은 연구에서 사망률이 증가한다.[16,17]

염증의 근원

염증과 자가 면역에 관한 설명을 이해하고 만성 질환의 실제 근원일 가능성도 납득했다면 '도대체 염증과 자가 면역을 일으키는 근본 원인은 무엇인가?'라는 논리적인 질문을 떠올리지 않았을까 한다. 당신에게 경의를 표하고 싶다. 이 책에서 찾고자 하는 제일 중요한 물음이다. 또 의학이 고안된 본래 이유를 묻는 근본적인 질문이며, 서양 의학이 풀어야 하는 가장 중차대한 문제라고 생각한다. 현재의 의료 시스템은 의약품과 기술이 던지는 약속에 현혹되어 번쩍거리는 새로운 약품과 보충제, 의료 장비에 정신이 팔려 본래 사명을 잊은 것 같아 슬플 때가 있다.

염증은 다양한 요인으로 유발되지만, 음식이 가장 큰 원인이다. 우리가 몸에 넣는 음식이 염증에 가장 크게 기여한다. 스트레스, 불충분한 수면, 환경 독소 같은 요인도 있지만 음식의 영향이 훨씬 강력하다. 인간의 생리 작용은 1밀리그램(mg, 1/1000g), 심지어 1마이크로그램(µg, 1/1,000,000g)만큼 적은 양의 약물에도 크게 영향을 받을 수 있는데, 이런 물질보다 백만 배 이상 많은 킬로그램에 달하는 음식의 영향은 얼마나 지대하겠는가? 인간의 사용 설명서를 찾아내려는 우리의 노력이 중요한 까닭이다. 나는 염증을 피하고 건강을 지키려면 인간이 무엇을 먹어야 하는지 이해하기 위해 탐구했으며, 이 책에서 당신과 함께 모험을 이어가며 그 보물을 나누려 한다.

음식은 주로 손상된 장을 통해 섬세한 장 상피층 바로 뒷면에 존재하는 면역 시스템 군대를 활성화해 염증을 유발한다. 음식물에서 비롯하는 항원은 장벽을 넘어가면 안 된다. 통과하면 면역 체계는 항원을 침입자처럼 인식해 고도의 경계 상태에 돌입한다. 결국 장벽이 약해지며 면역이 활성화되는데, 이 상태를 '장누수'leaky gut라고 하며 현재 만연한 거의 모든 만성 질환의 근원이라 본다.

그렇다면 장 상피를 훼손하고 면역 체계를 활성화 할 가능성이 잠재된 '장누수'를 일으키는 식품은 무엇일까? 정확히 이런 목적을 위해 고안된 독소, 화학 무기, 항영양소로 가득한 식품이 있다. 짐작대로 식물성 식품이다! 동물성 식품에도 식물과 비슷한 독소와 화학물질이 있을까? 아니다. 동물은 도망치거나 싸울 수 있어 그런 무기가 필요치 않다. 물론 독개구리와 복어 같은 드문 예외가 있긴 한데, 누구도 이런 동물을 주식으로 먹지 않는다. 우리가 주로 먹는 동물성 식품에는 근본적으로 화학적 독소가 존재하지 않는다.

많이 놀랐는가? 아직 초반부이긴 하지만 충격적인 결론은 아닐거라 생각한다. 여행을 계속하며 식물 독소에 관한 더 많은 이야기를 만나게 될 것이다. 다른 유형의 폴리페놀 분자를 몇 가지 더 살펴보자. 크게 실망할지도 모르겠다.

플라보노이드를 피하라

폴리페놀 구조를 띤 식물 분자에는 플라보노이드 계열도 있는데, 역시 많은 예찬을 받는다. 플라보노이드는 종류가 많다. 베리류의 껍질에서 발견되는 색소인 안토시아닌, 콩 속의 이소플라본, 차에 든 카테킨, 코코아에 함유된 플라반-3-올 등이 있다. 주류에서는 이 화합물 모두 건강에 유익한 '항산화제'라고 설명한다. 그러나 앞서 공부한 것처럼 이런 주장에는 오류가 가득하다. 식물 분자는 인체에서 직접적인 항산화제로 역할할 수 없으며, 산화-환원 균형의 붕괴는 몸에 바람직하지 않다. 플라보노이드도 설포라판과 경우가 비슷한데, 플라보노이드를 섭취했을 때 산화 스트레스 지표가 개선되는 이유는 먼저 산화를 촉진해 NRF2 시스템을 활성화하기 때문이다. 또 대체로 등한시되지만 몸 전체에 부차적으로 끼치는 부작용도 있다. 이런 내용을 담은 경고문이 동봉되어야 하나 안타깝게도 그렇지

에스트라디올

제니스테인

퀘르세틴

못한 실정이다.

플라보노이드의 가장 큰 문제는 내분비계를 교란한다는 점이다. 플라보노이드는 에스트로겐의 구조를 모방하는데, 플라보노이드 분자군 전체가 17B 에스트라디올 수용체를 활성화한다고 밝혀졌다.[18,19] 앞의 그림에서 플라보노이드인 양파에 든 케르세틴과 콩에 있는 제니스테인이 에스트로겐 분자와 얼마나 유사한지 관찰할 수 있는데, 우리 몸이 겪는 혼란이 와 닿을 것이다.

플라보노이드 분자의 에스트로겐 수용체 결합을 연구한 논문에 따르면, 식물 화합물 플라보노이드가 호르몬을 교란한다는 보고가 셀 수도 없을 만큼 많으며, 특히 환경 호르몬처럼 작용한다고 한다. 플라보노이드가 다량 함유된 클로버를 양에게 먹였더니 내분비계가 교란되었으며, 치타에게 대두가 많이 들어간 먹이를 주었더니 불임, 생식 이상, 종양이 발생했다.[19] 그저 놀라울 따름이다!

콩 속의 이소플라본 역시 인간과 동물의 내분비계를 교란하는데,[20,21,22,23] 남성이 대두를 섭취하면 불임률이 증가하고 정자의 질이 저하된다.[24] 폴리페놀에 잠재된 위험성을 조사한 리뷰 논문에 따르면, 이소플라본 과다 섭취는 동물의 생식력 저하와 폐경 전 여성의 황체형성호르몬 억제와 관련있다고 한다. 또 대두 기반 분유에 든 이소플라본을 다량 섭취하는 영유아는 성조숙이 우려된다고 표명된 바 있는데, 특히 출생부터 6개월 사이 황체형성호르몬이 정상적으로 분비되는 남자 아기에게 주로 문제가 된다고 지적한다.[25] 정리하자면 이소플라본은 동물의 생식력에 영향을 미치며, 여성의 호르몬 활동을 억제할 수 있다.

식물 화합물 때문에 호르몬 신호가 교란되면 남성이든 여성이든 몸에 부정적인 영향이 생길 수 있다! 유방, 전립선, 난소, 고환 같은 호르몬 반응 조직과 성욕이 건강하게 유지되려면, 남녀 모두 에스트로겐과 테스토스테론 호르몬의 균형이 적절하게 이루어져야 한다. 식물 화합물이나 환경 호르몬은 소량이라도 내분비계를 교란하거나 몸에 문제를 일으킬 수 있다. 이 장 뒷부분에 나오는 레스베라트롤 역시 에스트로겐 수용체를 활성화해 호르몬을 교란한다. 생식 기능을 망가뜨릴 수 있는 식물 화합물을 정말로 섭취하고 싶은가?

콩은 정말로 사악한데 콩에 포함된 이소플라본인 제니스테인 역시 갑상샘 호르몬 생성에 악영향을 끼친다. 한 연구에 따르면 제니스테인을 넣은 먹이를 준 쥐는 갑상샘 과산화효소 활성이 저하되며, 요오드가 결핍된 경우 제니스테인이 갑상샘 기능에 더 큰 영향을 미친다고 한다. 특히 대두 분유를 먹어 고용량 이소플라본에 노출된 아기들이 우려된다고 전한다.[25]

갑상샘 호르몬이 활발하게 생산되려면 갑상샘 과산화효소가 필요하다. 갑상샘 과산화효소의 활성이 저하되거나 억제되면 갑상샘 호르몬이 줄어들고, 신체 전반에 걸쳐 부정적인 영향이 나타난다. 차에 함유된 카테킨 역시 갑상샘에 이상을 일으키는데, 동물 실험에서는 갑상샘 호르몬 합성에 필요한 갑상샘 과산화효소 및 다른 효소 수치가 낮아졌다.[26] 갑상샘 호르몬이 부족하면 피로, 우울증, 체중 증가, 추위 민감증, 브레인 포그 등의 증상이 생겨 근본적으로 건강하기가 어렵다.

콩과 그 안의 플라보노이드는 또 병원균에 대한 염증 반응을 악화시킨다. 최근 한 연구에서는 250명의 사람에게 면역 체계를 활성화하는 박테리아 세포벽 성분을 투여했는데, 콩이 많이 함유된 음식을 먹는 사람들은 IL-1, IL-6, TNF-alpha을 비롯한 염증 지표가 모두 더 높게 나타났다.[27] 물론 추가 연구가 필요하지만, 콩에 함유된 플라보노이드와 다른 화합물은 면역 체계에 좋은 작용을 하지 않는다고 볼 수 있다.

플라보노이드의 광기는 여기서 그치지 않는다. 양파, 베리류, 포도, 후추에서 발견되는 쿼르세틴 역시 에스트로겐 신호를 유발하고 내분비계를 교란한다고 밝혀졌다. COMT라고 하는 카테콜아민-O-메틸기 전이효소를 억제하여 에스트로겐 수용체에 결합하고, 에스트로겐의 분해를 방해하며 내분비계에 혼란을 일으킨다.[28] 암을 일으킬 가능성과 관련해 케르세

턴의 에스트로겐 효과를 조사한 리뷰 논문에 따르면, 케르세틴은 카테콜 에스트로겐의 O-메틸화를 억제하고 2-하이드록시 에스트라디올과 4-하이드록시 에스트라디올의 신장 내 농도를 60-80%까지 높힌다고 한다. 카테콜에스트로겐의 산화-환원 사이클이 빨라지며 에스트라디올 때문에 종양이 형성될 수 있다고 지적한다.[29]

또 어떤 물질이 내분비계를 교란할까? 지난 장에 나온 '태생부터 사악한' 이소티오시안산염 패거리의 음침한 조직원도 우리의 호르몬 체계를 엉망으로 만든다. 생 양배추, 발효한 양배추, 브뤼셀 새싹 추출물은 유방암 세포 배양 실험에서 에스트로겐 신호를 유발했는데,[30] 인체에서도 유사하게 작용하며 남성, 여성 모두에게 악영향을 줄 것이다. 다양한 모양과 크기의 식물성 에스트로겐에게서 소중한 부위를 잘 보호하길 바란다.

더불어 플라보노이드의 효능은 입증되지 않았다는 점도 강조하고 싶다. 가장 많이 연구된 플라보노이드는 코코아에 함유된 플라보놀로 동맥 건강과 관련해 이점이 나타난 몇몇 연구가 있지만, 다른 많은 연구에서는 그렇지 못했다. 일일 990mg와 520mg의 플라바놀로 인슐린 저항성, 혈압, 지질 과산화가 줄고 3가지 인지 과제 중 2가지에서 기능이 향상된 연구가 하나 있었지만, 다른 여러 연구에서는 인지 기능 개선을 도출하는 데 실패했다. 참가자 43명에게 6주 동안 일일 750mg 플라바놀을 함유한 초콜릿을 투여했으나 인지 능력에 변화가 없었고, 중년의 자원 봉사자들에게 250mg과 500mg의 플라바놀을 30일 간 섭취하게 했으나 작업 기억 과제에서 개선이 일어나지 않았다. 또 최근에 보고된 건강한 중년이 참가한 연구에서 역시 일일 250mg와 500mg 용량으로 1회 투여 및 30일 간 투여한 효과를 평가했으나, 실질적인 인지 개선 효과는 나타나지 않았다.[31]

건강에 좋다는 주류의 견해 때문에 계속 헷갈린다면, 식사에서 플라보노이드를 모두 제거했을 때 산화 스트레스와 염증 지표가 좋아졌던 연구를 다시 떠올려보라.[5]

커큐민이 DNA를 손상하고 플라보노이드가 호르몬을 교란한다면,

식물계의 마법 아이콘 폴리페놀은 어떤 식으로 인체를 손상할까? 폴리페놀 류의 위험성을 계속 알아보자. 우리는 지금 상당히 험준한 지대를 통과하는 중이다.

소화 방해

탄닌 역시 식물성 식품에 널리 분포하는 폴리페놀로 식물을 먹으려는 동물의 소화 효소를 억제해 소화 작용을 방해하는 방어 분자다. 앞에서 무스, 양을 비롯한 많은 초식성 반추 동물은 침 속에 탄닌과 결합해 탄닌을 비활성화시키는 단백질을 발달시켰다고 했다. 식물을 주 먹이로 삼아 진화한 동물들은 식물 독소를 처리하는 데 필요한 메커니즘을 다양하게 개발한 것으로 보이지만, 인간은 식물 독소를 해독하는 능력이 부족하다. 반추 동물과 같은 보호 장치가 없는데 탄닌 같은 물질을 섭취하면 소화 효소가 억제되고 소화능력이 저하된다.[32,33] 폴리페놀과 탄닌 연구를 분석한 리뷰 논문에 따르면 폴리페놀은 단백질 같은 다른 거대 분자와 함께 불용성 복합물을 형성하며, 동물 사료에 폴리페놀을 첨가하면 영양가가 떨어진다. 자연적으로 발생하는 폴리페놀, 특히 다양한 식물에서 분리해 응축한 탄닌은 시험관 실험에서 트립신, 알파-아밀라아제, 리파아제를 비롯한 여러 소화 효소를 억제했다. 다양한 동물을 대상으로 한 먹이 실험에서도 장내 소화 효소 활성이 저하되었는데, 폴리페놀이 많이 함유된 사료를 먹였기 때문일 수 있다고 한다.

플라보노이드 역시 소화 억제 물질로 작용할 수 있으며, 비타민 C 흡수를 방해해 순단백질 이용률을 크게 떨어드린다.[34,35] 음식물 속 영양분을 모두 흡수하려면 소화가 제대로 되어야 하는데 폴리페놀은 소화 과정을 방해한다. 식물성 식품에 함유된 영양분은 생체 이용률이 낮은데다 탄닌, 폴리페놀 같은 소화 효소를 억제하는 다른 물질도 있어 영양가가 더 떨어진다. 8장에서 자세히 얘기한다.

세포분열과 염색체

유전자 코드는 DNA에 핵산 염기 알파벳으로 기록된다. 우리의 '생명의 문서'인 DNA는 A·T·C·G 염기, 즉 아데닌·티민·사이토신·구아닌으로 기록된다. DNA 분자는 수소 결합된 두 개의 가닥이 상호보완적으로 연결된 이중 나선 구조를 띠며, A는 T와 C는 G와 짝을 지어 사다리 같은 구조를 만들고, 결합된 염기 쌍이 가로면을 형성한다. 크기가 큰 DNA 분자는 히스톤 단백질에 감겨 염색체에 깔끔하게 채워진 후 세포 안에 들어간다.

DNA가 켜지고 전사되려면 염색체의 일부가 '풀려' DNA가 노출되어야 한다. DNA 서열이 우리의 유전을 구성하는데, 염색체가 풀어지며 유전자가 켜지거나 꺼지는 방식을 후성 유전이라 한다. 히스톤 단백질에 메틸기와 다른 분자가 추가되거나 제거됨으로써 조절된다. 우리는 유전자를 바꿀 순 없지만, 유전자가 켜지고 꺼지는 방식은 통제할 수 있다. 어떻게? 음식과 생활방식으로! 건강한 삶으로 가는 두 가지 지름길이다.

염색체를 구성하는 DNA 가닥이 부서지며 DNA가 손상되면, 염색체 파편에서 미세핵이라는 세포 구조가 발생하는데 세포 분열과정에서 손상된 염색체 파편이 딸 세포핵에 통합되지 못하며 형성된다. 이중가닥 염색체 파괴를 유발하는 모든 물질은 미세핵이 형성되게 하는데, 앞으로 만날 많은 식물 분자가 그러하다!

살리실산염, 심지어 아스파라거스와 코코넛도 해로울 수 있다

살리실산염salicylate은 하나의 방향족 고리를 포함하는 식물이 방어 호르몬으로 사용하는 물질로, 엄밀히는 폴리페놀이 아니다.[36] 다른 식물 독소만큼 주목받진 않지만 페놀황 전이효소phenol sulfur transferase, PST라는 2단계 해독 효소에 다형성이 있는 사람에게 민감 반응을 일으킨다.[37] 동물성 식품에는 살리실산염이 없으며, 채식주의자의 혈중 수치가 더 높다.[38] 살리실산염 민감성과 관련된 증상에는 두통, 천식, 발진, 이명이 있으며 식사에서

배제하면 천식 및 기타 알레르기 질환에 도움이 된다.[39]

살리실산염이 많이 함유된 식품으로는 아스파라거스, 아몬드, 아보카도, 체리, 천도복숭아, 대추야자, 블랙베리, 코코넛과 코코넛 오일, 꿀, 토마토, 감자, 가지 등이 있는데 더 많은 종류가 있다. 약간의 식물성 식품을 허용하는 카니보어 지향 식단을 시행하는 데도 증상이 지속된다면, 살리실산염이 든 식품을 계속 섭취하고 있는지 확인해 보아야 한다. 12장에서 자세한 내용을 볼 수 있다.

뱀파이어 슈퍼모델처럼 늙지 않는다는 약속

커큐민 다음으로 최근에 가장 많이 회자되는 식물 화합물은 레스베라트롤인 듯하다. 그러나 레스베라톨과 대부분의 폴리페놀은 동물의 공격에 대응하여 생성하는 식물의 방어 화학물질이란 점을 기억해야 한다. 지난 장에 나왔던 이소티오시안산염과 시안화 글리코사이드처럼 레스베라트롤 역시 우리 몸에 도움이 되지 않을거란 사실을 바로 눈치챌 수 있을 것이다. 하지만 과학적 사실과 달리 미디어에서는 생명력을 높이고 장수를 촉진하는 '젊음의 샘'이라 선전하며 그렇게 믿도록 만드는데, 레스베라트롤을 복용하면 뱀파이어 슈퍼모델처럼 젊음과 활력을 영원히 간직할 수 있다고 강변한다. 하지만 그런 주장은 시기상조이며 동물 연구만을 근거로 든다. 공정히 판단컨데 벌레·초파리·쥐 실험 결과는 꽤나 인상적이었다. 당뇨병을 개선하고 수명이 늘었으며 장수에 관여하는 시트루인 유전자 계열을 활성화하는 듯한 기전 역시 흥미로웠다. 그러나 인간 대상 실험에서는 대거 실패하며 잠재적인 부작용이 많이 드러났다.

대사증후군 환자를 무작위로 선정해 위약 대조 방식으로 연구했으나 레스베라톨의 효과는 일절 나타나지 않았다.[40] 오히려 혈당 조절 지표가 악화되었다. 레스베라트롤을 활용한 비알콜성 지방간 실험 역시 결과가 실망스러웠으며, 임상적 혹은 현미경으로 관찰되는 조직 병리상의 이점이 없었다.[41] 대사증후군이 있는 중년 남성들이 참여한 4개월 간의 다른 중재 연구에서도 아무런 이점이 나타나지 않았으며, 안드로스테네디온·DHEA ·DHEA-S 같은 테스토스테론 전구체가 감소했다.[42] 내 눈엔 전혀 마법같은 물질로 보이지 않는다.

'항산화제'라고 선전되는 모든 식물 분자처럼 레스베라트롤도 막지질을 산화시키고 DNA를 손상하며 산화 촉진제로 작용한다.[43,44] 4장에 나왔던 산화 촉진제 이소티오시안산염이 자극하는 전사 인자 NRF2를 기억하는가? 레스베라트롤도 이 경로를 활성화한다. NRF2의 활성화가 늘 나쁘다는 게 아니다. 이소티오시안산염과 폴리페놀, 흡연, 알콜 뿐만 아니라 운동, 열, 냉기 모두 산화를 촉진한다. 하지만 환경 호메시스와는 달리 분자 형태의 항산화 물질은 그 양이 적더라도 내분비계를 교란하고 해독 시스템을 억제하는 심각한 부작용이 따른다. 식물 화합물을 활용한 호메시스와 환경 호메시스의 주요 차이점이다.

우리는 레스베라트롤에 관해 제대로 알고 있는걸까? 세간의 평가는 너무도 훌륭하지만 인간을 대상으로 한 연구에서는 효과 입증에 반복 실패했다. 포도당 조절과 남성의 성호르몬 생성에 부정적인 영향을 주었고, DNA 손상을 유발할 가능성이 있는 산화 촉진제로 작용했다. 이런 물질을 정녕 몸에 넣어야 하겠는가?

레스베라트롤은 또 장수를 돕는 시르투인 유전자를 활성화한다고 하는데, 시르투인 유전자 활성화에 실제로는 레스베라트롤이 필요하지 않다는 점이 웃음 포인트다. 시트루인 유전자를 작동시키는 방법은 따로 있다. 바로 키토시스 상태다! 베타-하이드록시부티레이트 같은 케톤은 시르투인 및 장수와 관련된 다른 여러 유전자를 활성화한다. 지난 장 끝부분에서 글루타티온의 형성과 최적의 항산화 상태를 예로 들며 최적의 건강 상태를 이루도록 돕는 세포 메커니즘을 활성화 하는 데 식물 분자가 불필요하다는 얘기를 했다. 지금 설명하는 건 장수 유전자를 어떻게 후성 유전학적으로 제어하는지인데, 두 경우 모두 식물 분자 섭취 없이 '근본적으로 건강한 삶'의 생활방식을 실천하는 것만으로 가능하다.

식물이 던지는 허황된 약속은 필요치 않다. 우리 인간의 '운영 체제'와 호환되지 않는 식물 분자에서 비롯하는 심각한 부작용을 감수하지 않아도 된다. 찬물로 뛰어들고, 운동하고, 단식 혹은 카니보어 식단처럼 케톤을 생성하는 식이요법만으로도 최고의 건강을 얻을 수 있다.

마법같은 효능을 지닌 '식물성 영양소'를 함유하고 있기 때문에 식물분자를 복용하면 삶을 개선하는 데 도움이 된다는 얘기를 계속해서 접하지만, 근시안적이며 오류가 있는 명제다. 식물 화합물이 인체 전반에 미치는 영향을 체계적으로 살펴보면, 우리 몸에 해를 끼칠 수 있다는 사실은 간과한다는 점을 알 수 있다. 오히려 식물을 제한하면서 영양분이 풍부한 동물성 식품을 섭취하고, '근본적으로 건강한 방식'으로 생활할 때 원하는 삶에 더 가까워질 수 있다. 식물 분자가 준다는 혜택은 단식하고, 키토제닉 방식을 따르고, 자연에서 노니는 것으로 충분히 얻을 수 있다. 우리의 선조들이 살았던 대로 말이다!

식물 분자를 암이나 다른 질병을 치료하는 약물로 연구해선 안 된다거나 치료적 가치가 없다는 의미는 아니다. 식물 혹은 식물 화합물을 음식으로 먹는 것과 약으로 사용하는 것에는 차이가 있는데, 전자에는 인간의 신체 최적화에 식물 분자가 필요하다는 전제가 깔려있다. 나로써는 절대 동의할 수 없는 관점이다.

식물성 분자를 일상적으로 복용할 때 잠재된 단점이 과학적으로 잘 정리되어 있는데도 보충제 제조업체들은 그 사실을 무시하며 우리를 초인처럼 만들어 준다며 교묘한 상술을 펼친다. 좋은 음식과 건강한 생활 방식만으로 충분하다고 밝혀졌는데, 증명되지도 않은 독성이 있는 외래 분자의 효과를 쫓을 이유가 무엇인가? 유해한 식물 화합물을 복용하지 않아도 카니보어 방식으로 염증을 쉬이 피하고, 장수 유전자를 작동시키고, 호르몬 균형도 건강하게 유지할 수 있다.

물론 질병 치료에 자연적 혹은 합성적으로 유래한 의약품 모두 효과적일 수 있다는 데 열려있다. 하지만 질병의 근본 원인을 찾는 데 더 집중해야 하며 너무 서둘러 분자적 개입으로 증상을 개선하거나 덮으려 들어

105

선 안 된다.

　　다음 장에서는 공포의 옥살산염 땅을 찾아 비열한 식물 분자의 세계를 계속 탐구하며 우리의 건강에 어떤 악영향을 미치는지 알아보자. 위험한 곳이니 각자 사파리 차량에 잘 탑승하시고 야생 동물에게 먹이를 주지 않길 바란다! 달려들 수 있다!

6장
옥살산염의 공격

앞선 두 장에 걸쳐 식물이 방어용으로 만든 화학물질은 인간의 운영 체제와 호환되지 않아 우리 몸을 손상할 수 있다고 얘기했다. 6장에서는 인간의 대사 노폐물로 소량 생성되지만 일부 식물에서는 상당히 많이 만들어지며 인체에 쌓일 때 심각한 통증, 신장 결석 등을 일으키는 식물 분자를 알아보려 한다.

바로 옥살산이 칼슘, 마그네슘 같은 미네랄과 결합된 옥살산염이다. 화학적으로는 양전하를 띤 분자나 원자가 이온 결합을 통해 음전하를 띤 다른 분자나 원자와 연결되면 '염'이 형성된다. 엄밀하게는 칼슘에 옥살산이 결합한 것이 칼슘 옥살산염이지만 이 글에서는 옥살산과 그 염 모두를 지칭하는 의미로 옥살산염이라는 용어를 사용하겠다.

옥살산이란 무엇일까? 앞에서 한 화학 수업을 참고해 보자면, 옥살산은 2개의 탄소 분자에 수산기와 탄소가 산소에 이중 결합한 구조의 카복실산기 2개가 결합된 분자다. 다음 그림을 보면 이해가 쉽다. 페놀 분자에서 보았던 수산기를 기억할 것이다. 빨리 기억을 더듬어보라. 생각날 것이다.

인체에서 옥살산은 대사의 산물로 생성되어 소변으로 배출된다. 옥살산은 아미노산인 글리신, 글리옥살레이트 경로에서 만들어지는 글리옥

옥살산

살레이트, 하이드록시프롤린이 분해된 산물이다. 원발성 과옥살산산뇨증이라는 희귀한 유전장애가 있는 소수의 사람들은 글리옥살레이트 경로에 돌연변이가 생겨 훨씬 많은 양의 옥살산염이 형성되며, 하루 배설량이 100mg에서 600mg에 이른다. 원발성 옥살산뇨증을 겪는 사람은 칼슘 옥살산염 신장 결석이 심각하고 빈번하게 형성되어 심한 통증에 시달리며 때로 뼈, 관절, 골수 및 신장 바깥의 다른 조직에 옥살산염이 침착되거나, 영구적인 신장 손상이나 신부전으로도 이어지기도 한다. 전신 옥살산증 상태라고도 한다.[1]

식물은 인간과는 매우 다른 방식으로 옥살산을 생성하고 활용하는데, 역시 서로 다른 운영 체제를 보여준다. 식물의 생화학에서는 광합성 과정 중 옥살산이 활발하게 형성되며 칼슘, 마그네슘, 아연 같은 미네랄을 결합해 세포 내에서 그 농도를 조절하는 등 여러 가지 역할을 담당한다. 또 포식자에 대항하는 방어 무기로도 사용한다.[2,3] 옥살산은 식물과 인간에서 여러 가지 형태로 결정화되는데, 그중에는 옥살산염이 가장 많은 식품을 정리한 다음 자료에 포함된 래피드 형태가 있다. 래피드는 식물의 세포 내에 존재하는 바늘 모양의 미세한 구조물로 곤충이나 동물, 인간이 먹고 싶어하는 류는 절대 아니다.

다음 도표에서 알 수 있듯이 건강에 좋다고 대중적으로 알려진 몇몇 식물은 체내에서 자연적으로 생겨나는 양에 비해 엄청나게 많은 옥살산염을 함유한다. 인체에서는 글리옥살레이트 경로와 아미노산 분해를 통해 보통 하루 10-30mg의 옥살산염이 만들어지는데, 아침에 마시는 '건강하고', '몸에 좋은' 그린 스무디 한 잔 만으로 자연적으로 생성되는 양의 200배 이상에 노출될 수 있다! 그린 스무디를 향한 광기는 도대체 언제까지 계속될 것인가? 그린스무디가 아닌 그린슬러지 옥살산염 폭탄이라고 불러야 한다.

옥살산염의 독성

그린 스무디를 만들 때 보통 무엇을 넣는가? 시금치, 아몬드 밀크, 블랙베리를 넣고 강황 한 스푼을 섞어 갈면 옥살산염이 1,000mg 넘게 함유된 강력한 흡수력을 자랑하는 음료가 뚝딱 만들어진다. 많은 양이냐고? 말해 뭐할까. 적어도 5,000mg의 옥살산염을 섭취해 사망에 이른 사례가 있는데[4,5,6,7] '그린 스무디 클렌징' 비스름한 걸 하면 하루만에도 충분히 섭취할 수 있는 양이다.

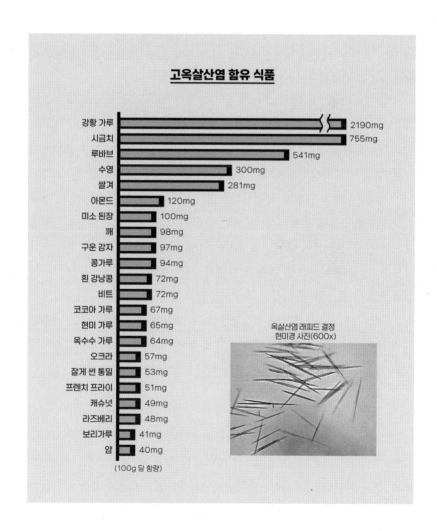

고옥살산염 함유 식품

식품	100g 당 함량
강황 가루	2190mg
시금치	755mg
루바브	541mg
수영	300mg
쌀겨	281mg
아몬드	120mg
미소 된장	100mg
깨	98mg
구운 감자	97mg
콩가루	94mg
흰 강낭콩	72mg
비트	72mg
코코아 가루	67mg
현미 가루	65mg
옥수수 가루	64mg
오크라	57mg
잘게 썬 통밀	53mg
프렌치 프라이	51mg
캐슈넛	49mg
라즈베리	48mg
보리가루	41mg
얌	40mg

(100g 당 함량)

옥살산염 래피드 결정
현미경 사진(600x)

'당신이 잘못 안 거 아닌가? 그린 스무디 클렌징은 사람을 해치지 않는데!'라고 반박한다면 아니, 매우 그럴 수 있다. 건강을 위해 잘 모르고 클렌징을 시도하다 영구적인 신장 손상을 입은 사례 연구를 보자. 65세 여성의 급성 옥살산염 신장병증 사례로, 시간 관계상 옥살산염을 많이 함유한 녹색잎채소와 과일을 즙 내어 만든 클렌징 목적의 옥살산염 고함량 그린 스무디 주스의 섭취 때문인 듯하다. 이런 클렌징 주스는 옥살산염의 흡수를 증가시켜 기저 위험이 있는 환자에게 옥살산뇨증와 급성 옥살산염 신장병증을 유발할 수 있다고 한다. 클렌징 주스의 인기가 점점 더 높아지는 상황을 고려할 때 만성 신장 질환, 위 우회술, 항생제 사용 같은 위험 요인이 있는 취약한 개인의 경우, 환자와 의사 모두 급성 옥살산염 신장병증의 위험성을 진지하게 인식할 필요가 있다고 경고한다.[8]

이 사례에 나온 환자는 위 우회 수술을 시행했으며 최근에 항생제를 사용한 위험 요인도 존재하긴 했으나 '클렌징' 전에는 신장 기능이 정상이었다. 매일 평균 1300mg에 달하는 옥살산염을 섭취하다 급성 신부전이 왔고, 결국 지속적인 투석이 필요한 영구적인 신장 손상을 입었다.

땅콩을 과다 섭취해 옥살산염으로 신장 손상을 입은 극단적인 경우도 있다.[9] 옥살산염 중독에 관한 의학 문헌이 많은데, 그린 스무디 사례를 보고한 신장 전문의에 따르면 또 고옥살산뇨증을 유발하는 식품으로 스타프루트, 땅콩과 아몬드를 비롯한 견과류, 루바브, 아이스티, 차가버섯, 과일과 채소의 즙, 비타민C 등이 보고되었다고 한다.

혈뇨부터 신장 결석에 이르는 다양한 비뇨기계 문제를 겪는 아이들의 경우 아몬드 밀크 섭취를 중단하면 증상이 해결된다.[10] 유제품 대신 마시는 견과류 우유는 아이에게나 어른에게나 좋은 식품이 아니다.

옥살산염을 처음 접한 사람은 무척 놀랐겠지만 아주 새로운 개념은 아니다. 100년 넘게 옥살산염 과다 섭취와 관련된 심각한 합병증, 심지어 사망까지 의학계에 보고되었다. 1919년에는 의사 롭H.F Robb이 대황의 잎, 뿌리 섭취와 관련있는 사망 사례를 보고한 바 있으며,[4] 더 거슬러 올라가

1800년대 초반 개들이 옥살산염 때문에 고통스럽게 죽어 간 실험 이후에는 독성이 극도로 강한 물질로 알려지기도 했다.[11]

　카니보어 식단에 버섯을 포함해도 되는지 자주 질문받는다. 엄밀히는 식물과 다른 과에 속하지만, 버섯 섭취를 충분히 망설이게 할 만한 방어 기전을 발달시켜 온 것으로 보인다. 책 후반부의 '자주 묻는 질문' 장에서 버섯을 자세히 설명하는데, 여기에서는 차가 버섯 분말을 자주 섭취하다 투석이 필요해진 신부전 사례 연구를 살펴보자. 72세의 한 일본인 여성이 1년 전 간암을 진단 받았는데, 암을 치료하려고 6개월 동안 차가 버섯 가루를 매일 4-5티스푼씩 섭취했다. 차가 버섯의 옥살산염 수치는 상당히 높은 편으로, 세뇨관 내강과 소변 침전물에서 옥살산염 결정이 검출되어 옥살산염 신장병증을 진단받았다. 또 신장 기능이 저하되어 혈액 투석을 시작했는데, 신장 조직 검사 결과 확산성 세뇨관 위축과 간질성 섬유증이 발견되었다.[12]

　위 사례는 약용 버섯도 많이 먹으면 몸에 해로울 수 있다는 점을 일깨운다. 식품의 옥살산염 함량을 정확하게 측정할 수 있는 더 구체적인 방법이 필요하다. 앞의 고옥살산염 식품 도표에서 버섯을 제외한 이유는 차가 버섯을 비롯한 버섯류에 든 옥살산염을 조사한 신뢰할 만한 수치 자료가 부재하기 때문이다. 카니보어를 시작하고 식습관을 바꾸고 나서 생각하기로는 차가, 영지, 노루 궁뎅이 등의 버섯 가루 섭취가 내게 심각한 습진을 유발했던 것 같다.

　또 다른 옥살산염 폭탄으로 스타 프루츠가 있다. 미국에서는 보기 힘든 과일이지만, 스타 프루츠가 자라는 국가에서는 특히 정상인보다 신장 기능이 떨어진 환자들이 스타프루츠 섭취와 관련된 심각한 합병증을 겪거나 사망했다는 사례가 많이 보고되었다. 만성 신장 질환 환자에게 심각한 신경학적 합병증을 일으키는 신경 독소가 스타 프루츠에 함유되어 있다고 전하는 연구에는 만성 신부전이 있는 환자 2명이 사전 투석 단계에서 스타

프루츠를 섭취한 후 난치성 뇌전증 지속 상태 환자로 발전한 케이스가 나온다. 또 51개의 사례를 검토해 보았더니 환자 53명 가운데 16명이 뇌전증 발작을 겪었는데, 발작 환자의 사망률은 75%에 이른다.[13] 위에 언급된 신경 독소는 옥살산염일 가능성이 높으며 뇌에도 부정적인 영향을 미칠 수 있다.

온몸 구석구석 바늘이!

옥살산염 독성과 관련된 몇몇 극단적인 사례를 살펴보았는데 소량도 심각하게 받아들여야 하는지, 우리 몸이 충분히 처리할 수 있는지 궁금할 것이다. 옥살산염이 인간의 몸에서 하는 특별한 기능은 없다. 따라서 체내에서 자연스럽게 생성되는 양을 제외한 식품으로 섭취하는 옥살산염은 모두 배설되어야 한다. 이 점을 염두에 두고 카복실산을 약간 함유한 옥살산염이란 물질이 우리 몸에서 어떤 문제를 일으킬 수 있는지 살펴보며 옥살산염 사파리를 이어가자.

앞서 원발성 과옥살산뇨증 유전자 변이가 있는 사람은 체내에서 옥살산염이 많이 만들어지고 심각한 신장 결석과 신장 손상 문제를 함께 경험한다고 했다. 원발성 과옥살산뇨 환자의 신장 바깥에 결정이 침착되는 현상에서 체내에 존재하는 옥살산염이 많으면 조직에 쌓일 수 있다는 것을 알 수 있다. 놀랍게도 원발성 옥살산뇨증이 없는 건강한 경우에도 옥살산염의 과도한 섭취와 흡수에서 비롯하는 전신적인 침적이 관찰된다.

건강한 사람의 흉선과 신장, 혈관, 고환, 뇌, 눈, 갑상샘, 유방에서도 크고 작은 병리적인 옥살산염이 발견된다.[14] 이런 조직 속 결정은 평생에 걸쳐 쌓인 것으로 보이는데, 옥살산염을 많이 함유한 식품 때문에 혈중 옥살산염 농도가 증가하는 현상과 관련있을 가능성이 높다. 103개의 갑상샘을 부검한 연구에 따르면 옥살산염 결정이 나온 갑상샘이 79%에 이른다고 한다. 대부분의 사람이 갑상샘에 독성 화합물을 지니고 있는 셈이다. 사람들은 평생에 걸쳐 엄청난 양의 옥살산염을 섭취한다. 아니, 바로 지금도 먹고 있다! 우리는 옥살산염이 많이 든 음식이 건강에 좋다고 들으며 되도록 많이 섭취하라고 장려받는다. 지금쯤은 시금치, 아몬드, 비트, 초콜릿이 건강에 좋다는 주류의 메시지를 재고해야 하지 않을까?

위 부검 연구를 비롯한 다른 여러 연구에서 하시모토 갑상샘염이나 그레이브스병 등 갑상샘 질환을 앓는 환자는 옥살산염 수치가 건강한 사람보다 낮게 나타난다. 이런 현상을 설명하는 설득력 있는 가설은 옥살산염 침착에 반응해 그 결정을 제거하기 위한 일환으로 위의 자가 면역 질환이 촉발될 수 있다는 것이다. 갑상샘 저하증이나 항진증으로 발전되는 자가 면역성 손상을 유발하는 요인은 여러 가지가 있겠지만, 어떤 사람에게는 옥살산염이 원인일 수 있다. 많은 사례 연구에 나타나듯이 원발성 옥살산뇨증 환자들은 대개 갑상샘 기능 저하증도 같이 겪는데, 당연한 귀결일지도 모른다. 말기 신장 질환과 더불어 심각한 갑상샘 저하증을 같이 겪는 사례를 살펴보자. 생후 3개월에서 23세 사이의 나이가 다른 환자 4명 모두 옥살산증이라고도 하는 신장, 골격, 눈, 심장 같은 확산성 조직에 칼슘 옥살산염이 쌓이는 원발성 옥살산뇨증이 있었는데, 원발성 옥살산뇨증 관점에서 보면 과다한 옥살산염 칼슘이 갑상샘 조직을 손상하여 갑상샘 기능 저하증이 생긴 걸 수도 있다.[15]

체내 여러 조직에 옥살산염이 축적되어 인체를 손상하거나 통증을 비롯한 여러 증상을 일으킨다는 것이 정말 가능할까? 비록 공식적인 의학 기관에서 옥살산염과의 연관성을 인정한 적은 없으나 외음부 통증 증후군, 혹은 외음부통을 겪는 많은 여성이 옥살산염이 있는 식품을 제한했을 때 통증이 상당히 완화되는 경험을 한다. 성관계, 배뇨, 장시간 앉아 있을 때 발생하는 통증 때문에 전반적인 삶의 질이 많이 저하되는데, 외음부 통증 재단은 이런 문제로 고통받는 여성들에게 가장 효과적인 치료법으로 저옥살산염 식단을 추천한다.

한편 옥살산염은 자폐증을 포함한 신경학적 질환과 관련되었을 가능성도 있다. 기전이 완전하게 밝혀지진 않았으나, 2011년 발표된 한 연구에 따르면 자폐증을 겪는 아이들은 옥살산염이 혈중 3배, 소변에서는 2.5배 더 많이 검출되었는데,[16] 과옥살산혈증과 과옥살산뇨증은 어린이의 자폐 스펙트럼 장애의 발병과 연관되었을 수 있다고 한다. 신장의 배설 장애 때문인지 과도한 장 흡수 장애 때문인지, 혹은 둘 다의 결과인지, 아니면 옥살산염이 혈액뇌장벽을 넘어 자폐아의 중추 신경계 기능을 방해해서 그런 건지는 아직 불분명하다.

자폐에서 옥살산염의 역할을 규명하기 위해서는 더 많은 연구가 이루어져야 하지만 자폐와 옥살산염 간에 중요한 무언가 있는 듯하며, 옥살산염이 함유된 식품을 피하는 것이 자폐를 관리하는 합리적인 전략이 될 수 있다.

유방 조직에 침착되는 옥살산염 결정에 관해서는 이미 많은 연구가 이루어졌다. 옥살산염은 소엽 상피내암 또는 LCIS라고 하는 전암병변과 연관성이 있었다.[17] 유방의 건강한 영역보다 건강하지 않은 조직에서 더 많은 옥살산염이 발견되었는데, 유방 상피세포가 옥살산염에 만성적으로 노출되면 정상 세포가 종양 세포로 변형되도록 촉진되며, 유방암 세포에서 c-fos 같은 프로토온코겐의 발현과 증식도 유도된다. 그뿐만 아니라 생쥐의 유방 지방 패드에 옥살산염을 주입했더니 발암 효과를 일으키며 유방의 섬유선종을 특징으로 하는 심한 악성 및 미분화 종양이 발생하기도 했다. 옥살산염에서 비롯하는 변화로 보이며, 옥살산염의 발생이나 암과 관련된 활성을 조절할 수 있다면 유방암 종양 발생률이 크게 줄어들 것이라 기대한다고 한다.[18]

그렇다면 체내의 옥살산염은 어떻게 조절할 수 있을까? 원래 인체에서 만들어지는 옥살산염의 양은 소량이기 때문에, 옥살산염에서 비롯하는 대부분의 신체 부담은 대부분 식품에서 온다. 수백만 달러짜리 실험을 해보지 않더라도 옥살산염이 함유된 식품을 피하는 것이 옥살산염을 낮추는 가장 훌륭한 방법이란 걸 알 수 있다.

옥살산염 신장 결석

옥살산염은 병리적인 방식으로 체내 다양한 조직에 축적되는데 옥살산염 칼슘 신장 결석이 가장 고통스럽다. 신장에서 결석이 생기는 메커니즘은 아직 충분하게 밝혀지진 않았으나, 소변에 존재하는 다량의 옥살산염이 주요 위험 요인으로 보인다. 옥살산염은 또 신장과 다른 조직에서 NLRP3 염증조절복합체 같은 염증성 유전자의 연쇄반응을 활성화하는 프리 래디컬을 생성해 신장의 세관에 손상을 입힌다고 추측된다.[19,20]

여러분이나 주변에 신장 결석이 생긴 사람이 있다면 이 쪼끄마한 녀석이 일으키는 엄청난 고통에 공감할 것이다. 소변을 보는데 자갈 크기의 유리 조각이 나오려 한다고 상상해 보라. 으아아~ 생각만 해도 괴롭다! 또 신장 결석의 75% 이상은 옥살산염 칼슘이라는 사실도 아는가? 즉 옥살산염이 함유된 식품을 피하면 신장 결석의 3/4 정도는 예방이 가능하다는 의미다.

서문에서 내 인생의 가장 위대한 영웅인 우리 아버지 얘기를 잠깐 했다. 안타깝게도 일생을 신장 결석으로 고생했고, 최근에는 신장과 방광을 연결하는 수뇨관에 스텐트를 설치했다. 근래에 어떻게 식사했는지 물었더니 결석이 생기기 전으로 시금치에 옥살산염이 얼마나 끔찍하게 많이 들어 있는지 깜빡하고 많이 먹었다고 했다. 아버지의 경우 옥살산염 신장 결석이 쉽게 형성되는 경향이 있어 보여 앞으로는 옥살산염이 높은 식품을 주의해야 한다고 말한 적이 있다.

옥살산염이 많은 식품을 먹으면 체내 수치는 어느 정도 올라갈까? 소변 내 옥살산염 수치로 혈중 수치를 추정할 수 있다. 옥살산염이 높은 식품을 섭취한 후 얼마나 많은 양이 배설되는지 조사한 몇몇 공개적인 연구가 있었다. 건강한 사람은 매일 자체적으로 30mg 가량 생성하며 소변으로 내보낸다는 사실을 떠올려 보라. 즉 옥살산염이 많은 식품을 먹지 않았거나 단식 중이라면 하루에 그 정도 만들어지고 배출된다.

반면 원발성 옥살산뇨증이 있는 사람은 소변으로 하루 100-500mg

까지 배설하는데 건강한 사람에 비하면 매우 많은 양이다. 원발성 옥살산뇨증 환자의 경우처럼 소변과 혈액 내 수치가 높으면 신장 결석이 형성되거나, 신체 조직에 옥살산염이 침착될 위험이 크게 증가한다. 소변 내 옥살산염 농도는 옥살산염이 많은 식품을 섭취하고 2-4시간 후 증가하는데, 초콜릿과 강황으로 한 연구에서는 원발성 옥살산뇨증 환자만큼 수치가 뛰었다. 초콜릿은 상부 위장관에서 흡수되는데, 남성 피실험자 6명의 소변 내 옥살산염 배출이 일시적으로 현저하게 증가했다고 한다. 초콜릿을 섭취하고 2-4시간 후 최대 배설률을 기록했는데, 최대치는 초콜릿 50g으로 실험했을 때 공복 배설률 235%와 초콜릿 100g으로 실험했을 때 289%로 원발성 고옥살산뇨가 있는 환자와 동일한 양이었다. 이 실험에서 관찰되는 일시적인 고옥살산뇨 증상이 결석 장애 위험이 있는 환자의 몸에서 옥살산염 칼슘 결석을 형성하는 주요 위험 요인으로 보인다.[21]

50-100g의 초콜릿이면 사실 많은 양이 아닌데도 완전히 위험할 수 있다. 위 연구에서 알 수 있듯이 옥살산염 함량이 높은 식품 한 가지를 일반적인 양으로 섭취하더라도 체내 옥살산염 수치는 원발성 과옥살산뇨증 환자에 필적한다.

다른 연구에서는 옥살산염 섭취량을 하루 10mg에서 250mg으로 늘렸더니 소변 내 수치가 2배 증가했다.[22] 옥살산염을 흡수하고 배설하는 정도는 사람마다 조금씩 차이가 날 것이다. 물론 옥살산염 신장 결석이 더 쉽게 형성되는 경향이 있는 사람도 있지만, 일반적인 식품을 정상적인 양으로 섭취하더라도 체내 옥살산염 수치는 위험한 수준까지 상승할 수 있다.

오랜 친구처럼 친근하게 위장한 적군 강황을 기억하는가? 강황은 옥살산염 함량이 매우 높아 소변 내 농도를 위험한 수준까지 끌어올린다. 강황 보충제를 섭취하면 소변 내 수치가 많이 오르며, 민감한 사람은 신장 결석이 생길 가능성이 커진다.[23]

옥살산염 도표에서 알 수 있듯이 강황, 시금치, 아몬드의 함량이 가장 높으나 감자, 콩, 비트, 초콜릿에도 양이 많아 신장 결석 병력이 있는 사람은 해당 식품을 피하도록 권고받는다. 녹차와 홍차 역시 함유량이 상당하며, 차는 옥살산염과 더불어 타닌도 많아 소화 효소를 억제하고 장 내벽을 손상할 수 있어 문제가 더 크다.[24] 식물의 세계 구석 구석 위험이 도사리고 있다.

옥살산염 해독

무척이나 거친 옥살산염 사파리였다! 식물에겐 완전 치명적인 무기가 있었다! 이 장에서 배운 내용을 요약해 보자. 옥살산염은 인체의 정상적인 대사 과정과 하이드록시프롤린 같은 아미노산이 분해되는 과정에서 소량 생성되며, 인체 생화학 반응에 활용되지 않고 배출된다. 반면 식물은 다양한 세포 과정과 포식자를 방어하기 위한 목적으로 옥살산염을 대거 생성한다. 또 유방이나 갑상샘 등의 조직에 침착되어 조직을 심각하게 손상할 수 있으며, 나아가 그 양이 과도하면 염증이나 심지어 암 발생에도 기여할 수 있다. 그런데도 시금치나 그린 스무디를 꼭 먹어야 하겠는가?

이 모든 과학적 증거에도 불구하고 옥살산염과 해독 방법에 대한 정보는 충분하지 않다. 스스로 공부하며 옥살산염이 함유된 음식을 모두 제한하거나 함량이 가장 높은 식품을 피하는 방법이 최선의 전략이다. 일단 섭취를 멈추면 우리 몸은 조직에 쌓인 옥살산염을 제거하기 시작하는 것으로 보이는데, 더 많은 연구가 필요한 영역이다. 옥살산염 섭취를 중단하면 다양한 증상과 더불어 '배출'dumping을 겪을 수 있다. 구연산 칼슘 같은 보충제 형태의 구연산염이 '옥살산염 배출'에 도움이 될 수 있다고 한다. 옥살산염이 함유된 식품 섭취를 중단한 후 갑자기 특이한 증상이 생긴다면 배출 과정 때문일 수 있으니 의사를 방문하는 것이 바람직하겠다.

또 옥살로박터 포르미네게스라는 박테리아가 장에서 옥살산염을 분해하는 데 도움이 될 수 있다는 연구도 이루어진 적 있다.[5] 하지만 모든 사람에게 이 박테리아가 있는 건 아니며, 우리 모두 평생에 걸쳐 항생제에 과잉 노출되었기 때문에 장내 세균총에서 사라졌을지도 모른다. 언젠가 옥살로박터를 우리의 장내 미생물 군에 성공적으로 재도입하는 방법이 나올 수도 있겠으나 현재로선 이 미생물이 옥살산염에게서 우리를 지켜주길 기대하긴 어렵다.

옥살산염은 단점만 많고 건강에는 하나도 도움이 되지 않는다. 옥살산염 역시 수많은 식물 독소 가운데 하나일 뿐이다. 지금껏 이소티오시안산염, 폴리페놀, 살리실산염, 옥살산염이 나왔는데, 식물 독소가 펼치는 대환장 스토리는 아직 끝나지 않았다. 다음 장에서 염증과 면역 체계를 자극하는 탄수화물 결합 단백질 렉틴을 알아보자. 식물은 우리가 자기를 먹는 걸 막으려고 여러 가지 방어 체계를 진화시킨 진정 교활한 생명체라 할 수 있다. 또 나아가 보자!

7장
강낭콩과 파킨슨병

2003년 11월 어느 쌀쌀한 가을날, 백악관에 편지 한 통이 도착했다. 글씨가 약간 지저분하긴 했으나 겉으로는 대통령에게 오는 수천 통의 편지와 달라 보이지 않았다. 하지만 백악관 우편 시설에서는 봉투를 열자마자 평범한 편지가 아니라는 걸 바로 눈치챘다. 안에는 하얀 가루가 가득 담긴 병과 함께 다음 내용을 출력한 편지가 들어 있었다.

> 교통부 앞으로,
> 운영 시간을 변경하면 2004년 1월 4일 워싱턴 D.C.를 유령도시로
> 만들겠다. 편지 속의 가루는 리신이다. 좋은 하루 되길.
> - 타락 천사

차후 검사를 거쳐 유리병 속 내용물은 리신이라는 매우 유독한 렉틴 독소라고 밝혀졌다. 이 일은 2003년 리신 편지 사건으로 알려졌으며, 이후 흰색 가루를 동봉한 유사한 편지가 잇따랐다. 혹시 궁금할까 봐 뒷이야기를 좀 더 풀자면, 편지를 보낸 타락 천사는 교통부에서 운전기사의 하루 근무시간을 제한하도록 법을 바꾸면 자신의 수익이 줄까봐 우려한 트럭 운송 회사의 사장이었다. 편지를 보낸 이는 끝내 잡히지 않았으며 워싱턴 D.C.를 유령 도시로 만들지도 못했고 협박으로 피해당한 사람도 없었다.

리신은 피마자 씨앗에서 추출한 독으로 렉틴 가운데 가장 치명적이다. 지난 70년 동안 비밀 암살에 많이 사용되었으며 소금알 크기 알갱이 몇 개면 성인을 사살할 수 있다. 1차 세계대전 당시 미군은 총알에 리신을 도포하는 것을 고려했으며, 1978년 불가리아의 반체제 인사인 게오르기 마르코프가 불가리아 비밀경찰이 개조한 특수 우산총으로 발사한 리신 탄환에 맞아 사망한 사건이 유명하다. 2013년 오바마 대통령 앞으로 배송된 또 다른 리신 편지 사건이 가장 충격적이었는데, 대통령에게 전달되지

않았으며 잘 정제된 리신도 아니었으나 뒷이야기는 흥미롭다. 미시시피주에 사는 엘비스 프레스리를 흉내 내는 어떤 무술 강사를 모함하려는 사건이었는데, 불법적인 인간 장기 밀매 작전도 포함한 음모였다.[1] 현실은 때로 소설보다 기이하다.

편지에 동봉된 리신 가루를 흡입하든 비밀경찰 요원이 은밀하게 알갱이로 주입하든, 리신은 RNA 조각을 단백질로 변환하는 세포 소기관인 리보솜의 기능을 억제해 몇 시간에 걸쳐 고통스러운 죽음을 맞이하게 한다.[2] 우리 몸의 세포 공장을 엉망으로 만들고, 삐그덕거리다 완전히 멈추게 만들어 리신을 삼킨 유기체의 생명을 천천히 거두어 간다. 5-20개 정도의 피마자 콩은 인간에게 치명적이라고 증명되었으며, 당연히 몸에 해롭다.[3]

렉틴은 인체의 세포 표면이나 내부의 당단백질에 결합하는 특별한 종류의 단백질이다. 리신이라는 렉틴은 리보솜의 탄수화물 부분에 결합해 단백질의 형성을 방해한다. 렉틴은 모든 생명체 계열에서 발생하지만 식물의 렉틴은 인간과는 대체로 잘 호환되지 않으며, 두 생명체 계열 사이에 존재하는 서로 다른 운영 체제를 보여주는 또 하나의 예다. 파괴적인 단백질 렉틴은 식물의 뿌리와 씨앗에 가장 많은 경향이 있으며 주로 콩류·곡물·씨앗·견과류·뿌리식물에 존재한다.

콩의 독성 렉틴

리신이 사용된 역사와 우리 몸에서 일으키는 작용을 보면 동물과 인간에게 렉틴이 얼마나 위험한지 알 수 있다. 다른 식물성 렉틴은 리신만큼 강력하진 않으나 역시 독성이 있으며 중독을 일으키기도 한다. 우리는 강낭콩이 몸에 좋다고 생각하며 무해한 식품으로 받아들이는데, 강낭콩에 함유된 렉틴과 관련된 식중독 사건이 수백 건에 이른다. 영국에서는 1976년부터 1989년까지 50건의 붉은 강낭콩 중독 사고가 있었다. 피토헤마글루티닌 혹은 PHA라고도 하는 렉틴을 함유한 덜 익은 강낭콩을 먹은 사람들이 급성 구역질·구토·설사를 일으켰는데, 이 사고를 포함해 이후에 일어난 여러 중독 사고는 붉은 강낭콩을 생으로 먹거나 제대로 조리하지 않고 먹어서 일어난 결과라고 한다. 1-3시간의 잠복기를 거친 후 증상이 나타나는데, 메스꺼움과 구토가 시작되고 설사가 뒤를 이으며 때로 복통을 동반한다. 캐나다와 호주에서도 발병이 보고된 바 있다.[4]

강낭콩이나 다른 콩을 생으로 먹으면 급속도로 중증 위장 장애가 시작되며 끔찍한 하루를 경험하게 될 것이다. PHA를 먹인 쥐를 대상으로 한 실험에서는 장, 췌장, 간, 흉선이 손상되었으며, 섭취한 렉틴양에 비례해 근육량도 손실되었다.[5] 쥐, 메추라기, 닭 등 다른 여러 동물로 추가 실험한 결과 비슷한 부정적인 영향이 나타났다. 또 동물에게 PHA를 섭취 단백질의 0.5-5% 비율로 배합해 주었더니 몇몇 동물은 성장률이 떨어졌다. 렉틴을 먹인 동물은 설사와 영양 흡수 장애가 생기고 성장이 억제되었는데, 최종적으로는 죽을 수도 있다.[6] PHA는 덜 익은 콩을 섭취하는 동물, 의심 없이 먹는 인간 모두에게 매우 유독하다.

PHA는 장내 미생물 균형에 영향을 미쳐 위와 같은 심각한 문제를 발생시키는 것으로 나타났다. 특정한 병원성 세균을 선택적으로 증식시키는 게 아니라 정상적인 동물의 미생물 자체에 변화를 유도해 생기는 결과다. 장내 세균총 없이 키워진 정착균 동물은 PHA에 노출되어도 그런 문제를 겪지 않는다. PHA를 먹인 동물의 경우 절대혐기성균에는 변동이 없었지만 보통호기성균 수치는 큰 폭으로 증가했다.

우리와 공존하는 박테리아는 호흡에 산소를 사용하는지 아닌지에 따라 크게 두 종류로 구분하는데, 산소를 쓰면 호기성균이라 하고 산소를 사용하지 않는 유기체는 혐기성균으로 간주한다. 박테리아가 증식한 PHA 연구에서 알 수 있듯이 보통 호기성균은 산소가 있는 환경과 없는 환경 모두에서 생존할 수 있다. 또 박테리아의 세포벽 구조에 따라 구분하기도 한다. 그람 양성 유기체는 펩티도글리칸이라고 하는 당과 아미노산으로 이루어진 두꺼운 세포벽이 있는데, 그람 염색 과정에 사용된 염료를 펩티도글리칸이 보유해 박테리아가 보라색으로 물든다. 반대로 그람 음성 박테리아는 펩티도글리칸이 두 개의 세포막 사이에 숨겨져 있어 염료를 보유하지 않아 붉은색으로 보인다. 그람 음성 박테리아는 지질 다당체 혹은 엔도톡신이라는 독특한 당지질로 코팅되어 있는데, 그람 음성 박테리아의 세포벽 파편이 손상된 장벽을 통과해 들어가면 염증을 크게 일으킬 수 있다. 책 후반부에 자세히 다룬다.

장내 마이크로바이옴의 미생물 다양성은 건강에 필수이며, 미생물 다양성 부족은 당뇨병, 염증성 장 질환을 비롯한 다양한 만성 질환과 관련 있다. PHA를 비롯한 다른 여러 가지 식물성 렉틴은 장 상피세포와 부정적으로 상호 작용하여 장에 사는 유기체의 다양성을 낮추고 장을 손상하는 것으로 드러났다.[7,8]

위에 나온 PHA를 투여한 연구에서는 대장균 같은 보통 호기성균이 과잉 증식해 동물의 장내 미생물 다양성을 해치며 문제를 일으켰는데,[9] 이 연구에서는 렉틴이 정확히 어떤 방식으로 마이크로바이옴에 파괴적인 변화를 일으키는지 날카로운 질문도 던진다. PHA는 대장균 같은 유기체가 아닌 장의 내용물과 접촉하는 장벽 가장 바깥면의 세포층인 장 상피세포에 결합해 변화를 유도하는데, 장세포를 덮고 있는 점액층이 얇아지며 병원성 박테리아가 증식해 손상되게 만들었다.[10]

어떤 분자가 세포 표면의 수용체에 결합할 때, 그 분자를 수용체의 '리간드'라고 하는데, PHA는 장점막 표면에서 세균이 결합하는 직접적인 리간드로 역할하는 것이 아니라 장에 변화를 유도해 박테리아가 정착을 꾀하도록 돕는다. PHA를 먹인 쥐의 장 점막 표면을 전자현미경으로 관찰한 결과, PHA는 점막 표면에 있는 박테리아가 점막층 틈새로 접근할 수 있도록 했다. 즉 PHA는 박테리아가 아닌 장의 표면에 결합해 특정 박테리아가 보호 점액층을 침범할 수 있도록 병리적 변화를 일으키는 것이다. 이 발견의 중요성을 이해하기 위해 잠시 우회해 우리의 장은 어떻게 작동하며, 마이크로바이옴과 어떻게 상호 작용을 하는지 살펴보자.

장의 기능

위를 지나 소장으로 감겨 들어가는 음식물의 입자 크기만큼 키가 작아져 우리 몸속을 여행한다고 상상해 보자. 회맹판을 통과한 음식물은 대장의 첫 부분인 맹장으로 들어간다. 맹장은 대장이 시작되는 부위에 있는 주머니처럼 부푼 큰 기관으로 압력이 낮게 유지되지만, 팽창해서 십이지장에서 도착한 소화가 끝난 음식물을 수용할 수 있다.

장내 마이크로바이옴의 유기체 대부분 세포층을 덮은 점액 보호층의 표면에 붙어 있다. 점액층 아래에는 상피세포라는 단일한 세포층이 있는데, 상피세포층은 몸 외부의 음식물과 유기체를 장 내부에 있는 면역세포와 분리한다. 장 내벽 바로 아래 장벽의 깊은 층인 고유판에 이들 면역세포가 존재한다.

우리가 먹는 모든 것, 평생 우리 몸 안에 사는 수조 개의 유기체와 인체 내부에 존재하는 면역세포군이 세포층 단 하나만으로 구분된다는 사실이 정말 신기하지 않은가? 매우 중요하다 하겠다! 상피세포층은 우리가 성장하고 건강을 유지하는 데 필요한 영양분을 흡수하는 동시에 병원균을 차단하는 중요한 임무를 수행한다. 다음 장의 그림에서 보듯이 상피세포는 소장의 막 안쪽 주름 기저의 전구 줄기세포에서 유래한 다양한 세포로 구성된다.[11]

상피는 주로 장세포로 구성된다. 미세융모라는 손가락 모양의 작은 돌기가 달려있는데, 소장의 표면적을 기하급수적으로 넓혀 음식물 속 영양분을 효율적으로 흡수하도록 돕는다. 셀리악병 같은 자가 면역 질환 환자들은 중증 영양 결핍에 시달리는데, 미세융모가 손상되어 소장 표면이 병리적으로 매끄러워지며 영양분 흡수가 불량해지기 때문이다.

장 상피세포층에는 점액을 분비하는 배세포, 위장 호르몬이나 펩타이드를 생성하는 장 내분비세포, 면역 기능을 담당하는 파네스세포·솔세포·미세주름세포 같은 여러 유형의 세포가 존재한다. 이들 세포는 서로 맞붙어 살며 장 내벽을 형성하기 때문에 다양한 방식으로 연결되어 있는데, 인접한 세포들을 함께 묶는 '치밀 결합부'의 역할이 제일 중요하다. 이들

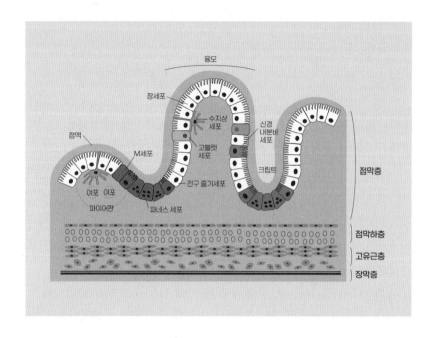

세포는 특정 분자만 선택적으로 면역세포가 있는 고유판으로 들어가도록 허용한다. 장벽을 구성하는 세포들은 건강하고 평화로운 환경을 조성하기 위해 내부 세계와 외부 세계 사이의 교차점에서 신체 내부로 들여오고 밖으로 내보내는 것들을 엄격하게 심사한다.

렉틴은 어떻게 장을 손상하는가?

장에서 펼쳐지는 상황을 이해했으니, 붉은 강낭콩에 함유된 렉틴인 PHA가 일으키는 손상과 관련된 주제로 돌아가 보자. 위에서 언급한 PHA 연구에 따르면 점액층에 변화가 생기며 대장균 같은 호기성 박테리아가 증식하며 개체수가 늘어난다. 또 PHA는 상피세포에 직접 결합해 점액층에 변화를 일으키는데, 건강한 점액층 형성과 유지를 돕는 배세포를 포함해 상피세포층에 있는 여러 세포를 손상한다. PHA의 작용으로 점액층이 침식되고 얇아지면 박테리아가 장상피와 직접 접촉하게 되고, 우리 몸은

124

경보를 울리며 면역 반응을 일으킨다. 그러면 상피세포 사이를 묶는 치밀 결합부를 개방하는 조눌린이라는 단백질이 방출되며[12] 면역세포들이 고유 판에서 장으로 이동해 침입자를 물리치고, 점액층이 다시 구성될 수 있도록 해 장에 평화를 되가져 온다.

PHA 같은 렉틴은 동물과 인간의 장상피의 완전무결함을 해치고 장 누수를 일으켜 장을 손상하는 것으로 나타났다. 조눌린을 발견한 하버드 의과대학 교수인 알레시오 파사노 박사Alessio Fasano는 자가 면역 질환에서 조눌린 수치가 증가한다는 사실을 발견했다. 치밀 결합부 기능 장애와 관련된 셀리악병, 제 1형 당뇨병 등의 자가 면역 상태에서 조눌린이 더 많이 분비되는데, 조눌린 합성 펩타이드 억제제를 사용한 동물 연구 및 인간 대상 실험으로 조눌린이 자가 면역 질환의 발병에 통합적으로 관여한다는 사실을 입증했다.[13]

제 1형 당뇨병은 우리 몸이 췌장을 자가 면역적으로 공격해 인슐린 분비 세포가 파괴될 때, 셀리악병은 렉틴인 글루텐 때문에 소장 내 미세융모가 자가 면역적으로 손상될 때 일어난다. 제 1형 당뇨병과 셀리악병의 정확한 요인은 밝혀지지 않았으나 파사노 박사는 두 경우 모두 장누수가 하는 역할이 크다고 보는데, 조눌린을 방출시키는 여러 가지 잠재적인 소장 내강 자극 가운데 박테리아 감염과 글루텐을 강력한 트리거로 확인했다고 한다. 장내 감염은 장벽 손상을 유발해 알레르기와 자가 면역, 염증성 질환을 포함한 여러 병리적 상태를 일으키는데, 장내 세균에 노출되면 소장에서 조눌린이 분비된다는 증거를 도출했다.

지금까지 나온 내용을 정리하며 몇몇 중요한 지점을 한 번 더 짚어 보자. 한 겹의 세포층으로 이루어진 상피세포층은 우리 몸에 해로운 것은 차단하고 유익한 것은 통과시키는 매우 중요한 역할을 담당한다. 상피세포층에 있는 특수한 세포들이 장내 미생물과 상피 표면 사이에서 완충 역할을 하는 점액층을 생성하는데, 이 점액층 너머에 우리 몸을 지키는 대부분의 면역세포가 존재한다. 점액층이 붕괴되면 박테리아가 장 상피세포와 접촉하며 조눌린이 방출되고 치밀 결합부를 개방하는 염증 반응이 촉발된다. 물론 이런 반응이 있어 면역계가 개입해 문제를 해결할 수 있지만, PHA·글루텐 등의 렉틴은 점막을 형성하는 배세포에 결합함으로써 세포의 기능을 억제하고, 튼튼한 점액층이 형성되는 걸 방해해 염증성 장누수 상태를 일으킨다.

'서구식 식사'는 당연히 인간의 점액층 기능 장애와 관계있으며 상대적으로 섬유질이 적다는 비판을 많이 받는다.[14] 하지만 미국식 표준 식단으로 식사하는 사람들의 점액층이 약해진 까닭이 정말 섬유질 부족 때문일까? 아니면 서구 음식에 포함된 다량의 렉틴, 가공된 설탕 같은 다른 물질 때문일까? 렉틴이 장벽과 점액층 기능 장애에서 하는 역할은 PHA 관련 연구와 파사노 박사의 연구를 살펴보며 바로 직전에 확인했고, 섬유질에 마법같은 효과가 없다는 건 10장 후반부에 밝힌다.

글루텐과 다른 렉틴

PHA만 우리 몸을 손상하는 것이 아니다. 밀, 호밀, 보리에서 발견되는 글루텐도 큰 문제를 일으킨다. 셀리악병을 유발하며, 셀리악병까진 아니더라도 글루텐 감수성 같은 비교적 덜 알려진 질병도 유발한다. 밀에는 렉틴이 가득하며, 밀 배아 응집소wheat germ agglutinin, WGA도 함유한다. 글루텐과 WGA, 두 렉틴이 동물과 인간에게 미치는 영향은 상당한 연구가 이루어졌다.

소장 상피를 모방한 세포 배양 실험을 살펴보자. 밀로 만든 식품을 섭취할 때 생체에서 발생하는 장 기능 장애 발병의 기저에 깔린 분자 메커니즘을 새로운 시각으로 제시한다는 연구로, WGA를 저농도로 투여했더니 염증과 장누수증후군이 유발되었다. WGA 농도가 마이크로몰(10^{-6} 몰라, μM) 범위일 때는 상피층의 온전함이 훼손되고 장의 투과성이 높아졌으며, 나노몰(10^{-9} 몰라, nM) 농도일 때는 면역세포가 활성화되었다. 나노몰 농도의 WGA는 염증성 사이토카인의 합성을 자극하므로 장의 접점에

서 WGA가 면역계에 미치는 영향을 고려해 WGA의 생물학적 활성이 재고되어야 한다고 주장한다.[15]

글루텐 분자의 파편인 글리아딘 역시 소장 상피세포 배양 시험관 실험에서 조눌린이 분비되도록 자극했는데 DNA와 RNA, 세포 구조를 손상하고 산화 스트레스를 높이며 세포 예정사를 초래했다.[16,17] 조눌린 경로가 활성화되면 세포 구조에 변화가 생기고, 치밀 결합부가 개방되며 장 투과성이 기하급수적으로 커진다. 즉, 글리아딘은 조눌린의 방출을 유도하거나 세포를 구성하는 요소를 직접적으로 파괴하고, 산화 스트레스를 유도함으로써 장세포에 심각한 영향을 미친다.[18]

글루텐은 셀리악병 환자 뿐만 아니라 모든 사람에게 해를 입힌다. 파사노 박사와 글루텐을 연구하는 다른 여러 학자 모두 글루텐이 장 상피를 손상하고 장누수를 유발한다고 입을 모으며, 글루텐 감수성 진단이 일반화되면서 임상에서도 인식이 커지고 있다.

나는 더 나아가 글루텐과 PHA 외 많은 식물성 렉틴도 장 상피를 일시적으로 손상한다고 주장하고 싶다. 옥살산염과 폴리페놀, 이소티오시안산염 역시 다양한 정도로 면역을 활성화해 장을 손상한다고 본다. 자가 면역 질환, 염증성 질환으로 몰아가는 또 다른 원인이 될 수 있는 것이다.

밀과 붉은 강낭콩에 함유된 렉틴만 다루었으나, 식물성 식품에는 인간에게 피해를 줄 수 있는 다른 렉틴도 많다. 땅콩에서 발견되는 렉틴인 땅콩 아글루티닌peanut agglutinin, PNA은 직장 점막의 정상적인 성장을 방해해 전암병변을 유발할 가능성이 있다.[19] 강낭콩, 토마토 속 렉틴처럼 땅콩 섭취 후에도 혈액에서 PNA가 검출되었는데, 이런 여러 종류의 렉틴은 세포의 기능에 부정적인 영향을 미칠 수 있다.[20]

토마토는 씨앗이나 뿌리식물은 아니지만 독소가 많은 가지과에 속한다. 흰 감자, 가지, 피망, 고추, 담배, 고지베리 등도 같은 계열이다. 가지과 식물의 잎과 뿌리에는 글리코알칼로이드 독인 솔라닌과 더불어 렉틴도 많이 함유되어 있다. 가지과 식물의 섭취를 제한하면 관절 통증, 관절염, 자가 면역 증상이 크게 개선된다. 감자의 렉틴인 STA_{solanum tuberosum}는 면역 체계의 호염기성 세포를 활성화해 히스타민을 방출시켜 부기, 가려움, 두드러기, 염증 반응을 일으킨다.[21] 천식, 발진, 두드러기가 있는 사람은 감자를 먹으면 증상이 악화될 수 있다. 생각만으로도 가려움이 밀려온다!

콩, 렌틸콩, 밀 배아, 강낭콩 등 여러 식품에 관한 추가 연구를 살펴보면 이들 식품에 함유된 많은 종류의 렉틴이 백혈구에 결합해 염증성 사이토카인을 방출하도록 하여 세포 경보를 울리게 만든다는 걸 알 수 있다.[22] 사이토카인은 우리의 면역 체계가 무언가 잘못되었다고 알리는 화학적 신호다. 화재경보기처럼 실제로 불이 났을 때는 중요한 역할을 하지만 침입자가 없는 상황에서 울리는 경보는 경보는 좋지 않다. 거짓 경보이기 때문이다. 가짜 화재 경보가 울려 한밤중에 모든 아파트 주민이 대피해야 하는 상황은 하나도 유쾌하지 않다! 마찬가지로 렉틴이나 다른 식물 독소 때문에 생기는 거짓 신호에 낚여 우리의 면역체계가 과도하게 흥분해 아무 이유없이 염증을 일으키고, 다양한 자가 면역 질환에까지 이른다는 것이 정말 안타깝다.

렉틴은 파킨슨병과 어떻게 관련되어 있을까?

우리의 장과 면역계에 큰 혼란을 일으키는 콩과 밀, 호박, 땅콩 등에 함유된 식물 속 렉틴은 뇌에도 영향을 미칠 가능성이 있으며, 파킨슨병의 발병에 기여한다는 가설도 있다. 파킨슨병은 기저핵 영역에서 도파민을 생성하는 신경세포가 손상되며 동작, 언어, 인지 처리에 문제가 생기는 신경 퇴행성 질환으로, 많은 경우 병이 악화되면서 우울증을 겪고 치매로 진행되어 삶의 질이 저하된다. 중간뇌에서 신경세포가 파괴되고 도파민 신호가 사라지는 원인은 아직 완전하게 밝혀지지 않았으나, 알파 시누클레인으로 이루어진 루이소체라는 비정상적인 단백질 집합체가 생성된다.

2015년 덴마크에서 한 흥미로운 연구가 수행되었다. 지난 40년 동안 미주신경을 외과적으로 절단한 사람들이 일반인보다 파킨슨병에 걸린 비율 훨씬 낮았는데,[23] 이 연구를 좀 더 파고들며 렉틴과 파킨슨병의 연관성을 이해해 보자.

미주신경은 뇌간에서 시작되어 장, 위, 간, 췌장 같은 여러 소화기관과 신체의 여러 부분에 신호를 보낸다. 미주신경은 거대한 신경으로 위장기관과 뇌 사이에서 쌍방향 초고속 정보 고속도로 역할을 하는데, 뇌에서 보낸 신호는 미주 신경을 통해 소화기관으로 전달되고 다시 돌아간다. 장과 뇌가 다양한 방식으로 소통한다는 '장뇌축'이라는 용어를 들어보았을 것이다. 사이토카인도 혈류를 통해 뇌로 전달되지만, 미주신경도 이 쌍방향 소통에서 큰 지분을 차지한다.

심각한 소화 궤양을 앓는 환자의 경우 치료를 위해 미주신경을 외과적으로 절단하기도 하는데, 위장과 연결된 미주신경 때문에 소화 과정에서 때때로 산이 방출되기 때문이다. 덴마크 연구에서는 미주신경 줄기 전체를 잘라내는 줄기 미주신경절단술을 받은 사람들과 위장으로 들어가는 연결만 절단하는 초선택적 미주신경절단술을 받은 사람들을 비교했다. 파킨슨병 발병률 감소는 줄기 미주신경절단술을 받은 경우에만 관찰되었는데, 장과 뇌 사이의 연결로 이해할 수 있다. 장과 뇌 사이의 신경 연결을 차단하면 파킨슨병 같은 신경 퇴행성 질환에 영향이 생기는 이유는 무엇일까? 혹시 장에서 나온 물질이 미주신경을 타고 뇌로 이동하는 걸까? 파킨슨병을 연구한 몇몇 동물 실험을 살펴보며 이 미스터리를 풀어보자.

지난 20년 간 분자 생물학 분야에서 일어난 멋진 혁신에는 해파리의 생물 발광 단백질인 녹색 형광 단백질의 활용이 있다. 녹색 형광 단백질을 사용하면 살아있는 유기체 내에서 단백질의 움직임을 시각화할 수 있는데, 한 연구에서 녹색 형광 단백질로 표시한 PHA와 다른 렉틴을 선형동물인 씨 엘리건 선충에게 먹였더니 렉틴이 이동하는 경로가 정확하게 그려졌다. 놀랍게도 여러 렉틴이 미주신경을 타고 벌레의 장에서 뇌로 이동했을 뿐만 아니라 도파민 분비 신경세포에 무리지어 모여 있었다. 식물성 렉틴은 씨 엘레건 선충의 도파민 신경세포로 운반되어 영향을 미쳤는데,

129

PHA는 신경세포의 수와 기능을 감소시키고 손상하는 것으로 나타났다.[24]

이 연구에서는 해당 연구와 덴마크 미주신경절단 동년배 집단 연구에서 발견한 내용에 근거해 우리가 섭취한 렉틴이 장을 손상하며 미주신경을 타고 뇌로 이동해 도파민 신경세포를 손상할 수 있다고 제안하는데, 독일의 신경해부학자인 헤이코 브라크Heiko Braak와 영국의 신경과학자 존 호크스가John S. Hawkes가 제시한 파킨슨병의 잠재적인 식이 원인 한 가지를 시사하는 가설을 뒷받침하는 결과라고 설명한다. 브라크와 호크스는 신경 퇴행성 질환의 이해를 넓히는 데 크게 기여한 학자로,* 섭취한 '알 수 없는 병원체'가 장으로 들어가 미주신경을 거쳐 뇌간으로 이동해 신경 기능 장애의 확산을 유도한다는 가설을 제시한 바 있다.[25] 줄기미주신경절단술이 20년간 파킨슨병 발병률을 40% 떨어뜨렸다고 하는 덴마크 연구 결과와 관련해 일부 개인은 병인학적으로 장과 신경세포 표면의 유전적인 당 구조 차이 때문에 취약할 수 있다는 견해도 제시한다.

더불어 식용 식물에서 추출한 렉틴은 쥐의 위장관에서 약물 흡수를 증가시키고, 뇌에서 축삭과 수상 돌기 경로를 따라 시냅스를 건너 이동하며, 다른 탄수화물 결합 단백질 독소 역시 개의 장을 온전히 통과한다는 다른 흥미로운 사실도 발견했다고 서술한다. 약물 전달 향상은 좋은 얘기처럼 들린다! 렉틴이 장의 투과성을 높여서 그렇다는 걸 깨닫기 전까지는 말이다! 렉틴은 개와 같은 동물의 장을 손상하고 소장 상피를 통과하는데, 인간의 혈액 표본에서도 땅콩, 강낭콩, 토마토의 렉틴이 검출된다. 우리 몸에서도 같은 일이 벌어진다는 뜻이다.

씨 엘레건 성충만 도파민 신경세포가 손상된 것이 아니다. 2018년 권위 있는 학술지 네이처에 쥐에게 완두콩에서 추출한 렉틴을 투여한 후 파킨슨병 관련 행동이나 위장의 운동성 변화를 알아본 놀라운 연구가 발표되었다.[26] 맹독성 제초제와 렉틴을 최소 용량으로 동시에 투여했더니 위

* 이해를 돕기 위해 편집자가 헤이코 브라크와 존 호크스에 관한 설명을 추가했다.

장에서 운동 장애가 먼저 발생하고 점진적으로 L-도파 반응성 파킨슨병이 유발되었는데, 파킨슨병을 일으키는 외부 요인을 밝히는 새로운 임상 전 모델로 앞서 언급한 브라크 박사가 제시한 파킨슨병에 대한 단계적 가설의 이론적 기반을 제공한다. 덴마크 연구처럼 이 연구에서도 완두콩 렉틴에 노출되기 전 미주신경절단술을 받은 쥐 그룹을 포함했는데, 이 쥐들에게는 다른 실험 그룹에서 관찰되는 신경 손상이나 위 운동 장애가 나타나지 않았다.

식물성 렉틴이 파킨슨병의 발병에 기여할 가능성은 끔찍할 정도로 높으며, 신경 퇴행성 질환 세계의 잠재적인 패러다임 변화라 할 수 있다. 콩과 토마토, 땅콩을 먹는 모든 사람이 렉틴으로 피해를 보는 건 아니지만, 어떤 사람은 식물성 식품에서 비롯하는 신경 손상에 더 취약할 수 있다.

물론 더 많은 연구가 필요하지만, 위에서 논한 여러 연구를 토대로 장으로 흘러간 렉틴이 장을 손상해 미주 신경을 타고 뇌로 역행하여, 동작과 다른 요소를 통제하는 기저 신경의 영역에서 도파민 분비 신경세포를 손상할 수 있다는 합리적인 가설을 도출할 수 있다. 공포가 밀려온다! 콩을 넣어 만든 칠리 스튜를 먹는 걸 다시 고려해 보라!

자가 면역 질환과 플링코 게임

게임쇼에 나오던 플링코 게임을 알런지 모르겠지만, 나는 어렸을 때 플링코 게임을 보는 걸 좋아했고 항상 누군가 우승상품으로 자동차를 타길 바랬다. 핀이 꽂힌 비스듬한 보드 위에 서서 참가자들이 디스크를 풀어 부으면 디스크는 핀을 무작위로 통과해 각각 다른 금액이 표시된 바닥의 통을 향해 미끄러져 내려간다.

나는 유전적 취약성과 환경 요인이 조합되어 나타나는 질병을 플링코 게임에 대입해 생각한다. 유전자는 플링코 보드에 꽂힌 고유한 핀 모양에 해당하며 디스크, 즉 염증이 핀을 통과하며 그리는 패턴에 따라 특정한 만성 질환으로 이어진다. 렉틴을 섭취한다 해서 모든 사람이 파킨슨병에 걸리는 건 아니다. 하지만 어떤 사람은 그럴 수 있다. 유전적 특성에 따라 취약한 질병이 상이한 것이다. 우리는 모두 구멍 뚫린 갑옷을 입고 있다. 구멍의 위치가 다를 뿐이다. 대부분의 만성 질환의 근원은 염증이지만 개인의 고유한 유전적 취약성에 따라 다르게 발현된다고 본다. 렉틴을 비롯한 여러 식물 독소가 어떤 사람에게는 파킨슨병을, 또 다른 사람에게는 피부 문제나 관절 통증을 유발할 수 있다. 이 모든 질병에 공통적이고, 근본적으로 깔린 원인은 염증이다. 유전적 취약성이라는 플링코 보드의 고유한 모양에 따라 각자 다른 질병이 발현될 뿐이다.

우리는 생의 대부분 수 톤의 식물을 먹으며 식물 독소에 노출되며 살았기 때문에, 모든 사람은 염증 자극을 받는다. 하지만 결과는 개인마다 다르게 나타난다. 나의 경우 염증이 발생하면 천식과 습진이 발발하고 감정적으로는 짜증이 많이 올라온다. 내 고유한 유전적 약점 때문이다. 염증성 공격에 노출되면 하시모토 갑상샘염 같은 자가 면역성 갑상샘 질환이나 루푸스, 류머티즘성 관절염, 당뇨병으로 발전하는 사람도 있다. 서양 의학은 위의 질병을 수천 개의 다른 실체로 생각하기 때문에 그토록 복잡다단한 것이며, 병으로 고통받는 환자들의 삶을 근본적으로 바꾸진 못한다. 서양 의학의 결정적인 판단 오류는 수천 가지 다른 만성 질환이 있다는 관점에 있다. 사실 하나의 질병이 있을 뿐이다. 바로 '염증'이다.

그렇다면 만성 질환을 일으키는 단 하나의 원인, 염증은 어떻게 바로잡을 수 있을까? 뿌리를 찾아서 제거하면 된다! 이 책에서는 식물에 내재된 독소가 생각지도 못한 염증을 일으킬 수 있다는 급진적인 개념을 전개한다. 렉틴 정글을 헤치며 계속 여행해 보자. 아직 볼거리가 많다!

렉틴은 우리를 살찌게 만들 수 있을까?

카니보어 식단을 하는 사람들은 자신들이 경험한 긍정적인 효과의 하나로 체중 감소를 얘기한다. 식물성 식품을 배제하고 양질의 동물성 식품 섭취에 집중하며 쉽게 감량했다는 사례가 수천 개에 이른다. 그 중에는 식물을 포함하는 키토제닉 다이어트를 했던 사람도 많다. 식물성 식품을 완전히 제한하면서 체중 감량이 훨씬 쉬웠고 갈망도 줄었다고 하는데, 렉틴이 인간의 지방 저장 및 포만감 메커니즘에 부정적인 영향을 미치기 때문일 수 있다.

인슐린은 주로 탄수화물이나 단백질 섭취에 반응하여 췌장에서 분비되는 호르몬이다. 인슐린은 다양한 작용을 하는데, 일반적으로는 근육과 간에 포도당을 흡수하고 저장하라는 신호를 보내는 동화 호르몬으로 역할한다. 또 지방 세포에 지방을 저장하라는 신호도 발생시킨다. 제 2형 당뇨병 때문에 인슐린 치료를 하며 살이 많이 붙는 경우를 종종 보았을 것이다.

밀 배아 응집소인 WGA로 실험한 연구에 따르면 렉틴은 인슐린 수용체에 결합해 지방 세포가 성장하도록 자극하고, 지방 분해를 억제할 수 있다고 한다.[27] 식물성 렉틴은 지방 세포를 성장케 하는 인슐린 신호를 모방하기 때문에 건강해지려는 노력을 방해하고 체중이 증가하게 유도할 수 있다.

카니보어 식단을 하는 사람들은 전보다 포만감이 훨씬 크다는 얘기를 많이 한다. 견과류와 씨앗, 가지과 채소 등 렉틴이 많이 함유된 식품을 포함하는 키토제닉 이상이라고 칭찬한다. 렉틴이 포만감 호르몬인 '렙틴'에도 영향을 미치기 때문이다. 렙틴은 음식을 충분히 먹어 배가 부르다는 신호를 뇌에 전달하는 호르몬이다. 포만감 반응에 관여하는 호르몬의 전체적인 작용은 훨씬 복잡하지만 기본적으로는 렙틴이 포만감 신호를 담당하는데, 쥐의 렙틴 유전자를 제거해 포만감 신호를 차단하면 엄청나게 과식하며 비만이 된다. 우리의 몸도 마찬가지로 렙틴이 보내는 신호에 둔감해지는 렙틴 저항성이 생기면 포만감을 잘 느끼지 못하기 때문에 끊임없

133

이 음식을 찾으며 살이 찌게 된다.

　이 모든 것을 헤아려 볼 때, 식물성 렉틴은 비만으로 가는 완벽한 전제 조건이라 표현하고 싶다. 장 손상과 더불어 전신 염증을 일으킬 힘이 잠재되어 있으며, 신체를 적절하게 구성하고 배고픔을 조절하는 인슐린과 렙틴 호르몬에도 부정적인 영향을 미친다.[28] 고로 렉틴이 함유된 모든 식품을 제한하는 카니보어 식이요법이 소화기 문제와 자가 면역 질환, 체중 감소에 큰 효과를 보이는 건 지극히 당연하다 하겠다.

식물의 역설, 플랜트 패러독스

　『플랜트 패러독스』의 작가인 스티븐 건드리Steven Gundry 박사의 연구를 살펴보며 렉틴을 정리해 보자. 동물성 식품을 보는 시선은 다르지만, 렉틴을 피해야 한다는 견해는 같다. 건드리 박사는 모든 곡물, 콩류, 땅콩, 캐슈너트 등의 견과류, 호박, 유제품을 배제하는 초저렉틴 식단으로 자가 면역 질환이 개선된 환자들의 사례를 발표했다. 렉틴을 제한하는 식이요법과 더불어 프로바이오틱스와 프리바이오틱스, 폴리페놀을 보충하는 방법으로 대부분의 자가 면역 질환이 치료되고 완화되었다. 9개월 만에 102명 중 95명의 자가 면역 지표와 염증 수치가 정상 범주로 돌아왔으며, 나머지 7명은 증상이 완전히 해결되진 않았으나 모든 수치가 떨어졌다. 80명의 환자가 재발 없이 모든 면역 억제제와 치료제를 끊었다.[29]

　나는 폴리페놀의 유용성을 인정하지 않지만 렉틴 함량이 높은 식품을 배제하는 식이요법이 환자들의 자가 면역 문제를 회복시킨 근본이라는 건드리 박사의 의견에 동의한다.

　렉틴은 모든 식물성 식품에 존재하며 많은 식품이 면역 반응을 유발할 수 있다. 렉틴 함량이 높은 식품은 씨앗, 곡물, 견과류, 콩류, 가지과 채소, 호박의 껍질과 씨앗이다. 또 유제품에도 렉틴이 있다.[30] 동물성 식품이라 이 장에는 포함하지 않았으나 유제품에 든 렉틴을 비롯한 다른 단백질 역시 인간에게 염증과 면역 문제를 일으킬 수 있으며, 12장에서 유단백인 카제인 A1과 A2를 다룬다.

우리가 일반적으로 섭취하는 식품을 조사한 리뷰 논문에서 혈액 응집 및 세균 응집 검사로 분석한 결과, 일반적인 샐러드 재료·신선한 과일·구운 견과류·가공 시리얼을 포함한 88개 식품 중 29개 식품에서 상당한 수준의 렉틴 유사 활성이 나타났다. 이 조사와 문헌 검토를 바탕으로 음식을 섭취하며 식물성 렉틴에 광범위하게 노출되고 있다는 결론을 전한다.[31]

지금껏 나온 다른 모든 식물 분자처럼 렉틴도 식물이 만든 무기다. 식물의 목적은 분명하다. 포식자를 막기 위해 그런 방법을 고안했다. 일부 렉틴은 높은 압력과 온도에서 조리하면 변성되지만, 생각보다 많은 식물에 렉틴이 있어 생으로 먹거나 가볍게 요리한 많은 음식을 섭취하며 렉틴에 노출될 수 있다. 물론 동물성 식품과 인체에서도 렉틴이 생성되지만, 동물의 고기나 내장에서 나오는 렉틴보다 식물성 렉틴이 인간의 장을 손상하고 면역 체계를 자극할 가능성이 더 높다고 밝히는 렉틴 관련 대부분의 연구가 서로 다른 운영 체제의 개념을 강화한다.

렉틴 노출을 줄이는 첫걸음은 렉틴이 고도로 함유된 식품을 아예 먹지 않는 것이다. 이렇게 하는데도 증상이 크게 개선되지 않는다면 섭취하고 있는 나머지 식물성 식품에 든 렉틴이나 다른 식물 독소가 여전히 면역 체계를 자극하고 있을 가능성이 존재하며, 식물성 식품을 완전히 제한하는 카니보어 식단으로 테스트해 보면 도움이 된다. 건강을 회복하는 매우 강력한 방법으로 4부에서 자세히 소개한다.

2부 여정의 마무리

인간이 무엇을 먹어야 하는지 다시금 밝혀내기 위해 여행하며 식물 독소라는 거친 파도를 헤치고 여기까지 도달했다. 3장 도입부에서 상상해 본 머리만 제외하고 모래에 묻힌 상태와 같은 식물의 곤경을 다시 떠올려 보자. 인간에게 해를 끼칠 수 있는 아찔한 식물성 화학물질을 생각할 때는 식물이 진화 기간 내내 땅에 뿌리를 내린 채 살아왔다는 사실을 유념해야 한다. 15억 년 전 진화의 방향이 갈린 이후 동물과 식물의 생화학적 특징 역시 크게 달라졌다. 식물은 육지에서 산 4억 7000만 년 동안 생존을 위해 끊임없이 동물과 무장 전쟁을 벌였으며, 자신을 방어하기 위한 목적으로 수많은 방어 기전을 개발했다. 식물은 화학적 방어에 아주 능하며 이소티오시안산염과 폴리페놀, 옥살산염, 렉틴 같은 분자를 만들어냈다. 이 모든 분자 덕분에 동물이나 인간에게 과도하게 먹히지 않고, 섬세하게 균형 잡힌 지구 생태계에서 자기의 위치를 지킬 수 있었다. 우리의 선조들이 약간의 식물을 먹은 건 분명하지만, 동물을 구할 수 있을 때는 식물보다 동물을 선호했을 것이다. 사냥과 사냥 사이 생존을 위한 식품으로만 활용했으며 일반적인 생각보다 훨씬 적은 양의 식물을 먹었을 것이라 생각한다.

2부에서는 식물은 독소로 가득해 주식으로 삼기 어렵다는 얘기를 했다. 다음 장에서는 식물성 식품이 얼마나 열등한지 영양학적 관점에서 동물성 식품과 비교해 보자. 케일과 고지베리를 밀어내고 고기와 내장육이 진짜 슈퍼푸드의 왕좌에 오를 때가 도래했다!!

3부

8장
잘못된 신화 1 - 식물성 식품은 슈퍼푸드다?

마트에 가면 브로콜리와 시금치, 케일, 고지베리 같은 식품에 '슈퍼푸드'라고 표기해 둔 걸 흔히 볼 수 있다. 과일과 야채에 이런 문구를 많이 붙이는데, 슈퍼 푸드라는 말은 실제로는 무슨 의미일까? 그런 주장은 어디에서 비롯되었으며 어떤 근거가 있을까? 정확히 무엇이 이들 식품을 그토록 '슈퍼'하게 만드는 걸까?

1부에서 마법의 항산화 물질처럼 여겨지는 이소티오시안산염과 여러 가지 폴리페놀을 둘러싼 여러 가지 잘못된 신화를 밝혔다. 실제로는 DNA를 손상하고, 소화 작용을 억제하며, 호르몬 균형을 깨트릴 뿐만 아니라 면역계에 염증 반응도 일으킬 수 있다. 렉틴과 옥살산염도 공부했는데 렉틴은 구기자 같은 가지과 식물에, 옥살산염은 시금치 등 '슈퍼'라고 표시된 채소에 많다. 혹여 섬유질이 과일과 야채를 특별하게 만들어주는 게 아닐까? 라고 생각했다면 다음 장에서 그 인식도 깨질 것이다.

과일과 채소를 슈퍼하게 만들어준다는 식물성 영양소와 관련된 모든 관념을 지워 버리면, '슈퍼푸드'를 이론적으로 어떻게 정의할 수 있을까? 책 서두에서 규정했던 인간에게 가장 적합한 식사 수수께끼를 떠올려 보건대, 슈퍼푸드라는 명칭을 얻으려면 우선 건강에 필수적인 미량 영양소가 풍부해야 할 것이다. 또 그 미량 영양소는 인간의 생화학 반응에 가장 유용하며 생체 이용률이 높은 형태여야 한다. 이번 장에서는 동물성 식품과 식물성 식품의 실제 영양소 함량과 질을 자세히 살펴본다. 권투 링 위에서 대결을 붙여 진정한 챔피언을 가려 보겠다. 누가 슈퍼푸드 타이틀 벨트를 받을 자격이 있는지 지켜 보자.

마법같은 동물성 식품의 영양분

현실에는 전설 속 동물 유니콘이 존재하지 않듯이, 식물성 식품에는 인간을 더 건강하게 만들어주는 '마법같은' 특별한 물질이 없다고 앞서 열변했다. 그럼 동물성 식품은 어떨까? 북미 서부에는 새스콰치라는 설인이 산다는 소문이 있는데 그 이야기는 진짜일까? 동물성 식품을 자세히 살펴보면 식물에서는 생성되지 않는, 인간의 건강과 기량을 최적화하는데 필수적이라고 알려진 물질이 많이 들어 있다는 사실을 알 수 있다. 식물성 식품에는 코발라민, 즉 비타민 B12가 극히 적다는 사실을 이미 아는 독자도 많겠지만 비타민 B12는 빙산의 일각일 뿐이다. 건강을 최적화하는 데 필수적인 크레아틴, 카르니틴, 콜린, 타우린, 카르노신 등도 동물성 식품에서만 상당량 형성된다.

우리를 똑똑하고 강하게 만드는 크레아틴

지능, 작업 기억, 반응 시간을 높여주고 힘도 더 세게 만들어 주는 물질이 있다면 어떻겠는가? 어디 그런 마법같은 게 있냐며 귀가 솔깃하지 않은가? 내가 허황한 얘기를 한다고 생각할지도 모르겠다. 하지만 동화 속 허구의 이야기가 아니고 크레아틴 얘기다, 친구들이여. 진짜 마법처럼 신기하게도 크레아틴은 오직 육류에만 들어 있다. ATP는 근육 수축과 섬세한 유전 물질을 보호하고 복구하는 과정에서 모든 세포에서 쓰이는데, 크레아틴은 ATP가 급하게 다량 필요할 때 사용 가능한 인산 결합 형태로 에너지를 저장하도록 돕는다. 하루에 1g 정도 소량의 크레아틴이 체내에서 생성되지만 뇌, 근육, DNA의 보호와 복구에 필요한 최적의 양은 아니다.

45명의 성인 채식주의자를 대상으로 이중 눈가림, 위약 대조 방식으로 진행한 실험에서 적색육 450g에 포함된 양과 비슷한 5g의 크레아틴을 6주 동안 매일 공급했더니, 정신적 성과가 눈에 띄게 향상되었다. 정보 처리 속도를 요하는 작업기억(역방향 숫자 확장 기억)과 지능에 크레아틴 보충이 유의미한 긍정적인 영향을 미쳤다고 한다. 뇌의 에너지 능력이 뇌 기

능에 역동적인 영향을 준다는 것이 확연했다.[1]

또 다른 연구에서는 성인 여성 128명을 상대로 5일 동안 크레아틴 20g을 투여했더니 채식주의자인 피험자의 인지 기능이 모두 비슷하게 올라갔다.[2] 연구 결과로 미루어 육류를 섭취하는 사람은 체내에 이미 적절한 양의 크레아틴이 저장되어 있는 반면, 채식을 하면 크레아틴이 부족해지며 정신적인 기량이 저하된다고 볼 수 있다.

근육에 저장된 크레아틴이 충분하지 않으면 힘과 폭발력이 떨어진다. 6주 동안 18명의 채식주의자와 24명의 비채식주의자를 대상으로 크레아틴을 투여했더니 채식 집단의 순수 근육량이 증가했으며 상대적 강도도 전반적으로 더 많이 상승했다.[3] 이런 조치로 효과를 크게 본 쪽은 채식주의자라는 말이다. 크레아틴 투여 전 채식주의자의 근육 내 수치는 기준치보다 낮았다. 크레아틴을 섭취한 채식주의자들은 크레아틴을 섭취한 비채식주의자들보다 총 크레아틴, 혈장 크레아틴, 비지방 조직, 총운동 능력이 크게 상승했다. 근육 내 총 크레아틴 변화는 초반의 근육 내 총 크레아틴, 제지방 조직량 및 운동 능력 변화와 유의미한 상관관계가 있었다. 저항 훈련으로 크레아틴의 운동 능력 향상 효과를 확인해보니 근육 내 크레아틴 수치가 낮았던 채식을 하는 피험자가 크레아틴에 더 크게 반응했다.

어떻게 감상했는가? 유니콘은 현실에 존재하지 않지만 설인이 남긴 발자국은 진짜였다! 크레아틴은 시작일 뿐이다. 마법같은 동물성 영양분 이야기가 끝도 없이 펼쳐질 것이다.

콜린

콜린 역시 대단한 영양소로 식물성 식품에는 적게 함유되어 있다. 콜린의 일일 권장 섭취량은 약 500mg이지만, 메틸화 관련 유전자 다형성이 있다면 더 많은 양이 도움될 수 있다. 호모시스테인이 메티오닌으로 메틸화되는 과정에서 콜린은 메틸기 공여체로 사용되며, 또 메틸기 공여체인 SAMe의 메틸화 하위산물이기도 하다. 설명이 복잡한데 자세히는 몰라도 된다. 더 튼튼해지는 데 콜린이 중요한 영양소라는 점이 요지다. 콜린 역시 크레아틴처럼 몸에서 소량 생성되지만 최적으로 기능하는 데는 충분하지 않다. 콜린은 신경 전달 물질인 아세틸콜린을 형성하는 데도 필요하다. 우리 몸에 있던 모든 세포를 감싸는 포스파티딜콜린과 스핑고미엘린 같은 인지질막의 생산에도 쓰인다. 식품 속 콜린이 심혈관 질환과 관련있는 TMAO 수치를 높일 수 있다고 많이들 얘기하는데, 가볍게 무시해주면 되겠다. 적색육이 심장병을 일으킨다는 그릇된 통념은 11장에서 철저히 해부한다.

콜린 결핍은 비알콜성 지방간, 신경 퇴행성 질환 및 심장 질환과도 관련있다.[4] 특히 임산부와 수유 중인 산모에게 매우 중요하며 콜린 부족은 신경관 결함, 태아의 뇌 발달 불량, 조산 및 임신 중독증의 일종인 전자간증과도 연관이 있다. 영국 의사 에밀리 더비셔Emily Derbyshire는 「영국의 잠재적인 콜린 결핍 문제, 이대로 계속 간과해도 괜찮은가?」라는 제목의 최근 글에서 영국의 영양 데이터베이스에 콜린이 포함되지 않았다는 사실을 지적한다.[5] 수십 년 간 콜린은 거의 무시되다시피 했는데, 표면화되진 않았으나 영국인의 건강 상태에 콜린 부족의 책임이 상당할 가능성이 크다. 미국 역시 비슷한 상황으로 상당수 미국인의 하루 콜린 섭취량이 충분하지 않으리라 추측한다.

어떤 식품으로 콜린을 섭취해야 영국과 미국 같은 절망적인 상황을 피할 수 있을까? 동물성 식품이 가장 훌륭한 공급원인데, 달걀노른자 5개에는 콜린이 600mg로 듬뿍 들어 있다. 간과 신장에도 100g당 350mg 정도 함유되어 크게 차이나지 않는다. 살코기에도 적당량 있기 때문에 식사에 내장육이나 달걀을 더하면 콜린 요구량을 충족하고도 남는다. 식물 중에는 브로콜리에 콜린이 가장 많은데, 콜린 500mg을 얻으려면 브로콜리를 얼마나 섭취해야 할까? 450g 넘게 먹어야 한다! 독소인 이소티오시안산염과 가스를 생성하는 섬유질도 같이 잔뜩 삼켜야 한다. 매일 브로콜리를 450g씩 먹는다면 방귀 때문에 사람들이 당신을 피할 수도 있겠다...! 또 4장에서 나왔듯이 요오드 결핍증이 올 수도 있다.

카르니틴과 정신 건강

동물성 식품 특유의 강력한 영양소는 대부분 문자 'C'로 시작한다. 그래서 더 기억하기 쉽다. 이 유명한 밴드 'C'의 다음 멤버는 카르니틴과 카르노신이다. 두 단어의 라틴어 어근을 보면 이러한 영양분은 대부분 동물의 고기와 내장에 존재한다는 걸 바로 알아챌 수 있다. 식물은 생화학 반응에 카르니틴, 카르노신 같은 물질을 활용하지 않는다. 여러 번 설명했듯이 식물은 인간과 운영 체계가 다르기 때문이다.

콜린과 크레아틴처럼 카르니틴도 체내에서 조금 생성되지만 역시 최적의 상태를 이루기에는 부족한 양이다. 지방산은 세포소기관에서 베타 산화라는 생화학적 과정을 거쳐 연료로 사용되는데, 카르니틴은 지방산이 미토콘드리아의 막을 가로질러 세포소기관의 내부로 이동하도록 돕는다. 카르니틴은 또 몸에 저장된 지방이 에너지로 전환되도록 돕는다. 태울 지방이 두둑하게 쌓여 있으니 아주 바람직한 영양소라 하겠다. 지방을 연료로 쓰면 케톤이 생성되는데, 케톤은 장수와 관련된 시르투인 및 FOXO3 유전자를 켜고 미토콘드리아 기능을 향상하는 등 우리 몸에 여러 모로 이롭다.[6,7]

근육에 저장된 카르니틴을 조사해보니 채식주의자는 육류를 섭취하는 사람보다 수치가 무척 낮았으며, 정맥 주사나 음식을 통해 카르니틴을 근육으로 운반하는 능력도 떨어졌다.[8] 카르니틴이 부족하면 지방을 에너지로 사용할 수 없으며, 기본적인 대사가 교란되며 여러 가지 문제가 생긴다.

지방 대사는 뇌에 특히 중요한데, 우울증을 겪는 사람은 뇌의 카르니틴 농도가 더 낮게 나타난다. 동물 실험 결과도 비슷해 우울증이 있는 쥐는 뇌의 카르니틴 수치가 저조했다.[9] 또 늙은 쥐에게 카르니틴을 투여했더니 미토콘드리아 기능 및 대사 기능이 향상되고 행동이 젊게 바뀌었다.[10] 인간의 경우 우울증 환자 70명을 건강한 대조군 45명과 비교했더니 뇌의 카르니틴이 심각하게 저조한 상태였다. 독립적인 두 연구 기관에서 각각 연령 및 성별이 동일한 건강한 대조군과 비교한 결과 우울증 환자는 카르니틴 수치가 낮았으며, 보조적 탐색 분석에서는 주요 우울 장애의 심각도와 발병 연령에 카르니틴이 결핍된 정도가 반영되는 것으로 밝혀졌다.[9] 정리하자면 우울증 환자는 카르니틴 수치가 낮으며 질병의 심각도, 결핍 수준과도 직결되는데, 우울증이 가장 심한 사람들의 카르니틴 수치가 가장 낮다. 카르니틴 농도가 떨어지면 기계적으로 뇌의 유전자가 켜지거나 꺼지는 방식이 바뀌면서 신경 전달 물질 수준에 악영향을 미치고, 염증도 유발된다는 가설이 있다.

카르니틴을 보충한 많은 실험에서 우울증이 개선되어 카르니틴 결핍이 일부 우울증과 관련있다는 주장을 강화한다. 이러한 발견을 요약한 2013년의 한 리뷰 논문에서는 4회에 걸친 무작위 임상 실험 결과 우울증에 카르니틴이 플라세보보다 효능이 우수했다고 밝힌다. 2번의 실험에서는 카르니틴이 기분 부전 장애에 플라세보보다 효과가 월등했으며, 다른 2번의 실험에서는 플라세보 및 우울증 치료제와 효과가 같았다. 또 섬유근육통과 약한 간성뇌증을 겪는 환자의 우울증 증상도 개선되었다. 카르니틴은 우울증 환자에게 효과적이며 새로운 작용 기전을 지닌 후속 치료 옵션으로 적절한 선택이 될 수 있다는 잠정적인 결론을 전한다.[11]

791명의 참가자가 동원된 12개의 무작위 대조 실험을 검토한 2017년의 한 리뷰 논문에서 역시 비슷한 결과가 반복된다. 카르니틴을 보충하자 플라세보 무개입군과 비교해 우울증 증상이 유의미하게 줄었으며, 부작용이 적은 기존의 항우울제와 효과가 비슷했다.[12]

카르니틴 결핍이 우울증 치료에 효과적일 수 있다는 과학적 증거가 충분하며, 카르니틴이 결핍된 우울증의 경우 카르니틴 수치를 높이면 항우울제 약물보다 적은 부작용으로 우울증을 개선할 수 있다는 것을 여러 연구가 뒷받침한다. 그나저나 연구에 참여한 사람들은 어쩌다 카르니틴이 결핍되는 상황에 부닥친 걸까? 식사를 통한 섭취 부족이 가장 개연성 있는 설명인 듯하다. 아쉽게도 참가자들이 하는 식사를 정량화한 조사는 없었지만 동물성 식품을 기피하는 경우 카르니틴 수치가 낮았다. 육류와 내장류를 충분히 섭취하지 않아서 카르니틴이 결핍되었다는 데 갈비살 100개를 걸겠다! 스테이크와 간은 최고의 항우울제가 될 수 있다!

카르노신

카르노신은 우리의 오랜 벗 글루타티온처럼 내인성 항산화제로 기능한다. 체내에서 소량 생성되지만... 알다시피 뒷부분은 다른 영양소와 같다! 여러 연구에서 식품으로 충분하게 섭취하지 않으면 체내 수치가 최적에 이르지 못 한다고 말하며, 역시 동물성 식품에만 들어 있기 때문에 채식주의자는 카르노신 수치가 낮다.[13,14]

카르노신은 단순한 항산화제 이상인 듯하다. 보석처럼 소중한 이 작은 분자는 당이 단백질이나 지질과 결합할 때 생기는 최종당화산물AGEs, advanced glycation end products이 적게 형성되도록 돕는다. AGEs 수치 상승은 당뇨병, 심장병, 치매 같은 여러 가지 질병과 관련있다. AGEs가 형성되는 과정은 복잡해서 아직 완전하게 밝혀지지 않았으나 카르노신을 충분하게 섭취하면 세포 수준에서 건강을 관리하고 질병을 예방하는 데 큰 도움을 받을 수 있다. 채식주의자는 AGEs 수치가 더 높은데, 과당을 비롯한 당을 더 많이 섭취하는 반면 카르노신 같은 보호 분자는 부족한, 두 가지 원인이 함께 작용한 결과일 수 있다.[15]

타우린 역시 동물성 식품에만 있는 주요 영양소로 AGEs를 줄인다.[16] 체내에서 타우린의 기능은 완전히 규명되지 않았으나 근육이 기능하는 데 내인성 항산화제로 작용하며 또 신경 전달 물질로서 불안을 낮춘다고 한다.[17] 다음에 올 내용을 맞춰보시라! 맞다! 몸에서 조금 만들어지지만 신체 최적화에 충분한 양은 아니다. 또 고기를 먹지 않는 사람은 타우린 수치가 매우 낮다.[18]

패턴이 뚜렷하다. 동물성 식품에는 우리가 더 튼튼해지는 데 필요한 특별한 영양분이 매우 다양하게 함유되어 있다. 동물성 식품을 피하면 삶의 질이 낮아질 뿐 더러 건강 문제로 괜한 고생을 하게 된다.

채식과 정신 건강 문제

비건을 비롯한 채식주의자는 크레아틴, 콜린, 카르니틴 같은 활력을 결정하는 많은 영양소가 부족하다는 사실을 이해했으니, 채식을 하는 사람이 정신 건강 문제를 훨씬 많이 겪는다는 것도 당연하게 느껴질 것이다. 다음 연구의 상관관계를 살펴보자. 역학 연구이므로 인과적 결론을 내릴 수 없다는 점을 주의해야 하지만, 채식주의자의 뇌 건강과 영양 결핍에 관한 정보를 토대로 강력한 가설 몇 가지를 세워 볼 수 있다.

9,000명 이상의 호주 여성을 분석한 결과 채식주의자가 정신 건강 문제를 훨씬 많이 겪었고, 철분 결핍도 더 심각한 상태였으며, 처방전이 필요한 약이나 일반 약품을 복용할 가능성도 더 높았다.[19] 호주에서 시행된 다른 연구에서는 채식을 하는 남녀 모두 우울증·불안·기타 건강 문제를 겪는 경향이 성별과 나이가 동일한 비채식주의자 그룹과 2배 차이나 채식이 건강 상태 악화와 관련있다는 것을 밝힌다. 더불어 채식주의자는 암·알레르기·정신 건강 문제를 경험하는 비율이 더 높고, 삶의 질이 낮으며, 더 많은 건강관리가 필요하다고 전한다.[20] 시야가 더 넓어지는 것 같지 않은가?

유럽에서도 같은 경향이 관찰된다. 프랑스에서 수행된 대규모 횡단 연구에 따르면, 채식주의자와 적색육을 먹지 않는 사람은 우울증 증상을 더 흔하게 겪는다고 한다. 동물성 식품을 더 심하게 제한할수록 참가자들이 우울증을 경험할 가능성이 더 올라갔다.[21] 독일도 비슷했는데, 고기를 먹는 사람보다 채식을 하는 사람이 정신적인 문제를 겪는 비율이 높았다.[22] 마지막으로 핀란드와 스웨덴의 경우 채식주의자가 계절성 정서 장애를 경험할 가능성이 3-4배 더 컸다.[23] 적색육은 최고의 항우울제라고 했던 말 생각나는가? 농담이 아니었다!

위에 인용한 여러 연구는 13만 명 이상의 사람이 참가한 것으로 채식과 우울증, 불안 같은 정신 건강 문제 사이에 상관관계가 일관적으로 드러난다. 채식에서 비롯하는 영양 결핍이 뇌에 문제를 일으킬 수 있다는 과학적 증거가 산더미처럼 많다. 몸과 마음이 진심으로 건강하길 바란다면 양질의 동물성 식품을 충분히 섭취해야 할 것이다.

우울증과 불안의 뿌리

이쯤에서 정신 질환의 근원을 더 깊이 살펴보면 좋을 것 같다. 우울증은 삶의 질을 심하게 저하시키는 전세계적인 질환으로, 최근에는 심장병과 암을 능가하며 오늘날 세계적으로 가장 많이 발생하는 질병이라는 불명예도 얻었다. 의대에 다닐 때 나는 정신 질환에 흥미를 느껴 졸업 즈음 정신의학으로 레지던트 생활을 하기로 결심했다. 하지만 수련 기간 내내 치료에 사용하는 약이 질병을 근본적으로 치료하지 못하는 것 같아 늘 괴로워 했다. 정신 질환 분야에는 신경 전달 물질의 불균형으로 질병이 발생하고 약물치료로 다시 균형을 잡을 수 있다는 구식 패러다임이 존재한다. 문제는 이 패러다임에 정확함이 부족하다는 데 있다. 이런 종류의 접근 방식은 보통 효과가 없는데, 신경 전달 물질 불균형 요인보다 훨씬 복잡한 정신질환 기저에 깔린 진짜 원인을 근본적인 차원에서 다루지 않기 때문이다.

정신 건강은 복잡한 분야로 많은 질환이 있다. 질병의 진정한 근원을 이해하려고 많은 문헌을 뒤지며 혼자서 연구하던 시절 놀라운 사실을 발견했는데, 영양 결핍도 정신 질환을 일으키는 원인이지만 대부분 염증 때문이라는 자료가 상당했다. 의학을 전공하며 그런 얘기는 듣도 보도 못했는데, 뇌의 염증을 치료하는 약물도 없으며 영양에 관해 비중있게 배운 적도 없기 때문이다. 그러나 우울증, 불안을 비롯한 다른 많은 정신 건강 문제를 겪는 사람들의 뇌에서는 IL-6, TNF-alpha 같은 염증성 사이토카인 수치가 높게 나타난다.[24,25,26] 면역 체계가 활성화되었다는 의미다. 정신 질환도 다른 만성 질환과 다르지 않다. 모두 염증, 면역 체계 활성화와 관련 있다. 류마티스 관절염과 크론병이 각각 관절과 장의 염증 문제이듯이, 대부분의 정신 질환은 뇌의 염증 문제다. 이런 관점으로 접근해야 근본 치료가 가능하다.

안타깝게도 서양 의학에서는 어떤 질병을 치료하는 약이 없으면 대개 해당 질병을 무시하는데, 병의 근본 원인과 관련된 중요한 단서를 놓치게 만든다. 이것이 지난 50년 간 정신 의학 분야에서 일어난 일이다. 항우울제가 등장한 이후, 효과가 없는데도 불구하고 신경 전달 물질 모델을 고집했다. 할 수 있는 유일한 방법이었기 때문일 것이다. 하지만 우리가 이미 공부했듯이 염증을 물리칠 수 있는 아주 강력한 무기가 있다. 서양 의학에서 계속 간과하고 있을 뿐, 바로 음식이다!

서양 의학의 또 다른 근본적인 문제는 그 패러다임이 근시안적이라는 데 있다. 의학을 공부하고 수련하는 과정에서는 신체의 장기를 별개로 보도록 배운다. 위장병 전문의는 위장만, 심장병 전문의는 심장만, 신경과 의사와 정신과 의사는 뇌만 떼어서 공부한다. 그러나 우리의 몸은 따로따로 작동하지 않는다. 서로 연결되어 있으며 증상이 드러나는 부위가 아닌 다른 곳에 문제의 근원이 존재할 때도 있다. 뇌, 관절, 갑상샘, 심장에서 발생하는 염증의 뿌리를 제대로 잡으려면 염증이 어디에서 오는지 생각해 보아야 한다. 대부분의 질병은 궁극적으로 장의 문제에서 비롯한다.

이러한 관점에 당황해선 안 된다. 1부에서 식물 독소가 장에 얼마나 해로울 수 있는지, 또 어떻게 장 점막의 면역세포를 자극하는지를 보았다. 면역세포들이 활성화되면, 대개 전신 염증이 뒤따르며 사이토카인이 뇌를 포함한 몸 전체를 순환한다. 최고의 건강을 추구한다면 장 상태를 확인하고 장을 손상할 가능성이 있는 음식을 피해야 한다.

동물성 식품 vs 식물성 식품, 비타민과 미네랄

지금까지 크레아틴, 콜린, 카르니틴, 카르노신, 타우린을 알아 보았다. 이들 영양소 모두 양이 적절할 때 우리 몸에서 큰 효과를 발휘하는데, 충분하게 함유된 식물성 식품은 없다고 했다. 위 영양소와 달리 아연, 철, 마그네슘, 셀레늄 같은 미네랄은 식물성 식품에도 함유되어 있지만 피틴산과 옥살산염 때문에 동물성 식품보다 흡수율이 많이 낮다.[27] 피틴산이 포

147

함된 음식과 포함되지 않은 음식으로 미네랄이 흡수되는 정도를 조사했더니 식물성 식품에 든 미네랄은 생체 이용률이 심하게 저조했다.

예를 들어 굴은 아연이 가장 풍부한 식품으로 굴만 단독으로 섭취하면 2-3시간 이내에 혈장 아연 수치가 크게 상승한다. 반면 콩이나 옥수수로 만든 토르티야와 함께 먹으면 아연의 흡수율이 크게 감소한다. 콩과 토르티야 둘 다 고농도의 피틴산을 함유하는데, 굴과 검은콩을 함께 섭취하면 혈장 아연 수치가 정상치의 1/3로 감소하며, 토르티야와 같이 먹으면 아연 흡수가 완전히 억제된다.[28] 마그네슘과 칼슘도 비슷해서 시금치 같은 옥살산염이 많은 채소와 함께 먹으면 거의 흡수되지 않는다.[29,30]

옥살산과 피틴산은 식물이 미네랄을 결합하는 데 활용된다. 마그네슘과 인, 아연, 셀레늄, 칼슘 등의 양전하를 띤 원자 주위를 옥살산과 피틴산 분자가 감싸 식물의 세포 내에 저장되도록 한다. 문제는 우리가 식물을 섭취하면 피틴산이나 옥살산염이 소화관 내의 미네랄과 결합해 흡수를 방해한다는 것이다. 이젠 너무 뻔하지만 채식을 하는 사람은 철, 아연, 칼슘 같은 미네랄 수치가 낮다는 결과가 반복된다.[31,32,33-35]

채식주의자의 미네랄 수치를 조사한 연구를 살펴보면 채식주의자의 혈장 아연과 구리 농도는 비채식주의자에 비해 통계상 매우 미미한 정도로 나타나는데, 음식에서 얻는 아연과 구리의 생체 이용률이 떨어지기 때문일 수 있다. 채식 식단에는 아연, 구리 특히 셀레늄 같은 필수 항산화성 미량 원소가 부족하며, 셀레늄 농도 역시 채식을 하지 않는 사람보다 심하게 낮다.

식물성 식품에서 미네랄을 얻고자 하는 이들에게는 안타까운 소식이 되겠다. 메이요 클리닉 역시 최근에 발표한 보고서에서 채식에서 비롯하는 영양 결핍에 우려를 표하는데, 제대로 된 영양 계획 없이 채식을 하는 경우 신경 문제와 빈혈, 뼈의 강도를 비롯한 기타 건강 관련 문제와 관련된 일부 영양소가 결핍된 것을 발견했다고 한다. 채식주의자들은 비타민 B12
·철·칼슘·비타민 D·오메가-3 지방산·단백질이 부족할 가능성이 높다.[36]

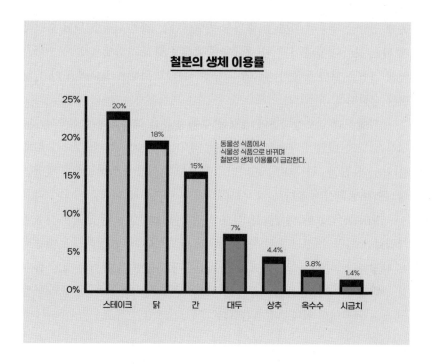

철분의 생체 이용률

동물성 식품에서
식물성 식품으로 바뀌며
철분의 생체 이용률이 급감한다.

비건은 갑상샘 호르몬의 적절한 형성을 방해하는 요오드 결핍도 상당히
많이 겪는데[37,38] 일부 연구에 따르면 결핍률이 80%에 이르며, 특히 이소티
오시안산염이 많이 함유된 십자화과 채소를 다량으로 섭취하는 경우 요오
드가 결핍될 수 있다고 한다.

철분은 식물성 식품에서 더 구하기 어려운 미네랄로, 많은 연구에서
비건을 비롯한 채식주의자의 결핍률이 더 높게 나타난다.[39,40] 동물성 식품
에서 철분은 포르피린 고리라고 하는 큰 분자가 포함된 '헴' 형태로 존재
한다. 철분과 포르피린 고리를 포함하는 헴기가 있는 4개의 소단위체로 구
성된 큰 단백질인 헤모글로빈에 결합된 산소를 적혈구가 운반하는데, 포
르피린 고리 속 철분은 인체에서 매우 중요한 역할을 많이 한다. 헴 형태의
철분은 몸에서 빠르게 흡수되는 반면, 식물성 식품의 철 원자는 벌거벗은
상태라 장에서 효과적으로 흡수되기 어렵다.[41] 그러니 식물성 식품에만 의

존해 영양을 채우려 하면 철 결핍성 빈혈이라는 훨씬 심각한 위험에 처하게 되는 것이다. 물론 고기와 내장육에 함유된 헴철로 쉽게 고칠 수 있다.[42] 앞의 그림을 보면 동물성 식품과 식물성 식품 속 철분의 흡수력 차이가 얼마나 심한지 알 수 있다!

드물지만 리보플라빈이 결핍된 경우 철분을 적절하게 섭취하더라도 철분 결핍성 빈혈이 계속될 수 있다는 점도 덧붙인다. 비타민 B2인 리보플라빈 역시 상당히 중요한 비타민으로 동물성 식품에만 적절량 존재하는데, 곧 자세히 살펴 본다.

이토록 중요한 미네랄을 식물성 식품에서만 얻으려 한다면 건강에 악영향을 끼칠 수 있는 결핍 문제가 생길 게 뻔하다. 나시 말하지만 해결책은 분명하다. 식물성 식품에 포함된 피틴산과 옥살산, 섬유질은 영양 흡수를 방해할 뿐이며, 동물성 식품이 우리가 최적으로 기능하는 데 필요한 훨씬 뛰어난 형태의 미네랄을 함유한다.

비타민 B와 메틸화

식물성 식품에 부족한 영양소로 비타민 B가 제일 먼저 떠오른다. 비타민 B는 세포의 대사와 적절한 세포 분열에 필요하며, 메틸기가 세포 내에서 다른 분자로 이동하는 메틸화 과정에 관여한다. 몸에서 일어나는 생화학 작용에는 수백 가지의 메틸화 반응이 동반되는데, 모든 반응은 우리가 먹는 음식을 통해 메틸기가 안정적으로 공급되어야 원활하게 이루어진다. 엽산은 메틸기의 주요 공급원으로 식물성, 동물성 식품에 모두 존재하지만 동물성 식품에 함유된 엽산의 생체 이용률이 높다. 엽산이 충분해야 DNA가 형성되고 L-메틸포레이트가 합성될 수 있다. L-메틸포레이트는 호모시스테인이 메티오닌으로 전환되는 과정에서 메틸기를 공급하는 데 쓰이는 분자로 비타민 B12와 함께 호모시스테인이 메티오닌으로 전환되는 반응에 도움을 준다. L-메틸폴레이트는 DNA 합성과 관련된 테트라하이드로폴레이트로 바뀌어 재활용되는데, B12가 충분하지 않으면 L-메틸폴레이트가 변환되지 못해서 테트라하이드로폴레이트가 형성될 수 없다. 그러면 DNA를 구성하는 빌딩블록이 부족해지며 정상적인 세포 성장과 분열이 저해된다.

B12나 엽산이 충분하지 않으면 세포가 제대로 분열하지 못해 적혈구가 정상보다 훨씬 비대해지는 거대적아구성 빈혈이 생긴다. 또 B12가 결핍되면 균형 문제가 생기거나 치매로 진행될 수 있는 신경계 질환으로 이어질 수 있다.

식물성 기반 영양분에 의존한다면 호모시스테인 수치가 자주 상승하는지 주의해서 살펴야 한다. 메틸화 기능 이상을 뜻하기 때문이다.[43] 호모시스테인 수치 상승은 B12, B6, 엽산 등 여러 가지 비타민 B가 결핍되었다는 의미일 수 있으며, 건강한 사람과 알츠하이머 치매 환자 모두의 뇌 크기 감소와 관련있다. 이 주제를 연구한 최근의 리뷰 논문에서는 정상 범위인 250emol/L 이하의 비타민 B12 수치는 알츠하이머, 혈관성 치매, 파킨슨병과 잠재적인 관계가 있다고 밝힌다. 채식과 당뇨병 치료약인 메트포르민은 비타민 B12 수치를 낮추며 인지 장애 위험도 높일 수 있다.[45]

1장에서 지난 4만년 동안 인간의 뇌 크기가 어떻게 변화했는지 이야기했다. 안타깝게도 뇌의 크기가 작아진 것은 동물성 식품의 섭취가 줄며 B12를 포함한 다른 비타민 B군이 감소했기 때문일 수 있다. 옥스퍼드 대학에서 흥미로운 연구를 수행했는데, 107명의 노인 환자의 두뇌 크기와 비타민 B12 상태를 5년 동안 MRI로 모니터링했더니 놀랄만한 결과가 나왔다. 비타민 B12 수치가 기준치보다 낮고 혈장 호모시스테인과 메티말론산 수치가 높은 사람의 뇌 용적이 더 많이 줄었던 것이다. B12의 저하는 노인들의 뇌위축과 그에 따른 인지 장애를 일으킬 수 있으며, 그 원인으로 수정이 필요하고 추가적인 연구가 이루어져야 한다며 연구는 마무리된다.[46]

식물성 식품에 포함된 비타민 B군의 생체 이용률은 동물성 식품보다 전반적으로 낮다. 동물성 식품의 비타민 B6는 생체 이용률이 매우 높으며 많은 식품이 100%에 이른다. 일반적으로 식물성 식품의 생체 이용률이 더 저조하다. 섬유질은 생체 이용률을 5-10%까지 감소시키며, 피리독신 글루코사이드는 75-80%까지 떨어뜨린다. 식물성 식품에 함유된 비타민 B6는 피리독신 글루코사이드라는 당단백질과 결합되어 있는데, 피리독신 글루코사이드는 다양한 식물성 식품에서 발견되며 십자화과 식물에 가장 많다.[47] 웁스! 매서운 십자화과 식물이 다시 등장했다! 섬유질이 영양분의 생체 이용률을 감소시킨다는 얘기도 또 나왔다. 내가 말하지 않았던가, 식물은 우리를 사랑하지 않는다고.

리보플라빈을 포함한 일부 비타민 B의 경우 몸에 필요한 최적의 양을 식물성 식품으로만 확보하긴 매우 어렵다. 비타민 B2인 리보플라빈은 메틸화 과정에서 핵심적인 역할을 하는데 L-메틸포레이트를 형성하는 과정에서 효소 MTHFR이 적절하게 기능하도록 한다. MTHFR 유전자에 생긴 단일 염기 다형성single nucleotide polymorphism, SNP은 리보플라빈의 효소 결합 부위에 영향을 미쳐 MTHFR의 작용을 느리게 만든다. MTHFR 유전자의 '느린' 변형이 있다면 식사로 리보플라빈을 충분히 섭취해 MTHFR가 정상적으로 기능하도록 할 수 있다.[48] 부작용의 위험이 있는 엽산 보충제 L-메틸폴레이트를 섭취할 필요가 없다.

메틸화를 최적화하는 데는 어느 정도의 리보플라빈이 필요할까? 정확하게 알려진 바는 없으나 하루에 2-3mg 정도일 것이라 생각한다. 현재의 일일 권장량보다 꽤 많은 양인데 식물성 식품에서 생체 이용률이 이 정도 높은 리보플라빈을 얻으려 한다면... 행운이 따르길 바란다! 시금치는 식물 중 리보플라빈이 가장 풍부한데 100g에 겨우 0.2mg 들어 있다. 리보플라빈 3mg을 섭취하려면 시금치를 1.3kg 넘게 먹어야 한다! 녹색잎 무성한 시금치 때문에 가스가 얼마나 찰지, 옥살산염은 또 얼마나 먹게 될지 상상이 가는가? 반대로 현명하게 고기를 챙겨 먹는다면 100g의 간이나 신장으로 3mg의 리보플라빈을 섭취할 수 있다.

나는 MTHFR 유전자 다형성이 있는데, 비건 채식을 할 때 호모시스테인 수치가 13μmol/L까지 상승했다. 지금은 내장육으로 리보플라빈을 적절히 섭취하니 L-메틸포레이트 보충제를 먹지 않는데도 리터당 7μmol/L 미만으로 유지된다. MTHFR 다형성을 가진 나의 환자들에게서도 비슷한 양상이 관찰된다. 식사에 충분하다면 호모시스테인 수치를 정상화하기 위해 L-메틸포레이트를 복용할 필요는 없는 듯하며, 음식으로 리보플라빈을 섭취하려 한다면 동물성 식품에서 얻어야 한다.

비타민 A

식사를 대부분 식물성 식품으로 구성한다면 미네랄 외에도 비타민 B 및 지용성 비타민 A와 K2 역시 결핍되었을 가능성이 상당하다. 비타민 A의 결핍은 보통 야맹증과 관련있으나, 더 다양한 기능을 많이 하기 때문에 결핍되면 몸에 많은 문제가 생길 수 있다.

식물에서 나는 '비타민 A'는 사실상 비타민이 아니다. 베타-카로틴이라는 전구체로 BCMO 효소의 도움을 받아 우리의 생리 작용에 사용되는 형태인 레티놀로 변형되어야 한다. 문제는 이 변환 과정이 무척이나 비효율적이라는 점이며, BCMO에 다형성이 있다면 변환 속도가 극도로 떨어진다.[49,50] 연구에 따르면 BCMO 다형성이 없더라도 동물성 식품에서 발견되는 형태의 비타민 A인 레티놀 1유닛과 동일한 생물학적 가치를 얻으려면 21유닛의 베타-카로틴이 필요하다고 한다.

베타-카로틴이 레티놀로 변환되는 비율을 고려해 보면 19,000mg의 베타-카로틴을 섭취해야 레티놀 일일 권장량과 영양가를 동등하게 맞출 수 있다. 베타-카로틴은 고구마에 가장 풍부한데, 옥살산염이 든 고구마 450g을 매일 먹으면 된다! 리보플라빈 권장량을 채우기 위해 시금치 1.3kg을 먹고나서, 비타민 A를 얻기 위해 고구마 450g을 먹으려면 배에 들어갈 자리도 없겠거니와 다른 음식을 먹을 시간도 부족할 것 같다! 반복되는 패턴에 주목하길 바란다. 인간의 위장은 모든 영양적 요구를 충족시킬 수 있을 만큼의 식물성 식품을 수용할 수 없다. 그리하려 한다면 엄청난 양의 독소도 함께 섭취하게 될 것이다. 다함께 외쳐보자,

"식물은 그저 생존 식품일 뿐이다!!"

비타민 K

비타민 K 역시 지용성 비타민으로 식물성과 동물성 두 가지 형태
가 있다. 식물에서 생성되는 비타민 K는 K1 혹은 필로퀴논이라고도 한
다. 동물에서 주로 발견되는 형태를 메나퀴논이라 하는데, 측쇄의 길이에
따라 여러 가지로 구분하며 통틀어 비타민 K2라고 한다. MK-4, MK-7,
MK-11같은 다양한 K2를 본 적이 있을 것이다. 식물성 식품 중에는 드물
게 낫토에 메나퀴논이 있긴 한데 서양에서는 낫토를 잘 섭취하지 않는다.

K1과 K2의 생물학적 활성에 관한 연구를 보면 비타민 K의 식물 내
형태와 동물 내 형태의 차이를 알 수 있어 흥미롭다. 베타-카로틴처럼 비
타민 K1이 인간의 몸에서 하는 독특한 생물학적 역할은 아직 밝혀진 바 없
다. K1이 응고 인자를 형성하는 데 필요하다고 주장하는 자료가 있는데,
K2도 같은 기능을 한다.[51] 반면 비타민 K2는 칼슘의 적절한 저장, 골밀도
및 동맥 건강 등 인간의 생리 작용에서 중요한 역할이 많다. 비타민 K1과
K2의 효과를 비교하는 연구에서 K2를 많이 섭취하는 사람들은 심장 질환
과 심혈관 합병증 수치가 낮다고 반복적으로 나타나지만 K1은 그렇지 않
았다.

로테르담 연구로 유명한 한 역학 조사에서는 4,807명의 피험자를 추
적하며 10년 동안 K1과 K2의 섭취량을 조사했다.[52] 관상 동맥 심장 질환
과 대동맥 석회화에 따른 사망을 비롯해 여러 심혈관 질환의 발생률을 기
록했는데 결과가 놀랍다. 하위 삼분위 그룹과 비교해 비타민 K2를 섭취한
중위, 상위 삼분위의 관상 동맥 질환 사망 위험이 낮았다. 또 비타민 K2의
섭취는 모든 원인 사망률 및 심각한 대동맥 석회화와 반비례하며 역상관
관계가 나타난 반면 비타민 K1 섭취는 연관성이 없어, 관상 동맥 질환 예
방에 비타민 K2인 메나퀴논의 적절한 섭취가 중요하다는 걸 알 수 있다.

다음 자료를 보며 위 연구의 결과를 확인해 보자. 첫 번째 그래프에

서 볼 수 있듯이 세 집단에서 비타민 K2의 수치가 증가함에 따라 심장 질환 관련 사망률이 감소했다. 상위 3분의 1의 K2 섭취량은 하루 32㎍으로 양이 적은 편인데도 효과가 있었는데, 카니보어 식단을 하면 하루에 100㎍ 이상을 손쉽게 얻을 수 있다.

두 번째 그래프에서도 K2가 증가함에 따라 대동맥 판막 석회화 수치

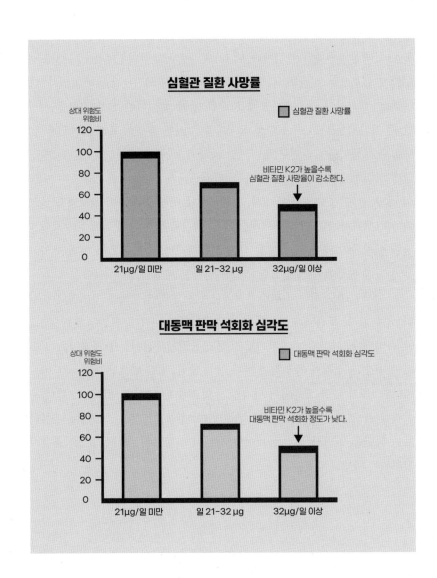

가 감소하는 경향이 명확하게 나타난다. K2 수치가 높아질수록 대동맥 석회화 수준이 낮아지고 결과가 개선되는 강력한 상관관계가 드러난다. 한편 연구가 끝날 때까지 비타민 K1의 섭취 효과는 나타나지 않았다. 식물성 형태의 비타민 K인 K1가 인체에서 사용 가능한 형태인 K2로 거의 전환되지 않는다는 의미다. 식물성 식품 다시 또 패!

16,000명 이상의 여성을 8년 동안 추적 관찰하며 심장 질환과 비타민 K2 섭취를 비교한 또 다른 연구에서도 비타민 K2와 심장 질환 위험 사이에 역상관관계가 드러난다. 주로 비타민 K2 아형인 MK-7·MK-8·MK-9 덕분으로 비타민 K1의 섭취는 심장 질환과 큰 관련이 없었다. 메나퀴논, 특히 MK-7·MK-8·MK-9를 많이 섭취하면 심장 질환을 예방할 수 있다고 한다.[53] 이 실험의 참가자들은 어떤 종류의 음식을 먹었을까? 동물성 식품이다! 이 연구에 따르면 비타민 K2를 매일 10μg 섭취하면 심장병 위험이 10% 감소한다고 한다. 달걀노른자 한 개나 간 28g에는 이 양의 거의 두 배 정도가 들어 있다. 일반적으로 동물성 식품이 심장병을 일으킨다고 생각하지만 이 연구에서는 동물성 식품을 많이 섭취할수록 심혈관 질환 발병률이 떨어져, 동물성 식품에만 존재하는 여러 가지 특별한 영양분이 동맥 건강에 무척 중요한 역할을 한다는 사실을 알 수 있다 .

안타깝게도 식품의 비타민 K2 함량을 알려면 검색을 무척이나 열심히 해야 한다. 무슨 말도 안 되는 이유에서인지 미국 농무부는 비타민 K1만 측정했다. 인간과 마찬가지로 동물도 K2를 우선적으로 사용하는데 고기와 내장육, 달걀에 풍부하며 특히 간에 많다. 콩을 발효해 만든 낫토에도 비타민 K2가 다량 함유되어 있지만 콩의 무수한 단점에 비추어 보건데 동물성 식품으로 비타민 K를 섭취하는 편이 더 좋을 것이다. 12장에서 카니보어 식단을 하면서 무엇을 먹어야 하는지 설명하며 비타민 K2를 충분히 섭취하는 방법도 다룬다.

단백질

단백질을 논하지 않고는 식물성 식품과 동물성 식품의 영양 차이에 관한 논쟁은 끝나지 않을 것이다. 채식을 지지하는 쪽에서는 채소만으로 단백질을 충분히 섭취할 수 있다고 얘기하는데, 주의깊게 검토해보면 타당성이 떨어지는 주장이라는 걸 알 수 있다.

단백질의 질은 소화 가능 필수 아미노산 점수, 즉 다이아스DIAAS, digestible indispensable amino acid score수치로 측정할 수 있다. 다이아스 지수는 식품 속 단백질이 실제로 사용되는 정도를 알려준다. 다음 자료의 동물성 식품과 식물성 식품의 다이아스 수치를 보면 식물성 단백질의 약세를 바로 알 수 있다. 다이아스 수치는 식품 속에 단백질이 얼마나 많이 함유되어 있는지와 더불어 생물학적으로 어느 정도 사용할 수 있는지도 보여준다. 골다공

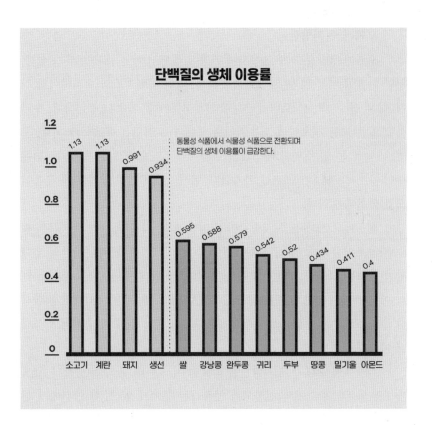

단백질의 생체 이용률

동물성 식품에서 식물성 식품으로 전환되며 단백질의 생체 이용률이 급감한다.

소고기 1.13
계란 1.13
돼지 0.991
생선 0.934
쌀 0.595
강낭콩 0.588
완두콩 0.579
귀리 0.542
두부 0.52
땅콩 0.434
밀기울 0.411
아몬드 0.4

증을 예방하고, 인슐린 민감성에 중요한 역할을 하는 근육을 평생 유지하고 싶다면 양질의 동물성 단백질은 필수다. 식물 유래 단백질은 그램 기준 동물성 단백질보다 유용성이 떨어진다. 간혹 동물성 식품을 먹지 않는 보디빌더도 있는데 근육질의 체격을 유지하기 위해선 중금속 오염물, 렉틴, 옥살산염 및 다른 항영양소까지 섞여 들어가는 고도로 가공된 식물성 단백질 분말을 아주 많이 섭취해야 한다. 그러한 비건 단백질은 류신 함량이 낮아 근육의 성장이나 회복에 효과적이지 않으며, 원재료를 키우는 데 같은 양의 소고기 단백질보다 훨씬 많은 양의 물이 들어간다. 해변에서 매력을 뽐내고 싶든, 오래 건강하게 살기 위해 근육을 유지하고 싶든 모든 면에서 동물성 단백질이 식물성 단백질보다 우수하다. 이상 이야기 종료.

오메가-3 지방산

오메가-3의 인기가 높아지며 건강에 좋다고 하는 데는 이유가 있다. 일단 이름이 너무 멋지다! 오메가-3라니, 마치 어벤져스의 슈퍼히어로로 같다. 물론 필수 지방산 오메가-3는 슈퍼히어로가 될 자격이 충분하다. 우리 몸에 있는 모든 세포막에 필수적이며 오메가-3 결핍은 우울증과 피로, 불임, 기억력 문제, 주의력 결핍과 관련있다.[54,55,56-59] 오메가-3 지방산은 뇌에 특히 많으며 DHA가 90%를 차지한다. 몸에서 합성되지 않기 때문에 음식으로 섭취해야 한다.

식물에도 오메가-3 지방산이 있지만 베타-카로틴, 비타민 K같은 필수 영양소처럼 식물성 식품에는 전구체 형태로만 존재한다. 인간의 생화학 반응에는 식물성 형태의 오메가-3 지방산인 알파 리놀렌산α-linolenic acid, ALA이 사용되지 않으며, EPA, DPA, DHA처럼 이용 가능한 형태로 전환해야 한다. 그렇다, 채식주의자는 오메가-3 지방산의 수치 역시 최적의 상태가 아니라고 한다.[60]

식물에서 오메가-3 지방산을 얻으려 시도는 해 볼 수는 있으나 ALA가 EPA와 DHA로 거의 전환되지 않는다는 문제가 있다. 한 연구에서 건강한 피험자에게 ALA가 풍부한 아마씨 30g 혹은 순수한 ALA만 6g을 투여했으나 EPA와 DHA 수치에 변화가 없었다. 대신 아마씨 때문에 심각한 위장관 문제가 생겼다. 연구 초기 모든 그룹의 피실험자들이 위장이 불편하다는 증상을 호소했던 것이다. 또 아마의 리그난은 내분비계를 교란하는데, 호르몬 수치도 조사했더라면 남성, 여성 피험자 모두 부정적인 결과가 나왔을거라 장담한다.

적정량의 오메가-3 지방산을 얻는 가장 좋은 방법은 동물성 식품에 미리 형성되어 있는 EPA와 DPA, DHA를 섭취하는 것이다. 12장에서 생체 이용률이 높은 오메가-3 지방산이 포함된 동물성 식품을 추천한다. 참고로 생선 기름 캡슐은 절대 아니다. 그런 제품은 산화되었을 가능성이 높

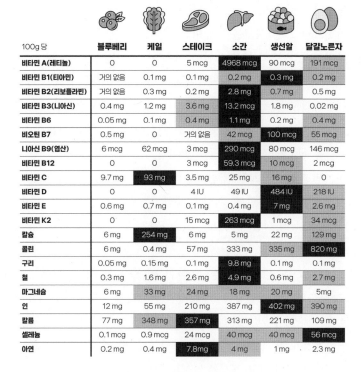

100g당	블루베리	케일	스테이크	소간	생선알	달걀노른자
비타민 A(레티놀)	0	0	5 mcg	4968 mcg	90 mcg	191 mcg
비타민 B1(티아민)	거의 없음	0.1 mg	0.1 mg	0.2 mg	0.3 mg	0.2 mg
비타민 B2(리보플라빈)	거의 없음	0.3 mg	0.2 mg	2.8 mg	0.7 mg	0.5 mg
비타민 B3(니아신)	0.4 mg	1.2 mg	3.6 mg	13.2 mg	1.8 mg	0.02 mg
비타민 B6	0.05 mg	0.1 mg	0.4 mg	1.1 mg	0.2 mg	0.4 mg
비오틴 B7	0.5 mg	0	거의 없음	42 mcg	100 mcg	55 mcg
니아신 B9(엽산)	6 mcg	62 mcg	3 mcg	290 mcg	80 mcg	146 mcg
비타민 B12	0	0	3 mcg	59.3 mcg	10 mcg	2 mcg
비타민 C	9.7 mg	93 mg	3.5 mg	25 mg	16 mg	0
비타민 D	0	0	4 IU	49 IU	484 IU	218 IU
비타민 E	0.6 mg	0.7 mg	0.1 mg	0.4 mg	7 mg	2.6 mg
비타민 K2	0	0	15 mcg	263 mcg	1 mcg	34 mcg
칼슘	6 mg	254 mg	6 mg	5 mg	22 mg	129 mg
콜린	6 mg	0.4 mg	57 mg	333 mg	335 mg	820 mg
구리	0.05 mg	0.15 mg	0.1 mg	9.8 mg	0.1 mg	0.1 mg
철	0.3 mg	1.6 mg	2.6 mg	4.9 mg	0.6 mg	2.7 mg
마그네슘	6 mg	33 mg	24 mg	18 mg	20 mg	5mg
인	12 mg	55 mg	210 mg	387 mg	402 mg	390 mg
칼륨	77 mg	348 mg	357 mg	313 mg	221 mg	109 mg
셀레늄	0.1 mcg	0.9 mcg	24 mcg	40 mcg	40 mcg	56 mcg
아연	0.2 mg	0.4 mg	7.8 mg	4 mg	1 mg	2.3 mg

이 표는 영양소의 생체이용률을 고려하지 않았다.
여러 연구에서 식물성 식품의 비타민 B군과 미네랄의 생체 이용률이 낮게 나타난다.

다! 식물성 식품과 동물성 식품의 영양 차이를 마무리 짓고자 앞 쪽에 각 식품의 영양분을 비교해 보았다. 어떤 식품이 진짜 슈퍼푸드인지 한 눈에 보일 것이다!

왜 어떤 사람에게는 비건 채식이 도움이 되는걸까?

솔직하게, 또 진실하게 나의 비밀을 털어 놓을 때가 온 것 같다. 폭탄 맞을 준비가 되었는가? 나는 채식주의자였다! 그냥 채식이 아니고 생채식을 하는 비건이었다!! 모 아니면 도라고, 나 역시 식물의 프로파간다에 매혹된 적이 있었다. 상당히 오래되었는데 정확히 15년 전이었다. 내겐 아무런 효과가 없었는데, 6개월 동안 과일과 생야채만 먹으며 근육이 11kg이나 빠져 해골처럼 보였다. 주변 사람들이 살이 너무 많이 빠졌다고 부드럽게 얘기했으나 그런 경고를 귀담아 듣기에는 채식 이데올로기에 너무 매몰된 상태였다. 방귀와 복부 팽만이 계속되는 등 끔찍한 위장관 문제를 겪었다. 채식에 불가피하게 따라오는 잦은 방귀를 반겨야 한다는 어이없는 주장하는 비건도 있는데, 생채식을 할 때 내 방귀 냄새에 시달렸던 불쌍한 동료들은 동의하기 어려울 것이다. 또 채식이나 고섬유질식을 하며 가스와 팽만감을 심하게 겪은 사람들도 말이다.

하지만 단기적으로는 비건 채식이 일부 사람에게 효과가 있는 듯이 보인다는 건 인정해야 한다. 채식과 육식에는 공통적인 핵심 특징이 한 가지 있다. 바로 특정 식품의 제한으로 효과가 매우 강력하다. 채식과 관련해서는 육류를 제한해 긍정적인 변화가 생겼다는 판단 실수를 많이 하는데, 이 가정과는 180도 반대인 엄격한 카니보어 혹은 고기를 포함하는 팔레오나 키토제닉 식단으로 건강을 크게 개선한 사례가 수천 건에 이른다. 동물성 식품을 지나치게 악으로 몰며 채식을 할 때 대기업에서 생산하는 가공식품과 유제품도 배제한다는 사실은 간과한다. 빵, 설탕, 정크 푸드에서 비롯한 문제인데 고기 탓을 해서는 안 되는 것이다!

우리 존재의 핵심은 300만 년 동안 동물을 먹었기 때문에 오늘날의 인간이 될 수 있었다는 것이다. 동물성 식품을 많이 먹었기 때문에 지난 2백만 년 동안 뇌가 커지고 인류는 번성할 수 있었다. 진화의 관점에서 동물성 식품이 갑자기 우리 몸에 나쁘다거나, 어떤 사람에게는 괜찮은데 다른 사람에게는 좋지 않다는 건 이치에 맞지 않는다. 채식은 면역 체계를 자극하는 식품을 배제하기 때문에 단기적으로 특정한 사람에게 도움이 될 수 있다. 그러나 장기적으로 채식하면 생물학적으로 이용 가능한 영양분이 부족해지거나, 다양한 식물 독소가 면역 체계를 활성화하기 때문에 실패할 수 밖에 없다.

또 채식으로 당뇨병이 낫거나 체중이 감량되는 경우도 있는데 섭취 칼로리가 너무 적어서 그렇다. 과일과 야채만으로 기본적인 대사 요구를 충족하는 데 필요한 칼로리를 충분하게 얻기는 어렵다. 인간과 달리 영장류는 깨어있는 거의 대부분의 시간을 풀을 씹으며 보내는데, 매일 몇 킬로그램에 달하는 식물을 섭취해야 하기 때문이다. 과체중인 사람에게는 칼로리 부족이란 말이 괜찮게 느껴질 수도 있지만, 근육량을 유지하거나 늘리고 싶은 경우 채식은 악몽이 될 수 있다. 내가 그랬듯이 말이다. 또 칼로리를 장기간 제한하면 호르몬 균형이 무너지며, 식물성 식품에 함유된 단백질은 생체 이용율이 낮아 근육이 많이 유실된다.

섭취하는 음식과는 별개로, 칼로리가 부족하면 인슐린 민감성을 향상시키는 유전자가 활성화되며 그에 따라 염증이 감소한다.[61] 캔자스 주립대학 교수 마크 허브는 10주 동안 21kg을 감량하기 위해 초코바 트윙키만 먹는 칼로리 제한 식이요법을 시도했다. 그러나 이런 방법이 장기적으로 실행 가능한 전략인지, 살을 빼는 건강한 방법인지 의심하지 않는 사람은 없을 것이다. 오랜 기간 이런 식으로 식사를 때우면 영양 결핍과 관련된 다양한 문제가 생기고 건강에 치명적인 영향을 미친다. 채식을 하면서 보충제를 많이 섭취하지 않는 경우 흔히 관찰되는 양상이다. 채식을 시작하면 가공식품과 설탕도 제한하는데, 첫 몇 달에서 몇 년 동안 몸이 좋아진다고 느끼는 사람이 많지만 이후에는 심각한 건강 문제, 영양실조, 호르몬 장애

161

로 고통받는다.

채식을 해서 더 좋아지는 것처럼 보이는 사람도 있는 이유가 무엇이냐는 질문도 자주 받는다. 미디어에서는 동물성 식품을 배제했기 때문에 운동 선수의 경기력이 향상된 거라는 믿음을 조장한다. 하지만 이런 주장에는 너무나도 큰 오해의 소지가 깃들어 있는데, 채식으로 경기력이 향상되었다는 사례를 소개하면서 채식 전에는 가공식품으로 가득 찬 식사를 했다는 사실은 언급하지 않는다. 어떤 식이요법도 정크 푸드로 채워진 일반적인 미국식 식사보다 나을텐데 말이다!

많은 프로 운동 선수가 식물성 위주로 식단을 더 강화했다고 주장하지만, 실제로 어떻게 먹는지는 정확하게 알 수 없다. 비건인 운동선수의 부상률은 육류를 섭취하는 선수보다 더 높은 듯 한데, 작년까지만 해도 채식을 한다고 칭송받던 선수가 다시 고기를 먹는 경우도 있으며, 시즌을 조기에 마감해야 할 정도로 큰 부상을 입은 선수도 있다. 테니스 스타 노박 조코비치와 야구 투수인 CC 사바시아를 비롯한 많은 운동선수들이 해당한다. 미식축구 선수 톰 브래디는 채식을 하는 선수로 많은 지지를 받지만, 식사에 고기를 포함한다고 분명하게 밝힌 바 있다. 채식을 시작한 후 엘리트 운동선수의 성적이 눈에 띄게 떨어지고, 조기 은퇴를 하는 경우도 많다. 경쟁이 치열한 운동계에서 단순하게 채식으로 지구력을 높인다거나 최상의 경기력을 선보일 순 없다. 이상 사건 종결!!

그럼 어떤 사람에는 채식이 효과있는 까닭은 무엇일까? 그건 고기를 먹지 않아서가 아니라 다른 쓰레기 같은 음식을 먹지 않아서. 장기적으로 그런 음식은 인간의 몸에 전혀 도움되지 않는다.

생체 개별성 개념의 문제점

식물성 기반과 동물성 기반 식단 모두 효과가 있다는 근거를 끼워맞추기 위해 생물학적 개성에 호소하는 관점도 존재한다. 모든 사람은 각자 유전적으로 고유한 특징이 있기 때문에 채식이 효과적인 사람도 있으며, 카니보어·키토제닉·팔레오 식단이 적합한 사람도 있다는 발상이다. 대놓고 생체 개별성을 반박하진 않겠으나 개념을 잘못 적용하고 과도하게 일반화한거라 본다. 인간의 유전적 차이를 조사해보면 차이점보다 유사점이 더 많다. 더 자세히 알아보자.

생체 다양성 이론은 생화학적 요인과 면역 내성, 두 가지 요소로 이루어진다. 생화학을 먼저 얘기해보자. 모든 사람의 몸에서는 본질적으로 동일한 생화학 반응이 일어나며, 체내 시스템이 제대로 작동하는 데 필요한 비타민과 미네랄은 같다. 인체 생화학을 작은 기어, 레버, 스프링이 우아하게 함께 작동하는 엔틱 시계의 내부에 빗대어 생각해 보자. 부품이 하나만 빠져도 시스템이 고장나기 시작하는데, 속도가 느려지거나 작동을 완전히 멈춘다. 몸에 필요한 미량 영양소가 하나라도 없거나 양이 불충분할 때 이런 일이 생긴다. 우리 생화학의 작은 톱니바퀴, 레버, 스프링은 더 느리게 돌거나 전혀 회전할 수 없어 세포가 최적으로 기능하기 어렵다. 몸이 제대로 작동하는 데 필요한 미량 영양소는 사람마다 다르긴 하지만 차이가 크진 않다. 인체 내부 작용이 원활하게 이루어지는 데 필요한 비타민, 미네랄, 지방산의 양은 거의 비슷하다.

인간의 내부 시스템이 최상으로 작동하는 데 필요한 영양분을 제공하는 데 식물은 동물에 비교가 안 된다. 우리가 매일 최선을 다해 살아가는 데 필요한 가장 훌륭한 영양분의 원천은 동물이다. 또 필요한 영양분을 식물로부터 섭취하는 게 더 적합한 특정한 사람이 있다는 근거도 없다.

생체 개별성 방정식을 이루는 두 번째 부분은 면역 내성이다. 면역 내성은 개인에 따라 매우 다른 듯이 보이는데, 대부분의 사람들이 상상하는 만큼은 아니다. 지난 장에서 염증과 만성 질환을 플링코 게임에 빗대어 설명했는데, 개개인의 유전적 취약성이 염증이 발생했을 때 걸리는 질병

163

을 결정한다는 내 생각을 얘기했다. 각자의 고유한 아킬레스건이 면역 체계가 발동되며 드러나는 것이다. 노즈 투 테일 카니보어 식단은 우리의 선조들이 영위한 근본적인 식사 방식으로 이렇게 먹으면 지구에 있는 대부분의 사람이 건강하게 살 수 있다. 물론 식물성 식품에 대한 반응은 각자 다르며 식물성 식품을 더 많이 수용할 수 있는 사람도 있다고 생각한다. 자가 면역 질환이나 다른 만성 질환을 겪고 있다면 카니보어가 가장 좋겠지만, 민감성이 없으면 독성이 적은 식물성 식품을 때때로 섭취할 수 있다. 이 방식을 카니보어 지향 식단이라 정의하는데, 12장에서 식물 독성 스펙트럼을 보며 카니보어와 카니보어 지향 식단의 차이를 설명한다.

동물성 식품 vs 식물성 식품, 우리의 뇌는 거짓말을 하지 않는다.

많은 연구를 살펴 보았는데 함께 확인할 연구가 하나 더 있다. 채식주의자와 육류를 섭취하는 사람에게 고기·생선 같은 동물성 식품 이미지를 보여주는 실험으로, 이미지를 보여준 후에는 먹고 싶은 욕구처럼 주관적인 반응과 뇌의 신경 반응 같은 객관적인 반응을 측정해 평가했다. 객관적 반응은 사건 관련 전위, 즉 ERPevent-related potentials를 측정해 이루어진다. 우리의 흥미를 끄는 어떤 것, 먹고 싶은 음식, 매력적인 사람, 눈 앞의 예술 작품을 볼 때면 뇌가 긍정적으로 반응하는데, ERP로 측정할 수 있다.

채식주의자의 경우 잡식이나 채식 요리를 볼 때 보다 고기와 생선 요리를 볼 때 식욕, 즐거움, 흥분이 더 낮게 나타났다. 하지만 주관적 데이터와는 대조적으로 ERP를 측정했을 때는 그룹 간에 반응 차이가 없었는데, 수동적 관찰 및 인지 재평가 시간 동안 채식을 하는 그룹과 잡식을 하는 그룹 모두에서 유사한 신경 처리가 이루어졌다는 의미다. 채식주의자는 전반적으로 식물이 아닌 음식에 혐오감을 강하게 드러냈는데, 주관적 반응을 측정한 결과는 그들의 개인적인 신념과 일치하지만 신경 수준에서는 동물성 식품을 향한 근본적인 욕구가 그대로 보존된다. 심리적으로는 고기에 거부감을 느끼지만 채식주의자들의 뇌는 여전히 고기를 좋아하며 원시적인 수준에서 긍정적으로 반응한다. 인간은 근본적으로 고기를 먹도록 프로그램되었다는 꽤 반박하기 어려운 증거라 생각한다. 고기를 좋아하지 않는다거나 몸에 좋지 않다고 말을 할 순 있지만, 우리의 뇌와 몸은 고기의 진가를 알아보고 반갑게 반응한다.

마무리

이번 장은 무척 복잡했다! 이제는 동물성 식품이 모든 측면에서 진정한 슈퍼푸드에 부합한다는 사실에 확신이 들면 좋겠다. 동물성 식품에는 식물에서는 잘 생성되지 않는 인간의 건강에 필수적인 여러 영양소가 있으며, 미네랄·비타민 B·지용성 비타민·오메가-3 지방산·단백질 공급원으로 훨씬 뛰어나다. 정리 끝~!! 이번 장에서 반복 확인했듯이 식물성 식품으로 대부분의 영양을 채우려 한다면 합성 비타민, 가공 단백질을 많이 섭취하지 않는 이상 다중 영양 결핍에 많이 시달릴 수 밖에 없다. 즉, 동물성 식품의 KO 승이다. 과거에도 말했고 앞으로도 계속 말할 것이다. 식물은 생존 식품일 뿐이다! 양질의 동물성 식품을 충분히 먹으면 식물 독소에서 비롯하는 부정적인 영향은 덜 받으면서 생체 이용률이 높은 영양분을 더 많이 섭취하기 때문에 더욱더 건강해진다. 다음 장에서는 장 건강에 식물성 섬유질이 필요하다는 믿음을 반박한다. 더 흥미진진한 내용이 펼쳐질 것이다.

9장
잘못된 신화 2 – 장이 건강하려면 섬유질이 필요하다?

영양의 왕좌를 가리는 대결에서 동물성 식품의 일방적인 KO승을 지난 장에서 목도했다. 이번 장 역시 동물성 식품을 향한 여러 가지 근거 없는 비판을 한 접시에 담아 해체하는 잘못된 신화 폭로 뷔페가 될 것이다. 식물성 섬유질, 짧은 사슬 지방산, 장내 세균총 등 장 건강과 관련된 근거 없는 믿음에 초점을 맞춘다. 눈앞에서 오류가 와르르 무너져 내릴 테니 마음의 준비를 단단히 하시라.

사람들 앞에서 식물성 식품을 섭취하지 않는다고 얘기하면 섬유질을 안 먹는데 어떻게 대변을 보나요? 라는 질문을 가장 먼저 받는데, 카니보어 식단으로 장 기능을 개선한 사례는 수천 건에 이른다. 믿어도 된다! 내 변이 얼마나 훌륭한지 증거로 찍어둔 사진은 생략하겠다...! 쾌변이나 장 건강에 섬유질은 필요치 않다, 진실로. 최근에 했던 한 강연에서 카니보어 식단을 시도한 250명이 넘는 청중에게 배변 습관이 개선된 사람이 있냐고 물었더니 99%가 손을 들었다!

의학계에서는 거의 정설로 굳어진 듯한데, 인간의 장이 건강하게 기능하기 위해 식물성 섬유질이 필요하다는 발상은 완전히 잘못되었다. 섬유질과 변비에 관한 문헌을 검토해 보면 식물성 섬유질이 변비 환자의 증상을 개선하지 못한다는 사실을 바로 알 수 있다.

변비란 배변 횟수가 적은 간헐적인 배변 이상이라는 점을 이해하며 관련 연구를 살펴보아야 한다. 항문을 통과하기 어려운 고통스럽고 딱딱한 변이 특징으로 때로 설사약을 써야 하는 경우도 있다. 섬유질을 투여한 여러 연구를 살펴보면 대변의 빈도나 부피가 증가하면서 대체로 통증이 더 심해졌으며 대변 농도, 배변 용이성, 출혈, 설사약 사용, 배변 시 어려움 항목에 아무런 변화가 없었다. 섬유질을 섭취하면 배설할 내용물이 늘어

화장실에 자주 갈 순 있지만 변비 때문에 생긴 불편한 증상은 조금도 나아지지 않는다. 대체로 더 악화된다. 끄응!

변이 잘 안 나오고 아프기까지 한데 왜 빈도와 부피를 늘리려 할까? 설사약 없이, 덜 아프고, 쉽게 배변하는 데 섬유질이 도움이 된다고 증명된 적도 없는데 말이다.[1] 총 195명의 환자가 참여한 5개 연구를 망라한 리뷰 논문에 따르면 섬유질은 통증을 완화하지도, 변비 증상을 개선하지도 않는다. 식이 섬유를 섭취하면 변비 환자의 대변 빈도가 늘어날 수는 있으나 대변 농도, 변비 치료 성공률, 설사약 사용, 배변 시 통증을 개선하는지는 명확하지 않다고 여러 연구에서 보고했다. 참고한 연구에서 자료가 각기 다른 방식으로 제시되었기 때문에 이 리뷰 논문에서는 배변 시 통증 항목만 분석했는데, 식이 섬유를 섭취한 집단과 플라세보군 사이에 의미 있는 차이가 나타나지 않았다고 한다.[2]

화장실에 못 가 얼굴이 누렇게 뜬 사람에게 섬유질을 더 많이 섭취하라고 하는 게 맞는 걸까? 내가 보기엔 썩 좋은 치료법이 아닌 것 같다. 어린이에게 섬유질을 보충한 연구에서도 변비 증상에 아무런 효과가 없었다. 또 다른 연구에서는 고섬유질 그룹과 저섬유질 그룹으로 나누어 6개월과 12개월 후 추적 조사했으나 섬유질을 추가로 섭취해도 설사약 사용 감소 혹은 배변 빈도 증가 측면에서 유의미한 변화가 없었다.[3]

섬유질과 관련된 통념에 정면으로 위배되는 연구가 벌써 여럿이지만 이제 시작이다. 식물성 섬유질은 변비에 아무런 효과가 없었으며, 오히려 섬유질을 섭취하지 않았을 때 변비가 해결되었다. 제대로 읽었다! 섬유질을 멀리 구석으로 차 버렸더니 변비가 완전히 치료되었다는 연구 결과가 나왔다.

한 중재 연구에서 변비 환자를 각각 식이 섬유를 많이 섭취하는 그룹, 식이 섬유를 적게 섭취하는 집단, 식이 섬유를 섭취하지 않는 그룹 세 집단으로 나누었다. 그룹 별로 1개월과 6개월에 걸쳐 배변 빈도, 배변 시 불편함, 출혈, 복부 팽만, 복통 등의 항목을 조사했는데 결과가 대조적이었다. 식이 섬유 섭취를 완전히 중단한 환자 41명은 배변 빈도가 3.75일에 한 번에서 1일에 한 번으로 증가했지만, 식이 섬유 섭취량이 많은 환자는 배변 빈도에 변화가 없었다. 관련 증상을 겪는 환자 비율도 그룹 간에 차이가 있었는데 고섬유질군은 복부팽만 증상이 모두 지속된 반면, 저섬유질군은 31.3%가 경험했으며, 무섬유질군에는 복부팽만을 겪는 사람이 없었다. 또 변을 내보낼 때 힘을 많이 줘야 하는 문제의 경우 무섬유질군에 속한 모든 사람에게서 사라졌다. 복통은 섬유질 섭취를 완전히 중단한 환자만 개선되었을 뿐, 고섬유질식이나 저섬유질식을 계속한 환자는 호전을 보이지 않았다. 또 무섬유질군에서는 항문 출혈이 사라졌다.[4]

섬유질을 완전히 배제하니 모든 증상이 해결되었다. 섬유질이 변비에 도움이 된다고 누가 어떻게 주장할 수 있겠는가? 나는 더 나아가 위 연구와 비슷한 다른 많은 연구를 근거로 식물성 섬유질이 변비를 악화시킨다고 제의하고 싶다. 내 말이 틀린 적이 있던가? 어깨에 힘 좀 주겠다.

소장 내 박테리아 과다 증식(SIBO)

섬유질은 여러 가지 방식으로 변비를 악화시킨다. 장내 세균총 균형이 깨어진 경우 섬유질은 소장에서 유해균이 과잉 성장하는 소장 내 박테리아 과다 증식small intestinal bacterial overgrowth, SIBO라는 질병을 일으키는 것으로 보이는데, SIBO는 변비, 가스, 복부 팽만, 간헐적인 설사, 배변 시 통증 문제와도 연관이 있다. 임상에서는 식이 섬유를 완전히 제한하는 식이요법이 SIBO에 가장 효과적이었다. 저포드맵low FODMAP이나 특정 탄수화물식specific carbohydrate diet, SCD도 SIBO에 도움이 될 수 있지만 섬유질을 완전히 제한하는 방법보다 효과가 좋진 않다. 항생제나 항균 효과가 있는 허브로 치료를 시도하기도 하지만 대개 실패하며, 식습관을 바꾸지 않는 이상 75% 넘게 재발한다.

SIBO는 근본적으로 장의 운동성에 문제가 생긴 질병이라 본다. 건강한 사람은 소장에서 대장 쪽으로 음식물 찌꺼기나 세균을 쓸어내리는 연동 운동파가 발생해 소화관 상부에 박테리아가 과도하게 증식하지 않도록 한다. 이동성 위장관 복합 운동migrating motor complex, MMC이라고 하며 식간 공복에 45-180분을 주기로 발생한다. SIBO 환자는 이동성 위장관 복합 운동이 약하게 일어나 대장에 있던 박테리아가 소장으로 이동하며 미생물 균형과 다양성이 깨어진다.[5]

소장에 침입한 박테리아가 과도하게 증식하며 식물성 섬유질이 발효될 수 있는데, 그 때문에 가스와 복부 팽만이 생기며 불편함을 겪는다. 항생제를 사용해 볼 수 있으나 소화관의 운동성 문제가 바로 잡히지 않으면 수 주일 내로 다시 발생할 가능성이 커 SIBO의 재발률이 높은 것이다.

SIBO를 치료하는 첫 단계로 식사에서 식물성 섬유질을 배제하면 큰 효과를 볼 수 있다. 섬유질 공급을 중단하면 소장에서 과도하게 증식한 균이 원래 있던 대장으로 점차 물러나며 디스바이오시스 상태를 개선하기 때문으로 보인다. SIBO에 관해 알아야 할 내용이 더 있지만 섬유질을 피하면 증상이 좋아지는 건 확실하다.

지금껏 책을 덮지 않고 여기까지 읽으며 현재 예리한 의학 탐정으로 분한 당신은 턱을 괴고 운동성 문제를 일으키는 근본 원인은 무엇이며, 어떻게 고칠 수 있을까? 라는 두 가지 중요한 질문으로 고심하고 있을 것이다. 해답은 아직 미지수이지만, 나는 이동성 위장관 복합운동을 담당하는 신경이 손상된 자가 면역 상태가 SIBO라는 질병의 핵심이라고 생각한다. 앞에서도 언급했듯이 대부분의 자가 면역 질환은 장이 손상되며 많은 면역세포 집합이 자극되어 시작된다고 본다. 장을 손상하고 면역 반응을 일으키는 원인에는 여러 가지 요인이 있지만 음식, 특히 식물을 주범으로 지목한다. 나는 식물이 SIBO, 정신 질환, 심지어 습진이나 건선을 비롯한 피부 문제 등 오늘날 우리가 경험하는 대부분의 자가 면역 질환을 유발하는 원인이라고 생각하는 입장이다. 이런 관점에서 보는 SIBO를 치료하는 근본적인 방법은 장을 손상하는 해로운 음식을 배제함으로써 SIBO가 치유될 수 있는 환경을 조성하고, 면역 체계가 점점 진정될 수 있도록 하는 것이다.

장벽이 튼튼해야 하는 이유

섬유질이 도움이 된다는 질병에는 게실증도 있는데 역시 주류 의료
계의 잘못된 인식이 드러난다. 게실증은 대장 가장 안쪽의 점막하층이 외
부 근육층을 향해 돌출되어 대장의 벽에 작은 혹 주머니 모양이 형성되는
병리다.

서구 사회에서 흔한 질병으로 60세 이하 미국, 캐나다 인구의 절반
이상이 게실증을 경험한다.[6] 게실증이 생기면 생명을 위협할 수 있는 위
장 출혈이 발생할 가능성이 높다. 또 감염이나 폐색이 일어나면 게실염으
로 발전할 수 있는데, 게실염은 다시 결장 파열로 이어지며 패혈증이나 더
심각한 합병증을 일으킬 수 있기 때문에 대장 절제 수술이 필요해 질 수도
있다. 이런 질병을 원하는 사람은 아무도 없을 뿐 더러 정상적인 노화 과정
도 아니다.

섬유질이 부족해 게실증이 생긴다는 주류 의료계의 그릇된 인식은
의사 데니스 버킷Denis Burkitt의 공이 큰 데, 버킷에게 감사의 인사라도 해야
할까? 1970년대 데니스 버킷은 섬유질을 많이 섭취하는 아프리카의 시골
지역 사람들이 게실증에 잘 걸리지 않는다는 현상을 관찰하고, 이를 근거
로 서구에서 게실증 발병률이 높은 이유는 식이 섬유를 적게 섭취하기 때
문이라는 주장을 펼쳤다.[7] 알다시피 상관관계를 관찰해 인과관계를 추론
하는 건 상당히 위험한데도 데니스 버킷의 주장은 수년간 널리 받아들여
졌고, 오늘날까지도 많은 의사와 환자의 마음속에 확고히 자리하고 있다.
후일 통제된 연구로 섬유질과 게실증의 연관성을 조사해 보니, 섬유질이
게실증을 예방한다고 보기는 어려웠으며 변비와 마찬가지로 몇몇 연구에
서는 오히려 해가 될 수 있다는 결론이 나왔다.

게실증 연구는 보통 대장 내시경 검사를 받는 사람을 조사해 이루어
진다. 참가자에게 무엇을 먹는지 질문하고, 장 내부를 보며 게실 질환의 증

거와 참가자의 응답을 연결 짓는다. 아시아 환자 총 3,950명을 대상으로 대장내시경 검사를 두 차례 시행해 본 결과 섬유질을 대폭 늘리거나 과일과 채소를 많이 섭취하더라도 게실증 발병률은 줄지 않았다.[8,9] 더 충격적인 결과는 2,014명의 환자를 조사한 비슷한 연구에서 나왔다. 섬유질을 많이 섭취할수록 게실증의 정도가 심했던 것이다. 식이 섬유 섭취를 늘려도 게실증 발병률에는 변화가 없었다. 섬유질 섭취량이 가장 높은 1/4은 가장 낮은 1/4보다 게실증 유병률이 높았다. 총 섬유질, 곡물 섬유질, 수용성 섬유질, 불용성 섬유질 섭취를 기준으로 계산했을 때 발병 위험이 증가했다. 변비는 위험 요인이 아니었다. 배변 횟수가 일주일에 7회 미만인 사람보다 15회 이상인 경우 게실증이 생길 위험이 70% 더 높았다. 신체 활동 부족이나 지방, 적색육 섭취 요인도 게실증과 관련없었다. 게실증 유병률 증가와 연관성을 보인 항목은 고섬유질식과 배변횟수 증가로, 무증상 게실증의 위험 요인에 관한 가설이 재고되어야 한다며 연구는 마무리된다.[10,11]

필시 식이 섬유를 늘리는 데서 비롯했을 배변 활동이 많아질수록 게실증 발병률이 높아지고, 지방이나 적색육을 섭취하더라도 발병 위험이 증가하지 않는다는 사실이 흥미롭다. 역학 연구이기 때문에 섬유질을 게실증의 원인을 추론할 수는 없지만, 섬유질에 게실증을 예방하는 힘이 없다는 건 자명하다.

섬유질 부족이나 변비도 아니라면 게실증을 키우는 요인은 무엇일까? 일각에서는 대장 내 압력이 증가해 게실증이 생긴다는 가설을 제시했지만, 압력이 낮은 대장 우측에서도 발견되므로 가능성이 낮다. 가장 설득력 높은 이론은 게실증이 실제로는 염증성 질환이라는 것이다. 게실증 환자에게 낮은 수준의 만성 염증이 있다고 증명하는 몇몇 연구가 있는데, 만성 염증은 급성 게실염의 전조일 수 있다. 메살라민 같은 항염증성 점막제와 프로바이오틱스 같은 면역 과정 조절제가 게실염을 개선할 수 있다는 이전에 수행된 연구들이 이 가설을 강화한다.[12]

게실증이 염증성 질병이라면 애초에 염증을 일으킨 요인은 무엇일까? 식물성 섬유질이 게실증 발병률과 연관성이 큰 이유가 식물성 식품 섭취에 따른 염증 때문이라 가정해 본다면 흥미로우면서도 약간은 섬뜩하지 않은가? 위에서 보았듯이 게실증은 아주 흔한 질병이며 연령대가 올라갈수록 발병률이 증가한다. 게실증으로 진행되기 전 많은 사람이 노출되는, 장에 염증을 일으키는 몇몇 분명한 도화선이 있을 것이다. 나는 인간의 소화관을 손상할 수 있는 다양한 전략을 갖춘 식물에 돈을 걸겠다.

섬유질이 게실염에 도움이 될 수 있다는 연구가 조금 있으나 증거가 일관성을 띠진 않는다. 최근에 이루어진 한 메타 분석에서는 관련 데이터를 검토한 후 게실성 질환의 치료에서 고섬유질식과 관련된 신뢰도 높은 증거가 부족하며, 대부분의 권고 사항은 일관성이 부족한 연구 증거를 바탕으로 하는 것이라고 분석했다.[13] '게실염'은 게실증과는 전혀 다른 질병으로 전자는 급성 감염이고 후자는 만성 염증과 관련있다. 게실염을 피하려면 게실증에 걸리지 않도록 조심하는 방법이 최선이겠지만, 섬유질이 게실염으로 진행될 가능성을 낮춰준다는 명확한 과학적 증거는 없으며 식물성 섬유질을 제한하면 게실염이 생길 위험이 높아진다는 증거도 없다.

섬유질과 대장암

섬유질은 게실증이나 변비에 효과가 없으며 오히려 상태 악화에 일조할 수 있다. 다른 질병에 조금은 도움이 되지 않을까 생각할 수 있겠으나, 큰 기대는 하지 않는 편이 좋겠다.

섬유질에 관한 가장 일반적인 오해는 대장암에 걸릴 위험을 낮춰준다는 것이다. 안타깝게도 사실과 다르다고 반복 증명되었다. 심지어 일부 연구에서는 섬유질 보충제를 섭취하면 대장암으로 발전하는 암 전 단계 병변인 선종이 생길 위험이 증가했다. 섬유질과 암에 관한 연구를 검토할 때도 역학 연구에 속지 않도록 주의하며 연구 유형을 고려해 살펴보아야 한다. 관찰 연구에서는 섬유질을 섭취하면 건강이 개선되는 결과가 나타날 수 있으나, 건강한 피험자 편향 때문일 가능성이 높으며 중재 연구에서 그려지는 결과는 다르다는 것을 금방 알 수 있다.

1999-2000년 권위 높은 뉴잉글랜드 의학 저널에 선종 발생에 섬유질이 미치는 영향을 조사한 획기적인 중재 연구 두 편이 발표되었다. 한 연구에서는 용종의 일종인 대장 선종을 최근에 진단받은 1,905명의 남녀를 두 집단으로 나누어 한 집단은 매일 3.5인분의 과일과 채소가 포함된 저지방, 고섬유질 식단을 따르며 1,000칼로리 당 최소 18g의 섬유질을 섭취하도록 했으며, 다른 집단은 표준적인 저섬유질 식사를 계속하도록 했다. 두 집단 모두 1-4년 이내에 대장 내시경 검사로 대장 선종 재발 여부를 평가했는데, 진행성 선종과 최대 지름이 최소 1cm인 대선종 재발률에 큰 차이가 없어 지방이 적으면서 섬유질, 과일, 채소가 많은 식단이 대장 선종 재발 위험을 줄이지 못 했다는 결론이었다.[14]

나는 당연히 두 집단에 차이가 없을 것으로 생각했는데 연구진의 기대는 달랐나보다. 이 조사의 연구진이 머리를 갸우뚱하고 있을 때 다른 연구진은 최근 대장 선종 병력이 있는 1,429명의 남녀를 대상으로 비슷한 실험을 시도했다. 참가자 절반은 하루 13.5g의 밀기울로 섬유질을 고용량으로 섭취했고, 나머지 절반은 하루 2g 이하의 양으로 섭취했다. 약 3년 후 대장내시경으로 선종 재발 여부를 확인했으나 이 연구에서도 두 집단에 차이가 나타나지 않았다. 섬유질이 지닌 긍정적인 효과를 고대했으나 결과는 암울했다.[15] 용종 예방에 섬유질 두 번째 스트라이크!

앞선 두 연구의 결과가 충분히 납득되지 않는다는 듯이, 섬유질을 많이 먹으면 대장암 예방에 도움이 된다는 것을 보여주려고 작정이라도 한 듯이, 위 연구진은 2007년 비슷한 설계의 세 번째 연구를 발표했다.[16] 대장 용종을 최근 확진받은 남녀 약 2,000명을 저지방·고섬유질식군과 표준식군으로 나누어 4년 간 추적했다. 저지방·고섬유질식군은 3.5인분의 과일과 채소를 먹으며 매일 1,000칼로리당 18g의 섬유질을 섭취하도록 했으나 섬유질의 효과를 입증하는 증거가 나오지 않아 연구를 4년 연장했다. 그럼에도 진행성 선종이나 다발성 선종 재발의 상대 위험도에서 개입군과 대조군 간에 유의미한 차이가 발견되지 않았다. 8년 간의 추적 관찰에도 불구하고 저지방, 고섬유질, 과일과 채소를 많이 섭취하는 식사 패턴이 선종 재발을 방지하는 데 효과가 있다는 것을 전혀 증명하지 못했다. 스트라이크 쓰리! 대장암 예방 매치에서 섬유질 아웃이다!

다음 섬유질 대실망 쇼를 감상하기 전 함께 살펴보고 싶은 실험이 하나 더 있다. 섬유질 보충제가 결장 선종을 재발시킬 수 있다는 내용의 실험이다![17] 이 연구 역시 용종 병력이 있는 사람을 3개 집단으로 나누어 조사했다. 첫 번째 집단은 2.5g의 차전자를 두 번째 집단은 2g의 칼슘을, 세 번째 집단은 위약을 투여받은 대조군이었는데, 차전자군의 선종 재발률이 눈에 띄게 상승했다. 아직도 찬장 속 차전자를 섭취할까 고민 중인가?

섬유질의 종류

이 장을 더 깊이 이해하기 위해 잠시 섬유질과 관련된 몇몇 용어를 알아보자. 분자 관점에서 식물성 섬유질는 당 분자 사슬(다당류)로, 소화 작용을 거쳐도 분해되지 않으며 인간에게 주는 직접적인 영양 가치는 없다. 섬유질은 온전한 상태로 위를 통과해 소장에 도착하며, 그리고 나서는 박테리아가 분해하거나 그대로 장을 지나 변으로 나간다. 식물성 섬유질은 수용성 분자와 불용성 분자로 나뉜다. 수용성이란 다당류 분자가 물에 용해되는 능력을 의미한다. 펙틴, 베타-글루칸, 검 같은 수용성 섬유질은 물에 녹지만 셀룰로스, 헤미셀룰로스, 리그난 같은 불용성 섬유질은 녹지 않는다. 수용성 섬유질이 함유된 식품에는 차전자가 있으며 밀기울은 불용성 섬유질로 많이 쓰인다.

장내 박테리아는 수용성 섬유질과 불용성 섬유질 모두를 활용해 대장 상피세포가 에너지원으로 쓰는 짧은 사슬 지방산short-chain fatty acid, SCFA을 생성할 수 있다. 가장 많이 알려진 짧은 사슬 지방산은 부티레이트이며 아세테이트·이소부티레이트·이소발레이트·프로피오네이트 모두 장내 박테리아가 생산한다. 이 장 후반부에서는 식물성 섬유질에서만 부티레이트를 비롯한 다른 짧은 사슬 지방산이 만들어진다는 보편적인 인식을 비판한다.

계속되는 섬유질 삼진 아웃

섬유질을 섭취하면 혈당 조절 능력 같은 다른 건강 척도가 개선되는 것 아니냐고? 섬유질의 효능은 중재 연구의 시험대에 올려보면 빛을 잃는다. 당뇨병 예방을 위한 섬유질 실험에서는 당뇨병 및 당뇨병 전단계의 남녀 180명을 불용성 식이 섬유 15g을 포함하는 고섬유질식군과 표준식을 하는 플라세보군으로 나누어 1년간 연구했다. 실험이 끝날 때 혈당 조절 능력과 당뇨병 중증도를 여러 번 측정한 결과, 당화혈색소는 섬유질군이 약간 낮았지만 포도당 민감성과 포도당 조절 능력에서 유의미한 차이가 발견되지 않아 불용성 섬유질이 포도당 대사에 유익하다는 증거를 발견할 수 없었다고 한다.[18]

식물성 섬유질은 대개 다량의 탄수화물과 묶음으로 오기 때문에 혈당 조절 능력을 떨어뜨릴 것이 뻔하다. 당뇨병 환자가 섬유질을 많이 섭취하는 건 당뇨병 예방이나 관리 측면에서 효과적이지 않은 듯하다. 전체 탄수화물 섭취량을 줄이면 근본적인 문제를 단순하게 해결할 수 있는데 안타까운 일이다. 설상가상으로 섬유질은 또 테스토스테론, 에스트로겐, 프로게스테론, 황체형성호르몬, 난포자극호르몬의 대사 및 영양 흡수를 방해한다. 따라서 음식이든 보충제든 식물성 섬유질 섭취를 늘리면 몸에 해로울 수 있다.

지난 장에 나왔던 피틴산을 기억하는가? 섬유질도 문제지만 채식은 미네랄 흡수를 낮춰 영양 결핍으로 이끈다고 입증하는 연구가 상당하다. 식이 섬유와 피틴산이 미네랄의 생체 이용률에 어떤 영향을 미치는지 종합적으로 검토하고 분석한 글에서는 식이 섬유는 아연, 칼슘, 마그네슘, 셀레늄, 철 같은 다가원성 미네랄 이온에 결합할 수 있어 일부 영양소의 생체 이용률을 떨어뜨릴 수 있다고 서술한다. 실제로 섬유질을 구성하는 특정 물질이 있어 섬유질이 풍부한 다양한 채소는 표면에 금속 이온을 결합하고 보유하여 양이온 균형을 변경한다.[19] 위 글에서는 수용성 섬유질과 불용성 섬유질은 물론 피틴산이 미네랄과 결합해 흡수를 방해한다는 내용의 논문을 많이 인용한다.[20,21,22-25]

건강한 여성과 당뇨병이 있는 여성을 대상으로 한 또 다른 역학 연구에서는 섬유질 때문에 적절하게 유지되던 호르몬 균형이 깨어졌으며, 인체 내 수백 가지 효소 기능에 필수적인 미네랄인 아연의 혈중 농도도 떨어졌다. 건강한 여성이나 당뇨병이 있는 여성 모두 아연의 생체 이용률을 감소시킬 수 있는 피틴산을 많이 섭취하는데, 섬유질을 많이 섭취하도록 권장되지만 피틴산 때문에 아연이 결핍될 가능성이 높아진다고 한다.[26]

섬유질과 섬유질 관련 식물 화합물은 우리 몸에서 소중한 미네랄을 빼앗아 간다. 섬유질을 더 많이 섭취하라는 주류 의료계의 권고에 어둠이 드리우지 않는가?

섬유질이 미치는 악영향은 아직 끝나지 않았다. 섬유질 섭취가 늘면 여성의 호르몬 수치가 바뀌며 불임 가능성도 높아질 수 있다. 250명의 여성을 추적한 집단 연구에서 2회의 생리 주기에 걸쳐 섬유질 섭취량을 조사해 보니 섬유질을 많이 섭취할수록 에스트로겐, 프로게스테론, 그리고 두 호르몬을 만들기 위해 난소에 신호를 보내는 호르몬을 비롯한 여러 가지 성호르몬 수치가 더 낮게 나타났다. 또 배란이 이루어지지 않을 가능성도 컸다.[27]

이 연구도 역학 연구이기 때문에 인과적인 결론을 내릴 수는 없지만, 섬유질 섭취량이 늘면 가임기 여성의 호르몬 수치가 부정적인 방향으로 변화할 수 있다는 가설은 신빙성이 높다. 섬유질은 장에서 에스트로겐과 결합해 에스트로겐이 정상적으로 재흡수되는 것을 방해해 그 수치를 감소시키는데,[28,29] 에스트로겐 수치가 낮아지면 프로게스테론과 균형이 무너지며 생리 불순이 생길 수 있다. 황체형성호르몬과 난포자극호르몬은 에스트로겐 수치와는 무관하지만 섬유질 섭취를 늘리며 생기는 영향이 섬세하게 이루어지는 호르몬 균형을 깨는 것으로 보인다.

섬유질은 체중감량을 돕는다?

식물성 식이 섬유는 또 체중 감소와 식욕 조절에 효과가 있다고 하는데, 역시나 연구를 살펴보면 입증되지 않는 주장이란 걸 알 수 있다. 육군 유격 전문가인 한 친구는 강도 높은 훈련을 받는 입문 시기, 장기간 식량이 부족한 상황도 훈련했다고 한다. 당시 친구와 동료들은 무언가로 배를 채우면 식욕이 줄어들 거로 생각하며 화장지를 먹었다고 한다. 근본적으로 섬유질이 식욕을 억제해 줄 것이라는 기대에서 나오는 행동이다. 식욕과 포만감을 조절하는 호르몬 신호 체계는 복잡다단하며, 배가 부르다는 느낌은 영양가 없는 물질로 위를 채우는 것보다 훨씬 섬세한 작용에서 온다. 식물성 섬유질에 수반되는 탄수화물은 인슐린, GLP-1 같은 포만감을 낮추는 호르몬을 급증시켜 배가 고프다는 신호가 더 많이 발생할 가능성이 높다.

섬유질에 관한 통제된 연구에서는 수용성이든 불용성이든 섬유질은 체중이나 체지방 감소와 관련이 없다고 얘기한다. 3주 동안 펙틴, 베타글루칸, 메틸셀룰로오스를 투여했으나, 체중이나 체지방 감소에 섬유질은 도움이 되지 않아 체중 감소를 목적으로 한 단기적 섬유질 보충은 효과가 없다는 결론이었다.[30] 49건의 연구를 검토한 또 다른 리뷰 논문에서도 섬유질이 식욕에 미치는 효과에 관한 일관된 증거가 없다며 비슷한 결론을 내린다.[31] 식욕, 포만감, 체중 감량은 영양가 없는 식물성 섬유질로 단순하게 위를 채우는 것보다 훨씬 복잡한 문제다. 포만감 신호가 적절하게 발생하려면 혈당이 급격하게 변하거나 허기를 촉진하는 호르몬이 과도하게 분비되지 않도록 영양이 풍부한 음식을 몸에 공급해야 한다. 그런 식이요법에 관한 책이 있다면 얼마나 좋을까? 앗, 잠깐만! 당신이 지금 손에 쥐고 있는 책이 바로 그런 책이다! 카니보어 식단은 포만감 증대, 체중 감소로 유명한데 풍부한 영양분 공급, 키토시스 효과, 인슐린 민감성 개선에서 비롯하

177

는 결과일 것이다. 우리 선조들이 먹던 방식으로 돌아가는 노즈 투 테일 카니보어의 힘이다.

우리 안의 정글

지금까지 섬유질이 변비, 게실증, 대장암 예방, 당뇨병, 체중 감량에 아무런 효과가 없다는 연구를 쭉 살펴보았다. 어떤 경우에는 섬유질 때문에 위 상태가 악화될 수 있으며, 또 여러 종류의 섬유질과 그에 동반되는 피틴산이 미네랄의 생체 이용률을 떨어뜨린다는 사실도 검증되었다. 섬유질을 옹호하는 많은 이들이 매달리는 마지막 희망의 보루는 장 마이크로바이옴이 '건강'해지려면 섬유질이 필요하다는 생각이다. 하지만 이 주장에 대해서는 장 마이크로바이옴 연구는 아직 초기 단계라고 바로 반박할 수 있다. 미지의 영역을 다 아는 것처럼 주장하는 사람은 탄탄한 과학적 근거에 바탕을 둔 생각이 아닌 개인적으로 추측한 의견을 내뱉는 것일 뿐이다. 무엇이 건강한 마이크로바이옴을 구성하는지, 어떤 박테리아가 나쁜지 정도는 알지만 세부는 완전하게 밝혀지지 않았다.

마이크로바이옴과 관련해 건강한 장 점액층, 미생물 다양성, 부티레이트산 같은 짧은 사슬 지방산 형성에 식물성 섬유질이 필요하다는 주장이 많은데, 각 사항을 개별적으로 검토해 보자.

미생물 다양성

섬유질 섭취가 좋다고 하는 쪽에서는 식물성 식품을 반드시 먹어야만 장에서 다양한 유기체가 자랄 수 있다고 주장하지만, 그들이 인용하는 자료라고는 시골과 도시 사람을 비교하는 역학 연구뿐이다. 또 당뇨병과 염증성 장 질환을 겪는 사람은 미생물 다양성이 낮으므로 식물성 섬유질을 먹지 않으면 이런 질병이 생길 위험이 커진다는 결론을 내린다.[32,33] 그러나 자세히 살펴보면 금세 허물어지는 논리라는 걸 알 수 있다.

우선 식물성 섬유질이 마이크로바이옴 다양성을 고도로 높여준다는 과학적 증거는 없다. 서구식 식사가 소위 알파 다양성이라고 하는 낮은 미생물 다양성과 관련있다는 연구가 존재하지만, 서구식 식사에 섬유질이 적기 때문이라고 인과적으로 연결짓는 건 시기상조다.[34] 알다시피 미국식 표준식사에는 장을 손상하고 미생물에 부정적인 영향을 줄 수 있는 염증 요인이 많다. 설탕, 산화된 식물성 기름, 그리고 앞에서 살펴본 여러 가지 식물 독소도 있는데 섬유질 부족 때문이라고만 할 수 있을까?

반면 과도한 과당과 포도당은 마이크로바이옴에 악영향을 미친다고 명확하게 입증되었으며, 서구식 식사를 하는 사람들에게 나타나는 낮은 미생물 다양성의 진짜 범인 중 하나일 가능성이 높다.[35] 7장에서 보았던 식물 독소인 렉틴이 대장균 같은 호기성 미생물을 과증식하게 만들어 미생물 다양성이 떨어진 연구도 떠올려 보라.

또 섬유질을 늘린 중재적 실험에서 미생물 다양성이 높아지지 않았으며,[36] 식물성 섬유질을 아예 먹지 않는 카니보어 식단을 적용한 실험에서 미생물 다양성이 낮아지지도 않았다.[37] 저섬유질 키토제닉 식단을 하는 경우 역시 다양성 점수에 변동이 없었다.[38] 6개월 동안 다발성 경화증 환자를 대상으로 한 실험에서 키토제닉 식이요법을 적용한 사람들은 미생물 다양성이 증가했다.[39]

나를 비롯한 많은 카니보어는 마이크로바이옴 검사의 다양성 점수가 높게 나온다. 식물성 섬유질이 없어도 마이크로바이옴은 얼마든지 건강하고 다양할 수 있다. 요약하자면 섬유질은 미생물 다양성을 높이지 않으며, 동물성 식품 위주로 식사해도 미생물 다양성이 떨어지지 않는다. 카니보어 식단을 하는 사람의 미생물군을 조사한 결과 다양성이 매우 높았으며, 이전에 겪던 위장 문제도 좋아졌다. 이만하면 마이크로바이옴 다양성을 위해 식물성 섬유질이 필요하다는 개념을 잠재우기에 충분하지 않은가?

단쇄 지방산, 단순한 부티레이트 이상

대장 상피세포가 연료로 사용하기 때문에 단쇄 지방산이 대장에서 중요한 역할을 한다고 제시된 증거들은 충분히 훌륭하다.[40,41,42] 하지만 틀린 부분이 있다. 부티레이트가 대장 상피세포가 사용하는 유일한 단쇄 지방산이라는 점과 부티레이트를 생성하려면 장 내 박테리아에 식물성 섬유질을 공급해야 한다는 개념이다. 건강 전문가들이 하는 말을 들어보면 섬유질을 많이 섭취해야 하고 섬유질을 계속 늘리면 모든 장 문제가 치유된다고 하는데, 그들에게는 섬유질을 늘리면서 따라오는 잦은 방귀, 복부 팽만, 변비, 설사, 통증을 경험하는 수천 명의 고통은 보이지도 들리지도 않는가 보다.

첫 번째 문제의 진실은 저탄수화물식을 하면 혈액 내의 베타-하이드록시부티레이트 같은 케톤체를 비롯한 다양한 짧은 사슬 지방산 모두를 대장 상피세포가 쓸 수 있다는 것이다. 부티레이트, 프로피오네이트, 이소부티레이트, 이소발레이트, 아세테이트 전부 박테리아가 단백질을 발효해 생성하는 짧은 사슬 지방산이다.[37] 식이에 따른 장내 세균총 변화를 조사하며 인간의 장 마이크로바이옴이 가진 유연성을 발견한 흥미로운 연구를 살펴보자. 이 연구에서는 채식을 하면 주로 부티레이트와 아세테이트가 생성되다 육식으로 전환하면 이소부티레이트, 이소발레이트가 만들어지는 현상에 주목하고, 식물성 식품이 단순한 생존 식품이었을 가능성을 제안하는 지점까지 나아간다. 식물성과 육식성 기능 프로파일 사이를 빠르게 오갈 수 있는 인간의 장내 마이크로바이옴은 인간이 진화하는 과정에서 일어났던 진화상 압력의 반영일 수 있다고 전한다. 계절과 수렵 채집의 성공 여부에 따라 과거의 동물성 식품 섭취는 변동적이었을 것이며, 그런 때에는 대비책으로 식물성 식품에서 칼로리와 영양분을 얻었을 수 있었을 것이다. 식이 변화에 대응해 신속하고 적절하게 기능을 전환할 수 있는 미생물 집합 덕분에 후일 인간이 음식을 유연하게 먹는 능력이 향상되었을 거라 얘기한다.

더불어 같은 연구에서 칼로리가 동일한 조건에서 동물성 기반 식단으로는 5일 동안 체중이 많이 감소했으나 식물성 기반 식단은 체중 감량이 일어나지 않았다는 점도 주목할 만하다. 또 두 그룹의 미생물 다양성에는 변화가 없었으므로 미생물 다양성에 식물성 섬유질이 필요하지 않다는 점을 다시 한 번 확인할 수 있다.

장 내 짧은 사슬 지방산과 관련해 몇몇 지점을 명확하게 해보자. 짧은 사슬 지방산은 장 내강에서 형성되며, 대장의 상피세포가 흡수해 에너지로 쓴다. 짧은 사슬 지방산을 주요 케톤인 베타-하이드록시부티레이트로 변형하는 화학 반응은 상피세포 안에서 일어난다. 따라서 키토제닉 식단을 하면 장 상피세포는 순환하는 베타-하이드록시부티레이트를 연료로 쓸 수 있기 때문에 장 내강에서 짧은 사슬 지방산을 생산할 필요가 줄어든다.

이 생리학적 세부 사항은 매우 중요하다. 장에 잘못된 종류의 유기체가 과도하게 증식하면, 상피세포에서 짧은 사슬 지방산을 흡수하는 데 필요한 산화 작용을 방해할 수 있다. 디스바이오시스 상태에서 섬유질을 더 많이 섭취하면 생성된 부티레이트를 대장의 세포가 흡수하지 못해 세포들은 굶주리게 되고, 그 결과 염증과 장누수증후군이 발생해 오히려 몸에 해가 될 수 있다.[43] 이런 상황에서 혈류를 통해 굶주린 세포에게 케톤을 전달할 수 있다면 회복에 큰 도움이 될 것이다. 키토제닉 식단은 디스바이오시스와 염증성 장 질환에 효과적이라고 밝혀졌는데, 당연한 결과라고 생각한다.[44, 45]

짧은 사슬 지방산은 에너지 기질(基質)*일 뿐만 아니라 장에 있는 세포의 다양한 수용체에 결합해 장 내에서 신호를 전달하는 역할도 수행한다. 더불어 이소부티레이트 및 기타 짧은 사슬 지방산도 장내 세포의 수용체에 결합하는데, 때로 부티레이트보다 더 효과적으로 기능한다.[46,47] 부티레이트는 유일한 카드가 아니다. 카니보어 식단으로 다른 단쇄 지방산과

---
* 결합 조직의 세포에서 분비하는 기본 물질

케톤 형태로 대장 상피세포에 연료를 공급할 수 있다는 사실은 자명하다.

매우 흥미로운 사실이 하나 더 있다. 콜라겐은 뼈, 인대, 힘줄, 연골 등 우리 몸 대부분의 결합조직을 구성하는 단백질인데, 동물과 인간 모두 고기에 함유된 콜라겐성 조직을 짧은 사슬 지방산으로 발효할 수 있다. 치타의 미생물 군집이 결합조직을 짧은 사슬 지방산으로 발효하는 능력을 조사해 동물 조직이 육식 동물의 대장 발효에 미치는 잠재적 영향을 최초로 통찰한 연구에 따르면, 동물의 조직은 잠재적으로 수용성 혹은 불용성의 식물성 섬유질과 비슷한 기능을 지닌다고 한다. 콜라겐은 식물성 섬유질처럼 아세트산 생산을 촉진하는데, 다른 기질(基質)과 비교해 콜라겐은 아세트산 대 프로피오산 비율이 8.41:1로 상당히 높다.[48]

노즈 투 테일 카니보어 식단에는 짧은 사슬 지방산을 만들 수 있는 콜라겐이 충분하다. 다음번에 누군가 섬유질에 관해 물으면 고기와 결합조직으로 필요한 '동물성 섬유질'을 모두 섭취할 수 있다고 답하면 된다!

신기한 점액층

7장에서 장 상피의 미세한 해부학적 구조와 장의 방어벽인 점액층을 구축하는 데 필요한 다당류를 생성하는 배상세포에 관해 배웠다. 당뇨병뿐만 아니라 염증성 장 질환 환자에게도 점액층 기능 이상이 존재하며,[49,50] 쥐에게 산화된 식물성 기름과 단순당이 포함된 저섬유질 서구식 식사를 먹이로 주면 점액층이 붕괴된다는 연구 증거도 있다.[51] 그동안 무수히 많은 가정이 있었으나 문제는 '섬유질 부족'이라는 틀에 갇혀 있다는 것이다. 미생물 다양성 논의에서도 영양학계는 '버킷의 큰 실수'를 되풀이하려는 듯하다. 미국식 표준 식사에 내재된 장 기능 이상을 일으키는 더 큰 원인을 충분히 고려하지 않고 모든 장 질환을 섬유질 부족으로만 귀인하려는 경향을 반복한다.

앞서 언급했듯이 서구식 식사에는 장을 심하게 자극하는 요인이 많이 있는데, 점액층 붕괴를 일으키는 실제 원인일 가능성이 높다. 동물 실험에 렉틴을 도입했더니 점액층 기능 장애와 미생물 다양성 감소가 함께 발생했던 7장의 내용을 떠올려 보라. 인간을 대상으로 연구했을 때도 두 상태가 공존했다. 어떤 문제가 먼저 발생하는지는 명확하지 않으나 렉틴이 배상세포에 작용해 점액 생산이 줄며 장내 미생물 다양성이 떨어지고, 과도하게 증식하게 된다는 가설이 가장 설득력 있다.[52,53,54] 하지만 원인과 결과를 구분하기 위한 추가 연구가 요구되는 복잡한 분야다. 저섬유질식이 점막층 기능 장애를 일으킨다는 주장에는 탄탄한 과학적 기반이 부재하며, 서구식 식사에 잠재된 다른 유해 요인을 간과한다.

카니보어 식단으로 장 문제가 크게 개선된 수천 건의 임상 증거는 섬유질 부족이 원인이 아니라는 것을 더 확고하게 한다. 카니보어 식단으로 장 문제를 치료한 수백 가지 사례는 'carnivore.diet' 사이트에 정리되어 있으며, 크론병 같은 심각한 장 질환 해결을 설명하는 여러 사례 보고는 의학 문헌에 발표된 바 있다. 노즈 투 테일 카니보어 식단은 또 자가 면역 문제와 암 치료에도 놀라운 효과를 보였다. 12장에 자세히 나온다.

섬유질 폭로전 마무리

섬유질이 몸에 좋지 않다는 과학적 증거가 산더미 같은데도 사람들은 여전히 섬유질을 애정한다. 한 명의 의사에서 시작된 식이 섬유가 부족해 서구형 질병이 발생한다는 생각이 집단의식으로 형성되며, 너무나도 많은 사람이 장이 손상되며 겪지 않아도 될 고통을 겪는다. 그러나 이번 장에서 쭉 살펴본 바와 같이 변비, 게실, 당뇨병, 체중 감소, 식욕, 대장암에 식물성 섬유질이 도움이 되지 않는다는 사실이 후속 연구로 분명하게 밝혀졌다. 장 건강이나 균 다양성을 위해 섬유질을 섭취할 필요가 없다. 식물성 섬유질을 제한하는 동시에 카니보어를 도입해 자가 면역 및 염증 문제가 호전된 전례 없는 사례를 12장에서 만나 볼 수 있다.

이 장에 나온 얘기는 모두 당연하며 놀랄 것이 없다. 동물을 먹는 행위가 우리를 인간으로 만들었으며 수백만 년 동안 인간이라는 존재로서 우리 이야기의 중심에 있었다. 카니보어는 인간을 번성케 한 가장 근본적인 식사 방식으로 우리 생명의 문서인 DNA에 새겨져 있다. 식물은 늘 비상용 식품일 뿐이었으며, 누군가를 면역 체계 활성화·염증·장누수·자가면역 질환으로 이끌 수 있다. 다음 장에서도 폭로 행렬을 계속하며 적색육 때문에 암이 생긴다거나 수명이 줄어든다는 통념을 정밀하게 살펴보며 너무나도 거대한 신화를 골리앗처럼 쓰러트려 보겠다. 마지막으로 다음 질문에 직관적으로 답해보길 바란다. 인류 진화의 중심에 있던 음식이 갑자기 진화 역사와 어긋나게 작용할 만한 무슨 특별한 이유가 있을까?

10장
잘못된 신화 3 - 적색육을 먹으면 수명이 단축된다?

지난 장에서 식물성 섬유질을 철저하게 파헤쳐 보았으나, 일반적인 기대와 달리 섬유질은 우리 몸에 하나도 유용하지 않다는 사실을 알 수 있었다. 또 고기에 함유된 단백질과 콜라겐이 대장에서 '동물성 섬유질'로 역할을 하면서 장 상피세포에 짧은 사슬 지방산을 공급할 수 있다는 점도 이해했다. 하지만 동물성 식품을 푸짐하게 먹는다고 하면 대개 대장암이나 수명 단축을 연상한다. 그런 편견을 해소하고 잘못된 신화를 깨부수는 모험을 이어가자! 진실을 밝혀내고 오류투성이의 추측은 날려버리자!

적색육이 암을 유발한다는 대부분의 오해는 세계보건기구 산하 국제암연구기관International Agency for Research on Cancer, IARC이 2015년 발표한 보고서에서 비롯한다. 조직의 이름이 참 멋들어지지 않는가? 이런 조직에서 발행한 자료라면 당연히 훌륭할 것이며, 묻지도 따지지도 않고 신뢰할 수 있을 것만 같다. 하지만 안타깝게도 이 보고서를 작성할 때 검토했다는 과학적 근거는 석연치 않은 구석이 많으며, 주류 언론도 보고서의 내용을 크게 오해했다.

IARC 보고서는 10개국 22명의 과학자가 2015년 프랑스에 모여 2주 동안 합의한 성명서다. 육류 섭취와 암의 연관성을 연구한 많은 논문을 검토하고 잠재된 위험성을 요약해 공식적인 의견을 밝히고자 했다. IARC는 800편의 논문을 검토한 후, 하루 100g의 적색육을 섭취하면 대장암 발병 위험이 17% 증가한다는 결론을 내렸다. 더불어 가공한 적색육은 50g당 18% 상승시킨다고 했다. 적색육을 발암 가능성이 있는 식품으로 규정한 이 비판적인 보고서가 언론에 공개되었을 때 충격이 상당했다.

적색육이 무척 나쁘다는 얘기로 들린다. 하지만 적색육에 발암 가능성이 있다는 진술의 실제 근거는 어떠할까? IARC에서 내린 결론을 정밀하게 조사한 2018년도의 보고서에 따르면, IARC는 논문 800편 가운데 14편만 검토했으며 선택된 논문은 모두 관찰 역학 연구였다고 한다. 나머지 786편의 논문을 배제한 이유는 아직 미스터리로 남아있으며, 제외된 논문 중에는 적색육과 암 사이의 상관관계가 확연하지 않다고 표명하는 동물 대상 중재 연구도 많다.

　　IARC 보고서에 포함된 14개 역학 연구 중 8개는 육류 섭취와 대장암 발병 사이에 아무런 관계가 나타나지 않는 것이었다. 정확히 읽었다. 보고서를 작성하는 과정에서 참고한 대부분의 연구가 적색육을 섭취하면 대장암이 생긴다는 연관성을 입증하지 못한 자료였다. 나머지 6편의 논문 가운데에서도 육류와 암 사이에 통계적으로 유의미한 상관관계를 입증한 논문은 1편 뿐이었다. 역학 연구를 검토할 때는 두 요소 사이에 드러나는 상관관계 외에 상관관계의 강도도 살펴볼 수 있는데, 두 요소가 상관관계를 띠지만 통계적으로 유의미하지 않으면 그 상관관계는 우연이나 계산상의 오류에서 비롯한 것으로 본다. 의학계에서는 두 가지 혹은 그 이상의 항목 사이에 나타나는 상관관계에 통계적인 의미가 없으면 진지하게 받아들이지 않는다. 의학인들은 그 관계를 명확하게 밝히기 위해 연구를 심화해야 한다는 점을 알고 있으며, 암을 유발하는 어떤 요인이 통계적으로 유의미한 수준에 이르지 않으면 무언가 암을 일으킨다고 확고하게 선언하는 일은 하지 않는다.

　　그런데 IARC가 보고서 작성 시 검토한 14개 자료 중 적색육과 암 사이에 통계적으로 유의미한 상관관계를 보인 건 논문 1편 뿐이었다.[1] 흥미롭게도 그 연구는 미국 캘리포니아 로마 린다에 있는 채식을 옹호하는 종교 단체 제 7일 안식일 교도를 대상으로 하는데, 이 장 후반부 '블루존' 연구의 오류를 밝히며 함께 다룬다. 이 연구와 관련해 지금은 적색육을 많이 섭취하는 사람들은 몸에 안 좋은 행동도 하는 경향이 있다는 점만 언급하겠다. 앞서 설명한 불건강한 피험자 편향의 예로 적색육을 섭취하는 사람을 연구하는 자료에서 자주 보이는 교란변수다.

　　적색육을 부정적으로 보는 문화나 제 7일 안식일 같은 종교 단체 내에서 자기가 속한 집단의 전체적인 경향을 무시하는 사람들은 대체로 운동량이 적으며 흡연과 음주 등 건강에 해로운 행동을 많이 하는 반항적인 성향이 있다. 이런 '반항적인' 행위는 특히 적색육과 건강을 탐구하는 연구에서 결과를 왜곡하기 때문에 문제가 될 수 있다. 예컨대 담배를 피우고, 술도 마시고, 운동도 하지 않으며, 과체중인데다, 스테이크도 즐기는 폭주족 갱단의 일원이 있다고 해보자. 이 사람의 수명을 단축하거나 심장병을 발생시키는 요인이 몸을 해치는 다른 여러 행동 가운데 하나가 아닌 스테이크 때문이라고 결론 내릴 수 있는가? 아니다. 하지만 이런 유형의 역학 연구에서는 그런 방식을 적용한다. 정황을 정확하게 이해하려면 단순하게 상관관계만 보여주는 역학 연구가 아닌, 두 요소 사이에 인과관계가 있는 메커니즘이 성립하는 인간이나 동물을 대상으로 한 중재 연구를 살펴보아야 한다.

한편 제 7일 안식일 신자에 관한 논문에서는 인슐린 저항성이 심각한 비만한 사람들에게 나타나는 적색육과 대장암 간의 강력한 상관관계를 강조한다. 비만과 당뇨병 같은 질병과 인슐린 저항성은 모두 암을 일으킬 수 있는 주요 위험 요인인데,[2,3] 적색육보다는 이런 요인이 비만인 집단에서 암이 생길 가능성을 높이는 것 아닐까? 하지만 역학 연구로는 이 질문의 답을 찾을 수 없다. IARC 보고서 작성에 쓰인 논문을 전반적으로 검토하고 나니 컴컴한 시애틀의 겨울 오후보다 WHO의 권고 사항이 더 어둡고 암담하게 느껴지는 건 왜일까?

IARC 보고서에 누락된 것

적색육을 섭취하면 건강이 나빠진다는 상관관계를 입증하지 못하는 다수의 역학 연구를 포함, IARC 보고서는 검토 과정에서 많은 논문을 제외했다. 앞서 나왔던 고기를 가장 많이 먹는 남성과 여성의 심혈관 질환 및 암 사망률이 낮았던 20만 명의 아시아인을 평균 10년간 관찰한 대규모 연구와[4] 채식주의자의 대장암 발병률이 더 높았던 60,000명 이상의 영국인 채식주의자와 비채식주의자를 대상으로 한 다른 대규모 역학 연구와는[5] 대조적이다.

IARC는 또 육류를 섭취해도 대장암 발생 위험이 증가하지 않은 동물을 대상으로 수행한 모든 중재 연구도 누락했다. 그중에는 쥐에게 대장암을 유발하는 물질을 주사한 후 100일 동안 각각 베이컨·닭고기·쇠고기·일반적인 먹이를 준 실험도 있었다. 쥐에게 고기를 먹여도 대장암 발생률이 증가하지 않아 육류에서 나온 대장 내 철분, 담즙산, 모든 종류의 지방산이 대장암 종양을 촉진할 수 있다는 가설을 뒷받침하지 않는 결과였다. 소고기를 주어도 대장암 성장이 촉진되지 않았으며, 닭고기는 대장암을 예방하는 효과가 없었고, 베이컨은 암을 예방하는 것으로 보인다고 한다.[6] 베이컨이 대장암을 치료한다니 거긴 천국인가? 가능성을 충분히 밝혀내려면 더 많은 연구가 이루어져야 하지만 이 실험과 비슷한 많은 동물 연구에서도 육류가 대장암 발병률을 높인다는 가설을 입증하지 못했다.

물론 동물 실험은 인간 실험만큼 신뢰도가 높진 않다. 사람을 상대로 적색육과 암 발생의 연관성을 조사한 공식적인 중재 실험은 없지만, 적색육으로 인간의 산화 스트레스와 염증 지표의 변화를 살펴본 중재 실험은 있었다. 어떤 결과가 나왔을지 짐작해 보라. 無 변화, ZERO 상승이었다. 한 실험에서는 37명의 당뇨병 환자를 두 집단으로 나누어 한 그룹에는 동물성 단백질이 풍부한 식사를, 다른 그룹에는 식물성 단백질이 많은 식사를 열량의 30%로 맞추어 6주간 공급했다. 전신 및 위장 염증 지표를 측정한 결과 동물성 위주로 식사한 집단은 IL-6, TNF-alpha 등 염증 지표에 유의미한 증가가 없었다.[7] 반면 식물성 단백질이 풍부한 식사군은 위장 염증 지표인 칼프로텍틴 수치가 올라갔다. 식물 독소에서 비롯한 장의 염증 때문일까? 그럴 가능성도 있지만 더 많은 연구가 필요하다.

8주간 수행한 또 다른 연구에서는 60명의 참가자를 두 그룹으로 나누어 대조군은 평소와 동일한 일반적인 식사를, 다른 행운의 그룹은 식물성 탄수화물을 매일 226g의 적색육으로 대체하도록 했다. 이 섭취량은 IARC가 대장암 위험을 40% 높인다고 주장한 양인데, 염증 및 산화 스트레스와 관련된 여러 지표가 상승하지 않고 오히려 감소했다. 적색육 섭취를 늘리면 철분 때문에 산화 스트레스와 염증이 증가해 심장병과 2형 당뇨병 발생 위험을 높인다는 주장과 부합하지 않는 결과가 나왔다.[8]

IARC에 따르면 적색육은 2A급 발암물질이다. 그러나 식물성 탄수화물 대신 우리의 선조들과 오랜 시간 함께 한 적색육을 섭취한 연구 참가자의 염증과 산화 스트레스 지표는 개선되었다. 이 말인즉슨 지구 최고의 음식은 동물성 식품이라는 것 아니겠는가, 친구들이여. IARC에서 일하는 사람들은 그들의 권고대로 점심 식사를 하러 가겠지만, 우리는 더 많은 고기를 먹고 더욱더 건강해질 것이다.

한 연구 집단도 최근 IARC의 작업에 비슷한 의문을 제기하며 논문을 발표했다. IARC 권고는 교란 변수의 위험이 커 인과적 추론을 확립하는 데는 한계가 있는 관찰 연구를 주 토대로 할 뿐 아니라 발생할 수 있는 영향의 절대 규모를 보고하지도 않았다고 비판한다. 또 지침을 작성한 조직은 연구 증거를 체계적으로 검토하지 않았으며, 이해 충돌을 다루는 데도 한계를 보인다고 지적한다. 더불어 모집단 가치와 선호도를 명시적으로 다루지 않아 신뢰도 높은 표준 지침이 있었는지에도 의문을 제기한다.[9]

위 연구진은 IARC가 논문을 성실하게 검토하지 않았으며 교란 변수가 작용했을 가능성이 높다고 판단하는 것이다. IARC의 견해를 신뢰하기 어려우며 철저하게 분석하고 싶었다는 견해를 밝히며 적색육의 효과와 부작용과 관련된 54,000명의 참가자가 참여한 12개의 개별 무작위 실험을 검토한 결과, 가공하지 않은 적색육의 비중이 낮은 식사가 주요 심혈관 대사 관련 결과 및 암 사망률과 발병률에 거의 혹은 전혀 영향을 미치지 않을 수 있다는 점을 밝혔다. 또 근육 발달과 빈혈의 경우 잡식 식단이 채식 식단보다 건강상의 이점이 있을 가능성과 관련된 증거도 찾았다고 하며 일반 성인들이 지금처럼 가공하지 않은 적색육을 계속 섭취하기를 권고한다.

2019년 가을, 이 책을 마무리할 때 쯤 이 연구가 전국적으로 대서특필되었다. 적색육이 몸에 나쁘지 않다는 사실은 이미 알고 있었지만 과학계에서 선조들의 진실을 대대적으로 입증하는 걸 보니 가슴이 뭉클했다.

완연하게 밝혀진 고기가 암을 일으킨다는 '미신'

이번엔 적색육이 암을 유발한다고 추측되는 메커니즘을 심층 분석해보자. 이미 2015년도 IARC 보고서를 철저하게 분석했으나 터무니없는 믿음을 완벽하게 깨부수는 데 도움이 된다. 적색육이 암을 일으킨다며 제기된 메커니즘에는 헴철과 n-니트로소 화합물, 조리 과정에서 형성되는 헤테로고리아민이 있는데, 각각 자세히 알아보자.

8장에 나왔듯이 헴철은 동물성 식품에서만 발견되는 특수한 형태의 철로 식물에 함유된 비헴철보다 흡수가 훨씬 뛰어나다. 인체 생리에서 엄청나게 중요한 영양소이며, 헴철이 장에 직접적으로 문제를 일으킨다고 입증된 적은 없다. 헴철에 관한 연구에서는 칼슘 결핍이 있는 쥐에게서 전암병변의 가능성만 나타났다.[10] 쥐에게 소고기·베이컨·닭고기를 먹인 연구에서 입증되었듯이, 쥐에게 적절한 양의 칼슘을 투여하면 헴철에서 비롯하는 장손상이 발생하지 않는다.[6,11] 따라서 칼슘원을 포함하는 노즈 투테일 카니보어 식단은 헴철의 유해성을 암시하는 인위적인 쥐 실험과는 무관하다 하겠다.

또 헴철이 위장관에서 n-니트로소 화합물의 형성을 촉진할 수 있다는 주장도 있다. n-니트로소 화합물은 다른 분자에 수산기가 더해져 형성되는데, 여러 종류가 있으며 육류 섭취와 관련된 유형은 대장암 형성과는 무관하다는 점에 주목하라. 적색육과 암을 연결짓는 기작적 증거를 조사한 논문에서는 이 주제와 관련된 확보 가능한 모든 중재 연구를 검토한 후, 시험관 연구에서 얻은 증거는 정상적인 식사와는 차이가 큰 조건으로 실험해 얻은 것이기 때문에 일반적으로 적색육을 섭취하며 노출되는 헴이

대장암 위험을 증가시킨다는 증거로 보기엔 불충분하다는 견해를 표명한
다. 또 동물 연구는 저칼슘, 고지방 식이와 조합해 일반적으로 섭취하는 적
색육에 포함됨 양보다 몇 배 이상 많은 과도한 헴에 노출하여 전암 상태를
촉진하는 조건을 테스트하는 실험 모델을 적용한 것이라고 지적한다. 임
상 증거의 경우 인간이 적색육을 섭취한 후에 주로 발견되는 n-니트로소
화합물은 니트로실 철과 니트로소티올로 구성되는데, DNA 부가물을 형
성해 종양을 일으킨다고 밝혀진 특정 종류의 n-니트로소와는 화학적 성질
이 근본적으로 다른 것이다. 지금까지 이루어진 헴 관련 연구에 사용된 방
법론으로는 정상적인 식사로 섭취하는 일반적인 양의 적색육 때문에 전암
병변이나 대장암 발생 위험이 증가한다는 메커니즘을 입증할 수 없다는
결론을 전한다.[12]

　　따라서 시험관 실험, 동물 실험, 인간 대상 실험에서 과거의 인류가
먹던 방식을 모방한 식이는 대장암 성장률을 높이지 않는다고 정리할 수
있겠다! 이젠 놀라지도 않을 것 같다!

　　적색육이 암을 일으킨다는 메커니즘으로 또 헤테로고리 아민
heterocyclic amine, HCA과 다환 방향족 탄화수소polycyclic aromatic hydrocarbon, PAH가
장에서 종양의 성장을 유도할 수 있다는 견해도 제기되었다. 두 물질은 고
기를 뜨거운 표면에서 요리하거나 불이나 그릴의 연기에 노출될 때 형성
되는데, 반드시 해독되어야 하며 이런 물질을 의식하며 되도록 피하는 편
이 좋다고 생각한다. 우리의 오랜 적 이소티오시안산염처럼 두 물질은 간
에서 NRF2 시스템을 작동시키지만, 많은 양이 아니라면 인체에 내재된
여러 가지 메커니즘으로 처리된다.[13]

　　여기에서 중요한 지점은 '적당한'이다. 역학 연구에서는 HCA와
PAH 같은 조리 산물을 '매우 많이' 섭취할 때 위험이 증가한다고 말한
다.[14,15] 도대체 누가 고기를 새까맣게 그을릴 정도로 태우고, 과도하게 익혀
먹는가? 낮은 온도에서 천천히 익히면 HCA와 PAH를 상당량 피할 수 있
다. 이런 조리 산물 때문에 나는 그릴에 굽거나 훈제하는 방식을 좋아하지

않는다. 물론 어느 정도는 괜찮겠지만 대체로 더 부드럽게 조리해야 한다고 생각한다. 12장에서 내가 선호하는 HCA, PAH 노출을 줄이는 요리법을 소개한다. 커피, 곡물, 빵 등 어떤 음식이라도 고온에서 조리하면 암을 일으킬 수 있는 화합물이 생성된다. HCA와 PAH가 염려되어 영양가가 높은 동물성 식품을 피하기보다는 적절히 조리해서 먹는 편이 좋다고 본다.

Neu5Gc, 우려할 필요없다

정말로 걱정하지 않아도 되는 것들이 많은데, 일부 사람들이 대장암을 일으킬 수 있는 메커니즘으로 얘기하는 적색육 속의 또 다른 물질 Neu5Gc도 살펴보자. 자세히 검토해보면 상대할 가치도 없는 주장이란 걸 재차 확인하게 될 것이다.

Neu5Gc는 시알산이란 분자군에 속하며 산성을 띠는 9개의 탄소 골격 구조로 이루어진다. Neu5Gc는 세포 표면의 당단백질에 붙어 있으며 세포 간 신호전달과 다른 조직과 결합에 사용된다. CMAH라고 하는 Neu5Gc를 합성하는 효소에 돌연변이가 생겨 우리 몸에서는 생성되지 않는데, 인간은 대신 산소 원자 하나가 다른 Neu5Ac을 만든다. CMAH는 2-3백만 년 전 기능을 잃은 듯하며 세균, 바이러스, 기생충 같은 병원체가 가하는 감염성 공격에서 몸을 보호하기 위한 적응이라고 추측된다. 이런 병원체들은 세포의 표면의 시알산을 이용해 들러붙거나 침입한다.

소와 양, 사슴 같은 반추 동물에는 Neu5Gc가 있는 반면 인간에게는 없기 때문에 이런 동물을 먹으면 면역 반응이 유발될 수 있다는 의견이 나왔다. 하지만 주장을 뒷받침하는 인간을 대상으로 한 과학적 증거를 갖추지 않았으며, 인간과는 관련성이 떨어지는 부실하게 구성된 동물 모델을 근거로 든다. Neu5Gc에 대항해 인간이 항체를 생성하긴 하지만, 이 항체가 염증이나 손상으로 이어진다고 증명하는 연구는 없으며 그 반대를 입증하는 연구는 존재한다.

신장 이식 과정의 일부로 많은 환자가 상당량의 Neu5Gc가 포함된 다중클론 면역글로불린 G라는 토끼 항체를 대량으로 투여받는다. 이들 환자는 차후 Neu5Gc 분자에 대항해 항체를 생성하며 일반인보다 항 Neu5Gc 항체 수준이 높다고 한다. 신장을 이식한 환자를 조사한 대규모 연구에 따르면, 다중클론 면역글로불린 G를 투여받은 38,000명의 환자를 투여받지 않은 대조군과 비교한 결과 대장암 발생률에는 변화가 없었다고 한다.[16] 200,000명 이상의 신장 이식 환자로 구성된 대규모 동년배 집단 연구에서 다중클론 면역글로불린 G 처치를 분석했더니 항Neu5Gc 항체에 장기간 과도하게 노출되면 결장에 악성 종양이 유발된다는 가설을 뒷받침하지 않는 결과가 나왔다. 다중클론 면역글로불린 G 치료를 받은 환자는 면역 체계가 억제된 상태인데도 불구하고 대장암에 걸리는 비율이 높아지지 않았다.

항Neu5Gc 항체 수치가 올라가도 대장암 위험이 증가하지 않는다는 연구 데이터 외에 자주 간과되는 지점이 또 있다. 시알산 분자가 없는 종은 인간만이 아니라는 점이다. 페럿, 오소리, 흰 담비, 족제비 등 육식성의 족제비과 동물도 Neu5Gc가 없지만 Neu5Gc가 있는 다른 동물을 먹는다. 적색육으로 Neu5Gc를 섭취하는 인간과 동일한 경우다.[17] 야생 족제비가 암으로 죽어 나가거나 멸종되는 걸 본 적이 없고, 인간이 지난 300만년 동안 Neu5Gc가 있는 동물을 먹고 벌어진 일이리고는 번성한 것 밖에 없지 않은가? Neu5Gc가 암과 관련있다는 건 허황한 이야기다. 안전하니 걱정하지 않아도 된다.

분자 성장 스위치 mTOR

과학계 일각에는 육류를 섭취하면 mTOR가 과도하게 활성화된다고 우려한다. mTOR란 무엇이고 어떤 역할을 하는지 이해하기 위해, 잠시 세포생물학을 알아보자.

우리 몸의 세포들은 기본적으로 외부 환경에서 신호를 받아들이며 어떻게 행동해야 하는지 소통한다. 세포는 회복하거나 세포 예정사apoptosis   **193**

를 수행하라는 신호를 받을 때도 있고, 몸에 영양분이 풍부하거나 운동 후에는 증식하고 성장하라는 신호를 받는다. 세포 분해와 세포 성장이라는 두 가지 상반된 과정을 각각 이화작용과 동화작용이라고 하는데, 두 작용 모두 몸이 하루 종일 세포 구성 요소를 생성하거나 재활용하는 사이클을 오가며 인간의 생애 전체에서 생명 유지에 필수적인 임무를 수행한다. 음식을 먹거나 운동을 하면, 세포를 만들고 성장시키라는 동화신호가 발생하며, 식간의 단식 구간에 세포는 오토파지라고도 하는 청소하기에 좋은 타이밍이라는 이화작용 신호를 받는다.

mTOR는 세포가 성장하고 분열하도록 지시하는 신호 전달 경로의 일부분이다. 좀 더 구체적으로 설명하자면 인산기를 다른 분자에 더하는 인산화 효소다. 이 과정을 인산화라고 하는데, 일반적으로 효소 등을 활성화한다. mTOR는 특히 아동기와 사춘기 같은 성장이 빠른 시기에 활발하게 작용한다.

mTOR는 인슐린 유사 성장인자-1, 인슐린, 단백질(주로 아미노산인 류신이 매개), 운동의 네 가지 신호에 반응해 세포 내의 동화신호 전달 과정에 참여한다.[18] 인슐린은 주로 탄수화물과 단백질에 반응하여 분비되는데 케톤을 생성하는 지방 대사가 이루어질 때는 단백질에 대한 반응은 덜 격렬하다. 인슐린 유사 성장인자-1인 IGF-1은 식사, 수면, 운동 시 분비되는 성장 호르몬에 반응하여 생성된다. 류신은 단백질에서 발견되는 아미노산의 한 종류로 특히 육류에 풍부하며 식물성 단백질의 함량은 훨씬 적다. 류신은 세포막을 가로질러 확산되며 mTOR를 직접 활성화하고, 인슐린과 IGF-1은 세포 표면 수용체에 결합하여 mTOR를 활성화하는 세포 내 연쇄반응을 개시한다.[19] 따라서 저항 운동, 수면, 탄수화물, 류신은 모두 mTOR 신호의 전달을 증가시키고 세포를 성장시킬 수 있다.

동화신호를 전달하는 mTOR와는 반대로 활성 단백질 인산화효소라고도 하는 AMPK activated protein kinase 경로는 세포에 이화작용을 일으키며, 영양분이나 성장 신호의 부재로 발생한다. 세포는 mTOR와 AMPK 활성화 사이에서 시소처럼 균형을 이루며 작동한다고 단순하게 생각해 볼 수 있다. 하나가 활성화되면 다른 하나는 보통 약화된다. 최적의 건강 상태를 이루는 데는 두 작용 모두 필수적이며, 세포 청소와 성장 사이클의 균형이 중요하다.

mTOR가 인체에서 하는 역할이 그토록 필수적이라면 최근 mTOR의 과도한 활성화를 우려하며 시끄러운 이유는 무엇일까? 일부 암의 경우 mTOR 관련 경로에 돌연변이가 생기며 세포가 과잉 성장하고 증식할 수 있다는 연구 결과 때문이다.[20,21] 또 성장 호르몬 신호 전달에 문제가 있는 라론 증후군이 있는 사람은 암 발생률이 낮다는 점도 관심을 끌었는데, 실험에서는 라론 증후군 환자의 낮은 IGF-1 수치 때문에 mTOR 신호가 바뀌었다.

이러한 발견을 염두에 두며 일부 과학자, 의사들이 mTOR 신호를 최소화하면 암을 억제하는 데 도움이 될 수 있다는 견해를 낸 것이다. 하지만 이 해석은 문제점이 즉각 드러난다. 우리가 더 튼튼해지기 위해서, 건강을 유지하기 위해서, 나이 들며 근육량을 유지하기 위해서는 mTOR가 필수적이라는 것이 너무나도 확실하기 때문이다. 더불어 라론 증후군에는 심각한 성장 장애, 저혈당, 수면 장애라는 대가가 따른다.

그런데도 두려움에 찬 mTOR 이론 지지자들은 류신이나 동물성 단백질처럼 IGF-1을 증가시키거나 직접 활성화하는 식품을 제한해야 한다고 주장한다. 이런 사람들에게 카니보어 식단처럼 동물성 식품 위주의 식사 개념을 제시하면 당황해 놀라 자빠진다. 이들은 단백질을 그렇게 많이 섭취하면 mTOR가 과하게 작동해 암 위험이 증가한다고 반박한다. 자기들의 주장을 입증하기 위해 6세 미만의 환자들을 대상으로 한 단백질을 적게 섭취하면 건강이 개선된다는 결과를 부실하게 연결해 구성한 역학 연구를 들먹이지만, 같은 연구에 포함된 65세 이상 집단에서 단백질 섭취량이 높은 경우 암이 적게 발생하고 수명도 더 길다는 내용은 언급하지 않는다.[22]

이 연구에서도 역학 연구를 바탕으로 전면적으로 권고하는 행위에 깃든 위험성을 재차 확인할 수 있다. 젊을 때는 단백질을 많이 먹으면 몸에 나쁜데, 나이 들어서는 건강에 좋다는 게 어떻게 가능한가? 하나도 말이 되지 않으며 교란 요인과 편향이 반영되었다고 볼 수 있다. 또 저단백질식은 근감소증이라는 근육이 줄어드는 증상과 지속적으로 결부되었으며, 주요 사망 위험 요인이기도 하다.[23,24]

또 mTOR 방정식에서 탄수화물과 단백질 모두 동화 경로를 자극할 수 있다는 사실도 자주 간과되는 부분이다. 동화 잠재성을 비교한 연구에서는 인슐린에 따른 mTOR 활성화가 훨씬 강력했으며, 류신에 따른 활성화보다 3-4배 오래 지속되었다.[25] 인슐린은 주로 탄수화물 때문에 분비되지만 단백질도 인슐린을 방출시키는데, 단백질과 탄수화물을 같이 먹을 때보다 저탄수화물식을 할 때 훨씬 자극이 덜하다.

동물성 단백질을 제한하면 암에 걸릴 가능성이 낮아진다거나 더 오래 살 수 있다는 말은 mTOR를 제대로 이해하지 못했다는 의미이며, 수억만 년에 이르는 진화의 지혜를 무시하는 처사다. 우리가 진화하는 동안 포식 사이클과 단식 사이클은 항상 교차했다. 풍요로울 때 몸은 mTOR 경로에서 성장 신호를 받고, 음식을 먹지 않을 때는 AMPK가 이끄는 세포 내 청소 경로가 대신한다. 우리에게는 둘 다 필요하다. mTOR는 유해하지 않으며 mTOR의 작용을 완전히 없애려고 해선 안 된다. 또 늘 단식해서도 안 되는데, 몸의 입장에서는 단순한 기아 상태일 뿐이기 때문이다. 몸을 가능한 한 튼튼하게 만들고 싶다면 영양분이 풍부한 동물성 식품을 포식하는 싸이클이 필요하다. 12장에서 식단과 결합해 건강을 최적화하는 방법으로써 식사 시간과 단식 전략을 더 자세히 나누겠다.

중재 연구로 고기 섭취와 장수를 입증하는 데는 시간이 오래 걸리지만, 최장수 노인 중에는 고기를 많이 먹는 사람이 존재한다. 아시아에서 수행한 역학 연구에서 확인했듯이 고기를 가장 많이 먹는 사람은 암과 심혈관 질환 사망률이 가장 낮다. 암은 복잡한 주제로 암이 발전하는 기저의 메커니즘은 아직 이해가 불완전한 상태다. 하지만 영양분이 풍부한 음식이 mTOR를 과도하게 활성화하여 암을 유발할 수 있다는 발상은 mTOR 신호 전달 경로에서 인슐린의 작용을 무시하고 또 근거도 없이 정확하지 않은 정보로 동물성 식품을 비방하는 지적 비약에 불과하다.

적색육은 뼈, 신장, 엄지발가락을 망가뜨리지 않아요!

적색육이 수명을 단축하거나 암을 유발한다는 주장 외에도, 단백질을 많이 섭취하면 신장이 망가진다거나 신장 결석이 생긴다는 얘기도 많이 들어 보았을 것이다.

단백질을 많이 섭취하는 사람을 대상으로 여러 연구가 진행되었으나, 역시나 신장 기능에 미치는 부정적인 영향을 찾아볼 수 없었다.[26,27] 저탄수화물 고단백질식으로 비만인 성인들의 신장 기능이 향상된 연구가 있으며, 2년 넘게 신장 결석 발생 위험도 증가하지 않았다. 1,358명이 참가한 28개 연구를 검토한 메타 분석에서는 고단백질식이 신장 기능에 부정적인 영향을 준다는 증거는 없었다고 밝힌다.

앞에서 나왔듯이 신장 결석은 대부분 옥살산염 칼슘에서 형성되는데, 옥살산염을 함유한 식물성 식품의 다량 섭취가 주요인으로 보인다. 고단백질식이 신장 결석과 관련있다고 명확하게 입증하는 의학 문헌은 없다.

또 일반적으로 고단백질식은 산 부하가 심해 골밀도를 떨어트리거나 골다공증으로 이어질 수 있다는 비판도 많다. 단백질은 체내에서 산을 많이 발생시키긴 하지만 칼슘, 마그네슘, 칼륨 같은 알칼리성 미네랄의 충분한 섭취로 균형을 잡을 수 있다.[28,29] 카니보어 식단에서 단백질과 pH 균형을 맞춰주는 미네랄을 공급하는 사골, 뼈분말, 골수에 관해 12장에서 자세히 얘기하겠다.

고단백질 식사는 위장관에서 칼슘 흡수를 높이며, 골밀도 증가 및 골절 위험 감소와도 상관관계를 띤다.[30,31,32] 국제 골다공증 재단 동의 성명에 따르면 뼈가 잘 성장하고 건강하게 유지되기 위해서는 충분한 단백질 공급이 필수적이라고 한다. 칼슘양이 적절하다는 조건 하에 골다공증이 있는 노년층에서 매일 몸무게 1kg당 0.8g 이상, 즉 현재의 일일 권장량보다 단백질을 많이 섭취하는 경우 골 미네랄 밀도가 더 높았으며, 골 손실 속도는 느리고, 고관절 골절 위험은 낮았다. 단백질을 보충하면 연령에 따른 골 미네랄 밀도 감소가 완화되고, IGF-I 증가 및 PTH 감소와 함께 골 교체율이 낮아진다. 음식에서 비롯하는 산 부하가 뼈 건강에 해롭다고 입증된 적은 없다. 오히려 단백질 섭취 부족이 과잉보다 노인에게 더 심각한 문제를 일으킬 수 있다고 한다. 튼튼한 뼈와 근육을 원한다면 알칼리성 미네랄과 균형을 맞추어 양질의 동물성 단백질을 충분히 섭취하는 것이 정답이다.

적색육은 통풍을 일으킨다는 부당한 비방도 받는다. 통풍은 관절에 요산이 침착되어 생기는데, 혈액 내 요산 수치 증가가 주요 요인으로 보인다. 하지만 요산이 관절에서 결정화되는 기전은 완전하게 밝혀지지 않았으며, 혈중 요산 증가만으로 통풍이 생긴다고 보긴 어렵다. 단식을 하면 오토파지의 일환으로 세포가 분해되어 요산 수치가 올라갈 수 있지만 통풍을 악화한다고 볼 순 없다. 통풍은 인슐린 저항성을 일으키는 요인과 연관성이 큰데, 요산 배출에 영향을 미칠 뿐만 아니라 통풍 진행에 다른 식으로 기여할 가능성도 있다.[33] 통풍과 당뇨병이 관련이 크다는 건 익히 알려진 사실이다.[34]

그런데 육류는 인슐린 저항성을 유발하지 않는데도 왜 통풍을 일으키는 원인으로 연루되었을까? 육류와 조개류, 갑각류 등에 함유된 퓨린이 요산으로 분해되기 때문인 듯하다. 이런 식품을 많이 먹으면 보통 혈액 내 요산의 총량이 증가한다고 생각하지만, 의학 문헌을 살펴보면 무척 대조적인 이야기가 드러난다.

육류에 있는 퓨린을 섭취하면 우리 몸은 요산을 더 많이 배출하기 때문에 근본적으로는 동일하게 유지된다.[35] 통풍의 진짜 범인은 인슐린 저항성을 일으키고 신장에서 요산 배출을 감소시키는 과당과 알콜, 두 가지 물질이다. 125,000명 이상의 피험자를 대상으로 한 대규모 리뷰 논문에서는 과당 섭취와 통풍의 연관성이 큰 것으로 나타났다.[36] 역학 연구이기에 인과관계를 주장할 순 없지만, 과당과 알콜이 통풍을 일으키는 기전은 이미 잘 확립되어 있다. 다음에 누군가 고기 때문에 통풍이 심해졌다고 하소연하면, 설탕이나 알콜을 얼마나 먹는지 물어보라! 또 한 번 강조하지만 고기와 함께 먹는 다른 나쁜 음식 때문에 건강이 상한 걸 고기를 원인으로 돌리는 생각의 함정에 빠져선 안 된다. 만약 당신이나 아는 사람이 통풍에 걸린다면 할 수 있는 제일 좋은 방법은 과당, 알콜, 가공된 탄수화물을 제한하면서 스테이크를 즐기는 것이다!

블루존 신화

블루존 개념은 댄 뷰트너가 미셸 풀랭, 잔니 페스와 함께 한 연구를 바탕으로 2005년 내셔널 지오그래픽 기사에서 처음 얘기했다. 평균보다 수명이 긴 세계 5개 지역을 묘사했는데, 각각 다른 집단의 식이과 생활 방식에서 나타나는 유사성을 살펴보고 그 이유를 제시했다. 일본의 오키나와, 이탈리아의 사르데냐, 미국의 캘리포니아주 로마 린다, 코스타리카 니코야 지역, 그리스 이카리아로 낮은 흡연율, 가족을 향한 대한 헌신, 사회적 참여, 지속적인 적당한 신체 활동, 식물이 많이 포함된 식사가 공통점이었다. 후일 뷰트너는 장수와 활력을 얻는 방법으로 이런 생활 방식을 지지하는 책을 냈다. 정말 멋지지 않은가? 젊음을 부르는 마법 공식 같다!!

하지만 안타깝게도 그 공식이란 그렇게 간단하지 않으며, 뷰트너의 연구에는 내용을 전달하는 방식과 결론에 몇 가지 문제가 있다.

먼저 블루존에서 제외되었지만 수명이 비슷한 지역이 많다. 홍콩의 기대 수명은 85세로 세계에서 평균 수명이 가장 긴 국가에 속한다. 하루 평균 소고기 섭취량이 거의 680g에 달하며 1인당 소고기 섭취율은 세계에서 세 번째로 높다. 평균 수명을 동물성 식품에서 얻는 칼로리 비율과 비교

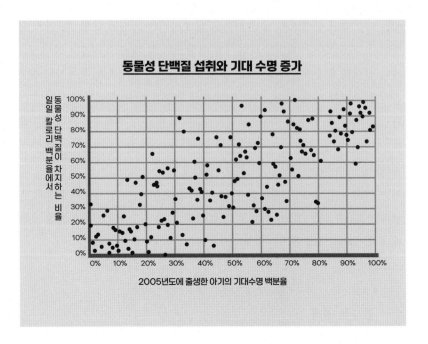

동물성 단백질 섭취와 기대 수명 증가

일일 칼로리 백분율에서 동물성 단백질이 차지하는 비율 (y축): 0%, 10%, 20%, 30%, 40%, 50%, 60%, 70%, 80%, 90%, 100%

2005년도에 출생한 아기의 기대수명 백분율 (x축): 0%, 10%, 20%, 30%, 40%, 50%, 60%, 70%, 80%, 90%, 100%

해 보면 블루존 연구에서 제시하는 내용과는 완전히 다른 내용이 펼쳐진다.[37]

위의 미국 식량농업기구 자료에서 알 수 있듯이, 동물성 단백질 섭취량 증가와 평균 수명 증대 사이에는 뚜렷한 상관관계가 성립한다. 물론 역학 연구 자료이므로 인과관계를 도출할 순 없지만 상관관계는 매우 강력하다. 한 국가의 부(富)가 증가하면 육류 섭취량이 증가하며, 부는 수명 증대와도 관련있다. 이런 경향은 부(富)와 고기 섭취 간의 연관성에서 일부 기인하는 것일 수도 있으나, 육류를 더 많이 섭취하는 국가에서 수명이 짧다는 증거는 없다.

다른 역학 연구에서도 육류를 섭취하면 수명이 줄어든다는 사실을 입증하지 못했다. 17,611명을 대상으로 한 NHANES 3 프로젝트에서는 백색육을 섭취하면 남성 사망률이 낮아진다거나, 적색육을 섭취하면 전체 사망률이 높아진다는 증거가 발견되지 않았다고 밝힌다.[38] 마찬가지로 호주에서 수행한 243,096명이 참가한 거대한 규모의 동년배 집단 연구 역시 채식이 모든 원인 사망률을 낮추는 데 도움이 되는지 입증할 수 없었다고 전한다. 채식주의자와 비채식주의자의 전체 사망률에 유의미한 차이가 없었으며 페스코나 세미 채식주의자, 고기를 자주 먹는 사람의 사망 위험에도 특별한 차이가 나타나지 않아 채식, 준채식 혹은 페스코 채식이 모든 원인 사망률을 낮춘다는 걸 입증하지 못 했다.[39] 또 영국에서 이루어진 채식주의자와 비채식주의자 간 전체 사망률을 비교한 다른 대규모 연구도 유사한 결과가 도출되었다.[40]

역학 자료에서는 채식을 하면 장수한다는 명확한 상관관계도, 육류 섭취에서 비롯하는 부정적인 영향도 나타나지 않는다. 적색육 섭취 증대와 모든 원인 사망률 개선 사이에 연관성을 보여주는 연구도 일부 존재하며, 앞서 살펴본 적색육 섭취와 남성의 심혈관 사망률 감소, 여성의 암 사망률 감소가 관련있다고 하는 아시아에서 이루어진 연구도 있다.[4] 역학 연구에 내재된 한계 때문에 최종 결론으로 삼을 순 없지만 식물성 식품의 비중이 매우 높은 고도의 채식 식단이 수명을 늘려 준다거나, 육류를 섭취하면 수명이 단축된다는 생각의 오류를 증명하는 데는 도움이 된다.

장수 연구에서 텔로미어는 뜨거운 주제다. 유전자 코드가 담긴 DNA는 히스톤 단백질에 싸이고 염색체로 휘감겨 있다. 운동화 끈을 보면 끝이 닳지 않도록 탭이 씌워져 있는데, 텔로미어는 유전 물질이 손상되지 않도록 DNA 가장자리를 보호하는 덮개로 뉴클레오타이드가 반복 배열된 형태의 매우 놀라운 구조를 이룬다. 텔로미어의 길이는 세포 분열에 따라 점점 짧아질 수 있으며, 세포의 텔로미어 길이를 측정해 생물학적 나이를 파악하기도 한다. 한때 생각하던 것처럼 정확하진 않으나 일반적으로 짧은 텔로미어는 세포 예정사에 가까워진 오래된 세포를, 긴 텔로미어는 울끈불끈한 식스팩이 있는 젊고 멋진 세포라는 걸 알려준다. 노화 때문이 아니더라도 생활 습관이 나쁘면 텔로미어는 조기에 단축될 수 있다. 반대로 건강하게 생활하면 텔로미어를 연장할 수 있다는 희소식도 있다.[41]

그럼 텔로미어의 길이를 길게 만드는 요인은 무엇일까? 채식주의자든 아니든 앞서 논한 운동, 적절한 수면, 적당한 햇빛 노출, 삶의 의미 찾기, 유대가 긴밀한 공동체 같은 모든 훌륭한 생활 방식이다. 뷰트너가 위 요소를 블루존의 공통점으로 찾아낸 건 당연지사다. 음식에서는 어떨까? 긴 텔로미어 관련있는 유일한 음식이 있다. 무엇일까? 식물성 식품이 아니라 바로 적색육이다!

한 관찰 연구에서는 28명 피험자의 텔로미어 길이를 살펴보고 어떤 음식을 먹는지 3년에 걸쳐 조사했다. 9종류의 식품(곡물·과일·채소·유제품·적색육·가금류·생선·달거나 짠맛의 간식)과 8가지 음료(주스·커피·차·미네랄 워터·알콜·달콤한 탄산음료) 가운데 텔로미어 길이와 관련있는 건 적색육 뿐으로, 적색육을 많이 섭취하는 사람은 텔로미어 길이가 더 길었다. 적색육을 거의 섭취지 않는 그룹의 텔로미어 길이와 일일 1-2회 적색육을 섭취하는 그룹의 텔로미어 길이에서 유의미한 차이가 크게 관찰되었다고 한다.[42]

적색육 섭취와 텔로미어 길이 사이에 나타나는 상관관계는 이미 많은 여정을 거쳐온 우리에겐 너무 당연해 보인다. 지금쯤이면 항산화 능력을 적절하게 유지하고, DNA 손상과 노화로 이어지는 산화 스트레스에서 세포를 보호하는 데 필요한 영양분을 충분히 공급하는 데 동물성 식품이 중요하다는 사실을 모두 이해할 것이다.

블루존 연구의 또 다른 심각한 문제는 이 지역의 장수 비결이 채식 위주의 식사 때문이라는 주장인데, 블루존 사람들의 실제 식생활 패턴을 면밀히 살펴보면 사실과 다르다는 것이 드러난다. 코스타리카의 니코야는 이례적으로 장수하는 지역으로 유명한데 남성만 해당된다. 운이 좋게도 다른 코스타리카인보다 100세까지 살 가능성이 7배 더 높으며, 장수한다고 알려진 또 다른 집단인 일본 남성보다 평균 수명이 2년 더 길다. 일반 코스타리카인과 비교해 니코야 남성은 심혈관계 위험 지표가 낮고, 텔로미어가 더 길었으며, 남성 호르몬 수치도 높았다.[43] 팔팔한 노익장이 느껴지는가? 이들의 고기를 향한 애정도 유명하다! 니코야 사람들은 동물성 식품을 더 많이 먹으며, 대부분 동물성 지방으로 요리한다. 그리고 다른 코스타리카인보다 더 오래 산다. 뷰트너가 한 얘기와 다른데, 자기의 연구 방향과 맞지 않는 불편한 세부 사항을 뷰트너가 놓친 걸까?

마찬가지로 사르데냐와 오키나와 사람들의 식생활에서 동물성 식품이 차지하는 비중도 심하게 과소평가했다. 이 지역을 직접 방문해 보면 그들의 식문화에서 동물성 식품이 차지하는 중요한 역할을 바로 알 수 있다. 사르데냐는 '사르다 돼지'라는 특별한 돼지로 유명한데, 이 섬 주민들이 소중히 여기는 숲에서 풀어 키운다. 또 사르데냐 남성의 장수를 연구한 리뷰 논문을 보면 사르데냐 사람들의 일반적인 식생활을 알 수 있는데, 농민이 대다수인 저지대 지역과 달리 목초지인 산악 지대 주민들은 동물성 유래 식품을 훨씬 많이 섭취한다고 한다.[44] 채식한다는 말로 들리는가?

마찬가지로 오키나와의 실지 식생활을 상세히 관찰한 여러 조사를 살펴보면 다른 일본인보다 고기를 많이 먹는다는 사실을 알 수 있다.[45] 오키나와 사람들의 식이를 검토한 한 연구에 따르면 오키나와의 식문화는 일본 내 다른 지역과 차이가 큰데, 불교의 영향을 받지 않아 금기된 음식이 없었다고 한다. 고기를 먹는 데 오명을 씌우지 않았으며 전통적으로 돼지고기와 염소고기를 많이 먹었다. 실제로는 육류를 많이 섭취하며 예상 밖에도 100살이 넘은 노인 가운데 채식주의자는 없다고 한다.

우리가 보고 들은 것과 실제 오키나와 사람들의 식생활은 무척이나 다르다. 양, 염소 고기를 주식으로 먹는 이카리아 역시 와전되었다. 이카리아 사람들의 식생활을 조사한 역학 연구에 따르면 총사망률 개선과 관련된 식물성 식품은 없으며, 칼로리를 가장 많이 섭취하는 사람들이 가장 오래 산다고 한다.[46] 연구에서 직접 언급하진 않으나, 칼로리가 더 높은 동물성 식품의 충분한 섭취가 이런 현상을 설명하는 타당한 이유라 본다.

유감스럽게도 블루존을 개념화하는 과정에서 뷰트너는 니코얀, 사르데냐, 오키나와, 이카리아의 식단에서 동물성 식품이 주를 이룬다는 특징은 무시한 듯하다. 내 견해에 조금이라도 의구심이 든다면 블루존 지역을 찾아 풍성한 문화와 활기, 동물성 식품을 향한 뜨거운 애정을 직접 경험해 보길 의사로서 권고한다!

살펴보아야 보아야 할 블루존이 한 군데 더 있는데, 일반적인 인식처럼 채식이 마냥 좋다고 만은 할 수 없는 흥미로운 경향이 드러난다. 바로 남부 캘리포니아에 있는 로마 린다라는 지역으로 블루존으로 명명된 다른 지역과 달리 특수한 공동체를 대표한다. 로마 린다는 담배와 술을 삼가할 뿐만 아니라 채식을 공개적으로 지지하는 종교 단체 제 7일 재림절 신자의 본거지다. 로마 린다 주민을 조사한 결과 대략 절반이 락토 오보 채식주의자에 해당하며, 100% 채식을 지향하는 비건의 비율은 좀 더 낮다. 일부 연구에서 로마 린다 사람들이 일반적인 캘리포니아 사람들보다 평균 7년 더 오래 산다고 나타나긴 했으나,[47] 담배와 술을 멀리하면서 육류를 섭취하는 캘리포니아의 다른 종교 집단 모르몬교의 수명도 비슷하다.[48]

로마 린다 공동체의 장수 비결은 채식이라 했는데, 어떻게 같은 주에 있는 스테이크를 즐겨 먹는 모르몬교 교인도 비슷하게 장수하는 걸까?[49] 건강한 생활 습관이 고기를 줄이고 풀떼기를 더 많이 먹는 것보다 로마 린다 사람들이 오래 사는 까닭일 가능성이 높다. 이쪽이 더 합당하지 않은가? 당신이 흡연에 음주까지 하고, 주변에 서로를 돌보는 좋은 사람들이 없으면 세상을 빨리 뜰 확률이 커진다!

로마 린다에 관해 알아야 할 내용이 더 있다. 고도로 채식하는 로마 린다인을 조사한 여러 연구는 채식에 잠재된 부정적인 측면을 비춘다. 474명의 로마 린다 남성을 대상으로 한 연구에서 비건과 락토 오보 채식주의자의 정자의 질을 육류를 섭취하는 집단과 비교했더니 무척 큰 차이가 나타났다. 정자의 질은 영양이 적절한지 평가하는 매우 유용한 척도다. 하버드 대학에서 수행한 연구에 따르면 과일과 채소를 가장 많이 섭취하는 남성들의 정자 질이 가장 낮다고 한다.[50] 브로콜리를 오도독 오도독 씹어먹는 로마 린다의 남정네들도 애처로울 정도로 정자 수가 적었다. 또 힘이 넘쳐야 하는 원래 모습과 달리 무기력한 생명체에 가까워 보였다. 다른 연구에서도 같은 결과가 반복된다. 식물성 식품 위주로 식사하면 정자의 질이 떨어진다는 사실을 입증하는 연구에서도 락토 오보 채식을 하는 로마 린다 남성의 정자 농도가 더 낮게 나타난다. 비채식주의자와 비교해 비건, 락토오보 그룹은 총 운동성이 떨어지는데, 비건의 운동성이 가장 저조했다.[51]

정자의 질 저하는 임상적으로 의미 있으며 차이가 미비하지도 않았다. 비건의 정자 수와 운동성은 단연 최악이었으며, 다른 채식주의자의 정자도 고기를 먹는 사람에 비하면 희미한 수준이었다. 지금도 로마 린다를 블루존이라 생각하는가?

평균 수명보다 오래 사는 사람은 건강한 생활 습관 외에도 수명 증가와 관련된 유전자 집합을 가진 것으로 보인다. 오키나와 뉴잉글랜드에 사는 100세가 넘는 노인 집단을 조사한 연구에 따르면 예외적인 장수는 가족적으로 실행된다고 한다.[52,53] 염증 반응, 인슐린 민감성, 지질 대사에 유리한 유전자 다형성 집합이 있다는 의미다. 죽음에 이르는 여러 질환이 짧은 시간에 압축적으로 진행된다는 가설인 '질병 압축설'처럼 유전적으로 유리한 사람은 질병을 늦게 경험하는 듯하다. 일반적인 유전자 검사를 해본다면 장수와 관련된 FOXO3·시르투인과 염증성 사이토카인과 관련된 IL-6·TNF-α 유전자 다형성을 살펴보라. 자신의 유전자 조합이 장수에 유리한지 감각해 볼 수 있다. 하지만 전반적인 삶의 질과 건강 유지에는 후성 유전이 유전보다 훨씬 더 중요하며, 궁극적으로는 우리가 먹는 음식과 생활 방식이 건강과 장수를 가늠하는 가장 정확한 변수다.

블루존에 관해 요약해 보자. 블루존 사람들이 이웃한 일반인보다 오래 사는 건 분명하다. 하지만 블루존과 비슷하게 예외적으로 장수하는 지역이 세계적으로 많은데도 연구에서 배제되었다. 장수하는 마법 공식을 꼽는다면 흡연과 음주 같은 해로운 습관 피하기, 의미있는 공동체 활동에 참여하기, 그리고 훌륭한 유전자가 일관된 공통점이라 말하고 싶다. 뷰트너의 묘사와 달리 대부분의 블루존과 평균 수명이 긴 다른 지역에서 육류는 문화의 일부이며 즐겨 먹는다. 로마 린다의 평균 수명은 캘리포니아의 다른 지역보다 길지만, 로마 린다처럼 나쁜 습관을 멀리하고 공동체와 가족을 소중히 여기면서 고기를 먹는 다른 집단과는 같다. 채식을 하는 로마 린다 남성의 정력은 장래가 어두워 보이는데, 로마 린다 인구의 어느 정도를 파란색으로 보아야 하는지(?) 의문스러울 정도다. 오래도록, 풍요로이 삶을 영위하고 싶다면 영양분이 풍부한 동물성 식품을 반드시 섭취해야 하며, 가족·공동체와 어울리고 매일 의미를 찾는 시간도 가져야 한다.

블루존에 관한 논의는 이만하고 동물성 기반 식단을 고려할 때 공통으로 우려하는 문제로 넘어가 보자. 카니보어를 하면 평생 최고의 건강을' 누릴 거라고 장담하면 보통 다음과 같은 질문을 던진다.

동물성 식품만 먹으면 괴혈병에 걸린다?

50년 전 미국의 화학자 라이너스 폴링이 비타민 C의 효능을 옹호하며 유명해진 이래로 많은 사람이 비타민 C에 매혹되어 만병통치약이 될 거라며 큰 기대를 품었다. 이를 증명하기 위해 일 톤 트럭만큼이나 많은 비타민 C를 쏟아부으며 수도 없이 실험했지만 안타깝게도 기대에 부응하진 못했다.

아스코르브산이라고도 하는 비타민 C는 약 6천만 년 전 영장류 혈통이 스트렙시린과 하플로린으로 갈라지면서 합성이 중단되었고, 하플로린은 비타민 C를 생산하지 않게 되었다.[54] 진화상의 실수로 보일 수 있지만 자연 선택에는 실수가 없다. 불리한 돌연변이가 생기면 집단에서 재빨리 제거된다. 비타민 C를 합성하는 능력을 잃은 후에도 우리의 선조들은 문제없이 건강하게 살았다. 충분한 양의 비타민 C를 지속적으로 얻을 수 있었다는 의미이며, 이 유전적 변화가 어떤 면에서는 유리했을 수도 있다. 곧 인체가 최적으로 기능하는 데 필요한 비타민 C 양에 관한 연구를 쭉 살펴볼텐데, 일반적인 생각보다는 훨씬 적다. 비타민 C 합성 능력의 변화와 거의 동시에 요산 분해 능력도 사라졌는데, 요산이 비타민 C가 하던 항산화 기능을 일부 넘겨받았을 수도 있다는 가설이 제기되기도 했다.[55,56]

인체 생리에서 비타민 C의 중요성은 논할 필요도 없다. 카르니틴과 콜라겐의 체내 합성을 포함 최소 8가지 효소 반응에 관여한다.[54] 콜라겐 합성에서 아스코르브산은 콜라겐 단일 가닥에 수산화기가 더해지는 반응에 관여하는데, 체내 조직에서 사용될 수 있는 서로를 3중 나선 구조로 감싼 성숙한 콜라겐 분자를 형성하도록 돕는다. 비타민 C가 충분하지 않으면 콜라겐이 제대로 형성되지 않으며 느린 상처 치유, 잇몸 출혈, 피부 변화, 건조하고 잘 끊어지는 모발, 치아 흔들림 같은 증상과 함께 괴혈병도 생길 수 있다. 아름다움과는 거리가 멀다!

비타민 C를 충분히 얻으려면 식물성 식품을 반드시 섭취해야 한다는 믿음은 영국 선원들이 겪은 괴혈병을 라임으로 치료했다는 1747년 제임스 린드의 보고서를 시작으로 한 역사적 기록에서 비롯되었다. 그런데 믿기 어려운 다른 놀라운 사실도 있다! 최근에는 묻혀 버린 듯 하지만 신선한 고기와 동물의 내장으로 괴혈병을 치료했다는 역사적 사실이 수백 년간 공유되었다. 일반적 인식과 달리 동물성 식품에도 비타민 C가 존재한다. 살코기에는 450g당 약 15mg의 비타민 C가 있으며, 신장·간·흉선·뇌와 같은 기관에는 100g당 30-40mg으로 더 많다. 문제는 비타민 K2처럼 USDA에서 고기와 내장에 함유된 비타민 C를 공식적으로 측정하지 않았다는 것이다. 그래서 동물성 식품에는 비타민 C가 없다고 알려졌지만 동물성 식품도 비타민 C를 함유하며, 식물성 식품보다 동물성 식품 속 비타민 C가 열에 더 안정적이라 고기와 내장을 조리하더라도 손실이 적을 거라 본다.[57]

동물성 식품 내 비타민 C의 존재 여부는 논쟁의 여지가 없다. 그런데도 카니보어를 비판하는 이들은 동물성 식품만으로는 비타민 C를 충분히 섭취할 수 없다고 말한다. 과학적 근거가 있는 주장일까? 또 우리가 최적으로 기능하는 데 실제로 필요한 비타민 C는 어느 정도일까?

1940년대 양심적 병역 거부자를 대상으로 수행한 일련의 실험을 보면 적절한 콜라겐 합성과 괴혈병 예방에 필요한 비타민 C의 양을 알 수 있다. 식사에서 비타민 C를 완전히 제거하자 두 달 만에 괴혈병 증상이 나타났는데 각각 10, 30, 70mg의 비타민 C를 투여하자 며칠 만에 모든 그룹이 회복되었으며 뚜렷한 임상적 차이도 없었다. 하루 10mg 정도의 소량으로도 괴혈병 증상을 충분히 예방할 수 있다는 것을 보여준다. 일반적으로 권고되는 비타민 C 메가도스량에 비하면 매우 적은 양이다. 괴혈병을 예방하는 데는 그 정도면 충분하지만 더 많이 섭취하면 다른 효과가 있다고 입증된 것 아니었냐고? 수십 년에 걸쳐 비타민 C의 효과가 찬양되었기 때문에 보통 고용량으로 섭취하면 항산화 상태나 다른 생체 지표가 개선된다는 확고한 과학적 증거가 존재할 거라 여기는데, 아니다! 물론 비타민 C는 콜라겐을 적절하게 형성하는 것 이상의 역할을 하지만, 괴혈병 치료에 필요한 양보다 많이 섭취할 때의 효과는 분명하지 않다. 일반적으로 알려진 비타민 C의 효능은 역학 연구에 기반한 왜곡된 정보이며, 이번에도 중재 연구는 다른 이야기를 보여준다.

비타민 C 보충량 관련 여러 중재 연구가 이루어졌으나 총사망률, 심혈관 질환, 혈압, 감기 발병률에 비타민 C 고용량 섭취가 도움이 된다는 사실을 입증하는 데는 반복 실패했다.[58,59] 더불어 산화 스트레스나 DNA 손상 같은 생체 지표에도 변화가 없었으며 대장암, 피부암, 유방암, 비호지킨 림프종을 예방하는 효과도 없었다.[60,61,62,63] 그간의 주장과 달리 젊음의 샘이 아니다!

이 지점을 강조하고자 고용량 비타민 C의 이점과 관련된 중재 연구를 하나 더 자세히 살펴보려 한다. 과일과 채소를 하루 3인분 미만으로 섭취하는 남성 19명과 여성 26명을 두 집단으로 나누어 무작위 실험을 진행했다. 12주 동안 한 집단은 원래대로 식사하도록 했고, 다른 집단은 하루에 과일과 채소 450g, 과일 주스 300ml를 추가 섭취하도록 했다. 두 집단의 혈중 비타민 C 농도, 항산화 능력, DNA 손상 지표를 개입 전 수치와 비교해 보니 중재군은 비타민 C 섭취량이 70mg에서 250mg으로 늘고, 혈중 수치도 증가했지만 개선된 지표는 없었다. 혈장 비타민 C도 35% 상승하긴 했으나 항산화력, DNA 손상, 혈관 건강 지표에 큰 변화가 나타나지 않았다. 12주 간 과일·채소 섭취량을 늘리는 개입을 했으나 항산화 상태나 림프구 DNA 손상에 영향을 미치지 않았다고 정리할 수 있겠다.[64]

폴리페놀 같은 식물성 영양소가 인간에게 도움이 되는지 근본적인 의문을 불러일으켰던 여러 실험처럼 이 연구에서도 과일과 채소 섭취를 늘렸으나, 산화 스트레스나 DNA 손상 지표에는 아무런 변화가 없었다. 더 놀라운 점은 개입 전과 후 비타민 C 섭취량 및 혈중 농도가 거의 4배 가까이 늘었는데도 항산화 지표와 DNA 손상도에 변화가 일어나지 않았다는 것이다!

비타민 C는 인체에서 항산화 방어, 글루타티온 및 비타민 E의 재활용에도 어느 정도 역할한다. 위 연구와 비슷한 여러 중재 연구에서 적당량으로도 이런 기능을 충분히 수행할 수 있다는 사실이 명확하게 드러나는데, 더 많은 양의 효과는 뚜렷하지 않았다. 하루 10-70mg의 비타민 C는 살코기에 내장을 더하면 신선한 동물성 식품에서 충분히 얻을 수 있다. 우리의 선조들이 늘 그러했듯이 말이다.

라이너스 폴링과 채식을 옹호하는 사람들이 전파하는 믿음과 달리 비타민 C를 과도하게 섭취하면 메스꺼움·복부팽만·위산 역류·비타민 B12 결핍이 발생하고, 옥살산염 신장 결석이 더 많이 형성되며, 심지어 산화 스트레스를 높여 몸에 해를 입힌다는 연구가 있다.[65,66] 고용량으로 투여하면 체내에서 산화 촉진제로 전환되며, 심지어 비타민 C 보충제를 섭취할 때 적당량이라고 생각하는 500-1,000mg의 양도 신장 결석 증가율과 연관성이 있다.[54,67]

인간의 영양소 요구와 활용에 관한 연구를 검토할 때면 여러 가지 어려움에 부딪히는데, 거의 모든 연구가 매우 열악한 음식을 먹으며 인슐린 저항성이 있는 사람들을 대상으로 한다는 점이 가장 곤란하다. 대사 기능 장애 때문에 비타민 C 흡수와 활용 능력이 떨어지는 듯한데, 한 대규모 연구에서는 당뇨병이 있는 집단과 없는 집단의 비타민 C 섭취량이 비슷한데

도 불구하고, 당뇨병을 겪는 집단에서 비타민 C 혈중 농도가 더 낮은 것으로 나타났다.[68]

따라서 인슐린 민감성이 좋은 사람이 비타민 C를 더 많이 흡수하고 활용할 가능성이 높다. 게다가 플라보노이드는 흡수 과정에서 비타민 C와 경쟁하기 때문에[69] 식물 화합물이 없는 카니보어 식단을 하면 비타민 C를 흡수하는 능력이 더 높아질 수 있다. 수개월에서 20년 이상 노즈 투 테일 카니보어 식단을 해온 수천 명의 사람 가운데 괴혈병 증상이 나타나거나 괴혈병을 겪는 경우는 없었다.

개인적으로는 서핑하면서 생기는 상처가 더 잘 아물고, 혈액 검사의 산화 스트레스 수치도 증가하지 않았다. 이 책을 읽는 괴짜같은 독자들을 위해 자세한 검사를 해보았더니 지질 과산화, 8-OH-2-히옥시구아노신, GGT, 고감도 C-반응 단백, 피브리노겐, 골수세포형과산화효소 등을 비롯한 다른 혈액 지표 역시 정상이었다.

그렇다면 우리 몸에 필요한 실제 비타민 C의 양은 어느 정도일까? 괴혈병 예방에는 매일 10mg의 비타민 C면 충분하다고 확립되었다. 음식으로 하루 30-100mg을 먹어도 문제는 없을거라 생각하지만, 최적의 건강 상태를 이루기 위해 이보다 더 많이 섭취해야 한다는 과학적 증거는 없다. 현재 비타민 C의 하루 권장 섭취량은 남성과 여성 모두 하루 60-80mg으로 대부분의 세포를 아스코르브산으로 포화하기에 충분한 양으로 보이며, 내장육을 섭취한다면 동물성 식품에서도 쉽게 구할 수 있다.

이상의 논의에서 비타민 C의 생산이 중단되도록 유전자가 바뀐 건 자연의 실수가 아니라는 점을 깨달을 수 있다. 신선한 식물성 식품이나 동물성 식품에서 적절한 양 이상의 비타민 C를 수월히 얻을 수 있었기 때문에 진화하는 동안 섭취가 제한된 영양소였을 가능성은 거의 없다. 지배적인 인식과 달리 나는 진화 과정 내내 주로 동물성 식품에서 비타민 C를 얻었을 거라 보는데, 일 년 중 시기와 위도에 따라 식물의 비타민 C는 부족한 시기가 있기 때문이다. 보충제를 사용한 비타민 C 메가도스가 도움이 된다는 과학적 증거는 조금도 없으며, 오히려 몸에 해로울 수 있다. 비타민 C를 섭취하기 위해 오렌지를 잡으려 손을 뻗으려 할 때, 간이나 신장, 스테이크로도 비타민 C를 얻을 수 있다는 사실을 떠올려보길 바란다!

마무리

우리는 수십 년간 잘못된 관찰 역학 연구를 수행하며 적색육이 암을 일으킨다거나 수명을 짧게 만든다고 엄한 탓을 했다. 다행히도 많은 과학적 증거를 검토하며 그런 주장에는 명백한 오류가 있으며 합리적인 과학에 근거하지 않는다는 사실을 밝혀냈다. 또 선조들이 아주 오랜 시간 먹은 식품이라는 관점에서 보면 적색육과 동물성 식품이 암을 유발하거나 수명을 단축한다는 주장은 진화적으로 모순된다는 점도 금세 알 수 있다. 지난 2백만 년의 시간에 기반을 둔, 우리를 인간으로 만든 근본적인 식품으로 뇌를 더 커지게 만들었으며 더 똑똑한, 더 강한, 지략이 더 풍부한 종이 되게 했다.

다음 장에서는 적색육과 동물성 식품이 심혈관 질환을 유발한다는 잘못된 인식을 공격한다. 그런 관념 역시 대개 오류가 있는 역학 연구를 근거로 삼는데, 진화 관점에서 보면 터무니없는 발상일 뿐이다. 용감한 전사들이여, 앞으로 가자! 아직 정복해야 할 곳이 더 있고 물리쳐야 할 거짓이 있다!

11장
잘못된 신화 4 - 적색육은 심장을 폭발시킨다?

지금껏 참으로 먼 길을 왔다. 우리의 기원과 인간 사용 설명서에 기록된 내용을 완전히 이해하기 위한 여정의 끝자락에 다다랐다. 마지막으로 물리쳐야 할 괴물이 하나 더 있다. 덩치가 엄청나게 크고 사악한 콜레스테롤과 적색육이라는 괴물. 우리의 동맥이 플라크로 채워질 거란 두려움만큼 대중을 근심케 하는 건 없다. 심장 외과 의사들은 심장이나 목의 동맥에서 퍼낸 플라크가 동물성 지방, 달걀, 버터처럼 보인다고 말한다. 무시무시한 아테롬성 동맥 경화증을 피하는 유일한 해결책은 무해한 식물성 식품을 섭취하는 것이며, 그러면 혈관 질환 없이 오래 오래 건강하게 살 수 있다...?? 말도 안 되는 소리다. 사실과는 거리가 멀다!

이번 장에서는 고기와 내장, 동물성 지방이 심장과 혈관에 나쁘다는 개념을 허물고 마지막 괴물까지 완전히 처치하려 한다. 잘못 해석된 역학 연구 자료에 기반하는 그릇된 통념과는 달리 중재 연구, 기계론적 연구에서 펼쳐지는 이야기는 어떻게 다른지 알게 될 것이다. 가자, 용감한 모험가들이여! 근거없는 이데올로기를 버리고, 선조들이 전해준 넘치는 활력과 건강을 되찾는 운명이 우리를 기다린다.

지질단백질과 콜레스테롤의 기초

콜레스테롤과 지질은 복잡한 주제다. 육류가 심장에 무해한 까닭을 제대로 이해하려면 우아한 지질대사 시스템이 펼치는 극에 나오는 모든 등장인물을 알 필요가 있다. '콜레스테롤'이란 말은 일반적으로는 혈액 내의 모든 지질단백질을 지칭하지만, 정확히는 인체 생리 내 모든 종류의 필수적인 화합물을 만드는 데 쓰이는 스테로이드 구조의 분자를 의미한다.

적절한 세포막의 형성을 포함해 다른 여러 가지 중요한 기능을 위해 인체는 매일 1,200mg 정도의 콜레스테롤을 생산한다. 콜레스테롤이 없다면 세포막이 허물어져 우리는 바로 곤죽처럼 바닥에 녹아내릴 것이다. 또 활기차게 살아가는 데 필요한 에스트로겐, 테스토스테론, 코르티솔, 프로게스테론, 알도스테론 호르몬을 포함한 체내 모든 스테로이드 호르몬의 전구체로도 활약하며, 지방을 소화하는 데 사용되는 담즙산 역시 콜레스테롤에서 만들어진다. 콜레스테롤이 부족하면 대번에 영양실조가 오고, 지용성 비타민 A와 K2, E도 부족해진다. 더불어 피부가 햇빛에 노출될 때면 아테롬성 동맥 경화증을 예방한다고 추측되는 물질인 콜레스테롤 황산염과 비타민 D의 전구체로도 역할한다.[1,2]

콜레스테롤은 수용성 환경인 혈액에서는 용해되지 않기 때문에, 우리 몸은 간과 여러 조직 사이에 콜레스테롤을 운반하는 지질단백질 운송 시스템을 활용해 콜레스테롤을 필요로 하는 곳으로 배달한다. 지질단백질의 '지질' 부분에는 지질이 녹는 친유성의 지용성 영역과 지질이 녹지 않는 친수성의 수용성 영역을 모두 지닌 인 지질막이 존재한다. 덕분에 지질단백질은 지용성인 콜레스테롤과 중성지방을 함유하면서도, 혈액의 수용성 영역에서는 여전히 용해될 수 있는 특징을 지닌다. 지질단백질의 '단백질' 부분은 지질막에 삽입되는 특수한 단백질인 아포지단백질로 구성된다. 지질단백질은 여러 유형이 있는데, 각 지질단백질 막에 존재하는 고유한 아포지단백질로 식별한다.

우리가 섭취한 지방은 장에서 흡수되며, 분해된 중성지방과 콜레스테롤은 아포지단백질 B48로 표기되는 카일로미크론chylomicron이라는 지질단백질에 담긴다. 카일로미크론 입자는 혈류를 순환하며 체내 세포에 내용물을 전달하고, 남은 잔재는 간에서 다시 흡수된다. 간에서는 카일로미크론 입자에 남은 중성지방과 콜레스테롤을 재사용하거나 VLDLvery low-density lipoprotein이라는 초저밀도 지질단백질로 다시 포장한다. VLDL 입자는 말초를 순환하며 말초에 있는 세포에 콜레스테롤과 중성지방을 전달한다. VLDL에서 중성지방이 빠져나가면 콜레스테롤 비율이 높아지며 농도가 짙어져 중밀도intermediate-density lipoprotein, IDL나 저밀도 지질단백질low density lipoprotein, LDL로 바뀐다.

LDL 입자는 중성지방과 콜레스테롤을 모두 담고 있는데, APOB100 이라는 아포지단백질로 식별한다. LDL은 중성지방과 콜레스테롤을 필요로 하는 세포에게 계속 전달하다 최종적으는 간으로 돌아가 다시 흡수된다. 고밀도 지질단백질high density lipoprotein, HDL 역시 간과 장에서 만들어지며 아포지단백질 APOA1로 구분한다. HDL은 다른 입자와는 달리 속이 빈 상태로 생성되어 혈류 속의 카일로미크론, VLDL, IDL, LDL, 말초 세포에서 콜레스테롤과 중성지방을 흡수해 속을 채운다. 콜레스테롤 역운반 과정을 통해 여분의 콜레스테롤을 간으로 다시 가져다 주는 일이 HDL의 주요 역할이다. 면역 반응에서도 HDL과 다른 지질단백질이 큰 역할을 하는데 뒷부분에 자세히 나온다.

콜레스테롤과 중성지방이 몸 전체를 순환하는 과정을 다양한 노선을 갖추고 갖추고 승객을 수송하는 버스 운송 시스템으로 생각해 보자. 카이로미크론 버스는 장에서 출발해 중앙 버스 정류장인 간을 향해 가며 지방과 콜레스테롤을 운반한다. 간에서 승객들은 카이로미크론 버스에서 내린 후 VLDL 버스로 갈아타 새로운 승객들과 합류해 출발한다. VLDL 버스는 몸 전체에 걸쳐 정차하는데, 나중에는 승객이 많이 줄어들며 LDL 버스로 바뀌고 간에 최종적으로 돌아가기 전까지 경로를 반복한다. 반면 HDL 버스는 텅빈 상태로 간이나 장에서 출발해 몸의 세포나 다른 버스에서 승객을 태워 중앙 버스 정류장인 간으로 데려다준다. 지질단백질이 하는 많은 역할을 설명하기에는 너무 단순한 도식이지만, 지질단백질 입자가 이동하고 상호 작용하는 방식을 쉽게 파악하는 데 도움을 준다.

의학적으로 '총콜레스테롤'이란 혈액 내 모든 콜레스테롤 분자의 합을 의미하며, 일반적인 검사로 쉽게 알 수 있다. 다른 지질단백질에 콜레스테롤 양이 얼마나 있는지 알아보려면 개별검사를 해야 한다. 가장 최신의 지질 검사로는 HDL·LDL·VLDL·중성지방을 바로 측정할 수 있지만,

이 항목 가운데 일부만 측정하고 LDL을 계산하는 LDL-C라는 옛날 방식도 있다. 이런 이유로 과거에는 LDL보다 총콜레스테롤 수치를 조사하는 연구가 많았다. 전통적으로 총콜레스테롤 수치 상승은 LDL 증가와 상관관계가 있다고 가정하는데, 중성지방이 극단적으로 솟구치지 않는 이상 합리적인 판단이라 할 수 있다. 이 장에 인용하는 연구에서는 총콜레스테롤 수치를 측정했는지, LDL수치를 측정했는지를 세심하게 확인한다. 관상 동맥 질환, 아테롬성 동맥 경화증, 심장 질환, 심혈관 질환은 모두 동맥벽에서 플라크가 형성되는 과정을 의미하며 용어는 유연하게 사용하겠다.

우리 몸에 필수적인 LDL

인체의 세포 대부분 자체적으로 소량의 콜레스테롤을 만들 수 있지만, 주로 콜레스테롤 분자의 공급에 의존해 세포막을 형성하고 호르몬을 생성한다. 예컨데 성욕과 생식 기능에 필수적인 사랑의 호르몬 에스트로겐과 테스토스테론을 난소와 고환에서 합성되는 데도 콜레스테롤이 필요하다. LDL이 없으면 두 호르몬을 비롯한 다른 여러 스테로이드 호르몬이 효과적으로 생성되기 어렵다. LDL은 '나쁜 콜레스테롤'이며 수치가 낮을수록 좋다고 하는데, 우리가 눈이 멀어 LDL의 진짜 모습을 모르고 슈퍼히어로를 슈퍼빌런이라고 얘기하는 현실이 슬프다.

LDL은 인체를 구성하는 빌딩블록과 영양분을 운반하는 일과 더불어 면역계에서도 중요한 역할을 한다. HDL을 비롯한 많은 지질단백질처럼 LDL도 감염성 침입자의 공격에 대항해 싸운다! 그람 음성균은 우리 몸을 침범할 때 세포벽을 구성하는 성분인 내독소를 방출하는데, 심한 염증을 일으키고 면역 체계를 강하게 자극할 수 있다. 하지만 걱정하지 않아도 된다. 친절한 이웃 LDL이 주변에 상주하며 박테리아의 내독소를 묶어내고 통제 불능이 되는 상황을 막는다. LDL은 또 MRSA라는 항생제 내성 균주를 가진 그람 양성균인 황색포도상구균이 생성하는 알파 독소도 결합해 낸다.[3,4,5]

그 외에도 우리를 포위하려는 박테리아는 쿼럼 감지 소통 체계로 언제가 분열하거나 공격하기 좋은지 서로 알려주는 물질도 분비하는데, LDL은 우리의 면역계에는 달갑지 않은 이런 물질을 결합해 활동을 제한한다. 또 박테리아의 의사소통 라인을 무력화하는 과정을 도와 우리 몸이 다시 전투에 임할 수 있게 만든다. 동물 실험 결과 LDL 수치가 높은 쥐는 내독소에 저항력이 8배 강했으며, 그람 음성 박테리아를 직접 주입했을 때도 사망이 상당히 오래 지연되었다.[6] 반대로 LDL이 낮게 사육된 쥐는 내독소를 주사하자 LDL이 고갈되며 염증 수치가 올라가고 사망률도 증가했는데, 외부 LDL을 보충하자 치료되었다.[7]

99%의 의사는 혈류에 LDL이 늘어나는 걸 두려워 하지만, 지질단백질과 LDL은 사람과 동물의 면역 기능에서 매우 중요한 역할을 한다. LDL이 높은 동물은 치명적인 박테리아에 위협받는 상황에서 생존률이 무척 높은 반면, LDL이 부족한 쥐는 맥없이 쓰러졌으나 약간의 LDL을 투여하니 빠르게 회복되었다. 인간에게도 LDL이 결핍된 쥐와 비슷한 경우가 있다. 콜레스테롤 합성 경로에 유전적 돌연변이가 생겨 총콜레스테롤 수치가 극히 낮은 스미스 렘리 오피츠 증후군Smith-Lemli-Optiz syndrome이다. 이 돌연변이를 가지고 태어난 아기는 대부분 사산되며 살아남더라도 심각한 감염을 빈번하게 겪는데, 콜레스테롤 식이 보충 방법으로 치료하면 혈류에서 LDL이 증가한다.[8]

LDL의 보호 효과

사람의 경우에도 LDL이 더 증가하면 감염이 예방될까? 당연하다! 많은 연구에서 LDL 수치 상승은 노년층의 모든 원인 사망률, 심혈관 사망률을 증가시키는 위험 요인이 아니라고 얘기한다. 또 나이들수록 LDL이 높으면 인체를 보호하는 효과가 있다고 하는 연구가 많은데, 면역 기능에서 LDL이 수행하는 역할 때문일 가능성이 높다.[10,11,12-20]

관련 연구 몇 가지를 살펴보며 LDL이 지닌 보호 효과를 명확히 알

아보자. 347명으로 이루어진 65세 이상 표본 집단에서 총콜레스테롤 수치
가 낮은 사람들은 비혈관적 원인으로 사망할 위험이 매우 높았는데, 총콜
레스테롤 수치가 높은 사람들은 그 확률이 모집단의 절반 수준에 그쳤다.[10]
또 아이슬란드에 사는 80세 이상 105명을 대상으로 한 다른 연구에서는
총콜레스테롤 수치가 가장 높은 이들의 모든 원인 사망률은 수치가 낮은
사람의 절반 이하로 나타났다.[21]

라이덴 85 플러스 연구라는 더 큰 규모의 조사 결과는 더욱 놀랍다.
네덜란드에 거주하는 노년층 724명이 참여했는데, 10년 동안 총콜레스테
롤 수치와 모든 원인 사망률 간의 상관관계를 측정한 결과 총콜레스테롤
이 38mg/dl 증가하면 사망 위험은 15% 퍼센트 감소했다. 총콜레스테롤이
가장 높은 범주의 사람들은 모든 원인 사망률이 낮은데, 다른 참가자에 비
해 암과 감염으로 사망하는 비율이 확연하게 낮기 때문으로 설명할 수 있
다. 85세 이상 노인층에서 나타나는 높은 총콜레스테롤은 암과 감염으로
사망하는 비율을 낮춤으로써 장수와 결부된다고 한다.[22]

이 대규모 연구는 LDL이 인체를 보호한다는 사실을 입증하는 매우
강력한 증거다. 그러나 라이덴 85 플러스 연구에 나타나는 상관관계에 많
은 암환자들이 사망을 앞두고 경험하는 지질 수치 감소가 반영되었다는
주장도 있다. 암 같은 질병에 걸린 사람이 모집단에 포함되어 콜레스테롤
수치가 낮은 사람들에게서 안 좋은 결과가 나타난다는 것이다. 그렇지만
이런 연구 대부분 표본 추출 후 2년 이내에 사망한 사람들을 분석에서 제
외해 교란 변수가 생길 가능성을 근본적으로 제거한다. 많은 연구에서 총
콜레스테롤 수치가 높은 사람들은 저조한 사람들보다 암 사망률이 낮다고
나타나는데, 동일한 경향이 드러나는 수많은 연구와 함께 고려해 볼 때 이
러한 연관성이 실재하며 나이 듦에 따라 LDL이 인체를 보호하는 역할을
한다고 볼 수 있다.

총콜레스테롤 수치와 전염병의 관계를 연구한 방대한 문헌이 LDL이
슈퍼빌런이 아닌 슈퍼히어로라는 사실을 뒷받침한다. 68,406명을 대상으
로 한 대규모 메타분석에서는 호흡기, 위장 질환에 따른 사망과 총콜레스

테롤 수치 사이에 역상관관계가 나타나는데, 주로 감염이 원인인 질병이었다.[23] 즉, 총콜레스테롤 수치가 가장 높은 사람들의 호흡기 및 위장질환 관련 사망자 수가 제일 낮았다. 120,000명 이상의 환자를 대상으로 15년간 수행한 연구의 결과도 비슷한데, 총콜레스테롤 수치가 가장 높은 환자들은 감염성 질환으로 병원에 입원하는 비율이 가장 낮았다.[24] 이 연구에서는 또 요로 감염, 바이러스성, 근골격계, 피부, 호흡기, 위장 등 여러 종류의 감염과 총콜레스테롤 사이에 통계적으로 유의미한 역상관관계도 드러난다. 환자 100,000명 이상을 대상으로 15년 간 수행한 연구에서도 비슷한 결과가 반복되는데, 폐렴이나 독감으로 병원에 입원하는 비율과 총콜레스테롤 수치 사이에 역상관관계가 나타난다.[25] HIV 감염 환자를 조사한 연구 역시 콜레스테롤 수치와 에이즈 사망률 사이의 역상관관계를 보여준다.[26] 그런데도 LDL에 '나쁜 콜레스테롤' 이라는 악명높은 별명이 어울린다고 보는가?

심장 질환과 LDL, 범죄자인가 소방관인가?

LDL은 혈액에서 여러 가지 필수적인 역할을 하는 중요한 입자다. 몸에서 중요한 기능을 하면서, 동맥을 손상하고 아테롬성 동맥 경화증을 유발하는 무언가를 자연이 설계했다는 건 모순이지 않은가? 몸을 보호하는 동시에 손상한다는 게 어찌 말이 되는가?! 답은 LDL은 잘못이 없는데, 부상과 염증에 대응하는 과정에서 특정 상황에 개입하며 범죄 현장에 있다가 악역을 맡은 배우처럼 보이게 되었다는 것이다. LDL이 아테롬성 동맥 경화증을 유발한다고 믿는 사람들은 어떤 과학적 근거를 가지고 그런 주장을 하는걸까? 이중 스파이가 아니라 심장병을 실제로 유발하는 더 사악한 무언가가 배후에 있는 상황에서 LDL이 범인으로 잘못 낙인찍혔다는 사실을 깨닫게 될 것이다.

물론 일부 관찰 역학 연구에서 총콜레스테롤, LDL 수치와 심혈관 질환의 연관성이 드러나긴 한다. 하지만 그동안 여러 가지 어려운 장애물을 넘고 넘어 여기까지 왔으니 역학 연구가 전체를 대변하지 않는다는 사실과 실상을 이해하기 위해서는 역학 연구에 나타나는 상관관계를 더 깊이 살펴 보아야 한다는 점을 충분히 인지할 것이다. 총콜레스테롤 수치와 심혈관 질환 발병률 간의 관계를 살펴보는 연구자들이 가장 많이 참조하는 역학 연구는 프레이밍햄 연구다. 미국 매사추세츠주 프레이밍햄에 거주하는 5,129명의 피험자를 14년 동안 추적 관찰하며 관상 동맥 질환의 징후를 모니터링하면서 1년에 두 번 콜레스테롤 수치를 측정했는데, LDL 수치가 증가함에 따라 심장 질환 발병률도 높아졌다.[27]

　　LDL이 증가하면 심장병에 걸릴 수 있다는 정서는 LDL과 심혈관 질환 사이의 상관관계를 드러내는 역학 연구와 더불어 동맥벽에 존재하는 면역세포인 대식세포가 집어 삼킨 아테롬성 플라크에 LDL이 실재한다고 보여주는 현미경 연구가 알려지며 강화되었다.[28] 이 현미경 연구는 많은 사람들로 하여금 LDL 때문에 아테롬성 동맥 경화증이 시작되고 진행된다고 생각하게 만들었다. 그러나 플라크가 형성되는 과정을 자세히 살펴보면, LDL이 동맥을 손상하고 플라크를 형성한다는 주장은 충분히 검증되지 않았다는 점을 알 수 있다.

　　잠시 혈관의 해부학적 구조와 플라크가 발생하는 과정을 자세히 알아보며 동맥 경화증의 진짜 근원을 계속 탐구해 보자. 정맥과 동맥의 벽은 여러 개의 층으로 이루어지는데 순환하는 혈액에 가장 가까운 세포층을 내피세포라 하며 그 다음엔 내막이, 그 아래로 매끄러운 평활근이 존재한다. 흥미롭게도 장 상피 조직처럼 혈관 내피도 당단백질로 이루어진 당질층이 표면으로 돌출되어 있다. LDL 같은 지질단백질이 혈관벽으로 이동하려면, 당질층 '숲'을 지나 내피 세포층을 통과해 내피 아래에 있는 내막으로 들어가야 한다. 내용물을 일부 전달한 후 LDL은 다시 순환으로 이동하는데 내막 가장 깊은 층에서 단백질과 복합된 산성의 점액성 다당류 프로테오글리칸이란 구조물에 가로 막힐 수 있다.[29,30] LDL 막에는 프로테오글리칸과 결합하는 APOB100 분자가 존재하는 영역이 있는데, 쥐의

APOB 유전자에서 이 결합 부위를 제거하니 아테롬성 동맥 경화의 진행이 중단되었다.[31] LDL은 혈류를 통해 동맥벽 내막 깊은 층과 평활근층까지 뻗친 천공성의 모세혈관을 거친 후에야 내피 아래 영역에 도달할 수 있을 것이다.[32,33]

현재 널리 수용되는 플라크 형성 패러다임은 보존-반응 가설이다. 이 이론에 따르면 혈류에 포함된 LDL은 동맥벽의 내피를 통과해 그 아래의 내막 세포층에 '갇혀' 정체된 채로 계속 머무른다. LDL이 동맥벽에 갇혀 옴짝달싹 못하게 되면 산화 반응이 일어나며 LDL막의 APOB100 분자 구조가 변하고, 내막에 있던 대식세포가 LDL을 집어 삼키며 지질이 축적된 '거품세포'로 바뀌는 면역 반응이 촉발되며 아테롬성 플라크가 시작된다고 한다.[34]

보존-반응 이론에 따르면 혈류에 순환하는 LDL이 늘면 내피 아래 영역에 머무는 LDL도 증가하며 플라크가 형성될 가능성이 커진다. 따라서 LDL을 높이는 건 무엇이든 의사들을 초조하게 만들고, 스타틴이나 다른 콜레스테롤 강하제를 환자에게 강권하며 약국으로 달려가게 만든다. 하지만 보존-반응 이론은 핵심적인 부분이 증명되지 않았다는 문제가 있다. 순환 중인 LDL 양이 내막에 정체된 LDL에 직결된다고 입증하는 연구는 정확히 0개로 전혀 없으며, 반대를 시사하는 연구는 많다. 고령층에서 나타나는 높은 LDL은 몸을 보호하는 효과 때문으로 장수로도 연결된다. 여성, 캐나다 및 러시아 남성, 뉴질랜드 마오리족, 아시아인을 조사한 역학 연구를 두루 검토해 보아도 총콜레스테롤, LDL 수치와 심장 질환, 모든 원인 사망률 사이에 연관성이 나타나지 않는다.[23,35,36-38] 나이에 따라, 성별에 따라, 또 거주하는 지역에 따라 LDL이 다르게 작용할 이유가 있을까? '혈류에 LDL이 많으면 플라크가 형성된다'는 단순한 명제로 아테롬성 동맥 경화증이 성립한다면 모든 연령대, 성별, 국가에 걸쳐 상관관계가 드러나야 한다.

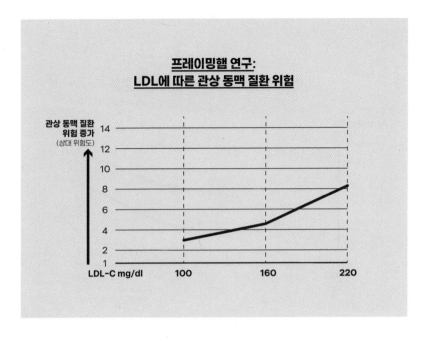

프레이밍햄 연구:
LDL에 따른 관상 동맥 질환 위험

관상 동맥 질환
위험 증가
(상대 위험도)

14
12
10
8
6
4
2
1

LDL-C mg/dl   100   160   220

채식주의자 역시 아테롬성 동맥 경화증에 면역력이 없어 LDL 수치가 평균적으로 낮은 일반 모집단과 발병률이 같다.[39] 또 스타틴을 사용한 실험의 경우 LDL 수치와 플라크가 형성되는 정도 사이에 제대로 된 선량-반응 관계가 성립하지 않는다.[40,41,42] LDL이 40mg/dl 이하가 되도록 극도로 낮추는 PCSK9억제제와 스타틴으로 수행한 연구를 보면, 환자 대부분 LDL 수치가 매우 낮은데도 불구하고 심혈관 질환이 계속 진행된다.[43] 아테롬성 동맥 경화증은 단순한 LDL의 문제가 아니다. 우리가 그동안 접한 바와 달리 아테롬성 동맥 경화 방정식에는 더 많은 요인이 존재한다.

보존-대응 가설에 내재된 결함은 프레이밍햄 연구 데이터를 통해 통찰할 수 있다.[44] 모든 연구 참가자의 총콜레스테롤 수치와 심혈관 질환 발생률을 비교하면 위와 같은 그래프가 나오는데, 연구자들이 혈액 속의 LDL 양이 심혈관 질환에 직결된다고 굳게 믿는 이유를 알 수 있다. 총콜레스테롤과 LDL 수치가 높을수록 심혈관 질환 발병률도 증가하는데, 참

221

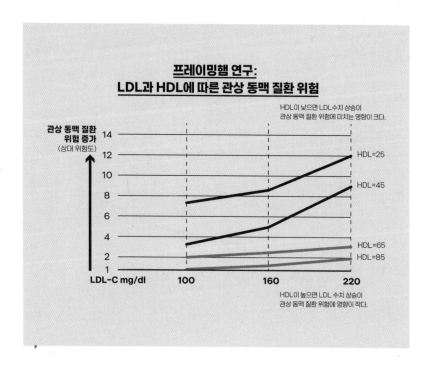

가자를 HDL 수치에 따라 나누면 그래프가 흥미롭게 변한다.[48]

콜레스테롤 역운반 과정에서 HDL을 짧게 언급했다. HDL 수치는 인슐린 민감성과 직결되는데,[45,46,47] 인슐린 저항성이 있는 사람은 HDL은 하락하는 반면 중성지방은 상승하는 대사 이상지질혈증이라고 하는 혈액 매개변수에 변화가 생긴다. 따라서 HDL이 낮은 사람은 높은 사람에 비해 인슐린 저항성이 있을 가능성이 훨씬 높다.[49,50] 위의 그래프를 보면 HDL 수치에 따라 심혈관 질환 위험이 크게 변동되는 것을 한 눈에 파악할 수 있다. 앞의 그래프와 데이터는 동일한데 HDL 수치에 따라 참가자를 나눈 것이다.

HDL이 45mg/dl 미만으로 저조할 때는 총콜레스테롤 수치와 심장 병 위험 사이에 명확한 상관관계가 성립하지만, HDL이 높은 사람을 대 입하면 이 상관관계는 거의 소멸한다. 보존-반응 가설을 지지하는 이들이 놓치는 지점이다. 아테롬성 동맥 경화증은 총콜레스테롤이나 LDL 수치

222

이상의 문제다. 인슐린 민감성이 좋은 사람은 LDL이 증가해도 심장 질환 위험에 변화가 없다.

LDL을 진공 상태에서 생각하는 건 위험할 정도로 관점이 협소하며, 치명적이기까지 하다. 콜레스테롤과 LDL 모두 맥락이 중요하다! 인슐린 저항성이 있는데 LDL 수치가 높다면, LDL은 플라크 형성과 진행에 기여할 수 있다. 반면 인슐린 민감성이 좋다면 LDL이 많아도 아테롬성 동맥 경화증에 걸릴 위험이 없으며, 보호 효과 때문에 LDL이 증가했을 가능성이 높다. 이런 사실은 LDL과 심장 질환을 조사한 역학 연구 자료에서 나타나는 불일치를 이해하는 데 도움을 준다. LDL 뿐만 아니라 인슐린 저항성도 마찬가지다. 심장 질환 위험과 지질을 생각할 때는 LDL만 단독으로 보기보다 개인의 건강 상태를 전반적으로 고려해야 한다. 그러나 대부분의 의사들은 LDL에만 과도하게 초점을 맞추고, HDL과 중성지방 수치는 무시하며, 공복 인슐린 같은 다른 혈액 지표가 비추는 것도 고려하지 않는다.

아테롬성 동맥 경화증는 모두 끈적임의 문제다!

지금까지 살펴본 바로는 LDL이 내막에 갇히면, LDL이 산화되며 면역 반응이 일어나면서 대식세포에 흡수된다. 산화되지 않은 원래의 LDL은 관상 동맥 질환의 진행에 기여하지 않으므로 LDL이 프로테오글리칸과 결합하며 산화되는 과정이 관상 동맥 질환으로 발전하는 핵심 단계로 보인다.[52]

동맥 벽에 갇힌 LDL만이 아테롬성 동맥 경화증을 일으킨다면, 혈류 속의 LDL이 증가하면 내피 아래 영역의 LDL도 늘어나면서 아테롬성 동맥 경화로 진행될 수 있을까? 언뜻 그렇게 보일 수 있다. 보존-반응 가설을 옹호하는 사람들이 그렇게 믿는다. 그러나 프레이밍햄 데이터를 기반으로 살펴보았듯이, 인슐린 저항성이 없는 경우 혈액 내 LDL 수치와 관상 동맥 질환 진행 사이에는 상관관계가 없다는 것이 반복해서 드러난다. 체내 LDL 양과 플라크 형성 과정을 조금 더 조사해 보면, LDL의 수치가 높아지면 아테롬성 동맥 경화증이 발생할 위험이 커진다는 발상이 터무니없는 이유를 알 수 있다.

우리 몸을 흐르는 혈류에는 십억 개 이상의 LDL 입자가 떠다닌다. 우리 몸 전체의 세포보다 1,000배나 더 많다. 만일 동맥 내피 아래 영역으로 들어가는 모든 LDL 입자가 플라크를 형성한다면, 우리는 첫 번째 생일을 맞이하기도 전에 세상과 작별했을 것이다. 매일 매초, LDL 같은 지질단백질이 정맥과 동맥의 벽을 드나들며 세포에 영양분을 전달해 에너지와 막을 구성하도록 돕는다. 아테롬성 동맥 경화증이 발병하는 과정에서 동맥 벽에 LDL 입자를 붙잡아 두는 또 다른 요인이 존재하는 것이 분명하다. 흥미롭게도 HDL 입자는 크기가 LDL 입자보다 작고, 양은 10배나 더 많다. HDL은 콜레스테롤을 더 많이 운반하는데도 아테롬성 동맥 경화증과는 무관하다. 왜 일까? HDL은 내피 아래 영역에 갇히지 않기 때문이다. 동맥벽에선 APOB 분자를 포함하는 입자만 혈관 내막의 프로테오글리칸과 결합해 내피 아래 영역에 정체하는 것으로 보인다.[53] 중요한 건 입자의 크기나 혈관벽으로 이동하는 입자의 수가 아니다. 지질단백질이 어느 정도 갇혀 있는지가 LDL이 플라크 형성 과정에 기여할지 말지를 결정한다.

벽에 테니스 공을 던지는데, 벽과 공 모두 벨크로 코팅이 없는 상태라면 공은 튕겨 나온다. 얼마나 많이 던졌는지는 중요하지 않다. 우리 몸을 떠다니는 LDL 입자가 아무리 많더라도 벽과 공 모두 점성을 띠는 '분자 벨크로' 코팅이 되어야만, LDL '공'이 내막이라는 '벽'에 들러 붙을 수 있다. LDL 단독으로는 아테롬성 동맥 경화증을 일으킬 수 없으며, LDL이 아테롬성 동맥 경화증에 관여하려면 동맥벽에 갇히는 과정이 먼저 일어나야 한다.

그럼 LDL 입자와 내막의 공간이 끈적이는 정도를 결정하는 건 무엇일까? 우리는 이미 백만 달러 짜리 정답을 안다! 프레이밍햄 데이터를 분석한 결과 속에 있다. 인슐린 저항성과 염증이 있으면 LDL 입자와 내막공간 모두 '분자 벨크로'로 코팅되어 점성이 심해진다.[54,55,56-58] 당뇨병 환자의 동맥 및 동맥벽 손상을 조사한 연구에서는 프로테오글리칸 기질(基質)이 LDL에 친화적으로 변화하는 것으로 나타났다.[59] 추가 연구에서는 인슐린 저항성 때문에 아포지단백질 ApoC III가 늘면, 혈관 내막에서 LDL 입자가 프로테오글리칸과 결합할 가능성이 높아지므로 플라크가 더 쉽게 형성되는 위험한 조건이 만들어진다고 밝힌다. 당뇨병 환자는 아테롬성 동맥 경화증에 걸릴 위험이 상당하며 LDL 수치가 낮더라도 심장 마비에 걸리는 비율이 높다.[60]

혹시 '아테롬성 동맥 경화증은 당뇨병이나 당뇨병 전단계가 아닌 사람에게도 발생하지 않는가? 인슐린 저항성은 얼마나 흔한가?'라고 묻지 않았는가? 정곡을 찌르는 질문이다. 하이파이브를 하고 싶다! 답변을 보고 놀라지 않길 바란다. 당뇨병과 당뇨병 전단계를 진단받는 미국 인구는 35%이지만, 인슐린 저항성은 훨씬 더 흔하다.[61]

앞서 언급했듯이 미국 인구의 88%는 어느 정도의 대사 기능 장애를 겪고 있다.[61] 미국 사람 대부분 지질단백질과 동맥 내부가 벨크로 코팅이 있어 LDL 테니스 공이 벽에 박힌 상태인 것이다! 우리 주변의 사람들 대다수가 인슐린 저항성이 있는 상태라면 몇몇 연구에서 LDL 수치와 심혈관 질환 사이에 상관관계가 나타나는 것도 무리는 아니다. 위 질문에 답하자면 아테롬성 동맥 경화증이 발생할 때는 대체로 인슐린 저항성과 대사 기능 장애가 동반된다.

서양 의학계에서는 인슐린 저항성과 염증이 없는 12%의 사람에게도 이런 질병이 있다고 추정하며 LDL이 상승하면 특정 심혈관 질환이 빠르게 뒤따를거라 경고하는 무지막지한 실수를 저지른다.

인슐린 민감성이 좋은 사람들은 인슐린 저항성을 겪는 사람들과 본질적으로 다르며, 카니보어나 키토제닉 식단을 시행하며 인슐린 민감성을 회복하고 LDL 수치가 높아진 사람 중에는 놀랍게도 플라크가 사라진 경우가 많다. 인슐린 저항성과 염증이 없는데 LDL 수치가 높다는 건 면역 반응과 관련된 보호 기능으로 볼 수 있다. 오래 살고 싶은가? 인슐린 민감성을 회복하고, 염증을 줄이고, LDL입자가 충분히 생성되도록 식사하면 된다. 카니보어 하실 분?

LDL 심화학습

아테롬성 플라크에서 LDL이 발견되긴 하나 LDL 단독으로 플라크를 형성하는 건 아니다. 불이 난 집에 소방관이 나타나거나 범죄 현장에 경찰이 도착한다 해서 그들이 혼란을 일으켰다는 의미는 아니지 않는가. 아테롬성 플라크에 LDL이 존재하긴 하지만, 화재를 일으킨 범인이 아니라 화재를 진압하기 위해 현장에 도착한 소방관 역할을 한다는 대안적 가설이 설득력 있다. LDL이 아테롬성 동맥 경화증을 유발하는 게 아니라 손상된 혈관벽을 복구하는 과정에서 플라크 형성에 관여할 수 있다는 것이다.

LDL을 유죄로 기소하는 주된 이유가 동맥의 병변에 LDL이 존재해서 라면, LDL이 무죄라는 증거에는 무엇이 있을까? 다음 질문을 생각해 보라. 만약 LDL 혼자서 아테롬성 동맥 경화를 일으킬 수 있다면 플라크는 왜 동맥에서만 형성되고 정맥에서는 관찰되지 않을까? 심장에서 장기와 말단으로 이어지는 높은 압력의 동맥계에서든, 말단에서 심장으로 혈액을 돌려보내는 압력이 낮은 정맥계에서든, 혈관을 통해 순환하는 LDL 양은 몸 전체에서 동일하다. 혈관 내에는 일정한 양의 지질단백질이 전체적으로 균일하게 분포되어 연속적인 고리를 형성한다. 정맥 내피는 동맥 내피와 정확히 같은 양의 LDL에 노출되지만, 아테롬성 병변은 동맥 내피에서만 발견된다.

혈액에 난류가 생기며 동맥 내벽이 손상되며 발생하는 플라크가 주로 혈관 분기점에 축적되는 현상에서 단서를 찾을 수 있다.[62] 아테롬성 플라크는 내피가 손상된 지점에서 형성되는데 혈액 난류, 염증, 인슐린 저항성, 기타 원인으로 내피가 손상된다.[63,64] 흥미롭게도 관상 동맥 우회수술처럼 정맥이 동맥계의 높은 압력을 받게 되는 경우 아테롬성 병변이 공격적으로 발생한다. 마찬가지로 동물 실험에서 동맥을 정맥계에 이식해도 아테롬성 동맥 경화증이 생기지 않는다.[65] 따라서 정맥에서 플라크 형성을 방지한다기 보다는, 동맥계의 압력이 높아 동맥 내피가 손상되며 플라크가 발생한다고 볼 수 있다.

아테롬성 플라크 발달 관련 지금까지 나온 방대한 내용을 하나로 꿰어 보자. LDL과 다른 지질단백질은 우리 몸의 모든 세포에 영양분을 전달하는 중요한 역할을 하며, 이들 지질단백질이 없이 우리는 살아 있을 수 없다. 다른 세포들처럼 동맥 벽의 내막 세포도 제대로 기능하기 위해 영양분을 필요로 하는데, 혈류 속의 지질단백질이 내피 아래 영역으로 퍼져 나가며 내막세포에 영양분을 공급한다.[32] 임무를 마친 여러 지질단백질은 내막층으로 이동한 다음 다시 순환하며 여행을 계속하다 최종적으로는 간으로 돌아간다. 그런데 인슐린 저항성과 염증, 산화 스트레스, 고혈당, 동맥 내 난류로 동맥이 손상되면 프로테오글리칸 농도가 올라가며 동맥 벽이 '끈적끈적'해지고, 순환하는 지질단백질도 '분자 벨크로'로 코팅된다. LDL이 내막의 가장 깊숙한 층에 갇히면 쉽게 산화될 가능성이 높으며, 대식세포가 산화된 LDL을 집어 삼키며 아테롬성 동맥 경화증이 시작된다.[33]

이 틀에서 보면 동맥 벽에 지질단백질이 쌓이는 현상은 분자 복구 메커니즘에 해당한다. 인슐린 저항성, 염증 같은 병리 상태가 통제를 벗어나면 아테롬성 동맥 경화증으로 진행될 수 있는데, 불을 끄기 위해 화재 현장에 도착한 소방관이 LDL인 것이다. 소방관은 불길이 걷잡을 수 없을 만큼 커졌을 때 화재를 진압하려고 나타나는 사람이지 불을 지른 범인이 아니다. 많은 LDL 소방관이 출동했다가 탈출하지 못하고 내피 아래 영역에 갇히며 플라크가 형성될 수 있다. 미세한 손상이 생겨 동맥이 복구되는 과정은 동맥 벽에서 늘상 일어나는 일이지만, 제어하기 어려울 정도로 손상이 커지면 아테롬성 동맥 경화증, 나아가 심장 질환으로 이어질 수 있다. LDL 때문에 플라크가 생기는 게 아니라, 동맥 벽이 손상되어 플라크가 형성되는 것이다. 초식 동물, 잡식 동물, 육식 동물을 포함한 모든 태반 포유류의 동맥 벽에 LDL이 쌓여있다는 사실은 LDL 침착이 실은 동맥 복구 메커니즘의 일부라는 가능성을 더 강화한다.[66, 67, 68, 69]

LDL에게 지난 60년 동안 나쁘게 얘기해서 미안하다고 사과 편지를 보내야할지도 모르겠다... 다시 생각해보니 LDL은 편지보다는 스테이크와 간을 더 좋아하지 싶다!

가볍게 알아보는(하지만 전혀 가볍지 않은) 인슐린 저항성

인슐린 저항성은 꽤나 악질적이며 LDL입자와 동맥의 점성을 높인다는 사실을 알아 보았다. 그럼 인슐린 저항성은 왜 생기며, 어떻게 해야 인슐린 민감성이 좋은 12%의 사람들처럼 '공'과 '벽'을 매끈하게 유지할 수 있을까? 인슐린 저항성이 발생하는 과정과 인슐린 저항성에서 비롯하는 인체 손상을 피하는 방법을 상세히 알아보자.

인슐린은 췌장의 베타 세포가 단백질이나 탄수화물 섭취에 반응해 분비되는 펩타이드 호르몬이다. 인슐린 저항성의 특징은 공식적으로 규명된 바는 없으나 보통 신체의 모든 조직에서 인슐린에 대한 반응이 저하된 상태라고 정의한다. 인슐린은 말초 조직에 혈류에서 포도당을 흡수하고 성장하라는 신호를 보내는데, 세포에 인슐린 저항성이 생기면 예전과 같은 효과를 내기 위해 더 많은 인슐린이 필요해지며 혈액 내 인슐린 수치가 오르기 시작한다. 인슐린 저항성은 본질적으로 당뇨병 전단계와 동일한데, 증상은 당뇨병보다 약해 많이 간과한다. 인슐린 요구량이 증가하면 췌장에 스트레스가 가해지긴 하지만 처음엔 늘어난 수요를 감당할 수 있다. 하지만 별다른 조치를 취하지 않으면 인슐린 저항성이 점차 심해지고, 당뇨병이 본격적으로 발병할 무렵에는 오랫동안 인슐린을 과다 분비하다 췌장이 지쳐 필요한 인슐린 양을 겨우겨우 채우는 상태에 이르게 된다. 제 2형 당뇨병 환자의 경우 늘어난 말초 조직의 요구에 췌장이 더 이상 적절하게 반응하지 못할 때, 혈당 수치가 크게 오르고 외부에서 인슐린을 보충할 필요가 생긴다.

인슐린 저항성의 근원은 미토콘드리아에 있다고 대부분의 연구에서 가르킨다. 미토콘드리아는 우리 몸의 세포 발전소로 미토콘드리아 덕분에 우리가 섭취하는 단백질과 지방, 탄수화물이 궁극적으로 ATP형태의 에너지로 전환된다. 인슐린 저항성 상태에서 미토콘드리아는 보통 활성 산소 형태로 다른 세포에게 에너지가 과잉된 상태라고 알리는데, 보통은 칼로리를 너무 많이 섭취해서 에너지가 과다해 진다.[70,71,72] 활성 산소의 작용 때문에 세포가 포도당과 다른 영양분을 흡수하지 못하게 되며 인슐린 저항성으로 발전한다.

과식, 특히 지방과 결합된 탄수화물의 과도한 섭취가 주요한 문제다. 흥미롭게도 각 대 영양소를 개별적으로 과식하는 건 인슐린 저항성이나 체중 증가로 이어지지 않으나 함께 섭취하는 경우 신진대사에 부정적인 영향을 미치는 것으로 보인다.[73] 자연식품 형태로 탄수화물과 지방을 섭취하면 적절한 시점에 포만감 메커니즘이 시작되어 과식을 방지하지만, 가공식품을 섭취하거나 미국인의 88%처럼 기존에 대사 기능 장애가 있는 상태라면 포만감 메커니즘이 손상되어 몸에 문제가 생길 수 있다. 인슐린 저항성을 회복하는 효과적인 치료법에는 과도한 체중을 줄이고, 인슐린 민감성이 적절하게 회복할 때까지 탄수화물이나 지방을 크게 제한하는 방법이 있다.

카니보어 식단을 다루는 책이기 때문에 내가 비만과 연관성이 있는 인슐린 저항성을 해결하는 데 고지방·저탄수화물 접근법을 선호하리라 생각할 수도 있겠지만, 고탄수화물·저지방식이 효과적인 사람도 있다. 다만 많은 사람이 신체 조성과 체중 감소에 고지방·저탄수화물 전략이 장기간 지속하기 더 쉽다고 느끼며, 지방을 주로 태우는 지방대사 상태에서 비롯하는 신경 보호, 포만감 같은 이점도 얻을 수 없다.[74]

자연계에는 탄수화물과 지방이 결합된 식품이 드물며, 유아기에 섭취하는 모유를 제외하고 대 영양소가 함께 발생하는 경우는 거의 없다. 대 영양소를 따로 먹을 때보다 포만감을 적게 느끼게 만드는데, 정크 푸드 제조업체들은 탄수화물과 지방의 조합을 극단적으로 이용해 왔다. 모유에 있는 탄수화물과 지방의 독특한 진화적 조합이 캔디바, 아이스크림을 비롯한 다른 정크 푸드에 악용되어 정상적으로 작동하는 포만감 메커니즘을 중단시키고, 칼로리를 과잉 섭취하게 해 인슐린 저항성을 유발하고 살이 빨리 찌게 만든다.

선조들은 지방이 많은 가장 뚱뚱한 동물을 찾아다녔겠지만 사냥에 성공하지 않는 한 지방이 항시 풍족했을 가능성은 없다. 마찬가지로 자연계에는 탄수화물도 부족하다. 진화 과정에서 때로 뿌리식물 형태의 탄수화물을 찾아냈겠지만 많은 종류에 시안화 글리코사이드, 옥살산염같은 독성 화합물이 들어 있다. 또 오늘날 식료품점에서 보는 대부분의 식품은 선조들이 먹던 것과는 완연히 다른데, 과거의 뿌리식물은 훨씬 작고 섬유질이 더 많으며 맛도 형편없었을 것이다. 생존 식품임에 틀림없다. 네안데르탈인과 데니소반에게는 아밀라아제 유전자 사본이 없었다는 건, 진화 기간 대부분 뿌리식물을 많이 섭취하지 않았다는 사실을 비춘다는 점도 기억하라. 과일의 경우 위도와 시기에 따라 드문 드문 소량을 구할 수 있었을 것이다. 과일에 함유된 5탄당인 과당을 과량으로 섭취하면 인슐린 뿐만 아니라 포만감을 담당하는 호르몬인 렙틴에도 저항성이 생길 수 있으며,[75,76] 과도하게 섭취하면 대사와 치아 건강에 좋지 않다. 12장에서 더 자세히 다룬다.

요점은 비만의 경우 보통 지방과 결합된 탄수화물을 과도하게 섭취해 활성 산소가 늘며 미토콘드리아 기능 장애로 이어진다는 점이다. 비만을 바로잡는 가장 확실한 방법은 칼로리 과다 섭취 및 가공식품을 피하고, 지방이나 탄수화물 섭취를 제한해 체중을 감량하는 것이다.

인슐린 저항성의 다른 원인

인슐린 저항성의 원인으로 보통 과식을 가장 먼저 떠올리는데, 감염·염증·스트레스·수면 부족 등 대사 이상을 일으킬 수 있는 요인이 많다.

인간을 대상으로 그람 음성 세균에서 나오는 내독소를 정맥 주사하니 인슐린 저항성을 동반하는 면역 활성화 및 대사 기능 장애가 발생했는데,[77] 언뜻 몸에 안 좋은 현상으로 보일 수 있다. 만성 염증이 있는 상황이라면 더더욱 그럴 것이다. 하지만 일시적인 인슐린 저항성은 감염성 공격에 대항하는 몸의 정상적인 반응일 수 있다. 지질단백질 농도는 급성 감염이 진행되는 동안에도 변화해 VLDL, LDL 수치가 증가하는데 면역 반응에서 이들 입자들이 하는 역할 때문일 수 있다.[78]

또 전신 염증도 인슐린 저항성을 유발할 수 있는데, 류마티스 관절염·루푸스·강직성 척추염·다발성 근육통·우울증·정신 분열증을 비롯한 다양한 만성 자가 면역 상태에서 인슐린 저항성이 관찰된다.[79] 우울증이 포함되어 놀랐다면 많은 정신과 질환은 본질적으로 염증성이란 점을 상기해보길 바란다. 위에 나열된 염증성 질환을 겪는 사람은 당연히 일반인보다 심장 질환 발병률이 매우 높다.[80]

장의 상피세포가 손상되면 전신 염증이 생길 수 있으므로, 장누수도 인슐린 저항성을 유발하는 원인일 수 있으며 당연히 당뇨병과도 연관성이 크다.[81] 이 메커니즘에 따라 장의 치밀 결합부를 여는 식물 독소[82] 역시 일부 개인의 인슐린 저항성에 기여한다고 볼 수 있다. 식물이 지닌 어두운 그림자는 관절 통증 뿐만 아니라 장누수, 대사 기능 장애까지도 뻗칠 수 있다. 아직도 토마토를 건강식품이라 생각하는가?

인슐린 민감성 회복에는 스트레스 관리와 양질의 수면이 필수적이다. 현대인이 일상적으로 겪는 스트레스는 우리의 선조들이 겪던 스트레스보다 훨씬 강도 높으며, 질도 다르다. 과거에는 생존을 위해 싸우거나 폭풍을 이겨내는 짧은 시간 스트레스가 증가했지만, 오늘날 우리가 경험하는 끊임없이 이어지는 중간 강도의 스트레스는 완전히 새로운 종류의 것이다. 수면 환경도 과거와 확연하게 달라져 밤에 훨씬 더 많은 양의 청색광을 받으며 일주기 리듬이 깨진다.

건강을 판단하는 가장 좋은 지표는 에너지, 전반적인 기분, 수면의 질, 성욕, 신체 조성이지만 여러 가지 검사도 참고할 수 있다. 인슐린 민감성을 확인할 수 있도록 부록의 혈액 검사 섹션에 공복 포도당, 공복 인슐린, c-펩타이드, 프럭토사민, 공복 렙틴 수치를 포함했다. 일반적으로 공복 포도당 수치만 검사하고 다른 항목은 잘 살펴보지 않는데, 위의 여러 검사는 우리가 확인해 볼 수 있는 가장 의미있는 데이터다.

중성지방과 HDL 수치도 인슐린 민감성을 반영한다. 나는 중성지방이 75mg/dl 미만이고, 중성지방/HDL 비율이 1미만일 때 인슐린 민감성이 좋다고 판단한다. 전통적으로 LDL 입자의 크기는 인슐린 저항성을 대체하는 지표로 사용되었는데, 22나노미터 미만이면 인슐린 저항성을 나타낼 수 있지만, 정확한 측정법은 아니다.

당화혈색소가 이 목록에서 빠진 걸 눈치챘는가? 당화혈색소는 당 분자가 결합된 헤모글로빈을 백분율로 나타낸 지표로, 적혈구의 대략적인 수명인 지난 100일 동안의 평균 혈당이 반영되는데, 나는 당화혈색소가 다소 부정확하다고 생각한다. 평균 혈당을 측정하는 가장 좋은 방법은 연속 혈당 모니터링continuous glucose monitoring, CGM이다. 식후 및 밤낮으로 혈당 수치가 어떻게 변화하는지 보여주는 매우 유용한 지표다. 식후에 포도당 수치가 상승한다면 특정 식품에 반응하는 인슐린 저항성 혹은 대사 이상이 어느 정도 있다고 해석할 수 있다. 연구에 따르면 포도당 방출은 50mg/dl 초과해서는 안 된다. 30mg/dl 미만이 이상적이며 1-2시간 이내에 기준치로 돌아와야 한다[83,84]

식사 후 혈당이 치솟으면 몸에서 어떤 일이 벌어질까? 포도당 수치가 높으면 혈관 내피가 손상되며 혈관 벽에 염증이 생겨 아테롬성 동맥 경화로 이어질 수 있다.[85,86] 또 혈당이 상승하면 위장관 상피 조직, 신장 내피, 혈액뇌장벽을 직접적으로 손상한다고 밝혀졌다.[87,88,89] 혈당 수치가 증가하면 우리 몸의 모든 조직이 새는데, 당연히 좋은 증상이 아니며 근본적으로 건강하길 바란다면 주의해야 한다.

다음 자료는 카니보어 식단을 하는 내 환자의 연속 혈당 모니터링 지표다. 어떻게 보이는가? 여러 날에 걸친 변화가 무척이나 미미해 지루할 정도다. 하지만 건강에는 좋다. 보다시피 평균 혈당은 80mg/dl 정도이며,

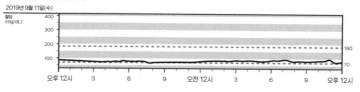

카니보어 식단 후 혈당 변화

2019년 9월 11일(수)

블루베리 섭취 후 혈당 변화(혈당 50mg/dL 올리는 효과를 내는 탄수화물)

2019년 8월 31일(토)

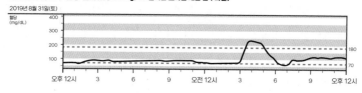

음식을 먹어도 큰 변화가 없다. 탄수화물 없이 단백질과 지방만 섭취하는 카니보어 식단은 혈당에 전혀 영향을 주지 않는다. 대조적으로 탄수화물을 섭취한 날을 보면 식후 포도당이 증가하고 몇 시간 동안 상승하는 것을 알 수 있는데, 혈관 내피에는 좋지 않을 가능성이 높다.

　모든 탄수화물이 나쁜 건 아니며 진화 과정에서도 필요한 경우 때로 과일이나 뿌리식물을 먹었을 것이다. 물론 탄수화물을 상당량 섭취해도 건강한 원시 집단도 존재하지만,[90,91] 고탄수화물식 때문에 심각한 건강 지표와 더불어 당뇨병을 겪는 비율이 80% 이상에 이르는 피마 인디언 같은 집단도 있다.[92,93] 탄수화물의 종류 및 지방의 동시 섭취 여부와 더불어 처리할 수 있는 탄수화물의 양은 유전적 설정점이 다른 것으로 보인다. 빵·파스타·밀가루·설탕 같은 가공 탄수화물은 보편적으로 해롭다. 정제되지 않은 탄수화물을 적당하게 먹으면 신진대사에 부정적인 영향을 받지 않고 괜찮은 사람도 일부 있겠지만, 대개는 적당한 양의 탄수화물도 체중 증가와 식욕 조절의 어려움·브레인 포그·피로·우울증·불안 같은 증상을 악화시킨다.

　요점은 인슐린 저항성은 LDL과 동맥벽 둘 다 끈적이게 만들어 동맥

233

경화증을 유발한다는 것이다. 인슐린 저항성은 광범위하게 퍼져 있어 연구 해석을 상당 부분 왜곡하는데, 만성 염증·감염·장누수·만성 스트레스·수면 부족·과도한 탄수화물·과당 등 많은 요인이 인슐린 저항성을 유발할 수 있다. 인슐린 저항성은 오늘날 서구인이 겪는 만성 질환의 가장 큰 동인으로 보인다. 하지만 어느 누가 인슐린 저항성을 겪고 싶어 하겠는가? 다행히도 인슐린 저항성은 쉽게 발견할 수 있으며 식사와 생활습관에 신경쓰면 완벽하게 피해갈 수 있다. 키토제닉 식단을 하며 LDL이 증가하는 생화학적 근거와 염려하지 않아도 되는 이유를 살펴보며, 지질단백질의 몇 가지 측면을 더 탐구해보자.

키토제닉 식단을 하며 LDL이 증가하는 이유

지질단백질인 LDL 증가를 위험하다고 보는 건 구식 관점이다. 이제는 패러다임을 바꾸고 건강한 생리 작용에 필수적인 LDL에 대한 비방을 멈추어야 할 때다. LDL 상승은 인슐린 저항성이 있는 경우에만 문제가 되며, LDL 분자와 동맥벽이 끈끈한 상태가 아니라면 LDL이 많은 것이 좋은 걸 수도 있다! 이런 생물학적 현상을 보다 깊이 이해하고, 두려움을 완전히 불식시키기 위해 키토시스 상태에서 LDL이 상승하는 메커니즘을 살펴보자. 무척 흥미롭다.

메발론산 경로라고도 하는 콜레스테롤 합성 과정을 살펴보면 키토시스 상태에서 지방산 분자가 자연스럽게 아세틸-CoA로 분해된다는 사실을 알 수 있다. 아세틸-CoA는 크렙스 회로를 통해 미토콘드리아의 에너지로 직접 사용될 수 있다. 포스포글리세르산은 HMG-CoA로 전환될 수 있으며, 이어서 콜레스테롤로, 또 베타-하이드록시부티르산 같은 케톤으로도 만들어질 수 있다. 키토시스 상태에서 콜레스테롤 합성이 증가하는 메커니즘은 복잡해 완전히 밝혀지지 않았으나 케톤과 콜레스테롤이 같은 경로를 공유하기 때문에 케톤을 합성하기 위해 더 많은 아세틸-CoA가 HMG-CoA로 전환되는 과정에서 일부는 콜레스테롤이 될 수 있다. 키토

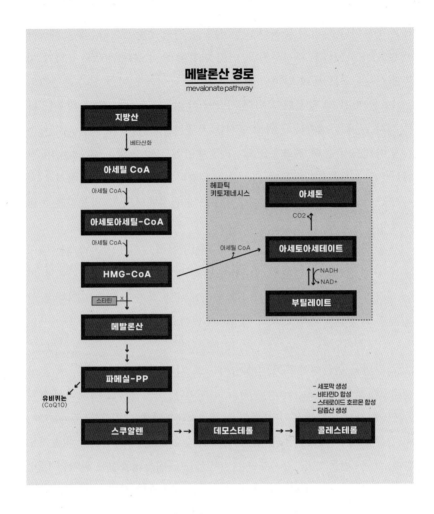

메발론산 경로
mevalonate pathway

지방산

↓ 베타산화

아세틸 CoA

아세틸 CoA↘

아세토아세틸-CoA

아세틸 CoA↘

HMG-CoA

스타틴 ―X―↓

메발론산

↓

파메실-PP

유비퀴논
(CoQ10)

↓

스쿠알렌 →→ 데모스테롤 →→ 콜레스테롤

헤파틱
키토제네시스

아세톤

CO2↑

아세틸 CoA → 아세토아세테이트

↑↓ NADH
      NAD+

부틸레이트

- 세포막 생성
- 비타민D 합성
- 스테로이드 호르몬 합성
- 담즙산 생성

제닉 식단을 하면 데스모스테롤 같은 다른 콜레스테롤 전구체도 늘어난다는 사실이 이 가설을 강화한다.[94] 또 메발론산 경로로 케톤은 유아와 어린이의 빠르게 성장하는 뇌에서 콜레스테롤을 대거 합성하는 데 필요한 기질(基質)도 공급한다.[95]

또 단식 중에는 VLDL과 LDL이 모두 증가하는데, 키토제닉 생리와 연결되어 있으며 콜레스테롤 합성 증가와도 관련있을 가능성이 크다.[96,97] 사냥에 실패하거나 비상용 식품도 거의 없을 때 선조들은 장기간 칼로리가 부족하거나 완전히 굶어야 하는 상황을 경험했을 것이다. 많은 사람들이 LDL이 나쁘다고 주장하지만, 단식 기간에 우리 몸에 해로운 분자가 대폭 늘어나는 시스템이 진화되었다는 것이 조금이라도 말이 된다고 생각하는가? 현재 전 세계 수백만 명의 사람이 체중 감량과 당뇨병을 비롯한 다른 대사 문제를 해결하기 위해 단식을 시행한다. 사람들은 건강해지는 동시에 아테롬성 동맥 경화증을 앓는가? 당연히 그렇지 않다! 우리는 이 장에서 LDL이 아테롬성 동맥 경화증을 유발하는 것이 아니라는 어려운 과학적 근거를 자세히 살펴보았다. 또 진화의 관점에서도 그 가능성은 논리적이지 않다고 했다.

앞서 프레이밍햄 연구를 논하며 관찰했듯이, LDL 상승 자체는 아테롬성 동맥 경화증의 진행에 기여하지 않는 것으로 보인다. 마찬가지로 지방 대사가 이루어지는 생리 환경에서 LDL이 늘더라도 플라크 진행에 힘을 보탤 가능성은 매우 낮으니 걱정하지 않아도 된다.

간단히 언급해야 LDL이 상승하는 또 다른 상황이 있는데, 가족성 고콜레스테롤혈증Familial Hypercholesterolemia, FH이다. 지질단백질 대사와 관련된 2,000개 이상의 다형성이 가족성 고콜레스테롤혈증을 일으킬 수 있으며, 이 질환을 앓는 사람들은 종종 LDL 수치가 200mg/dl 이상까지 치솟기도 한다. 보존-반응 가설 지지자들은 가족성 고콜레스테롤혈증 환자의 LDL과 심장 질환 사이에 상관관계가 나타나는 게놈과의 전반적인 연관성 연구 혹은 멘델리안 무작위 연구를 언급할 것이다.

하지만 가족성 고콜레스테롤혈증은 정상적인 생리 작용이 아니며, 혈전이 과도하게 형성되는 경향과 함께 발생한다는 문제도 있다.[98,99,100,101] 흠, 응고 항진성 때문에 이런 연구에 혼선이 생길 수 있지 않을까? 나는 그렇다고 생각한다! LDL과 심장병의 관계를 생각할 때는 이런 류의 데이터에 속아 넘어가선 안 된다. 가족성 고콜레스테롤혈증을 키토제닉 식단을 할 때 LDL이 증가하며 발생하는 영향을 예측하는 근거로 들기 적절하지 않은 이유다.

LDL이 높으면 스타틴을 복용해야 하는가?

카니보어를 포함한 키토제닉 식단을 시작하면 LDL 수치가 올라갈 수 있다. 그동안의 여정으로 미루어 심각한 문제가 아니며, 인체를 보호하기 위해서일 가능성이 높다는 걸 충분히 이해할 것이다. 전통적인 방식으로 지질을 생각하는 사람들은 LDL이 상승하면 바로 스타틴을 써야 한다고 판단하는데, 스타틴 같은 약물은 효과는 제한적인 반면 부작용은 크다. 간단히 살펴보자.

콜레스테롤은 우리 몸에 요긴한 분자로 절대 불가결한 다양한 역할을 한다. 직관적으로 생각해보라. 이토록 중요한 화합물이 합성되는 걸 훼방하는 게 더 나쁜 것 아닌가? 물론 원해서 그러는 건 아니겠지만, 전세계 수백만의 사람이 매일 스타틴을 먹으며 콜레스테롤 합성을 방해하고 있다. 스타틴계 약물은 메발론산 경로의 핵심 단계에 속하는 HMG-CoA 환원 효소를 억제함으로써 콜레스테롤 생성 능력을 심각하게 훼손한다.

메발론산 경로에서 알 수 있듯이, HMG-CoA 환원효소의 작용이 방해받으면 콜레스테롤 뿐만 아니라 하위 단계에서 생성되는 다른 모든 것이 억제된다. 미토콘드리아가 적절하게 기능하는 데 필수적인 CoQ10 같은 중요한 화합물도 해당된다. 특히 심장을 비롯한 근육에 미토콘드리아의 밀도가 높으며, 인슐린 민감성에도 큰 영향을 미친다. 스타틴이 미토콘드리아를 손상해 인슐린 저항성으로 이어질 수 있다는 의미다. CoQ10이 고갈되면 미토콘드리아 기능 장애가 생길 수 있다. 스타틴을 사용하면 CoQ10 수치가 낮아지며 심부전 및 당뇨병 발병률이 높아지고,[102,103] 인지 기능 장애도 증가하는데 뇌에 필요한 콜레스테롤의 합성이 방해되기 때문이다. 스타틴을 사용한 대규모 임상 실험에서는 기분이 저조해졌으며, 폭력 범죄에 따른 사망률이 증가했다.[105,106,107,108] 콜레스테롤은 뇌에 필수적인 영양소다. 그래서 부족하면 사람들이 분노에 차고 불행해지는 결과가 생기는 것이다.

보존-반응 이론을 지지하는 사람들의 주장처럼 스타틴 같은 약물이 더 폭넓게 사용되어야 하는 걸까?[109] 푸리에, 4S 같은 임상 실험을 보면 스타틴 덕분에 심장 마비 발생률이 약간 감소하긴 한다.[43,110] 실험에서 분명하게 입증되긴 했으나 LDL을 낮춰서 그런 건 아니다. 이 장의 서두에 언급했듯이 스타틴을 써서 LDL 수치가 떨어지더라도 결과와 용량-반응 관계가 성립하지 않으며, 스타틴 클래스가 아닌 약물들도 심혈관 질환을 개선하는 효과를 입증하는 데 반복 실패했다. 심혈관 질환 연구에서 관찰되는 미미하지만 의미있는 개선은 스타틴이 지닌 항염증, 면역 조절을 포함한 여러 가지 효과로 설명할 수 있다.

　　나는 스타틴을 선호하지 않으며, LDL을 낮추는 데 초점을 맞추기 보다는 실제로 동맥 경화를 촉진하는 인슐린 저항성과 염증을 교정해야 한다고 본다. 이러한 약물 대부분 이점보다 부작용 위험이 더 크며, 심혈관 건강을 지키는 데는 식이와 생활 습관 교정이 훨씬 효과적이다.

늑대의 탈을 쓴 양, TMAO

　　적색육을 섭취하면 체내의 TMAO, 즉 트리메틸아민 산화물 trimethylamine N-oxide수치가 높아진다고도 많이 비판한다. 발음도 어려운 TMAO는 콜린과 카르니틴을 섭취하면 장 내 특정 세균이 만드는 전구체 TMA을 재료로 간에서 생성된다. 8장에서 소개했듯이 콜린과 카르니틴은 동물성 식품에만 특별하게 존재하는 유익한 물질인데, 내가 여러분에게 잘못 알려준 걸까? 그럴 리가. 곧 알게 되겠지만 LDL과 마찬가지로 TMAO 역시 부당하게 비난받으며 무고하게 희생양으로 몰렸다.

　　콜린은 우리 몸에 있는 모든 세포막 및 신경 전달 물질인 아세틸콜린을 생성하는 데 필수적이며, 인체 생화학의 중심인 메틸화 과정에도 참여한다. 콜린은 달걀노른자와 내장육에 가장 풍부하며 콜린 결핍은 지방간과 관련있다.[111] 고기에 함유된 카르니틴은 산화-환원 균형을 맞추는 데 중요한 기능을 하며, 항산화 작용과 더불어 최종 당화 산물의 수치 낮춘다. 콜린과 카르니틴이 아주 가치로운 영양소란 점은 너무나 명백하다.

동물성 식품에 함유된 콜린과 카르니틴을 피해야 한다는 주장이 정당성을 가지려면, TMAO가 인간에게 유해하는 것부터 증명해야 하지 않을까? TMAO가 우리 몸에 해롭다고 확신하는 사람도 있지만 전적으로 관찰 역학에 기반하며 결코 과학적으로 입증된 적 없다.[112,113] TMAO 수치가 올라가면 당뇨병과 심혈관 질환 발병률이 증가한다는 상관관계를 보여주는 연구가 존재하긴 하지만, 알다시피 상관관계는 인과관계와 다르다.

TMAO 이야기가 의심스러운 첫 번째 이유는 많은 종류의 생선에 비슷한 양의 소고기를 섭취할 때 보다 더 많은 양의 TMAO가 이미 형성되어 있다는 점이다. 그런데도 생선이 심혈관 질환이나 당뇨병 발병률을 높인다고 연결짓지는 않는다.[114] 또 우리가 채소를 먹으면 장내 세균에서도 TMAO가 생성될 수 있는데, TMAO가 유해하다고 주장하는 쪽에서는 이런 정보는 논하지 않는다.[115,116] 생선과 채소를 먹는 사람들은 고기를 먹는 사람들보다 TMAO 수치가 더 높으며,[117] 쥐에게 정상치 보다 4-5배 많은 TMAO를 투여해도 순환계에 해로운 영향이 없었고, 고혈압도 개선되었다.[118] TMAO가 생성되기 때문에 적색육이 우리 몸에 해롭다는 주장은 앞뒤가 맞지 않다.

간에서 TMAO를 생성하는 효소인 FMO3의 정상적인 활동을 살펴보면 이해가 수월하다. FMO3 효소는 인슐린에 따라 활성이 증가한다. 인슐린 수치가 높아지면, FMO3가 장에서 생성된 TMA를 간에서 TMAO로 더 많이 변환한다. 그럼 인슐린 수치가 올라갈 수 있는 일반적인 조건은 무엇일까? 당뇨병, 심혈관 질환이 있는 사람 중 많은 수가 기저에 인슐린 저항성이 있다. 어느 정도의 인슐린 저항성을 겪는 인구의 88%의 경우, 증가한 인슐린 수준이 간에서 더 많은 TMAO가 생성되도록 촉진하는 원인일 가능성이 매우 다분하다.

TMAO 수치와 심혈관 질환을 살피는 역학 연구의 근본적인 결함은 상관관계를 보여줄 수 있지만 인과관계가 어디를 향하는지 알 수 없다는 점이다. 즉, TMAO와 심혈관 질환 사이의 상관관계만을 드러내는 역학 연구로는 TMAO가 당뇨병과 심혈관 질환을 유발하는지 혹은 이런 질병 때문에 TMAO 수치가 증가하는 것인지를 밝힐 수 없다. FMO3가 인슐린에 의존한다는 사실을 고려해 볼 때, 인슐린 수치가 증가해 TMAO가 더 많이 생성되는 것일 가능성이 높다. TMAO 관련 최근의 통계 분석에서도 정확히 같은 결론을 내린다. 제 2형 당뇨병과 신장 질환이 TMAO 수치를 증가시키며, 심혈관 질환과 관련된 관찰 증거는 교란변수나 역상관 관계 때문일 수 있다고 한다.[119]

죽지 않고 끈질기게 되살아나는 TMAO 미신의 심장에 대못을 박는다. 장 내의 중요한 영양소에서 형성되는 무언가가 몸에 해로울 거란 얘기는 처음부터 의심스러웠다. 위 연구에서도, TMAO가 심혈관 질환이나 당뇨병을 유발한다는 개념은 허위에 불과하다고 지적한다. 적색육에 든 카르니틴과 콜린을 염려하지 않아도 된다. 카르니틴과 콜린의 가치는 믿을 수 없을 정도로 크며, TMAO를 우려하는 미신 때문에 피할 필요가 없다.

식물성 기름을 생산하는 기업은 왜 포화 지방을 나쁘게 모는가?

동물성 식품과 심장 건강을 논하는데 포화 지방이 빠지면 섭섭하다. 지방 분자의 골격을 이루는 탄소 사이에 이중 결합이 있는지 없는지에 따라 포화 혹은 불포화라 명명한다. 이중 결합이 없으면 포화 지방, 이중 결합이 하나 있으면 단일 불포화 지방, 이중 결합이 여러 개면 다중 불포화 지방이라 한다. 포화 지방이라 하면 일반적으로 동물의 지방을 떠올리는데, 실제로는 동물성 지방은 대부분 단일 불포화 지방과 포화 지방의 비율이 거의 비슷하며, 다중 불포화 지방도 소량 포함한다. 포화 지방을 함유하는 식물성 식품도 많다. 코코넛 오일과 팜 오일에 포화 지방이 가장 높은데, 두 오일 모두 동물성 식품보다 포화 지방이 훨씬 많다.

어떤 음식이 건강에 좋고 어떤 음식이 나쁜지 대단하신 인터넷에서 검색해보면 포화 지방은 몸에 나쁘다는 결과가 잔뜩 나온다. 이런 정보가 어디에서 왔는지 맞춰보라. 제대로 수행되지 않고 잘못 해석된 역학 연구다. 포화 지방이 우리 몸에 해롭다는 인식은 지금은 명망을 잃은 안셀 키스Ancel Keys의 7개국 연구에서 시작되었다. 1960년대 초 키스는 미국, 일본, 유고슬라비아, 그리스, 이탈리아, 네덜란드, 핀란드 7개국 사람들의 식이와 심장병의 연관성을 조사한 관찰 연구를 발표했다. 혈중 콜레스테롤 수치와 더불어 섭취하는 포화 지방의 양과 심장병 발병률 사이의 상관관계를 보여주었는데, 이 연구에서 포화 지방이 콜레스테롤 수치를 높이고 심장병을 유발한다는 '식이-심장' 가설이 탄생했다. 1930년대 초 혈중 콜레스테롤 수치와 동맥 경화 중증도 사이에 연관성이 부족하다고 지적된 바 있으나, 1960년대 미국 심장 협회는 '식이-심장' 가설을 즉각 지지했고 건강과 관련해 우리의 집단의식에 깊이 자리잡게 되었다.

또 1960년대 식이 지침의 공식화를 주도한 보이지 않는 더 사악한 정치 세력도 있었다. 식물성 기름과 저지방 곡물 기반 식품을 생산하는 기업들이 미국 심장 협회에 수백만 달러를 기부했던 것이다. 보통 사람들의 건강이 희생되는 대신 이들 식품 기업은 미국 심장 협회의 권고 덕분에 막대한 이윤을 챙겼다. 1970, 80, 90년대에 걸쳐 우리 모두 카놀라 오일을 사용하고 곡물을 먹으라는 지침을 받았지만, 사람들의 허리는 더 두툼해졌으며 심장 질환 발병률은 급격히 치솟았다.[120]

다행히도 지금은 키스의 연구에 자기 이론과 부합하지 않는 많은 국가를 배제하는 '체리 따기' 편향을 비롯한 여러 가지 결함이 있다고 밝혀졌고, 포화 지방에 찍힌 낙인과 달리 많은 사람들이 포화 지방이 심장병을 일으키는 범인이 아니라는 사실을 깨닫기 시작했다. 인간은 진화하는 내내 포화 지방이 함유된 동물성 식품을 먹었으며, 동물성 지방이 오늘날처럼 매우 지적이고, 강하고, 적응력 높은 존재가 되도록 이끌었다. 최근 과학계에서도 우리가 이미 아는 사실을 인정하기 시작해, 포화 지방이 풍부하게 함유된 고지방 식단이 당뇨병과 인슐린 저항성을 회복시킨다고 입증하는 연구가 많이 이루어졌다.[121,122] 더불어 고혈압, 치매, 다낭성 난소 증후군 및 기타 많은 질환을 완화하고, 체중을 줄이며, 염증도 개선한다.[123,124,125-131] 동물 연구를 살펴보면 옥수수유 같은 식물성 다중 불포화 지방은 장벽을 손상하고 치밀 결합부를 여는 반면, 포화 지방은 장누수를 일으키지 않는다는 사실을 알 수 있다.[132] 또 식사에서 포화 지방이 줄고 다중불포화 지방의 비율이 높아지면 산화 LDL 수치가 증가한다.[133] 앞서 보았듯이 산화된 LDL은 연료로 쓰기 어려우며 아테롬성 동맥 경화증으로 이어지기도 한다. 포화 지방이 인체를 손상한다는 중재 증거는 전혀 없으며, 오히려 여러 연구에서 신체에서 중요한 역할을 한다고 말한다.

최근 많은 역학 연구에서 포화 지방은 심혈관 질환과 무관하다고 입증되었으며, 연관성을 보인 과거의 연구 결과에 의문이 제기되고 있는 상황이다. 2019년 발표된 43개 연구를 망라한 대규모 메타 분석에 따르면 총 지방 혹은 포화 지방 섭취와 심혈관 질환 사이에는 상관관계가 부재하는 반면,[134] 식물성 기름에 포함된 가공 트랜스 지방과 심장 마비 위험은 정비례했다. 미국 심장 협회가 지난 60년 동안 사람들에게 강요했던 지방이 현재 만연한 심장병의 진짜 범인 중 하나라는 의미다. 범인이 누구인지 말하지 않아도 알 것이다!

2016년 발표된 유럽 42개국에서 시행된 대규모 실험을 보면 동물성 단백질 섭취 및 높은 총 지방 수치와 심혈관 질환 위험 사이에 약한 상관관계가 나타난다. 상관관계가 강한 항목은 알콜, 감자, 시리얼을 비롯한 여러 탄수화물이 에너지에서 차지하는 비율이다. 이 연구의 결과는 공식적인 식이 지침에 포함된 포화 지방과 심혈관 질환 간의 연관성을 뒷받침하지 않으며, 최근에 축적된 심혈관 질환 위험과 고탄수화물식의 높은 혈당 부하를 연결하는 연구 데이터와 일치한다고 한다. 또 포화 지방이 심혈관 질환과 관련있다는 과학적 증거가 없는 상황에서 심혈관 질환 관련 현재 식이 권장 사항을 진지하게 재고해야 한다는 필요성도 제기한다.[135]

동물성 지방과 단백질을 많이 섭취하면 심혈관 질환을 적게 겪는 반면, 탄수화물을 많이 섭취하는 경우 심혈관 질환을 겪는 비율이 높다고 정리할 수 있다. 늘 그렇듯 역학 연구의 한계를 적용해서 보아야 하지만 지난 60년 동안 주류 언론이 퍼트린 이야기와 정면으로 위배되는 무시할 수 없는 결과다. 심혈관 질환과 관련해 현재 권고되는 식이 권장사항이 미덥지 않으며, 새로운 지침이 필요하다고 제안하는 데 까지 이르렀다는 점에서 나의 카니보어 심장이 따스해진다. 이번에는 영농 기업의 이익 관계가 배제되길 바란다. 심장 질환을 일으키는 진짜 범인은 포화 지방이나 육류가 아니라 가공된 식물성 기름, 가공 탄수화물이다!

시온의 가장자리

마지막까지 우리는 최선을 다했다. 암석 투성이인 11장을 무사히 횡단하여 마침내 샹그릴라의 가장자리에 도착했다. 많은 노력을 기울인 덕분에 보다 많은 것을 알게 되었다. 주류에 속한 많은 이들이 지질단백질인 LDL을 '나쁜 콜레스테롤'과 동일시하며 LDL 수치 상승을 두려워하지만 이제는 반대가 진실이라는 걸 안다. LDL은 몸에서 필수불가결한 역할을 하며, 인슐린 저항성이 없는 상황에서 콜레스테롤을 운반하는 입자인 LDL 수치가 높은 경우, LDL은 전염성 질병을 예방하고 장수를 돕는 일을 한다. 잠들기 전 듣던 무서운 동화와는 완전 딴 판이다. 우리는 관찰 역학 연구 때문에 너무 오랜 시간 길을 잃었다. 마땅히 누렸어야 할 최고의 건강을 진심으로 되찾고 싶다면, 이제는 그런 실수를 멈추어야 할 것이다.

마지막 4부에서는 어떻게 선조들처럼 먹을 수 있는지 방법을 이야기한다. 노즈 투 테일 카니보어 식단을 상세히 알아보고, 일상에서 적용할 수 있는 계획도 그려보자. 내장육 섭취 같은 일부 개념은 처음에는 낯설 것이다. 하지만 전제는 단순하다. 과거 선조들처럼 고기를 먹고 식물을 생존 식품으로만 대하면 건강할 수 있다는 것.

4부

12장
노즈 투 테일 카니보어 식단, 어떻게 하는가?

오 친구들이여, 정말로 힘든 여정이었다. 마침내 약속의 땅에 도착했다. 파도가 넘실거리는 해안가에 서 있다. 주변을 둘러보니 따뜻한 태양 아래 펼쳐진 푸른 초원과 풀을 뜯고 맑게 흐르는 개울물을 마시는 동물들이 보인다. 잠깐 풀밭에 앉아 쉬며 지금까지의 여행을 돌아보고 활을 챙겨 사냥을 가거나 조개를 주우러 나가보자!

잃어버린 사용 설명서를 찾기 위한 모험의 출발점에서 우리의 선조들이 고도의 육식 동물이었다는 사실을 입증하는 화석 안정동위원소 분석 자료를 확인했다. 과거에는 대부분 거대 동물을 먹었으며 하이에나 같은 현재의 육식 동물보다 인간의 질소 안정동위원소 수치가 더 높았다. 더불어 타액 아밀라아제 유전자 복제에 관해서도 파고들었는데, 호모 사피엔스에게만 존재하는 이 유전자는 진화 기간 대부분 전분이 함유된 식품을 많이 섭취하지 않았다는 사실을 암시하는 강력한 단서로 그 이유도 논했다. 인간의 뇌 크기를 조사한 결과, 약 200만 년 전 동물을 사냥하고 석기와 무기를 사용하기 시작한 시점부터 뇌가 급속도로 커지기 시작했다는 놀라운 사실이 드러났다. 뇌의 성장 추세는 약 4만 년 전까지 계속되었으며, 이후 뇌가 줄어든 이유는 아직 정확하게 밝혀지진 않았으나 농경이 출현한 시기와 일치한다. 동물성 식품에 주로 존재하는 비타민 B1 및 뇌 건강에 필수적인 다른 영양소의 섭취 감소와 관련있다는 점이 관전 포인트였다.

신석기 혁명 당시 식생활에 변화가 생기며 인류의 건강 상태가 급격히 악화되었다는 점을 고려해보면, 농업은 '인류 역사상 최악의 실수'란 말은 씨앗 숭배에 동참하기로 한 선택의 결과를 정확하게 묘사하는 듯하다. 마지막 장에서 단일 작물 농업이 환경에 끼치는 영향을 다루는데, 결과가 썩 아름답진 않다. 반추 동물을 방목해서 키우면 초지 생태계 안에서 반추

245

동물이 진화한 과정과 동일한 방식으로 땅을 풍요롭게 만들고 토양의 탄소 운반 능력도 높일 수 있는 데 반해, 단작농은 땅속의 귀중한 영양분을 고갈시키고 표토를 침식한다.[1]

사냥꾼으로서 인간의 기원을 탐구하며, 동물을 사냥하고 먹었기 때문에 우리가 지금처럼 대단한 존재가 될 수 있었다는 점을 이해했다. 그다음엔 식물 독소가 득실거리는 위험한 지대로 진입해 이소티오시안산염 정글을 돌아다니며 식물 화합물은 우리의 친구가 아니며 결과적으로 갑상샘, DNA 손상만 남긴다는 깨달음을 얻었다. 폴리페놀 오지를 탐험하면서는 그 실체를 간파했는데, 폴리페놀 같은 식물의 방어 분자는 사실 식물 자신과 보충제 제조업체에게만 이익을 안겨주는 독소에 불과했다. 또 옥살산염 사막을 용감하게 가로지르며 옥살산염이 관절과 신장을 손상하는 다양한 방식과 더불어 근육, 힘줄 같은 연조직에 침착되어 괜한 고통을 겪게 만든다는 점도 배웠다. 렉틴 파도가 넘실대는 거친 바다를 헤치며 렉틴이 장을 어떻게 손상하는지 탐구하고 나서 다음 목적지인 이 해안에 도착했다.

우리는 불굴의 정신으로 꿋꿋하게 싸우며, 오랫동안 식물이 영양가가 높다고 잘못 전달받았다는 점을 깨달았다. 아울러 동물성 식품의 영양 밀도는 비교가 되지 않을 정도로 높다는 사실도 빠르게 습득했다. 그다음엔 식물성 섬유질이 우리 인간에게 필요하다거나 건강에 도움이 된다는 발상에 깃든 치명적인 문제와 적색육이 암을 유발하거나 수명을 단축한다는 보편적인 인식을 철저하게 파헤치는 도전적인 판결 시리즈를 목격했다. 동물성 식품을 먹으면 심장병이 생기며, LDL을 조심해야 한다는 미신을 퍼뜨리는 가장 거대한 괴물을 가공할 만한 칼솜씨로 무찔렀다. 과학적 증거와 진화 역사로 무장해 우리의 머릿속 깊숙한 곳까지 파고든 거대한 괴물들을 쓰러트렸다.

모험의 시작에서 언급했듯이 책은 반향을 일으킬 것이며 폄하하려는 이도 많을 것이다. 하지만 많은 사람의 삶에 긍정적인 영향을 미치고자 하는 바람을 가슴에 품고 이 길을 계속 걸으며 그들의 비판에 응답하려 한다. 카니보어를 경험하고 건강이 나아지면 『최강의 다이어트, 카니보어 코드』

의 진정한 가치를 깨닫게 될 것이다. 여러분에게 작은 바람이 있는데, 식습관과 생활방식을 바꾸고 건강이 나아지면 침묵하지 않았으면 한다. 카니보어 식단이 도움이 될 수 있는 사람들과 경험을 공유하면 좋겠다. 다른 사람들도 우리가 배운 걸 알면 좋을 것이다. 길을 잃더라도 우리 존재가 어디에서 왔는지만 기억한다면 생명력을 다시 회복할 수 있다는 점을 이해할 필요가 있다. 이번 장에서는 선조들처럼 먹으려면 구체적으로 어떻게 해야 하는지 설명하겠다.

동물을 먹는 행위는 윤리적인가?

카니보어 식단을 하는 방법을 알아보기 전에 동물을 먹는 행위가 윤리적인지부터 이야기해 보자. 채식주의자들은 동물을 죽이고 먹는 것이 잔인하다고 비판하는데 정말 그럴까? 내가 살면서 한 경험 가운데 자연 속에서 하는 사냥만큼 감동적인 일은 없었다. 활로 아름다운 사슴을 쫓으며 오랜 시간 들판에 머무르며 자연과 교감하면, 누구나 내면의 무언가가 바뀌는 경험을 한다. 나는 사슴을 잡는 순간 즉각적으로 그 생명을 기리기 위해 내게 주어진 삶에 최선을 다해야겠다는 책임감이 들었다. 직접 잡은 고기를 먹을 때 마다 그때의 느낌을 떠올린다.

사냥한 동물로만 식사를 마련할 수 있으면 이상적이겠지만, 원하는 만큼 마음껏 사냥할 수 있는 세상은 아니다. 요즘은 주로 정육점이나 식료품점에서 고기를 구한다. 고기를 사서 먹을 때면 동물과 분리된 느낌이 들어 놀라곤 하는데, 사냥해서 먹을 때와 어떻게 다른지 생각해 본다. 우리가 먹는 음식이 어디에서 왔는지 이해하면, 어떤 존재가 살기 위해서는 다른 무언가가 죽어야 한다는 자연스러운 삶의 방식을 깨달을 수 있다. 우리는 삶과 죽음이라는 아름다운 순환 속에서 연민과 책임감을 가지고 살아가야 할 의무가 있다.

동물을 먹는 행위는 잔인하지 않다. 건강하게 살기 위해서는 그렇게 해야만 한다. 또 안타깝지만 채식을 하면 더 많은 생명을 지킬 수 있다는

247

시각에도 오류가 있으며, 근시안적인 관점이기도 하다. 식물을 수확하는 과정에서 사용하는 중장비 때문에 토끼와 쥐, 다른 설치류 같은 작은 동물이 많이 죽어 나가는데, 동물을 직접 잡아먹을 때보다 더 많은 생명을 앗아간다. 또 단일 작물 농업은 생태계를 파괴해 장기적으로 훨씬 더 많은 생명체를 사라지게 만든다. 단작농이 필요한 채식은 생태계와 더 많은 생명을 파괴할 뿐만 아니라 우리의 활력도 빼앗아 간다.

노즈 투 테일 카니보어 식단, 어떻게 하는가?

오랫동안 기다렸다! 긴 여행을 함께 했으니 여러분 한 사람 한 사람이 우리 부족의 일원이 아니겠는가. 언젠가 같이 사냥할 날도 고대해 본다. 우리 선조들은 동물의 모든 부분에 독특한 영양분이 있다는 사실을 알았기에 사냥할 때 아무 부위나 그냥 버리는 법이 없었다. 원시 집단 역시 '코부터 꼬리까지' 사냥한 동물을 통째로 모두 먹는다. 더 많은 영양분과 칼로리를 얻을 수 있기도 하지만, 자양분을 주기 위해 희생한 동물을 향해 존경심을 표현하는 것이기도 하다. 역사에서 알 수 있듯이 가장 우수한 영양분을 획득하고, 동물의 희생을 기리고, 삶과 죽음이라는 거대한 순환 속에서 우리에게 지워진 역할을 제대로 수행할 수 있는 최선의 길이 코부터 꼬리까지 동물을 모두 먹는 행위다.

동물성 식품을 의식적으로 대폭 늘리고 식물성 식품을 제거하는 방식으로 식사에 변화를 주면 건강이 개선된다. 하지만 내가 적용하는 방식이 이 책을 보는 독자 모두에게 맞지는 않을 수도 있겠다는 생각이 들어 카니보어 식단을 다섯 단계로 나누어 이해를 도우려 한다. 내 눈에는 꽤 훌륭해 보인다! 자기에게 가장 효과적인 단계를 찾아보고 그 지점에서 각자의 카니보어 여정을 시작해 보길 권한다. 각각의 필요와 목표에 따라 진행하면 된다. 『카니보어 코드 쿡북』을 참고하면 우리 선조들이 즐겼던 맛을 경험할 수 있을 것이다. 가장 기본적인 1단계부터 알아보자.

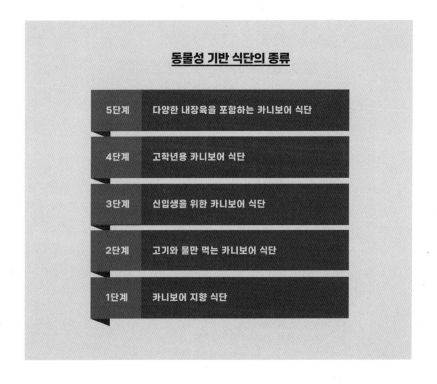

동물성 기반 식단의 종류

5단계	다양한 내장육을 포함하는 카니보어 식단
4단계	고학년용 카니보어 식단
3단계	신입생을 위한 카니보어 식단
2단계	고기와 물만 먹는 카니보어 식단
1단계	카니보어 지향 식단

1단계: 카니보어 지향 식단

식물성 식품을 약간 포함해 카니보어 식단을 꾸릴 수 있다. 1단계를 카니보어 지향 식단이라고 칭하는데, 감량을 원하거나 건강을 전반적으로 개선하고 싶은 사람에게 적합하다. 자가 면역 질환이 있거나 심각한 장 질환을 겪고 있거나 염증 수치가 높다면 적어도 2단계, 가급적 3단계에서 시작하는 편이 좋다.

1단계는 식사의 8-90% 정도를 동물성 식품으로 구성해 동물성 식품 위주로 식사하면서 독성이 적은 식물성 식품을 약간 포함할 수 있다. 동물성 식품이 주를 이루는 까닭은 생체 이용률이 높은 비타민과 미네랄, 영양분이 가장 풍부한 공급원이기 때문이다. 소고기와 들소고기, 양고기, 가금류, 생선을 먹을 수 있으며 달걀 및 특정 유제품도 섭취 가능하다. 약간의 '저독성' 식물을 허용하는데, 보통은 음식에 풍미, 질감, 색을 더하거나

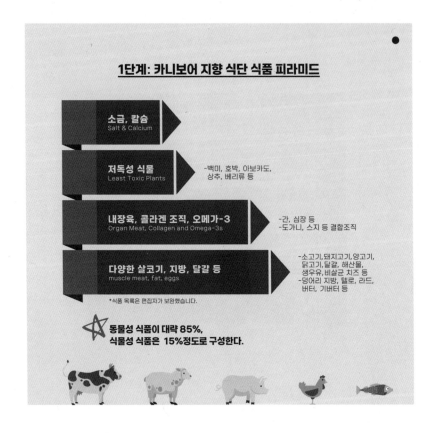

1단계: 카니보어 지향 식단 식품 피라미드

소금, 칼슘
Salt & Calcium

저독성 식물
Least Toxic Plants
- 백미, 호박, 아보카도, 상추, 베리류 등

내장육, 콜라겐 조직, 오메가-3
Organ Meat, Collagen and Omega-3s
- 간, 심장 등
- 도가니, 스지 등 결합조직

다양한 살코기, 지방, 달걀 등
muscle meat, fat, eggs
- 소고기, 돼지고기, 양고기, 닭고기, 달걀, 해산물, 생우유, 비살균 치즈 등
- 덩어리 지방, 텔로, 라드, 버터, 기버터 등

*식품 목록은 편집자가 보완했습니다.

**동물성 식품이 대략 85%,
식물성 식품은 15%정도로 구성한다.**

개인적 선호 때문에 사용한다. 하지만 식물은 생존 식품이며 동물성 식품에 존재하지 않는 특별한 영양분이 있는 건 아니라는 사실을 다시 한번 강조한다. 식물은 먹히기를 원하지 않으며 인간의 장과 면역 체계를 자극할 수 있는 독소를 가지고 있다는 사실을 유념하라.

그럼 어떤 식물이 독성이 가장 적고 면역 체계를 자극할 가능성이 작을까? 페이지를 넘겨 식물 독성 스펙트럼을 보라. 겨울과 여름에 나는 호박, 껍질과 씨를 제거한 오이, 아보카도, 올리브, 제철 베리류처럼 달지 않은 과일이 공격성이 덜한 편이다. 호박은 탄수화물 함량이 많아 키토시스 상태를 원한다면 적합하지 않지만, 길고 격렬한 운동을 하기 전 탄수화물을 섭취한다면 호박도 좋은 선택이 될 수 있다. 호박, 오이의 껍질과 씨를 제거하면 렉틴이 많이 줄어든다.

반대로 독성이 높은 식물성 식품은 무엇일까? 씨앗, 곡물, 견과류, 콩은 독성이 강하다. 모두 식물 독소의 보호를 강력하게 받는 식물의 씨앗으로 렉틴, 소화 효소 억제 물질을 비롯해 다량의 피틴산을 함유한다. 식물은 자신도 그렇지만 자식인 종자도 먹히길 바라지 않기 때문에 대체로 씨앗의 독성이 가장 심하다. 건강에 좋다고 알려진 아몬드와 호두 같은 견과류, 치아씨와 아마씨 등의 씨앗류도 소화를 방해하고 면역 체계를 극도로 긴장시킬 수 있다. 이런 이유로 전통적인 키토제닉에서 많이 추천하는 견과류 가루를 비판적으로 생각한다. 실망스러운 소식을 전해 미안하지만 아몬드 가루로 만든 키토 쿠키는 건강에 아무런 도움이 되지 않는다.

인공 감미료와 향신료

키토 정크 푸드 얘기가 나온 김에 스테비아와 인공 감미료도 알아보자. 나는 이런 감미료도 상당히 부정적으로 본다. 스테비아는 아마존의 원주민 부족이 피임할 때 사용하는 식물이다. 동물 실험에서는 생식 능력이 저하되고 호르몬 균형이 깨졌다.[2,3] 또 습진 및 알레르기 병력이 있는 어린이의 경우 스테비아에 알레르기와 과민반응을 보이는 경우가 많았다.[4] 수크랄로스, 사카린은 장내 세균총 구성을 변화시키고, 쉽게 비만에 이르게 한다.[5,6,7] 동물 실험 및 인간 대상 실험 데이터 둘 다에서 인공 감미료가 대사 증후군과 비만, 전염병에 기여할 가능성이 발견되었다. 인공 감미료는 숙주 동물의 마이크로바이옴을 바꾸고, 포만감을 낮추고, 포도당 항상성을 변화시키며, 칼로리 소모 및 체중 증가와도 관련있다. 인공 감미료는 설탕 대신 사용하는 건강한 대체물로, 체중 감량용으로 마케팅되지만 임상에서는 그런 효과가 관찰되지 않는다.[8]

건강한 식사에는 식물성 및 합성 인공 감미료가 설 자리가 없다. 오히려 체중 감량, 포만감 문제, 건강을 개선하려는 노력에 방해가 될 수 있다. 음식이나 음료에 단맛이 꼭 필요하다면 아미노산인 글리신을 권하긴 하지만, 단맛이 나는 물질은 궁극적으로는 포만감을 방해하는 호르몬인 인크레틴이 분비되게 할 수 있다.[9] 체중 감량에 초점을 둔다면 단기간만이라도 단 음식을 끊으면 목표 달성에 큰 도움이 될 것이다.

흑후추·백후추·코리앤더·큐민·카다멈·육두구·정향·겨자·캐러웨이 같은 대부분의 향신료는 식물의 씨앗이므로 카니보어 식단의 모든 단계에서 피하는 편이 좋다. 나무의 껍질인 계피는 일부 사람에게 면역 반응을 일으킬 수 있다. 식물의 잎으로 만든 향신료를 보통 허브라고 하는데, 씨앗 기반 향신료보다 독성 처리가 수월할 수도 있으나 사람마다 다르다. 오레가노·바질·로즈메리·파슬리·딜·세이지·민트 등이 예로, 식사에 풍미나 다채로움을 더하기 위해 카니보어 1단계에서 활용할 수 있지만 건강에 특별한 도움이 되진 않는다.

음식에 풍미를 더하고 싶다면 양질의 천일염으로 시작해 보라. 개인적으로는 미국 유타주 지하 퇴적물에서 채취하는 레드몬드 리얼 솔트를 선호한다. 바닷물로 만든 많은 바다 소금이 미세 플라스틱 및 기타 환경 오염 물질로 뒤범벅되어 있다. 키토제닉 식단으로 전환하거나 단식할 때는 소금 섭취량에 신경써야 하며, 대부분 하루 6-10g을 섭취할 때 컨디션이 가장 좋다고 느낀다. 다음 장에 더 자세히 나온다.

씨앗과 더불어 식물 독성이 가장 심한 고옥살산염 식품은 완전히 피하는 것이 좋다. 신장 결석, 만성 통증 등 옥살산염이 신체에 미치는 여러 가지 악영향을 7장에서 설명했다. 어렴풋이 옥살산염 식품 도표가 떠오를 텐데 시금치, 강황, 아몬드, 감자, 남색 콩, 비트가 가장 가장 흉악한 범인이다.

가지과 채소 역시 면역계를 강하게 자극하는 일반적인 트리거로 독성이 강하다. 토마토, 가지, 감자, 고추, 피망, 파프리카, 구기자 등이 있는데 장의 치밀 결합부를 열어 장 누수를 일으킨다.[10] 섭취를 피하시라.

이소티오시안산염을 함유한 십자화과 식물도 독성이 높은 편에 속한다. 케일은 우리 인간에 대한 사랑이 전혀 없으며, 갑상샘이나 몸의 세포막

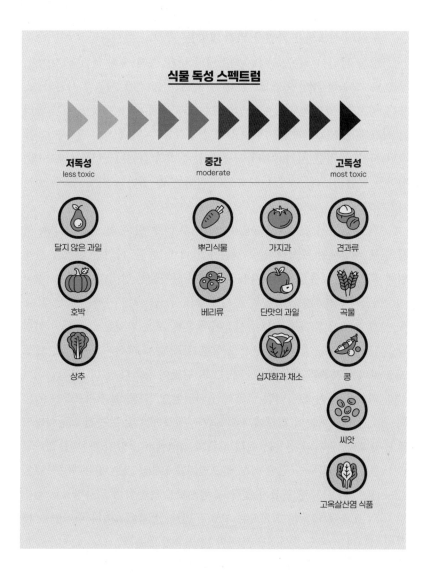

에 좋은 작용을 하지 않는다. 어떤 이유에서든 아직도 설포라판에 편승하고 있다면 4장을 다시 참고하길 바란다. 항산화 상태를 최적으로 끌어올리는 데 설포라판이 필요하지 않다는 사실을 기억하라.

우리의 선조들은 과일을 먹지 않았는가?

많은 과일이 식물 독성 스펙트럼의 나쁜 쪽에 속해 놀랐을 것이다. 자료 속 '달콤한 과일'이란 조금 있다 얘기할 베리류를 제외한 사과와 배, 포도, 망고 등 일반적으로 떠올리는 모든 과일을 말한다. 언뜻 열매가 열리는 계절에 선조들이 과일을 먹었을 거라 생각할 수 있다. 하지만 1년 중 제한된 시기, 특정한 지역에서만 가능했다. 주변의 숲이나 야생 구역, 사막, 평야를 떠올려보라. 야생에서 과일이 자라는 걸 얼마나 자주 볼 수 있는가? 거의 없다!

적도에 가까울수록 과일을 더 많이 구할 수 있는 건 사실이지만, 역시 일부 계절에만 가능하다. 우리는 1년 내내, 매일, 다양한 과일을 한꺼번에 식료품점에서 살 수 있지만 자연에선 불가능한 방식이다. 멜론·망고·딸기·사과·감귤류가 모두 같은 장소에서, 일 년 내내 자라는 곳은 없다. 또 현재 우리가 백화점, 마트, 시장에서 흔히 보는 과일은 조상들이 먹던 과일과는 다른데, 지난 100년간 교잡한 결과 현재 생산되는 과일은 야생에서 자라는 사촌과 비교해 크기가 크고, 단맛이 강하다.

과일을 섭취하면 어떤 영양적인 이점이 있을까? 보편적으로는 과일의 색소인 폴리페놀이 인간에게 이롭다고 생각하는데, 잘못된 개념이라고 앞서 논했다. 과거의 인류는 여러 위도의 지역에서 살았기 때문에, 비타민 C를 충분히 섭취하기 위해 하루에 오렌지를 5개씩 먹는 일은 할 수 없었다. 지금 우리도 그럴 필요가 없다. 소량으로도 충분하며 고용량으로 섭취할 때의 효과에 의문을 제기하는 자료도 많다. 폴리페놀이나 비타민 C 때문이 아니라면 애초에 과일을 먹어야 할 이유가 있을까?

특별한 효능도 없을 뿐더러 과일에 함유된 과당과 포도당이 몸에 유해할 수 있다는 우려도 존재한다. 과당과 포도당의 과도한 섭취는 최종 당화 산물 증가, 인슐린 저항성, 대사 증후군, 고혈압, 심혈관 질환, 렙틴 저항성, 미토콘드리아 기능장애, 비만 등 모든 종류의 나쁜 증상과 관련있으며[11,12,13-20] 장내 마이크로바이옴에도 부정적인 영향을 미친다.[7,21]

과일을 지나치게 탐닉하면 구내 pH가 변화하며 충치도 생길 수 있다. 주민들이 과일을 많이 먹는 동네라면 치과가 문 닫을 일은 없을 것이다. 반대로 카니보어 식단을 비롯한 저탄수화물식을 하면 진지발리스균 같은 치은염 및 알츠하이머 병과 관련있는 박테리아가 줄어든다.[22,23,24,25] 카니보어 식단을 올바르게 적용하면 비타민 C를 적절하게 섭취할 수 있다는 자료가 많으며, 치주 질환이 개선되거나 잇몸이 회복된 사례도 있다.

과일은 과일을 먹는 동물보다 식물 자신에게 더 이익이 크다. 식물은 매우 교활한 생물로 씨앗을 퍼뜨리기 위해 열매를 이용해 동물을 동원하는 기발한 방법을 찾았다. 씨앗을 천연당으로 코팅해 동물이 과일을 먹도록 유인하고 다른 비옥한 곳에 똥을 싸도록 하지만, 동시에 독성 물질을 함유해 동물이 이 작지만 소중한 화물을 씹지 못하게 만든다. 과일은 식물의 앞이나 중앙에서 화사한 색깔의 옷을 걸치고 우리를 유혹하지만, 장기적으로는 상호 이익이 아닌 일방적으로 이용만 하는 관계만을 원한다. 칼로리는 있으나 영양적 가치는 거의 없다. 식물은 우리에게 과일이라는 호의를 베풀고 씨앗을 비옥한 곳으로 옮기도록 한다. 진화의 역사에서는 생존에 필요한 칼로리를 공급해 인간에게 중요한 역할을 했던 순간도 있었겠지만, 현재 서구 세계에서 칼로리가 결핍될 위험에 처한 사람은 거의 없다.

꿀 역시 과당이 많아 너무 과하게 섭취하면 안 된다. 꿀을 탐닉하는 특정 아프리카 부족과 태평양 섬사람들의 치아 부식에서 당이 많은 식품을 과다 섭취할 때 잠재된 치과적 문제를 알 수 있다.[26,27] 가끔 먹는다면 설탕이나 스테비아, 다른 인공 감미료보다는 낫겠지만, 대부분의 사람에게는 카니보어 식단으로 전환하는 초기 몇 달 간은 단맛을 제한하는 편이 큰 도움이 될 것이다.

뿌리식물과 베리류

식물 독성 스펙트럼의 가운데에는 중간 정도의 독성을 띠는 뿌리식물과 베리류가 있다. 베리류는 과일이긴 하지만 당 함량이 낮아 '달콤한 과일'보다 몸에 문제를 만들 가능성이 작다고 본다. 베리류의 폴리페놀은 식물 색소로 몸에 그렇게 좋지는 않은데, 달콤한 종류의 과일보다는 낫다.

과거 선조들이 뿌리식물을 먹었더라도 '비상용 식품'이었으며, 주식이 아니었다는 것이 거의 확실하다. 야생 당근을 먹어 본 적 있는가? 크기가 새끼 손가락의 절반 정도 밖에 안 된다! 영양분과 칼로리가 더 풍부한 다른 식품을 구할 수 있는데 야생 당근 따위의 음식을 찾아다니며 에너지를 쓰는 건 시간 낭비다. 또 뿌리식물과 베리류에는 옥살산염이 많으며, 여러 가지 야생 뿌리식물에는 유독한 시안화 글리코사이드도 함유되어 있다.[28] 1단계 카니보어 지향 식단을 하며 뿌리식물과 베리류도 포함한다면 과하게는 섭취하지 않는 편이 좋다.

고탄수화물 팔레오 식단을 지지하는 사람 가운데는 하드자나 쿵 같은 현대 수렵 채집인이 전체 칼로리의 절반 정도를 뿌리식물로 섭취한다고 주장하는 이도 있다.[29] 그러나 많은 인류학자가 꼬집듯이 현대의 수렵 채집인은 현대문명에 밀려나 더 이상 이전 세대의 방식대로 살기 어렵다. 유구한 사냥 관습 역시 바꿔야만 했다.[30] 그들의 조상들은 사냥을 수천 년간이나 이어왔는데도 더 이상 코끼리나 다른 큰 사냥감을 잡을 수 없고, 좁은 구역에서 생활하도록 강요받는다.[31] 전통적인 유목 방식으로 살 수 없기 때문에 식사를 보완하려면 더 많은 식물성 식품을 취해야만 하는 것이다. 지난 몇 백 년 동안 많은 원시 집단의 키가 줄어들었다는 사실도 흥미로운데, 서구 문명이 이들 집단을 소외시키며 생활 방식에 변화가 생겼기 때문으로 이해할 수 있다.[32,33]

버섯

카니보어 지향 식단을 하며 버섯에 관해서도 많이 묻는다. 버섯은 식물계와는 별개인 곰팡이계에 속하지만 역시 포식자로부터 자기를 방어하기 위해 많은 독소를 생성한다. 보통 양송이라고 하는 버섯은 흰 양송이 버섯이라는 종으로 식료품점에서 흔히 볼 수 있는 포토벨로 버섯과 크리미니 버섯 같은 변종도 포함한다. 흰 양송이버섯은 아가리틴이라는 곰팡이 독소를 생성하는데, DNA에 결합해[34] 인체에 해를 끼치며 동물 연구에서는 암을 유발한다고 나타났다.[35] 다행히도 조리하면 대부분의 아가리틴이 변성되긴 하지만 필요하지 않은데 굳이 몸에 넣어야 할 이유가 있을까? 앞에서 살펴본 차가 버섯의 과다 섭취로 발생한 옥살산염 중독 사례처럼 많은 버섯에 옥살산염이 함유되어 있다.[36]

곰팡이 종인 홍국균으로 제조하는 홍국쌀은 곰팡이 독소인 모나콜린 K, 즉 로바스타틴을 함유해 스타틴계 약물처럼 HMG-CoA 환원 효소를 억제한다.[37] 미토콘드리아가 제대로 기능하길 바란다면 섭취하지 않는 것이 좋다. 버섯에는 곰팡이 독소가 흔한데 얼마나 많은 독소가 우리에게 영향을 미치는지는 아직 밝혀지지 않았다. 노루궁뎅이 버섯 등을 연구한 자료를 보면 약간은 도움이 될 수도 있겠다는 생각이 들긴 하지만,[38] 어떤 버섯도 식품으로서 완벽하게 안전하다고 할 순 없다. 또 운동·햇빛·열·냉기·키토시스·단식·동물성 식품 섭취 같은 근본적인 방식에서 얻을 수 없는 특별한 효능이 있다고 하기도 어렵다. 하지만 정신 질환을 치료할 때, 예를 들어 우울증과 불안·PTSD·암 때문에 생기는 우울증에 실로시빈 같은 버섯 추출 물질의 효과가 있긴 했다.[39,40,41,42] 그렇지만 정신 질환을 효과적으로 치료하는 데는 뇌 염증의 근본적인 해결이 우선되어야 한다.

카니보어 식단을 하면서 어떤 음료를 마실 수 있는가?

나의 환자들이 한숨을 내쉬며 가장 괴로워하는 순간은 커피를 마시면 안 된다고 말할 때다. 하지만 커피를 끊은 사람은 에너지가 더 안정되고, 수면이 개선되고, 전반적인 기분도 밝아졌다고 보고한다.

커피는 코페아 아라비카와 코페아 카네포라라는 식물의 씨앗을 볶아 만든다. 앞서 배웠듯이 식물의 씨앗에는 가장 위험한 독소가 숨겨져 있으며, 커피 콩 역시 이 규칙에서 벗어나지 않는다. 커피 한 잔에 든 폴리페놀인 클로로겐산과 카페인산만으로도 DNA를 충분히 손상할 수 있다.[43] 미국 생화학자 브루스 에임스가 쓴 식물이 생성하는 살충 물질에 관한 논문에 따르면 로스팅한 커피에는 826가지의 휘발성 화합물이 존재하며, 지속적으로 테스트한 21개 화합물 가운데 16개는 쥐에게 암을 일으키는 발암 물질로 확인되었다고 한다. 비휘발성인 카페인산 역시 쥐에게 암을 유발한다. 일반적인 컵 커피에는 주로 카페인산, 카테콜, 퍼푸랄, 하이드로퀴논, 과산화수소로 이루어진 최소 10mg(40ppm)의 쥐 발암 물질이 들어 있다.

커피에 함유된 화합물이 돌연변이를 일으킬 가능성을 강조하는 건 에임스 박사 뿐만이 아니다. 연구자 루이스 민Louise Menne 역시 일부 고용량, 고농도 폴리페놀은 암을 일으키거나 유전자에 손상을 가한다고 전한다. 쥐의 먹이에 카페인산이 2%로 존재할 때 식도의 끝 부분과 신장에 종양이 유발되었는데, 연구 데이터를 토대로 선형적으로 추정할 때 일반적으로 마시는 양의 커피도 상당히 위험성이 크다고 한다.[44]

당신은 지금 내가 무척이나 미울 것이다. 이 페이지 전체에 커피를 뿜었을지도 모르겠다. 물론 아침에 마시는 커피 한 잔이 잠을 깨고 배변에도 도움이 되긴 하지만 카페인 같은 자극 물질 없이도 그리 할 수 있어야 하며 또 그렇게 된다.

역학 연구에서는 커피를 마시면 항산화 상태가 개선된다고 하는데, 설포라판과 경우가 비슷하다.[45] 커피에 함유된 폴리페놀 역시 인체에서 산화를 촉진하며 NRF2 경로를 작동시켜 글루타티온 생성량을 늘리는데,[46] 단기적으로는 산화 스트레스 한도가 개선되는 듯이 보일 수 있다. 그러나 이소티오시안산염과 마찬가지로 커피 속 폴리페놀도 DNA를 손상하며 신체의 다른 부분에도 문제를 일으킬 수 있다.[47,48]

카페인 때문에 커피를 마시는 사람이 많은데, 카페인 역시 식물이 방어용으로 설계한 화합물로 동물이 커피를 먹지 못하도록 커피나무가 씨앗에 넣은 피토알렉신이다. 식물은 자기의 아기들도 먹히지 않길 원한다! 카페인은 치사량이 있다. 우리를 하늘나라로 보내는 데 필요한 양은 75잔으로 엄청나게 많지만, 하루 몇 잔의 커피도 중독을 일으키며 심박수, 혈압,

혈당 상승 등의 생리적 측면과 급성 불안처럼 주관적인 경험에도 부정적인 영향을 미칠 수 있다.[49] 카페인 중독은 만성 우울증 및 불안과도 관련있으며, 끊을 때 상당히 힘겨울 수 있다.[50,51]

커피는 아크릴아마이드 문제도 있다. 견과류와 크래커, 빵, 아침 식사용 시리얼, 프렌치프라이, 감자칩 등 음식을 볶을 때 형성되며 담배 연기에도 존재한다. 미국 국립 암 연구소에서는 2A급 발암 물질로 규정했으며, 다른 미국 정부 기관 역시 잠재적인 발암 물질 및 고위험성 물질로 분류한다. 아크릴아마이드 함량 때문에 2018년 법적 판결 이후 캘리포니아의 세븐 일레븐 매장에서는 커피에 해로운 화학 물질이 들어 있다고 경고하는 Prop 65 라벨을 부착해야 한다.

동물 실험에서는 아크릴아마이드 때문에 여러 유형의 암이 발생했으며,[52,53] 사람을 대상으로 한 역학 연구에서는 신장암, 자궁내막암, 난소암과 관련있다고 밝혀졌다.[54] 아크릴아마이드는 호르몬 신호, 세포 구조를 구성하는 요소, 세포 내 칼슘 흐름에 기계적으로 간섭하는 것으로 보인다. 또 간은 물론 생식계, 면역계, 신경계에도 해로운 영향을 미친다는 우려도 있다. 물론 더 많은 연구가 이루어져야 하지만, 우리 몸에 정말 더 많은 아크릴아마이드가 필요하다고 보는가?

유기농 커피가 아닌 이상 커피 한잔에 든 인공 살충제의 양도 상당하다. 커피에는 글리포세이트 및 2-4-D 같은 살충제를 많이 뿌리는데, 둘 다 암과 관련있으며 인체의 생화학 반응을 교란한다.[55,56,57-59] 수확 후 원두를 장기간 보관하는 과정에서 곰팡이가 피며 오크라톡신 A&B · 페니실산 · 시트리닌 · 푸모니신 · 아플라톡신 같은 곰팡이 독소에 오염되는데,[60,61,62] DNA를 손상하며 뇌와 신장에도 영향을 미친다.[63,64,65,66] 습식으로 가공하면 곰팡이 독소를 줄일 수 있지만 습식 가공을 하는 경우는 매우 드물다.

커피에 곰팡이 독소가 있는지 확신이 들지 않는가? 위에 언급된 여러 화합물은 곡물, 와인, 맥주, 다크 초콜릿, 땅콩버터를 비롯한 다른 식물성 식품에서도 많이 발견된다.[67,68,69] 이런 식품과 커피를 제한하면 해로운 물질에 노출되는 것을 줄일 수 있다.

녹차의 폴리페놀도 DNA를 손상하며 간 손상 및 갑상샘 호르몬 합성 장애와도 관계가 있다.[48,70,71] 4장과 5장에서 살펴보았듯이 체내 글루타티온 수준을 높이거나 항산화 상태를 최적화하는 데 식물 화합물이 필요하다는 과학적 증거는 존재하지 않는다. 우리는 과일과 채소 섭취를 격감시킨 연구에서 폴리페놀과 이소티오시안산염을 일절 섭취하지 않더라도, 산화 스트레스와 염증 지표가 나빠지지 않는다는 결과를 이미 확인했다.[72] 호메시스 효과가 있다는 허황한 약속에 DNA 손상을 감수하고 싶진 않다.

그러면 카니보어 식단을 하면서는 무엇을 마셔야 할까? 너무 뻔한 얘기지만 인류가 오랫동안 먹은 음료는 어떠한가? 지난 400만 년 간 우리 선조들이 마셨던 것으로 물과 더불어 피도 포함된다. 단순한 관점이지만 갈증도 해소하고, 물맛도 즐길 수 있다. 물의 품질이 중요한데 불소, 염소, 의약품으로 뒤범벅된 수돗물보다 더 좋은 물을 고려해 보길 바란다.[73] 개인적으로는 정기적으로 오염 물질 검사를 시행하는 샘물을 선호한다. 부록에 가까운 샘물을 찾을 수 있는 참고 사이트를 실었다. 근처에 수원지가 없다면 집 전체에 혹은 부엌에만이라도 여과 시스템을 설치하면 좋은 투자가 될 것이다. 천연 탄산수도 훌륭하며 수돗물보다 칼슘, 마그네슘 같은 양질의 미네랄이 더 많이 녹아 있다. 게롤슈타이너와 산 펠리그리노를 언급하지 않는다면 나의 업무 태만일 듯하다.

알콜은 어떨까?

이 문단을 읽으며 술이 몸에 좋다고 착각해선 안 된다! 알콜은 간에 부담을 준다. 물론 소량의 알콜은 충분히 처리할 수 있지만, 양이 얼마든 알콜은 몸에 스트레스를 가한다. 5장에서 레스베라트롤과 곰팡이 독소를 알아보며 와인이 건강에 좋다는 얘기도 크게 크게 와전되었다는 걸 이해했다. 커피와 마찬가지로 포도도 살충제를 많이 뿌려 재배하며, 아황산염을 첨가하는 와인도 많다. 이 붉은 음료를 마시고 많은 사람이 두통에 시달

· 1단계 하루 식단 예시 ·

/ 아침 /	/ 점심 /	/ 저녁 /
·달걀 3개와 기버터 1큰술 ·베이컨 3조각 ·소금을 뿌린 아보카도 1/2	·소금을 곁들인 목초 갈비살 스테이크 280g (다진 소고기, 살치살, 등심으로 대체 가능) ·올리브유와 식초 드레싱을 곁들인 얇게 자른 오이와 로메인 샐러드 ·라즈베리 반 컵	·다진 양고기 230g (치마살, 채끝, 삼각살, 살치살 등으로 대체 가능) ·올리브 ·아보카도 1/2 ·블루베리 반 컵

리는 것도 당연하다 하겠다. 보드카나 위스키 같은 증류주가 가장 깨끗한 알콜로 불순물이 적어 몸에 미치는 부정적인 영향이 덜하므로 가끔 적당히 즐기고 싶을 때 괜찮은 선택이다. 하지만 맥주와 와인은 권하지 않는다.

식사 횟수

배가 고플 때 먹되 식사 시간을 규칙적으로 지키는 편이 좋다. 최대한 긴 단식 시간과 더불어 정해진 시간 동안에만 식사하는 시간 제한 원칙은 카니보어 라이프 스타일을 돕는 중요한 보조 요인이다.

카니보어 식단을 도입하면 배고픔이나 갈망이 많이 사라지기 때문에 대개 식사 횟수를 줄인다. 나는 카니보어를 시작한 지 1년 반 정도 되었는데 예전엔 어떻게 하루에 세 번, 혹은 그 이상 식사했는지 모르겠다. 대부분의 카니보어는 보통 두 끼 먹는다. 나는 대개 오전 9시에서 오후 4시 사이 총 7시간 동안 두 번 밥을 먹는 시간 제한 식사를 실천한다. 첫 끼를 먹고 나면 배가 충분히 부르기 때문에 중간에 간식이 당기지 않는다. 오후 4

시에 적당히 저녁 식사를 하고 다음 날 아침까지 금식한다.

마지막 식사와 수면 사이에 충분한 시간을 두기 위해 식사 시간대를 앞당기는 걸 선호하는데, 이른 시간 제한 식사early time limited feeding, eTRF라고 하며 다음처럼 많은 지표가 개선된다. 아침 식전에는 케톤, 콜레스테롤, 스트레스 반응, 노화 관련 유전자인 시트루인1, 자가포식 유전자 LC3A가 더 강하게 발현되고, 저녁에는 뇌 유래 신경영양인자가 늘어나는 경향이 있다. 또 mTOR의 발현도 증가한다. 코르티솔 일주기 패턴과 24시간 포도당 수치가 개선되고, 지질 대사 및 생체 시계 유전자 발현이 바뀌며, 자가포식 작용이 더 원활해지며 노화를 방지하는 효과가 있다고 한다.[74]

놀랍지 않은가? 저녁을 먹는 게 건강에 도움이 되는지 다시 생각해 보게 된다. 규칙적으로 생활하는 많은 사람들이 잠자리에 들기 최소 3-4시간 전 식사를 마쳤을 때 수면 지표가 개선되었다고 모두 비슷하게 얘기한다. 어떤 사람에게는 OMADone meal a day 즉 하루에 한 끼만 먹는 1일 1식이 효과적이다. 칼로리를 충분하게 섭취할 순 없지만, 칼로리 요구량이 적고 단식 시간을 최대한 늘리고 싶은 경우 도움이 될 수 있다.

1단계가 자신에게 적합하다고 생각하면, 독성이 낮은 식물에서 시작해 중간 독성의 식품을 추가하며 식물 독성을 어느 정도 견딜 수 있는지 확인 작업을 해보라. 독성이 강한 식물은 완전히 제외하는 편이 좋고, 신체의 반응에 주의를 기울이며 충분히 의식하며 시행해야 한다. 1단계에서 많이 먹는 음식을 한눈에 파악할 수 있도록 앞 편에 식품 피라미드를 구성해 보았다. 일반적인 1단계 하루 식단 예시도 함께 실었는데 각자의 목표, 신체 조성, 대사율에 따라 매일의 식사 구성은 달라질 수 있다.

2단계: 고기와 물만 먹는 카니보어 식단

가장 기본적이며 간단한 카니보어 방식이다. 제거 식이요법의 틀에서 동물성 기반 식단을 짧은 기간 실험해 보고 싶은 사람에게 유용하다. 장기적으로는 이상적이지 않다고 생각하지만 간단한 테스트용으로는 유용

· 2단계 하루 식단 예시 ·

/ 아침 /	/ 점심 /	/ 저녁 /
·소금을 곁들인 목초 갈비살 스테이크 280g	·소금을 곁들인 양고기 버거 230g ·베이컨 4줄	·소금을 곁들인 목초 채끝 등심 스테이크 370g

---

하다.

2단계에는 '고기를 먹고 물을 마시라'라는 고전적인 격언이 있다. 매우 간단하며 제거 식이요법으로 상당히 효과적이다. 이 방식을 오랜 기간 고수하는 사람들도 있지만 모든 사람의 건강을 지킬 수 있는 방식은 아닌 듯하다. 단기적 적용은 괜찮지만 영양이 결핍될 우려가 있다. 탄수화물을 섭취하지 않으면 몸의 영양 요구에 변화가 생기긴 하지만, 일일 권장 섭취량recommended daily allowance, RDA은 영양이 적절한지 판단하는 합리적 기준이다. 살코기에도 비타민 B3, B6, B12, 칼륨, 아연, 철, 셀레늄 같은 비타민과 미네랄이 풍부하긴 한데, 인간이 최적으로 기능하는 데 필요한 다른 여러 가지 영양분이 부족하다.

어떤 사람에게는 2단계가 무척 유용할 수 있으며, 가끔 달걀이나 해산물을 추가로 섭취하면 부족한 영양분을 어느 정도 채울 수 있을 것이다. 진화적으로 생각해도 동물의 살코기만 먹진 않았을 것이다. 인류학 문헌을 살펴보면 원시 집단에서 전통적으로 동물의 내장을 귀하게 여겼다는 사례가 많다.[73]

3단계: 신입생을 위한 카니보어 식단

고학년 대표팀에 합류하기 전에 신입생 팀을 거치지 않는가! 3단계는 고기와 물만 먹는 2단계에 추가되는 사항이 있다. 대개 3단계에서 시작해 4, 5단계로 넘어가며 내장육 섭취에 관심을 가진다. 3단계는 달걀, 해산물을 포함하며 과민반응이 없으면 유제품을 추가해도 된다. 달걀만 더 해도 비타민 A와 K2, DHA, 콜린, 엽산 같은 영양분을 더 많이 섭취하면서 식탁도 풍성하게 만들 수 있지만, 여전히 영양의 구멍이 존재할 가능성이 있다. 내장육을 약간 추가하면 대부분 컨디션과 기량이 더 나아져 고기와 물로만 구성된 2단계보다 3단계가 훨씬 지속하기 수월할 것이라 생각한다.

해산물

해산물 역시 카니보어 식단에서 중요한 식품이다. 야생 연어와 정어리처럼 수은이 낮은 생선은 갑상샘 호르몬을 만드는 데 필요한 요오드뿐만 아니라 EPA, DHA도 풍부하다. 조개류에도 영양분이 아주 많으며 슈퍼 히어로인 굴에는 아연과 오메가-3가, 홍합에는 망간이 풍부하다.

인간이 바다와 호수를 심하게 오염시킨 덕분에 방목하며 풀을 먹여 기른 육지 동물보다 담수나 해수에서 자란 수산물에 독소가 더 많다. 해산물과 일부 민물고기도 카니보어 식단에 넣을 수 있지만 중금속 함량을 살펴보아야 한다. 참치와 넙치, 큰 고등어, 황새치, 상어 같은 큰 생선은 수은과 다른 중금속 함량이 매우 높으므로 완전히 피하는 편이 좋다. 야생 연어는 중금속 수치가 낮아 일주일에 한두 번 정도 먹는 건 괜찮다.

조개류도 카드뮴이나 다른 중금속 함량이 더 높을 가능성이 있다. 일주일에 한 두 번 홍합과 굴, 조개, 새우, 게, 바닷가재, 가리비를 먹으면 영양을 훌륭하게 보완하지만, 해산물 위주로 식사한다면 혈중 중금속 수치를 지속 관찰해야 한다.

· 3단계 하루 식단 예시 ·

/ 아침 /

· 텔로 혹은
기버터로 조리한
달걀 3개

· 채끝 등심
스테이크 110g

/ 점심 /

· 버터나 기버터를
곁들인 야생 연어
170g

· 염소유로 만든
요거트 85g

/ 저녁 /

· 새우 170g

· 소금을 곁들인
목초 갈비살
스테이크 280g

닭, 칠면조 등의 조류

식단을 다양하게 구성하기 위해 닭을 비롯한 조류도 추가할 수 있지만, 대부분의 사람이 소고기·양고기·버팔로·사슴 고기 같은 반추 동물을 먹을 때 더 만족스럽고 즐겁다는 걸 깨닫는다. 영양의 관점에서 보아도 반추 동물의 살코기와 내장육에 비타민과 미네랄이 더 풍부하다. 닭다리나 날개 같은 다크 미트에는 비타민 K2가, 닭껍질에는 콜라겐이 매우 풍부하다. 또 닭발과 뼈, 목 등을 활용해 진한 사골 육수를 고울 수 있다.

돼지고기

돼지는 반추 동물처럼 위장이 여러 개가 아닌 인간처럼 하나의 위장이 있는 '단위 동물'이다. 따로 아는 지역의 농장이 있지 않은 이상 양질의 먹이로 사육하는 돼지를 찾기란 무척이나 어렵다. 대부분 저질의 옥수수, 콩, 기장을 먹는다. 공장식 축사에서 자라는 소가 먹는 사료와 비슷하다. 책 후반부에 풀을 먹고 자란 고기의 중요성과 동물에게 먹이는 곡물 속 곰팡이 독소를 설명한다. 동물이 무엇을 먹고 자라느냐에 따라 고기의 질이 달라진다는 점만 기본으로 기억하면 된다. 살충제, 곰팡이 독소로 오염된 곡물로 사육한 동물을 먹고 싶진 않을 것이다. 닭고기, 칠면조 고기, 달걀을 구매할 때도 반드시 생각해 보아야 하는 요소다. 유기농 가금류와 돼지고기를 먹는 편이 좋다.

4단계: 고학년용 카니보어 식단

내장육에 관심 있는 용감한 영혼에 적합한 단계다. 영혼이 거주하는 집인 육체를 최대한 정교하게 조율하려면 생화학 엔진의 RPM을 최대로 올리는 데 필요한 모든 영양분을 공급해야 한다. 코부터 꼬리까지 동물의 모든 부위를 먹었던 선조들의 선례는 내장육에 함유된 필수적인 영양분의 가치를 설명하는 현대의 지식으로 뒷받침된다. 살코기에 풍부한 메티오닌과 균형을 맞추려면 글리신을 섭취해야 하므로, 글리신이 많이 포함된 힘줄과 결합조직의 증량을 고려해 보아야 하는 단계이다.

간이 부리는 마법

내장육에 발 담가 보고 싶은 사람은 간과 심장으로 시작하면 좋다. 적정 영양 수준이 크게 높아지며 한 단계 더 도약할 것이다. 심장의 영양 성분은 살코기와 비슷한데 CoQ10이 좀 더 많다. 맛은 살짝 다르며 제대로 조리하면 부드러운 질감을 즐길 수 있다. 너무 익히면 질겨진다.

간에 관한 중요한 사실 하나! 간은 독소를 거르는 필터가 아니며 독소로 채워져 있지 않다는 것! 간은 해독과 관련된 대부분의 효소 시스템을 포함하며, 1단계와 2단계 경로를 통해 독소가 담즙이나 소변으로 배설되도록 준비하는 작업을 한다. 따라서 간에는 독소가 저장되지 않는다. 화학적으로 변형할 뿐이다. 설포라판, 커큐민, 레스베라트롤, 플라보노이드, 중금속처럼 우리 몸을 돌아다니는 고약한 화학 물질은 이런 과정을 거쳐 제거된다.

100g당	블루베리	케일	스테이크	소간	생선알	달걀노른자
비타민 A(레티놀)	0	0	5 mcg	4968 mcg	90 mcg	191 mcg
비타민 B1(티아민)	거의 없음	0.1 mg	0.1 mg	0.2 mg	0.3 mg	0.2 mg
비타민 B2(리보플라빈)	거의 없음	0.3 mg	0.2 mg	2.8 mg	0.7 mg	0.5 mg
비타민 B3(니아신)	0.4 mg	1.2 mg	3.6 mg	13.2 mg	1.8 mg	0.02 mg
비타민 B6	0.05 mg	0.1 mg	0.4 mg	1.1 mg	0.2 mg	0.4 mg
비오틴 B7	0.5 mg	0	거의 없음	42 mcg	100 mcg	55 mcg
니아신 B9(엽산)	6 mcg	62 mcg	3 mcg	290 mcg	80 mcg	146 mcg
비타민 B12	0	0	3 mcg	59.3 mcg	10 mcg	2 mcg
비타민 C	9.7 mg	93 mg	3.5 mg	25 mg	16 mg	0
비타민 D	0	0	4 IU	49 IU	484 IU	218 IU
비타민 E	0.6 mg	0.7 mg	0.1 mg	0.4 mg	7 mg	2.6 mg
비타민 K2	0	0	15 mcg	263 mcg	1 mcg	34 mcg
칼슘	6 mg	254 mg	6 mg	5 mg	22 mg	129 mg
콜린	6 mg	0.4 mg	57 mg	333 mg	335 mg	820 mg
구리	0.05 mg	0.15 mg	0.1 mg	9.8 mg	0.1 mg	0.1 mg
철	0.3 mg	1.6 mg	2.6 mg	4.9 mg	0.6 mg	2.7 mg
마그네슘	6 mg	33 mg	24 mg	18 mg	20 mg	5 mg
인	12 mg	55 mg	210 mg	387 mg	402 mg	390 mg
칼륨	77 mg	348 mg	357 mg	313 mg	221 mg	109 mg
셀레늄	0.1 mcg	0.9 mcg	24 mcg	40 mcg	40 mcg	56 mcg
아연	0.2 mg	0.4 mg	7.8 mg	4 mg	1 mg	2.3 mg

간에 정말 특별한 영양분이 있냐고? 당연하다! 도대체 어떤 영양소가 들어 있냐고? 살코기의 영양을 보완할 수 있는 여러 가지 미네랄과 비타민 B가 특히 풍부하다. 앞에 나왔던 동물성 식품과 식물성 식품의 영양 성분을 비교한 표를 다시 보자. 근육 고기와 간을 비교해보면 간이 더 많은 영양소를 함유한다는 사실을 바로 알 수 있다. 특히 비오틴인 비타민 B7, 엽산인 비타민 B9, 리보플라빈인 비타민 B2, 비타민 C, 콜린, 비타민 A, 비타민 K2, 구리가 훨씬 풍부하다.

미네랄 측면에서도 간은 구리의 가장 좋은 공급원 가운데 하나다. 구리는 슈퍼 옥사이드 디스뮤타아제super oxide dismutase, SOD 같은 효소에 필요하다. 슈퍼 옥사이드 디스뮤타아제는 우리 몸의 산화-환원 관리 시스템에서 중요한 역할을 하는데, 초과산화물 래디칼(O_2^-)을 산소 분자(O_2)나 과산화수소(H_2O_2)로 변환한다. 구리가 결핍되면 초과산화물 래디칼이 축적될 수 있는데, 산화 스트레스가 과도해지며 재앙 같은 결과가 벌어진다. 구리 결핍은 드물지만, 균형을 맞춰주는 구리 없이 아연만 너무 많이 섭취하면 생길 수 있다. 일반적으로는 과다한 아연 섭취 때문에 발생하며, 간이나 구리가 풍부한 다른 식품 없이 살코기로 아연을 과하게 취하는 경우 식습관 때문에 결핍이 생기기도 한다. 임상적으로 구리가 부족하면 균형 및 보행의 어려움 등 B1이 결핍되었을 때와 유사한 신경학적 증상이 생긴다.

간은 콜린과 비타민 K2도 많이 함유한다. 콜린은 몸 전체의 세포막에 큰 역할을 하며, 비타민 K2는 칼슘의 적절한 분할과 심장 건강 유지에 중요하다. 로테르담 연구에서는 식사로 K2를 가장 많이 섭취하는 사람들의 경우 심혈관 질환이 감소하는 경향이 분명했지만, 식물 속 부실한 K1은 심혈관 질환에 도움이 거의 되지 않는다고 나타났다.[76]

리보플라빈과 엽산은 MTHFR 효소가 기능하는 데 중요한 역할을 한다고 했다. 두 비타민 B는 간이나 신장 같은 내장육에는 매우 다량으로 함유되어 있지만 살코기에는 함량이 낮다. 식단에 내장육을 포함하지 않으면 이런 영양소가 부족해져 호모시스테인 수치가 상승하고 해독, 신경전달 물질 합성, 신체의 수백 가지 생리작용과 관련된 메틸화 반응에 문제가 생길 수 있다. 비타민 C 역시 살코기보다 간이나 다른 내장육에 더 풍부하다는 점도 흥미롭다.

비타민 B7인 비오틴은 자주 간과되지만 건강한 머리카락, 피부, 손톱에 매우 중요하다. 비오틴의 원래 명칭은 머리카락과 피부를 뜻하는 독일어 har und hau에서 유래한 '비타민 H'였다. 생 스테이크나 타르타르소스에 생 노른자를 더하면 맛이 있지만, 흰자를 날로 먹는 건 조심해야 한다. 달걀흰자에는 비오틴과 결합해 결핍을 일으키는 아비딘이라는 물질이 있다. 비오틴의 일일 권장 섭취량은 하루 30마이크로그램으로 간이나 신장 몇십 그램이면 충분하지만 스테이크로는 600그램이나 섭취해야 한다.

요약하자면 간은 적당량 섭취하면 유익함이 엄청나게 많은 살코기를 보완하는 영양의 왕이다.

간을 너무 많이 먹는다는 게 가능할까?

북극 탐험가가 북극곰의 간을 먹고 비타민 A 과다로 중독 증상을 겪었다는 이야기가 전해진다.[77] 비타민 A가 중요하다는 데는 모두 동의하지만 얼마나 많이 섭취해야 하는지는 논란이 잦다. 비타민 A를 과다 섭취해 중독된 사례가 있는데, 대부분 간이 아닌 보충제로 섭취한 경우다. 비타민 A 과다와 선천적 기형이 관련있다는 연구 때문에 과하지 않도록 임산부에게 당부하지만, 음식으로 섭취하는 경우와 보조제로 섭취하는 경우를 구분하지 않은 연구다.[78] 돼지를 대상으로 실험한 결과, 보충제를 투여했을 때와 음식으로 먹었을 때 비타민 A의 대사가 다르게 이루어졌다.[79] 보충제의 경우 용량을 늘리면 혈액 내 수치가 계속 상승했으나 돼지에게 간을 직접 먹였을 때는 그런 현상이 없었다.

북극곰의 간(약 20,000 IU/g)보다는 훨씬 적지만 반추 동물의 간(약 180 IU/g)에도 비타민 A가 매우 풍부하다. 하지만 비타민 A 연구가 더 구체화 될 때까지는 과도하게 섭취하지 않는 방법이 최선이겠다. 일주일에 간 230-450g 정도면 비타민 A를 안전하게 섭취하면서도 다른 주요 영양소를 충분히 얻을 수 있다. 현재 임산부에게는 하루 60g 정도의 간에 함유된 비타민 A인 10,000 IU를 넘지 않도록 권장한다. 반추 동물이 아닌 닭 같은 동물의 간에도 영양분이 많지만 소고기나 양고기만큼 풍부하진 않다.

메티오닌-글리신 밸런스

고학년 카니보어 팀에 성공적으로 합류했다면 메티오닌-글리신 균형 최적화를 위해 결합조직 섭취를 고려해 보자. 두 아미노산은 몸 안에서 균형잡힌 춤처럼 조화를 이룬다. 메티오닌은 황을 함유하는 필수 아미노산으로 여러 생화학 반응에 필요한 메틸기를 공급한다. 엽산 회로에서 MTHFR 효소의 촉매 작용으로 만들어진 호모시스테인에 메틸기를 기부하는 L-메틸폴레이트가 메티오닌을 형성하고, 메티오닌은 다시 체내 수백 가지 반응에서 메틸 공여체로 역할하는 분자인 S-아데노실메티오닌 S-adenosylmethionine, SAMe을 형성한다는 사실을 다시 떠올려 보자.

우리 몸은 메틸기의 흐름을 매우 조심스럽게 조절한다. 메티오닌 형태의 메틸기가 과도하면 글리신에서 사르코신이 형성되어 완충 작용을 하고, 그 후 사르코신은 재활용되거나 배설된다. 메티오닌이 과하면 글리신이 고갈될 수 있다. 음식으로 섭취해야 하는 메티오닌과 달리 글리신은 체내에서 매일 소량 만들어진다. 하지만 연구에서는 필요량에 미치지 못한다고 지적하며 최적의 건강 상태를 이루려면 음식으로 충분히 섭취해야 한다.[80] 글리신은 콜라겐과 글루타티온 형성 등 신체에서 많은 기능을 하며, 뇌에서 신경 전달 물질로도 역할한다.[81]

의료계 일각에서는 1990년대 쥐 실험을 언급하며, 메티오닌이 높은 식품을 먹으면 수명이 단축될 수 있다고 주장한다.[82] 하지만 후속 연구에서 쥐에게 균형 잡힌 양의 글리신에 맞춰 메티오닌을 먹였더니, 메티오닌을 과다 섭취해 생긴 부정적인 영향이 모두 사라졌다는 사실은 언급하지 않는다.[83] 메티오닌 함량이 높은 식품이 나쁜 게 아니라 글리신이 부족해지며 건강에 악영향이 생기는 것이다. 메티오닌을 제한하니 수명이 연장된 동물 실험[84] 역시 같은 맥락에서 해석할 수 있다. 메티오닌의 제한이 아닌 메티오닌과 글리신의 균형이 중요하며, 두 아미노산이 균형을 이루면 비슷한 수명 연장 효과가 나타난다.[85]

글리신을 충분히 섭취하는 가장 쉬운 방법은 동물의 모든 부위를 먹었던 선조들의 방식처럼 힘줄과 결합조직도 같이 먹는 것이다. 익숙하지 않은 사람도 많겠지만 소의 도가니살이나 관절, 닭의 등뼈, 목, 발, 힘줄 등 콜라겐 조직으로 이루어진 질깃한 부위를 조리해서 먹거나 사골로 끓여 먹으면 된다. 가수 분해 콜라겐 보충제를 복용해 볼 수도 있는데, 풀을 먹여 키운 소에서 얻는 재료가 제일 좋다.

핵심은 살코기에는 메티오닌이, 결합조직에는 글리신이 풍부하다는 것이다. 식료품점에 진열된 고기에서는 결합조직을 찾아볼 수 없지만, 사실 동물은 반은 근육이고 반은 결합조직으로 이루어진다. 진화 역사에서

· 4단계 하루 식단 예시 ·

/ 아침 /	/ 점심 /	/ 저녁 /
·기버터로 요리한 달걀 3개	·굴 8개	·목초 채끝 등심 스테이크 230g
·안심 스테이크 170g	·사골 230g	·홍합찜 170g
·간 60g	·왕연어 85g	

동물을 먹던 방식을 따르고, 또 생화학 엔진의 성능을 최상으로 끌어 올리고 싶다면 어떤 형태로든 가장 쉬운 방식으로 매일 적절한 양의 결합조직을 섭취해야 한다.

5단계: 다양한 내장육을 포함하는 카니보어 식단

드디어 5단계에 다 왔다! 카니보어 사다리의 정상에 도착했다. 다른 단계도 부족하진 않지만 5단계가 가장 이상적인 카니보어 방식에 가깝다. 이 단계가 바로 내가 식사하는 방식으로 기량을 최대한 발휘하고 싶어 매일 이렇게 먹는다. 초고속 스포츠카 버전의 카니보어 식단을 원한다면 다른 단계는 더 보지 않아도 된다. 5단계는 이전 단계의 토대 위에 구축되며 풀을 먹고 자란 동물의 살코기, 결합조직, 간, 해산물, 달걀을 포함한다. 또 다른 내장육도 섭취하며 목표에 따라 단백질-지방 비율을 조절한다.

3단계와 4단계에 언급하지 않은 해산물이 있는데 바로 생선의 알이다. 원시 집단 사람들은 수천 년 동안 생선알을 귀하게 여겼다. '슈퍼 푸드' 표에서 보았듯 연어알에는 DHA, 비타민 C, 비타민 E, 비타민 D, 셀레늄 등 여러 영양분이 풍부하다. 또 생선살에는 중금속이 많지만 알은 중금속 함량이 낮으며, 적은 양으로도 생선을 섭취하는 효과를 볼 수 있다. 연어알에 함유된 DHA는 인지질 형태로, 다른 오메가-3 지방산보다 신경 조직에 더 잘 통합되며 생체 이용률도 높다.[86] 5단계에서, 아니 다른 단계에서도 특별한 영양분을 취하기 위해 생선알을 섭취해 볼만하다.

다른 내장육

간의 영양이 훌륭하긴 하지만 과거에 먹던 유일한 내장육은 아니며, 다른 내장과 번갈아 섭취하게 될 것이다. 5단계 카니보어 라인업에 들어갈 만반의 준비가 끝났다면 다음으로 신장을 택할 수 있다. 서양 문화권에서

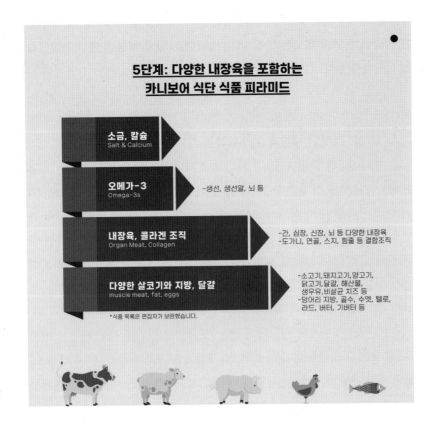

는 익숙하지 않지만 많은 원시 집단에서 신장을 귀하게 여기며, 역시 영양의 왕이라 할 만 하다. 이누이트족 사람들은 아이에게 마치 사탕처럼 신장을 나눠 준다고 북극을 탐험했던 빌할머 스테판슨은 기록을 남겼다.[87] 물론 스니커즈 바 같은 맛이 나는 건 아니지만 간 만큼이나 리보플라빈, K2, 엽산, 비타민 C가 풍부하다. 리보플라빈을 더 많이 섭취하고 싶다면 신장이 좋다. 보너스로 신장에는 다이아민 산화효소, 즉 DAO효소가 있어 히스타민 민감성 문제가 있는 경우 도움이 된다. DAO효소는 히스타민을 분해하는 데 필요하며, 신장을 섭취하고 증상이 개선된 사람이 많다.

신장을 넘어선 내장육 탐구는 모험심이 강한 사람에게 적합하다. 많은 사람이 내장육을 다양하게 섭취할 때 전반적으로 기분이 더 좋으며, 힘도 더 많이 난다고 전한다. 나는 간과 신장은 고정적으로, 일주일에 몇 일은 뇌·비장·췌장·흉선·고환을 먹는다. 으으~ 하며 얼굴을 찌푸렸지 싶다. 이해한다! 필수는 아니며 관심이 있으면 선택하면 된다. 『카니보어 코드 쿡북』에 다양한 내장육 조리법을 실었으니 참고하길 바란다. 내장육을 먹기 힘들다면 중간 단계로 동결 건조 내장 보충제를 복용해 볼 수 있다.

내장육은 어느 정도 먹어야 할까?

간은 일주일에 230-450g이면 충분하다고 했는데 다른 내장육은 어떨까? 리드 기타는 간, 드럼은 신장이라면 비트는 누가 맡으면 좋을까? 심장, 췌장, 비장, 뇌, 정소 등 다른 내장육을 서브 보컬로 생각하고 일주일 내내 조금씩 나눠 230g 정도를 섭취하면 환상적이다. 그런데 잠깐, 이 밴드의 리드 보컬은 누굴까? 음, 살코기와 지방이 듀엣으로 섹시한 목소리를 뿜어낸다고 볼 수 있다. 단백질-지방 비율의 중요성과 함께 각각을 자세히 알아보자.

단백질량과 지방량

1장에서 보았듯이 인간은 지방 사냥꾼이었다. 원시 집단과 우리 선조들이 다른 영양소보다 지방을 많이 찾아다녔다는 사실을 뒷받침하는 인류학 자료가 상당하다.[31] 인류학자 데이비드 록웰David Rockwell에 따르면 크리족은 동물의 여러 부위 중 지방을 가장 중요하게 여기며, 다른 동물보다 곰을 중시하는 이유 역시 지방 때문이라고 한다.[88]

알래스카의 이누이트족, 미국 원주민, 호주 원주민 아보리진을 연구한 많은 인류학자 역시 지방을 선호하는 현상에 주목한다. 단백질이 과도하면 인체 생리에 스트레스를 가할 수 있으므로, 단백질로는 칼로리의 40% 정도 까지만 채워야 한다고 우리 여정의 초기에 언급했다. 인간의 대사가 작동하는 방식 때문이다. 인체는 아미노산을 직접적인 연료로 사용하지 않는다. 필요할 경우에만 포도당 신생 합성을 거쳐 아미노산을 포도당으로 전환한다. 단백질이 인체를 구성하는 빌딩블록이라면, 지방과 탄수화물은 대사 엔진의 연료다. 몸의 구조적 요소를 복구하고 성장시키는데 필요한 단백질이 충분히 확보된 다음에는 더 많은 양을 섭취하더라도 도움이 되지 않는 듯하며, 오히려 질소가 과도하게 생성되어 배설 과정에서 신체 시스템에 부담을 줄 수 있다.[89]

단백질량에도 '스윗 스팟'이 있다고 보는데, 인체의 구조적 성장과 회복에 필요한 구성요소를 적절히 공급하면서 대사와 생리 작용에는 부담을 지우지 않는 양을 말한다. 근육량, 활동의 종류, 운동 목표에 따라 개인마다 조금씩 차이가 날 것이다. 대부분 체중 1kg당 하루 2.2g이 단백질의 스윗 스팟에 해당하는데, 몸에 부담을 주지 않으면서 근육량을 유지하기에도 충분한 양이다. 나는 키가 177cm이고 몸무게는 대략 75kg인데 하루에 약 170g의 단백질을 섭취하면 적당하다. 아이와 노인, 근육을 늘리려는 사람은 체중 1kg당 2.2-2.6g으로 단백질이 조금 더 필요할 수도 있지만, 더 늘린다고 해서 이점이 있는 건 아니다.

살코기에는 450g당 약 100g의 단백질이 들어 있으며 나머지는 수분의 무게다. 이 얘기를 하면 많이들 놀라는데, 고기를 육포로 만들면 얼마나 가벼워지는지 떠올려보라. 건조하면 단백질만 유지되고 수분은 날아간다. 나의 단백질 스윗스팟은 하루에 약 170g으로, 매일 740g 정도의 고기와 내장을 섭취해야 하며 메티오닌과 글리신 균형을 맞추기 위해 결합조직이 풍부한 부위, 힘줄과 다른 콜라겐 조직으로 우려낸 사골도 같이 먹는다.

단백질 목표량을 정한 후 나머지 칼로리는 지방과 탄수화물로 채우면 된다. 각 영양소의 비율을 어떻게 나누어야 건강에 좋은지는 아직 논쟁 중이지만, 대부분 지방을 주연료로 쓸 때 몸이 최적으로 작동하며 당뇨병, 인슐린 저항성, 대사 기능 장애가 있는 사람은 더더욱 그렇다고 본다.

키토제닉, 즉 지방 대사는 장점이 많다. 인슐린 저항성과 당뇨병을 회복시키고, 혈압을 낮추고, 미토콘드리아 생합성을 증가시키며, 장수 유전자를 활성화하고, 산화 스트레스와 DNA 손상을 줄인다.[90,91,92-95] 또 식욕을 낮추고, 감량을 쉽게 해주며, 기분을 밝게 만들고, 뇌를 보호한다. 심혈관계 위험 측면에서 키토제닉 식이요법은 HDL을 높이면서 중성지방은 낮추고, 대사이상지질혈증을 개선하는 것으로 나타났다.[100,101] 반면 저지방식은 중성지방을 증가시키고 HDL을 낮추며, 인슐린 수치를 증가시킨다.[102]

키토제닉 식단의 장점 목록을 보면 감탄이 절로 나온다. 대부분의 시간, 지방으로 대사를 돌리는 걸 선택하지 않을 이유가 없다. 경쟁이 심한 운동선수라면 때로 적당한 양의 탄수화물을 섭취해 얻는 이점이 있지만, 대부분의 사람에게는 케톤이 생성되는 지방 대사가 탄수화물 기반 대사보다 한층 낫다.

카니보어 식단을 하며 지방을 연료로 택하면, 지방은 얼마나 먹어야 할까? 사람마다 다르긴 한데 살코기와 내장육으로 자기에게 적합한 단백질량을 설정했다면 나머지 칼로리는 지방에서 나올 것이다. 대부분의 사람에게 일반적으로 단백질-지방 비율을 1:1로 권장하지만, 지방을 훨씬 많이 먹는 사람도 있다. 나는 보통 하루 약 170g의 지방을 섭취하며 대부분 그라스 페드 지방과 수엣, 달걀노른자에서 얻는다. 근육량을 쉽게 유지하면서도 살도 잘 붙지 않는, 내게 적합한 비율이다.

우리는 그동안 지방을 많이 먹으면 살이 찐다고 계속 세뇌 받았으나 그렇지 않다. 1-5단계의 카니보어 식단은 내용이 조금씩 다르긴 하지만 단백질-지방 비율을 1:1로 맞추면 어떤 단계를 적용하든 감량이 가능하다. 비밀은 어떤 지방을 섭취하느냐에 있다. 좋은 지방을 먹으면 하루 종일 느껴지는 포만감에 놀랄 것이다. 초고도 탄수화물식을 하면 식욕의 노예가 되지만, 지방을 충분히 섭취하면 식욕에서 해방된다.

일반적으로 동물성 지방을 영양원으로 생각하지 않는데, 우리 인간이 존재했던 동안 최우선으로 확보하려 했던 영양소로 저평가하거나 소홀히 생각해선 안 된다. 내장에 고유한 영양분이 있듯이 지방도 그렇다. 지방에 영양분이 있다니 놀랐는가? 동물성 지방에는 지용성 비타민인 E와 K2가 풍부하며, 풀을 먹여 키운 동물의 지방에는 EPA, DHA, DPA 같은 오메가-3 지방산이 많다. 동물성 지방을 신경 써서 챙겨 먹어야 한다.

목초 갈비살이나 채끝, 등심 같은 부위에도 지방이 있긴 한데 양이 많진 않다. 정육 과정에서 지방을 손질 처리하기 때문에 별도로 잘라낸 덩어리 지방이나 신장 주변의 수엣이라는 지방을 따로 구입해야 한다. 목초육보다 곡물육에 지방이 많지만 곡물육은 에스트로겐 유사 물질·살충제·다이옥신 등의 독소 함량이 더 높다.

뼈도 내장육이다!

5단계에서는 골수로도 지방을 섭취한다. 과거와 현재의 원주민 관련 기록에는 대대로 골수를 즐긴 방식이 수도 없이 묘사되어 있다. 골수에는 칼슘도 풍부한데, 나트륨·칼륨·마그네슘 등 다른 미네랄처럼 우리 몸에서 자체적으로 생산할 수 없기 때문에 식품으로 얻어야 한다. 칼슘이 많은 음식을 먹으면 동맥이 석회화될까 봐 걱정하는데, 비타민 K2를 충분히 섭취하면 괜찮다. 유제품 외에도 사골, 골수, 뼈분말, 달걀 껍데기에서도 칼슘을 얻을 수 있다. 도대체 누가 그런 걸 먹냐고? 우리 선조들은 이런 식품을 섭취했으며 오늘날의 많은 원시 집단도 그러하다!

　뼈분말로 칼슘을 섭취한다면 중금속이 적은지 꼭 확인해야 한다. 인간이 지구를 많이 오염시킨 덕분에 뼈에도 환경 독소가 쌓일 수 있으므로 깨끗한 물을 먹고 자란 소로 만든 제품을 주의해 선택해야 한다. 부록에 내가 선호하는 뼈분말 제품을 수록했는데, 뉴질랜드에서 풀을 먹여 키우는 어린 동물에서 얻은 것으로 납과 다른 중금속 관련 Prop 65 기준을 충족한다. 눈살이 찌푸려지겠지만 달걀 껍데기 역시 훌륭한 칼슘 공급원이다. 재차 강조하지만 퀄리티가 중요하며 유기농 닭, 오리, 칠면조에서 얻는 편이 좋다. 골다공증이 있는 여성들을 대상으로 한 임상 연구에서 달걀 껍데기를 섭취하면 통증이 줄고, 골 손실이 억제된다고 증명되었다.[103] 또 달걀 껍데기에 함유된 칼슘은 생체 이용률이 높으며 TGF-베타, 칼시토닌 등의 성장 인자와 스트론튬 같은 뼈 건강에 좋은 미량 미네랄도 많다고 추가로 밝혀졌다.[104] 다행히도 달걀 껍데기에는 중금속이 쌓이지 않는다는 분석이 아주 많다.[105] 껍데기의 살모넬라균이나 캄필로박터균 때문에 끓는 물에 데쳐 섭취하는 편이 좋다.

　뼈에 함유된 칼슘을 최대한 많이 추출하려면 사골을 만들 때 산성의 용액(보통 식초)을 조금 넣어 12시간에서 24시간 동안 끓이면 된다. 선조들이 대대로 먹었던 이 영약의 미네랄 함량을 조사한 연구에 따르면, 이렇게 조리하면 칼슘과 마그네슘 양이 16배 정도 증가한다고 한다.[106]

　칼슘을 적절하게 섭취하고 있는지 신경쓰인다면 부갑상샘 호르몬과 혈장 이온화 칼슘 농도, 총 칼슘 수치 등을 확인해 보면 좋다. 만약 혈청 총 칼슘이 정상 범주의 상단에 있고, 부갑상샘 호르몬이 기준 범위의 하단 3분의 1에 속한다면 칼슘이 충분하다는 의미다. 칼슘 항상성을 건강히 유지하기 위해서는 비타민 D와 K2의 양도 적정해야 하는데, 각각 햇빛을 적당히 쬐거나 내장육을 섭취해 얻을 수 있다.

유제품

인간이 진화하는 동안 다른 동물의 유제품에 많이 노출되었을 것이라곤 생각하지 않는다. 마사이족 전사 같은 일부 현대 원주민은 유제품을 많이 섭취하지만, 축산은 약 10,000년 전에 시작되었으며 인간 사회에서는 비교적 최근에 발달했다.

반추 동물의 유제품은 대부분의 사람에게 잘 맞지 않는 듯하다. 우유에는 면역 체계를 활성화하는 단백질이 들어 있다. 베타-카소모르핀이라는 카제인 분해 생성물이 가장 흔한데, '모르핀'처럼 생겼고 체내에서 작용하는 방식도 비슷해 붙은 이름이다. 베타-카소모르핀은 오피오이드 신호 경로를 활성화해 정상적인 포만감 신호를 방해하여 많이 허기지게 만들고, 살을 찌게 할 수 있다.[107,108] 한번 생각해 보라, 치즈를 먹으면서 포만감을 느껴본 적이 있는가? 나는 고기와 지방으로 식사할 때처럼 만족감이 들지 않아 과식하듯 많이 먹게 될 때가 있다.

유제품은 아편 같은 특성이 있어 약간의 중독성이 있다. 아기가 우유를 많이 마시도록 만들어 칼로리와 영양분을 최대한 많이 섭취하게 하려는 진화상의 적응일 수 있다. 반면 성인이 되면 살을 빨리 찌울 필요가 없으며 고형 음식으로 필요한 영양분을 모두 얻을 수 있다. 우유는 당(유당)과 지방 모두 함유해 포만감이 큰데, 대 영양소가 조합된 자연계에서 매우 찾아보기 힘든 식품이다. 보통 복합 탄수화물과 당은 식물성 식품에, 지방은 식물성 식품과 동물성 식품에 함유되어 있는데, 우유는 두 가지가 함께 든 드문 식품이다. 지방과 탄수화물이 조합되면 정상적인 식욕 조절 메커니즘을 교란하는데, 정크 푸드 기업들은 이미 수십 년 전에 이 기전을 포착했다. 캔디바, 아이스크림 등 한 번 먹기 시작하면 멈추기 어려운 여러 식품은 모두 당과 지방으로 이루어져 있다. 이런 식품은 뇌를 장악하고 조상들이 물려준 유전적 프로그래밍을 부정적인 방식으로 자극한다.

카제인은 또 면역 체계를 자극할 수 있는데, A1과 A2 두 가지 종류가 있으며 베타-카소모르핀이라는 독특한 형태로 분해된다. A1 카제인은 미국에서 기르는 대부분의 젖소의 우유에서, A2 카제인은 버팔로·염소·

양 같은 다른 반추 동물의 우유에서 발견된다. A1 카제인은 제 1형 당뇨병, 셀리악병, 하시모토 갑상샘염, 궤양성 대장염, 심혈관 질환 및 기타 자가 면역 질환의 발병과 관련있는 베타-카소모르핀 7으로 분해된다.[109,110,111] 조현병 환자는 베타-카소모르핀 수치가 높으며 투석이나 카제인 제한 식이요법으로 치료하기도 한다.[112]

A1 카제인의 파생물은 장을 손상할 수 있으며, A1 카제인에 민감한 사람에게는 부적절한 면역 반응을 일으킬 수 있다. 건강을 위해 A1 카제인이 함유된 유제품을 반드시 섭취해야 하는 건 아니다. 면역 관점에서 A2 카제인 함유 유제품이 괜찮은 사람도 있지만, 이런 베타-카소모르핀 변이체는 여전히 오피오이드 신호 경로를 활성화하며 포만감에 부정적인 영향을 미칠 수 있다.

나는 모든 종류의 유제품에 습진이 올라왔다. 내 환자들의 경우 유제품을 금했을 때 포만감이 점차 높아지고, 염증이 감소했으며, 체중 감량도 수월했다. 자가 면역 문제가 있거나 살을 빼고 싶다면 카니보어 식단을 시작하고 첫 60-90일 동안은 어떤 동물의 것이든 우유, 치즈, 요구르트, 버터, 기버터 등 모든 유제품을 모두 피하기를 권한다.

붕소, 자주 간과되지만 중요한 미네랄

카니보어 식단의 정점에 도달하고 싶다면 마지막으로 붕소 섭취에 관해 생각해 보아야 한다. 붕소는 일반적으로 뼈의 광물화 및 호르몬 합성에 핵심 역할을 하는 미네랄로 알려져 있다.[113] 붕소를 사용한 중재 연구에 따르면 남성과 여성 모두 테스토스테론을 비롯한 여타 호르몬 수치가 높아지며, 신장 결석이나 관절염이 있는 사람도 호르몬 수치가 좋아진다고 한다.[114,115,116] 하루 1mg 정도로 붕소를 적게 섭취하는 지역의 사람은 하루 3-10mg으로 많이 섭취하는 지역보다 관절염 발생률이 훨씬 높다.

이전에 어떤 식으로 식사했든 반드시 섭취해야 하는 미네랄로 양이 적절한지 확인해야 한다. 카니보어 식단을 하면서는 뼈분말로 양질의 붕소를 얻을 수 있으며, 민감 반응이 없다면 A2 유제품도 좋다.

나는 일어나서 레드몬드 소금 약 3g을 물 한잔에 섞어 마신다. 그런 다음 명상을 하고 가벼운 아침 운동으로 하루를 시작한다. 식사는 일일 2회가 내게 잘 맞는다. 내 식단을 보고 이 사람 미친 거 아니냐고 생각할지도 모르겠다. 괜찮다. 더한 소리도 들었다! 참고할 만한 다른 5단계 방식도 있는데, 다음 쪽에 5단계 카니보어 식단을 적용하는 사람의 일반적인 하루 식단도 함께 싣는다.

다양한 스타일의 카니보어 식단을 알아보았다. 나는 매일 5단계 방식으로 식사한다. 하지만 앞에서도 말했듯이 이 단계가 모든 사람에게, 늘 적합한 건 아니다. 꼭 나처럼 해야 카니보어 식단의 효과를 볼 수 있다고 생각하지 않길 바란다. 여행을 가면 양질의 고기, 내장육, 지방을 먹기 힘들 수도 있다. 상황이나 몸 상태나 따라 1-4단계 방식을 선택하면 된다. 앞서 강조했듯이 양질의 동물성 식품을 늘리고 독성이 강한 식물성 식품을 배제하면 삶의 질이 전반적으로 개선된다. 새로운 식습관을 어떻게 적

· 5단계 하루 식단 예시 ·

/ 아침 /	/ 점심 /	/ 저녁 /
·텔로에 익힌 달걀 3개	·소의 수엣 혹은 덩어리 지방 60g	·소의 수엣 혹은 덩어리 지방 70g
·소 간 60g	·텔로로 조리한 가리비 120g	·꽃등심 스테이크 300g
·신장 30g	·골수 60g과 뼈분말 1/2티스푼	·큰 새우 6마리 사골 230g
·소금을 곁들인 채끝살 스테이크 300g		
·생 염소 우유 400g		

용할지 다른 세부 사항을 살펴보며, 카니보어 라이프 스타일을 완성하기 위해 한 걸음 더 나아가 보자.

근본적으로 건강한 삶을 사는 방법

우리가 먹는 음식이 건강과 질병을 가로지르는 단 하나의 지렛대라고 주장하며 이 글을 시작해 지금까지 몸에 해를 끼치는 음식, 반대로 자양분을 풍부하게 제공하는 음식과 그 기전을 모두 알아보았다. 제노 호메시스의 오류와 환경 호메시스의 중요성을 논하며 건강이란 몸에 무엇을 넣는가를 넘어 얼마나 건강한 방식으로 생활하는지의 문제란 것도 이해했다.

누군가는 건강해지려면 수많은 보충제, 화려한 도구와 장비, 복잡한 식이요법이 필요하다고 믿게 만들려 들겠지만 진화의 역사는 그렇지 않다고 말한다. 건강에 정말로 그렇게 복잡하고 어려운 것이 필요했다면, 과거의 인류는 순식간에 멸망해 버려 인간이 지금처럼 지구에서 지배적인 종이 되는 일은 없었을 것이다. 근본적으로 건강해지기 위한 삶의 공식은 단순하다. 동물을 코에서 꼬리까지 모든 부위를 먹으면서 불필요한 독소 없이 건강에 필요한 영양분을 취하면 된다. 또 서구화된 현대 사회에서 매일 직면하는 저강도의 지속적인 스트레스에서 벗어나 야외로 나가 햇빛을 받으며 놀고, 사냥하고, 탐험하고 돌아와 밤에는 어둠 속에서 잠든다. 약간의 열, 냉기, 격렬한 운동 역시 근본적으로 건강한 삶의 공식을 이루는 중요한 부분이며, 열정을 느끼는 일을 쫓고, 가족 및 공동체와 함께 하며 사랑을 주고받는 행위도 중요하다. 블루존 사례에서 보았던 식단과 더불어 풍요로운 삶과 장수에 기여하는 요인이다. 오랫동안 잊혀졌던 조상의 지혜를 우리의 삶에 다시 적용하면 활기와 건강을 회복하고, 본래 되었어야 할 뛰어난 존재로 성장할 수 있다.

공식은 간단하다. Meat, play, love.

클린 카니보어 리셋

다행히도 우리의 면역계에는 기억력이 있다. 장 내막을 손상하고 염증을 일으키는 식물성 식품을 배제한 후, 장점막이 치유되고 면역 체계가 진정되는 데는 시간이 필요하다. 주요 항체인 IgG의 반감기는 21일인데,[117] 면역세포가 침입자나 음식 속의 외부 물질에 반응하는 과정에서 생성되는 항체가 순환계에서 사라지는 데는 5반감기, 즉 90일 정도가 걸린다. 무려 90일이나 소요된다! 그래서 어떤 음식이 면역 체계를 자극하는지, 식단에서 무엇을 제거해야 효과적인지 판단하는 일이 무척 까다로운 것이다. 치유는 유행하는 '슈퍼 푸드'의 섭취가 아닌 원인 식품을 제거하는 데서 시작된다. 내 말을 흘려듣지 않길 바란다.

섬유 근육통, 루푸스, 하시모토 갑상샘염, 습진은 강황을 먹지 않아서 생기는 병이 아니라 당신이 먹는 음식이 장을 손상하고, 장 누수를 일으키고, 면역 체계를 과도하게 자극하며 발생하는 질병이다. 물론 이런 식의 사고방식이 낯설겠지만 면역 체계를 달구는 식품의 95%를 배제하더라도 남아있는 유발 요인 몇 가지 때문에 증상이 계속될 수 있으며, 진짜 범인을 분간하기도 어렵다. 건강을 증진하기 위해 식물성 식품을 제한해 보기로 한 결정을 일종의 실험으로 생각해 보라. 정확한 데이터를 얻으려면 신중히 실험에 임해야 하며, 식물성 식품이 미치는 영향을 제대로 파악하려면 3개월은 의식적으로 피하는 편이 좋다.

식물을 먹던 식생활을 식물을 먹지 않는 생활로 완전히 바꿔야 한다는 뜻은 아니다. 일시적인 식이 변화를 평생 지켜야 할 영구적인 결정으로 받아들이면 부담이 크다. 그보다는 90일간 실험한다고 여기는 편이 훨씬 수월할 것이다. 카니보어 중에는 식물성 식품을 모두 제한한 후 최상의 컨디션을 경험하고 식물을 다시는 먹지 않겠다고 선언하는 사람도 많지만 모든 사람에게 적용되는 기준은 아니다.

물론 카니보어 식단은 '클린 카니보어 리셋'의 맥락에서 궁극적인 제거 식이요법의 역할을 할 수 있다. 건강을 근본적인 차원에서 회복하는 데 도움을 주며, 증상 재발에 주의하며 독성이 덜한 식물을 다시 추가해 볼 수 있다. 나는 '클렌징'이란 말을 썩 좋아하지 않는데, 이 단어가 지닌 보편적인 의미도 그렇거니와 쓰잘머리 없는 보충제와 바보 같은 그린 스무디가 연상되어서 그렇다. 화려한 속임수 없이 진짜 음식으로 구성된 프로그램이 있다면 그것이 내가 찾는 진정한 클렌징일 것이다. 이런 의미에서 '클린 카니보어 리셋'을 '스테이크 클렌징'라 칭할 수도 있겠다. 싫어할 사람이 있을까?

카니보어 사례 연구와 경험담

식물성 식품을 피해야 하는 이유, 동물성 식품이 지닌 영양, 카니보어 식단의 기본까지 모두 배웠다. 이번엔 관련 사례 연구와 카니보어를 선택한 사람들의 이야기를 나눠보자.

크론병은 염증이 너무 심해 때로 장벽을 완전히 침식하는 자가 면역 질환이다. 전통적인 치료법에는 반응이 없다가 카니보어 식이요법으로 크론병을 치료한 어느 14세 소년의 사례에서 음식의 힘을 느낄 수 있다.[118] 이 환자는 원래 복통, 위장관 출혈, 빈혈 등을 앓다가 상하부 내시경 검사 후 크론병을 진단받았다. 여러 유형의 면역 억제제를 투여해도 상태가 호전되지 않아 카니보어 식이요법을 적용했고 놀라운 효과가 즉각 나타났다. 식단을 바꾸고 2주 만에 증상이 크게 호전되어 약을 완전히 끊었으며, 약물을 중단하고 4주가 지나자 빈혈이 교정되고 혈중 염증 지표 수치도 크게 개선되었다. 초음파 촬영 결과 6개월에 걸쳐 장이 점진적으로 좋아졌으며, 8개월 후에는 회장 말단이 두꺼워지는 증상이 중단되고 완전히 정상으로 돌아왔다. 또 키가 크고 몸무게도 늘었으며, 장 투과성도 정상화된 매우 인상 깊은 사례다!

일대일 실험 결과 키토제닉 요법은 인슐린 저항성을 교정하고 제 2형 당뇨병을 치료하는데 저칼로리 요법보다 우수하다고 나타났는데,[119,120,121] 여러 연구를 고려해 볼 때 키토제닉의 일종인 카니보어 식이요법이 제 2형 당뇨병 치료에 효과적이라고 입증하는 논문이 의학계에 보고되는 건 당연하다 하겠다.[122]

제 2형 당뇨병과 달리 제 1형 당뇨병은 인슐린 저항성 때문이 아닌 췌장의 베타 세포가 자가 면역적으로 파괴되면서 발생한다. 제 1형 당뇨병 환자는 인슐린을 평생 사용해야 하는데, 혈당을 조절하는 췌장이 기능을 잃기 때문이며 보통 어린 시절에 발병한다. 제 1형 당뇨병이 치유된 사례 연구 두 가지를 살펴보자. 제 1형 당뇨병 진단 직후 카니보어 식이요법을 적용해 자가 면역 과정을 뒤집고 췌장에서 인슐린이 다시 분비되기 시작한 놀라운 경우다.[123,124]

먼저 제 1형 당뇨병으로 새로 진단받은 19세 남성의 사례다. 이 환자는 처음에 인슐린 요법을 받았으나 20일 후 카니보어 식이요법으로 전환하며 인슐린 치료를 중단했다. 식이요법을 엄격히 준수한 결과 포도당 수치가 정상으로 회복되었으며, 인슐린 생산의 회복을 의미하는 C-펩타이드 수치도 3배 이상 증가했다. 카니보어 식이요법을 지속한 6개월 반 동안 통증도, 부작용도 없었다. 제 1형 당뇨병 환자의 질병 관리에 카니보어 식이요법이 효과적이며 안전하다고 연구는 전한다.

두 번째는 원래 고탄수화물식을 하면서 인슐린 치료를 받는 제 1형 당뇨병을 겪는 9세 어린이가 카니보어 식이요법을 시작한 경우다. 식단을 바꾼 후 혈당 수치가 정상으로 돌아왔고 인슐린 투여를 중단했다. 식이요법을 적용하는 과정에서 저혈당 증상은 없었으며, 건강이 좋아졌고, 상기도 감염 및 습진 증상도 완화되었다. 19개월 동안 식이요법을 지속하며 외부 인슐린 없이도 정상 혈당으로 회복되었다. 장기적으로 지속 가능한 식이요법으로 합병증이나 부작용이 없다는 결론으로 연구는 마무리된다.

주류 의료계에는 제 1형 당뇨병 치료 전례가 존재하지 않는다. 음식으로 자가 면역 질환이 발생할 수 있다는 가능성을 고려하지 않기 때문일 것이다. 질병 진단 후 카니보어 같은 식이요법을 바로 적용할 수 있다면, 근본 원인을 제거함으로써 자가 면역 질환을 치료하고, 손상되는 조직의 기능도 지킬 수 있을 것이다.

카니보어 식이요법은 또 뇌종양, 자궁경부암, 대장암, 길버트 증후군, 고혈압, 비만, 소아 결신 발작 뇌전증 치료에도 효과가 있다고 입증되었다. [122,125,126-129] 수많은 사례 보고와 효과를 경험한 수천 명의 경험담이 카니보어 식이요법이 지닌 회복 가능성과 안전성을 강력하게 시사한다. 하지만 키토제닉처럼 카니보어 식이요법이 치료적 개입으로 의료계에서 널리 받아들여지려면 공식적인 연구가 더 많이 이루어져야 할 것이다.

카니보어 식이요법이 강력한 힘을 발휘하는 건, 어떤 식품이 장을 손상하고 면역 체계를 자극하는지 이해하는 데 제거 식이요법이 매우 효과적이기 때문이다. 가능성 있는 모든 식물성 유발 요인을 제거하는 카니보어 식이요법은 자가 면역과 염증성 질환 치료에 적용할 수 있는 효과적인 처치법이다. 점점 더 많은 의사가 이런 사실을 깨닫고, 환자들을 위해 카니보어 식이요법을 진료에 통합할 날이 오리라 믿는다.

* * * * *

주디의 이야기

나는 항상 날씬해지고 싶었다. 가끔 생선을 먹는 채식이 가장 좋은 방법이라고 생각해 12년간 매일 시금치 샐러드를 먹으며 저지방 고섬유질 식단을 했다. 원하던 대로 마른 몸매를 가지게 되었고 대사 지표도 완벽했지만, 우울증과 불안을 동반한 심각한 섭식 장애와 씨름해야 했다. 지금 돌이켜보면 지방과 고기가 부족해 음식을 늘 갈망했던 듯하다. 바닥 뚫린 독처럼 녹차, 커피, 섬유질이 많은 채소를 계속해서 먹으며 속을 채우려 했다. 배가 잔뜩 부풀어 오를 때까지 먹는 것이 내가 아는 포만감을 느끼는 유일한 방법이었다. 배는 꽉 찼는데도 만족감은 하나도 없었다.

첫아들을 낳고선 모든 것이 무너졌다. 아기가 태어나고 6개월이 되었을 때는 유선염이 생겨 항생제를 복용해야 했다. 음식을 겨우 먹을 수 있는 상태였는데, 수유 부담과 수면 부족의 타격이 컸는지 결국 몸이 고장 나버려 2주간 기억을 잃었다. 의사들은 내 몸에 무슨 일이 일어나는지 제대로 설명하지 못했다. 심각한 산후 우울증으로 진단했으며 모유 수유가 허용되지 않는 항정신성 약물인 자이프렉사를 처방했다. 내가 '미쳐버린' 동안 아기에게 모유를 먹일 수 없었는데, 병원 측에서는 왜 내가 아기와 떨어져 있어야 하는지와 왜 모유 수유를 중단하게 되었는지만 매일 반복해 얘기했다. 그럴 때마다 나는 울면서 아기를 찾아 헤매고 다녔는데, 보는 사람이 마음이 아플 정도였다고 한다. 이 글을 쓰는 지금도 가슴이 뭉클하다.

주인공들이 반복되는 시간을 겪는 <사랑의 블랙홀>과 <첫 키스만 50번째> 속에 들어온 것만 같았는데, 내 현실이 꼭 그러했다. 가장 암울했던 시기라 당시 얘기를 잘 하지 않지만, 나쁜 식습관을 교정하기 위해 섭식장애 치료 시설에 등록했고 치료사와 영양사에게 식사 감독을 받았다. 제한하는 음식은 없었으며 달콤한 디저트를 포함한 고탄수화물식을 주로 권했다. 모든 음식을 적당히 먹는 방법이 치료법이었는데, 섭식 장애 재발률이 50%가 넘는 이유이지 싶다. 담당 정신과 의사는 평생 약을 먹어야 하며, 늘 약간 우울할 거라 했다. 이 정도는 심각한 축에 끼지도 못한다. 둘째 아이를 낳을 때는 깨어나지 못할 때를 대비해 유언장과 의료 지시서를 작성해야 했지만, 다행히 그런 일은 없었다.

둘째 아이를 낳고 나서는 건강해 지기로 결심했다. 키토제닉 커뮤니티에서 카니보어 식단을 알게 된 이후론 쭉, 직진했다. 이제 카니보어를 시작한 지 2년이 되어 가는데, 아직까진 항우울제나 정신병 치료제를 복용할 일은 없었다. 일단 고기를 먹기 시작하자 치유가 시작되었다. 지금도 세 살배기 아들을 돌보며 이 글을 쓴다. 더러 과식하는 날이 있지만 섭식 장애와 관련된 행동이 사라졌으며 더 이상 강한 충동이 들지 않는다. 내가 겪은 일 대부분 저지방 채식 때문이라 본다. 몸이 필요로 하는 지방을 충족하기 위해 폭식이 필요했을 뿐인데, 쭉 내가 자제력이 없어 그런 줄 알았다.

잘못된 영양 정보를 걸러내면 치유가 시작된다. 우리에게 선천적인 결함이 있어 많은 어려움을 겪는 것이 아니다. 채식, 고탄수화물식, 저지방 다이어트 같은 잘못된 방식으로 영양을 공급하려 하기 때문이다. 나는 고기 덕분에 두 번째 인생을 얻었다. 마음 속 깊이 감사를 표한다.

Paul's note 주디 조는 미국판 『최강의 다이어트, 카니보어 코드』의 그래픽 작업을 도와준 일러스트레이터로 여러 소셜 미디어 플랫폼에서 @nutritionwithjudy로 검색하면 된다. 주디의 이야기를 공유할 수 있어 무척 기쁘고, 이 책을 만드는 데도 도움을 주어 감사한 마음이다.

* * * * *

앨리스의 이야기

비건 채식이 나를 초인적으로 만들어주리란 환상은 24시간 만에 완전히 박살났다. 4년 반 만에 연어를 처음 입에 넣는 순간, 지금 아무 일도 일어나지 않으며 괜찮다고 속으로 자신을 다독거리는 동시에 나의 정체성 및 생계와도 깊숙이 엮여 있는 모든 비건 이데올로기를 완전히 버리겠다고 결심했다. 전 세계적으로 약 100만 명의 팔로우를 거느린 '비건 인플루언서'로서 그 순간이 얼마나 생경했을지 짐작되는가?

비건 채식, 고탄수화물 저지방 다이어트, 고지방 저탄수화물 다이어트, 홀푸드 다이어트, 정크 푸드, 생채식, 키토제닉 등... 수년간 하늘 아래 모든 식이요법에 조금씩 발 담가보다 어느 순간 내 건강 상태를 곰곰이 생각해 보게 되었다. 친한 친구 몇 명이 식단을 바꾸고 치유를 경험하며 큰 안도감을 느끼는 걸 보고 나서야 채식 때문에 건강이 나빠졌을 수도 있겠다는 생각이 들었다. 비건이 된 이후로 소화불량, 브레인 포그, 기억력 저하, 피로, 성욕 감퇴에 시달리며 일상생활에 큰 불편함이 생겼기 때문이다.

내가 먹는 음식에 의문을 품으니 눈앞의 베일이 천천히 벗겨지는 듯했다. 비건 채식을 했던 시기, 충분히 식사하지 않았을 때만 소화 장애를 겪지 않았다는 것을 깨달았다. 소화 시스템이 무리할 필요가 없었던 것이다. 비건식을 하며 브레인 포그와 피로는 계속 심해졌었고, 대체로 집중해서 명확하게 의사소통하기 어려웠다. 또 배움과 창작을 사랑하는 사람으로서 내게 기쁨을 안겨주었던 일을 할 수 없게 되면서 정체성을 잃는 느낌이 들기도 했다. 마치 밧줄 끝에 매달린 듯한 느낌이었고, 건강을 회복하기 위해서라면 무엇이든 할 수 있을 것만 같았다.

그래서였을까, 30일 동안 카니보어 식단을 해보자는 친구의 제안을 나는 진지하게 받아들였다. 채식과는 180도 반대이지만 왠지 매력적으로 보였다. 여러 고민 끝에 1주일 동안 실험해 보기로 결정하고, 대략 5년 만에 훈제 연어 200g 가량을 먹었다. 이튿날 아침은 절대 잊지 못할 것 같다. 몇 년 만에 정신이 아주 또렷했으며 집중력도 느껴졌다. 내겐 그것으로 충분했다. 채식이 나를 초인적인 존재로 만들어줄 것이라는 기대는 하룻밤만에 산산조각 깨졌고, 나는 겸허해졌다. 이후로는 소고기, 연어, 달걀을 주로 먹으며 대체로 카니보어를 한다. 7일에 걸친 실험 결과를 받아들이지 않았더라면 지금 어떤 모습일지 상상이 되지 않는다. 정말 오랜만에 나 자신이 된 것 같은 느낌이 든다. 육식을 하면 소화가 잘 되고, 정신이 맑으며, 성욕도 건강하게 유지된다. 근성장과 회복도 여느 때보다 좋으며 에너지도 아주 안정적으로 유지된다.

나의 몸과 마음에 매일 영양분을 공급하는 동물과 카니보어를 지지하는 많은 의사, 인플루언서에 감사의 마음을 전한다. 계속해서 영감받지 못했더라면 이 길이 조금 외로웠을 것 같다. 많이 이들이 함께 해서 정말 다행이다.

Paul's note 앨리스 파커는 700,000명 이상의 구독자가 있는 인플루언서로 유튜브와 다른 소셜 미디어 플랫폼에서 @alyseparkerr로 검색하면 찾을 수 있다.

★★★★★
데이브의 이야기

내 이름은 데이브로 지구 반대편 호주 멜버른에서 온 33세 남성이다. 먼저 감사의 인사로 시작하고 싶다. 고마워요, 고마워요, 정말 고맙습니다! 나는 폴 살라디노 박사의 팬이며, 좋은 콘텐츠를 널리 알려주어 말로 다 하기 어려울 정도로 정말 정말 감사하다. 폴 살라디노 박사를 알고 나서 내 인생이 바뀌었다. 비교적 짧은 기간에 육체적으로, 정신적으로 엄청난 변화가 생겼는데 정신적 변화가 가장 흥미롭다. 지금까지 겪은 효과를 대략 정리해 보자면 수면 상태가 아주 좋아졌고, 피부와 치아 상태가 개선되었으며, 소화가 잘되고, 힘이 많이 세졌고, 체지방은 줄고 근육량이 많이 늘었다. 위 역류 증상도 거의 사라졌으며, 옥수수 시럽이 든 음식을 먹으면 통풍이 심해졌는데 그 증상도 완전히 사라졌다. 정신이 이토록 뚜렷하기는 살면서 처음이다. 그리고 가장 중요한 변화는 카니보어 덕분에 오래된 불안, 공황 발작도 완전히 사라졌다는 것이다.

몸이 엄청나게 좋아졌는데 군살 없는 탄탄한 몸매와 넘치는 활력도 마음에 들지만 정신적 변화에 가장 감사하다. 나는 지난 16-18년간 다양한 강도의 불안 증세를 겪었다. 2년 전에는 항염증제인 나프록센을 먹고는 알레르기 쇼크 반응을 겪었는데, 몇 주 후 심각한 공황, 불안 발작으로 발전하며 생애 최악의 시간을 보냈다. 나는 일류 로펌의 분석가로 기업과 일하는데 불안한 상태로 업무를 보기는 어려웠다. 내 인생에 큰 영향을 미친 시간이었는데 지금은 증상이 사라졌다. 어떻게 더 설명할 수 있을까. 그냥 사라졌다. 지금까지 없던 자신감도 생겼다. 이런 변화가 놀랍고 솔직히 두려울 때도 있다. 불안은 나의 일부이며 남은 평생 고통이 계속될 거로 생각했다. 100% 카니보어를 시작한 지 2주 만에 변화가 느껴졌다. 지금 생각해 보면 누군가 꺼진 나의 스위치를 확 올려버린 듯한 느낌이다.

*****

벤의 이야기

어릴 적 나는 육군을 꿈꾸었으며 NBA, MLB, NHL에서 뛰는 운동선수나 스타워즈에 나오는 기사 제다이처럼 우주의 평화와 정의를 지키는 사람이 되고 싶었다. 하지만 13살 때 신경계 질환인 만성 염증성 탈수초성 다발성 신경병증을 진단받았다.

신경 보호막이 약해지면서 반사 신경이 떨어지고, 음식을 자르기 어려울 정도로 힘이 약해지며 일상생활을 하기가 어려웠다. 현대의학으로 치료를 시도했으나 모두 실패해 현대의학이나 의사가 내 병을 고쳐줄 거란 기대는 접기로 했다. 나는 내게 일어나는 일을 잘 받아들이는 편이라 인생을 어떻게 살아갈지에 집중하면서 만성 통증과 브레인 포그 문제는 없는 척하려 했다. 신경이 손상되어 뇌와 말초 신경계 사이의 소통이 원활하게 이루어지지 않는 상태였지만 오래가진 않을 거로 생각했다.

그렇게 몇 년이 지난 후 의료계의 몇몇 아웃라이어에 갑자기 관심이 생기며 염증을 공부하기 시작했는데, 만성 염증이 심혈관 질환·당뇨병·암을 비롯한 다른 질병이 생길 가능성을 높이는 이유를 이해할 수 있었다. 여전히 일반적인 병원 치료는 받지 않겠다는 태도를 고수하며 스스로 연구해 보기로 했는데, 내가 겪는 대부분의 문제가 일반적인 미국식 식사 때문이라는 사실을 깨달을 수 있었다. 먹는 음식을 바꾸기로 결심했으나 몇 가지 이유로 고기에는 심리적 거부감이 들었다. 쥬서기를 장만해 갓 짜낸 과일즙과 채소즙을 얼마나 오래 먹을 수 있는지 실험해 보았는데, 놀라운 느낌이 들었고 3주 정도 지속했다. 이 후 비건 채식을 시도했으나 다시 끔찍한 느낌이 천천히 돌아왔다. 채식을 얼마나 오래 했는지는 기억이 흐리다. 진짜 게임 체인저인 동물성 지방이 부족한 탓에 뇌가 제대로 작동하지 못했기 때문이라 생각한다.

이후 몇 년간 보편적인 미국식 식사와 느슨한 팔레오 방식을 오가다 팔레오 식단을 엄격하게 실천해보기로 했다. 1년 정도 시행착오를 겪은 후 키토제닉 식단을 시도했는데, 키토시스 상태일 때 염증이 많이 줄고 밤에도 낮에도 인지능력이 높게 유지되었다. 나는 채소를 무척이나 좋아해서 키토시스 상태를 유지하며 탄수화물과 섬유질을 얼마나 많이 먹을 수 있는지 실험해 보기도 했는데 섬유질을 많이 섭취할수록 기분이 나빠진다는 것을 깨닫기도 했다.

그러다 갑작스레 만성 염증성 탈수초성 다발성 신경병증 증상이 심해졌고, 병이 계속 악화되는 것 같아 나의 신념에는 반하지만 신경과 방문을 예약했다. 하지만 병원에 가기 전 무언가 다른 걸 해보고 싶었다. 운이 좋게도 의료계의 아웃라이어를 또 한 명 발견했는데 사람들을 진짜로 치료하고, 건강과 질병을 탐구하는 데 진심으로 보였다. 폴 살라디노 박사의 영상과 팟캐스트를 접하며 고기만 먹는 방식에 가졌던 여러 가지 물음을 해결했고, 걱정도 덜어지며 육식을 해보기로 결정은 했으나 솔직히 실패했으면 하는 마음도 있었다.

오랫동안 일상을 함께 했던 과일과 채소를 먹지 않는 생활이, 또 사회적 인식과 완전히 반대되는 방식의 생활이 잘 그려지지 않았다. 하지만 10일 동안 소고기, 소금, 물만 먹고 난 후 턱걸이를 2배 더 할 수 있었다. 또 마침내 일어섰다! 통증 때문에 아이처럼 두 발을 사용해 계단을 내려가야 했는데 보통의 어른처럼 디딜 수 있었다. 25년 간 먹던 과일과 채소 대신 10일 동안 고기를 먹었더니 기분이 나아졌고, 염증이 대부분 수그러들었으며, 브레인 포그도 사라졌다. 정말 오랜만에 맑은 느낌이 들었다. 내 병에 차도가 생긴 건 노즈 투 테일 카니보어 식이요법 덕분이라 확신하며 여러분에게도 추천하고 싶다. 건강에 문제가 없다고 생각하더라도, 기준을 설정하고 음식을 천천히 다시 추가하며 몸의 반응을 확인하는 작업을 해 보면 좋다. 나는 그동안 과민한 줄 몰랐던 식품에 민감 반응이 있다는 사실을 알아냈는데, 그런 음식을 먹고 나면 기분이 회복될 때까지 얼마나 처지는지 다른 사람들은 이해하기 어려울 것이다.

마무리

자진해서 개인적인 이야기를 들려주고, 싣게 허락해 주신 분들에게 깊은 감사의 인사를 전한다. 세상 모든 사람에게 식물을 다시는 먹지 말라고 설득하려는 게 아니다. 식물에 강한 독성이 있다는 사실을 알리고, 영양분이 풍부한 동물성 식품을 섭취하면서 식물을 전부 혹은 대부분 배제하면 여러 방면으로 건강을 개선할 수 있자는 점을 이해할 수 있도록 도우려는 것이다. 주의를 기울이며 식단을 지속하고, 일정 기간 기꺼이 헌신할 때 변화를 경험할 수 있다. 식물을 먹지 않는다는 개념이 부담스럽다면 45일이나 90일간 실험을 해본다고 생각하며 '클린 카니보어 리셋'을 한 번 실행해 보길 바란다. 끝날 때 쯤엔 여러 가지 긍정적인 변화에 무척 놀라게 될 것이다.

하지만 최고의 삶, 최적의 건강으로 가는 길은 쉽지만은 않으며 몇몇 난관도 있다. 다음 장에서는 새로운 식이요법을 적용할 때 직면하는 문제와 카니보어 여정을 시작할 때 많이들 궁금해하는 공통적인 질문을 살펴본다.

13장
카니보어 식단을 시작할 때 많이 빠지는 난관

위장 폭탄이 굴러다니는 움푹 패인 위험한 함정 구덩이 위로 왔다 갔다 흔들거리는 덩굴을 잡고 나아가야 하는 게임 핏팔*을 해본 적이 있는가? 나처럼 80년대에 자란 사람이 아니라면 모를 수도 있겠다. 격동하는 파도를 헤치고 왔지만 혼자서 새로운 식사 방식을 탐구하는 건 또 다른 도전이 될 것이다. 우리의 카니보어 여정이 모험의 연속이 될 거라고 한 건 농담이 아니었다! 하지만 걱정하지 마시라, 내가 당신을 지지한다. 어떤 난관에 부닥치든 당신의 탐험이 성공하길 바란다.

이번 장에서는 카니보어 식단으로 전환할 때 많이 빠지는 여러 가지 난관을 자세히 설명하겠다. 최대한 쉽게 새로운 라이프 스타일에 적응할 수 있도록 도우려 한다. 식사를 바꾸면 몸이 조정되며 변화가 생기는데, 그런 현상이 항상 식단에서 비롯하는 문제 반응이 아니라는 점을 미리 당부하고 싶다. 과속방지턱에 걸렸을 때 불쾌함이 밀려오듯이 카니보어든 다른 새로운 식이요법이든 몸에 불편함이 생기면 그만두는 경우가 많은데, 첫 2-3주의 적응 기간을 밀고 나가보길 권한다. 정신적 명료함, 기분 개선, 체중 감소, 장 건강과 염증 개선, 성욕 증가 등 값진 보물이 기다린다! 식단을 도입하며 생기는 다른 문제는 '자주 묻는 질문' 장에서 더 찾아볼 수 있다.

처참한 팬티

카니보어 식단으로 전환할 때 흔히 장 문제를 겪는다. 장은 우리가

---

* 핏팔(Pitfall)은 난관, 함정, 구덩이라는 뜻으로 작가는 카니보어를 시작할 때 겪는 어려움을 핏팔이라는 게임명에 빗대고 있다.

먹는 음식과 면역체계 사이의 상호 작용이 시작되는 곳이다. 마이크로바이옴 구성은 음식의 영향을 강하게 받는데, 탄수화물과 식물성 섬유질을 섭취하면 이런 식품을 먹고 자라는 박테리아 군집에게 먹이를 먼저 주게 된다. 단백질, 동물성 섬유질, 지방이 풍부한 음식을 주로 섭취하면 장내 세균총도 조절되는데, 이런 에너지원을 선호하는 박테리아는 늘고 탄수화물을 좋아하는 유기체는 줄어든다.

장은 모두가 늘 조화롭게 어울려 사는 평화로운 공간이 아니다. 영토를 차지하고 권력을 행사하고자 여러 세력이 끊임없이 경쟁했던 중세 유럽과 비슷하다. 한 세력이 번창하려면 적과 전쟁을 치러야 하며 전리품은 승자가 독식한다. 장에 사는 박테리아 사이에도 그런 일이 벌어진다. '육식성 마이크로바이옴'에 먹이를 주면 해당 미생물 일가에는 식량이 공급되지만, 동시에 굶주린 다른 유기체 일족은 밀려나 멸망한다.

박테리아의 개체수는 프로바이오틱스나 항생제 복용 시에도 바뀌는데, 그 때문에 소화기 장애를 겪는 사람도 많다. 우리가 생활하며 특정 박테리아 종의 수를 변화시키는 어떤 행동을 하면 뱃속에 사는 미생물 부족들 간에 싸움이 벌어지고 사상자도 발생하는데, 그 결과가 항상 몸에 좋은 것은 아니다. 항생제는 대개 악영향을 끼치지만 식이·프로바이오틱스에서 비롯하는 마이크로바이옴 변화는 긍정적인 방향일 수 있으며, 가장 자비로운 세력이 우리 장 속 중세 왕국을 지배할 가능성이 높다.

카니보어 식단을 시작하며 가장 많이 빠지는 난관은 '처참한 팬티'라고도 하는 묽은 변이나 설사다. 유쾌한 경험이 아닌 건 확실하며 보통 며칠만 지속된다. 장에 이미 근본적인 문제가 있었거나 이전에 고약한 미생물이 지배적이었다면 몇 주까지도 지속될 수 있다. 그렇다고 해서 우리의 몸이 카니보어에 적합하게 설계되지 않았다는 건 아니다. 위 현상은 카니보어 방식을 시작하기 전부터 장에 약간의 문제가 있었다는 의미로, 치유에는 좀 더 긴 시간이 걸릴 수 있다. 또 카니보어로 전환하는 초기 탄수화물을 좋아하는 박테리아가 소멸하며 설사가 일어나기도 하며, 지방을 유화하는 담즙산이 더 많이 분비되어서 생긴 결과일 수 있다. 담즙산은 보통 소장에서 재흡수된다. 담즙이 늘어나면 소장이 적응하는 데 시간이 걸리는데, 흡수되지 않은 담즙산이 장에서 설사를 유발할 수 있다.

묽은 변을 본다고 해서 카니보어를 중단할 필요는 없으며, 증상을 진정시키기 위해 몇 가지 시도를 해볼 수 있다. 첫 번째는 칼슘의 추가 섭취다. 여분의 칼슘이 과잉의 담즙산과 결합해 대장에서 일어나는 물난리를 막는 데 도움을 준다. 뼈분말, 으깬 달걀 껍데기가 좋다. 칼슘 보충제를 써볼 수도 있는데 하이드록시 메틸셀룰로스, 이산화타이타늄, 이산화황 같은 첨가제가 들어간 제품은 반드시 피하길 바란다. 내게 오는 환자 중에는 보충제를 복용하는 경우는 거의 없는데, 꼭 써야 하는 상황이라면 장을 손상하거나 면역 반응을 일으킬 수 있는 성분이 들어가지 않은 제품을 고른다.

리파아제나 건조한 췌장 보충제 혹은 소화 효소가 도움이 되는 사람도 있다. 장내 마이크로바이옴 구성에 따라 프로바이오틱스도 유익할 수 있지만 균주가 상당히 중요하기 때문에 신중하게 선택해야 한다. 묽은 변이 몇 주 이상 지속되면 대변 검사로 장 상태를 점검해 보는 것을 추천한다. 부록에 대변 검사 옵션과 소화 효소, 프로바이오틱스, 기타 보충제 관련 정보를 실었다. '동물성 마이크로바이옴'은 건강하지 않으며 장에서 '건강한' 박테리아가 잘 자라려면 식물성 섬유질이 필요하다는 주장도 있지만, 10장에 나온 대로 사실무근의 추측일 뿐이다. 카니보어들을 검사한 임상 결과는 그런 근거 없는 개념을 정면으로 반박한다. 노즈 투 테일 카니보어 식이요법은 장내 미생물이 짧은 사슬 지방산을 생성하는 데 필요한 동물성 섬유질을 충분하게 공급하며, PEG 400 테스트로 연구한 결과 장 누수의 치료에도 효과적이라고 입증되었다.[1] '건강한' 마이크로바이옴이란 말 그대로 장이 건강한 상태일 때의 마이크로바이옴을 의미하며 동물성 식품만 먹는 카니보어들은 장 문제, 전신 염증에서 자유롭다.

변비

처참한 팬티의 반대편에는 변비라는 교통 체증이 심각한 동네가 있다. 카니보어를 하면서 변비가 생기는 경우는 드물지만 그럼에도 생각해 볼 만한 주제다. 식물성 섬유질을 많이 먹다가 동물성 식품 위주로 식사하면 대변의 질·빈도·부피에 변화가 생기는데, 모두 정상적인 반응이다. 특히 카니보어 식단 초기 변의 질이 많이 개선되며 배변 빈도와 부피가 줄고 가스, 복부 팽만, 통증 문제가 해결되는 체험을 한다.

그런데 '정상적인' 혹은 '건강한' 배변 습관이란 어떤 의미일까? 대부분의 소화기내과 의사는 사흘 동안 변을 보지 못 하거나 일주일에 3회 미만 배변할 때 변비로 진단하는데, 나는 기준이 너무 관대하다고 생각한다. 장이 건강하며 단식 중이거나 음식량을 대폭 줄인 게 아니라면 매일 화장실에 가야 한다. 이런 배변 패턴이 카니보어 식단 이전부터 이어지지 않았다면, 기존에 치료를 요하는 문제가 있었을 가능성이 높다. 변비를 유발하는 원인에는 소장 내 세균 과증식, 장내 미생물 불균형, 장의 운동성 저하 등이 있다. 이런 증상은 식물성 식품을 배제해 개선될 수도 있으나 추가 조치가 필요할 때도 있다.

100% 카니보어를 하는 수많은 사람이 매일 쉽게 배변한다. 식물성 섬유질은 필요치 않다. 동물성 기반 식단을 시작하고 변비가 생겼다는 사람이 있는데 기존에 변비가 있었던 경우다. 또 동물성 식품을 늘리는 과도기에 배변 간격이 길어지기도 한다. 3-4일에 한 번 대변을 보는 것이 정상이라고 생각하지는 않지만, 동물성 식품 위주로 식사하며 변의 양이 적게 생성되며 생기는 변화일 수 있다. 배변이 정상이었는데 카니보어를 도입하며 갑자기 변비로 발전하는 경우는 극히 드물다. 이런 경우 단백질 - 지방 비율을 점검한 후 지방량을 늘려야 할 수도 있다. 또 변비에 효과가 있다고 밝혀진 락토바실러스 GGlactobacillus GG나 락토바실러스 레우테리 lactobacillus reuteri같은 프로바이오틱스를 복용해 볼 수도 있다.[2]

정리하자면 카니보어를 시작할 때 일시적으로 장 문제가 생길 수 있으며 변비보다는 묽은 변이 흔하다. 그렇지만 대다수가 가스, 팽만을 비롯한 기타 괴로운 증상이 놀라울 정도로 개선된다. 나의 경우 장 문제가 없었는데도 카니보어를 시작하고 2주 정도는 묽은 변을 보았다. 이후로는 정확한 시계처럼 매일 아침 일률적인 시간에 화장실에 간다. 자기의 배변 습관을 모두 밝힐 정도로 솔직한 의사가 얼마나 있겠는가? 하지만 채식을 지지하는 사람은 배변 상태를 비공개에 부치는 편이 유리할 것이다. 채식인이 나온 직후에는 아무도 들어가고 싶어 하지 않을 테니 말이다. 그들의 화장실에서 벌어지는 일도 모르는 편이 좋겠다!

키토 플루

카니보어 클럽에 가입한 당신은 키토제닉 식단에도 이미 도전해 보았을 것이다. 경험이 있는 사람은 대부분 탄수화물이 없는 식단에 쉽게 적응한다. 하지만 키토제닉을 해본 적이 없다면, 지방 대사에 적응하는 과정에서 생길 수 있는 키토 플루는 멋진 목적지로 가는 길 과속방지턱에 덜커덩하고 걸린 듯한 느낌을 줄 것이다. 탄수화물을 섭취하면 몸은 케톤을 생성하는 '지방 연소 모드'를 끄고 탄수화물을 태워 에너지를 만든다. 대사가 전환되는 데는 시간이 필요하며 첫 3일에서 4일은 키토 플루 때문에 피곤하거나, 짜증이 많이 나고, 아플 수도 있다. 감염에서 비롯하는 증상은 아니고, 지방을 태워 에너지를 만들기 위해 우리 몸이 대사 시스템의 기어를 바꾸며 생기는 일이다.

지방 대사로 전환되면 인슐린 수치가 급격히 감소한다. 신체가 적응하는 데 몇 주 정도 소요될 수 있지만, 인슐린 민감성이 크게 개선되므로 장기적으로는 몸에 좋다. 인슐린은 여러 가지 역할을 많이 하는데, 신장에 나트륨을 보존하라는 신호를 보내는 일도 한다. 지방 대사로 바뀌면 인슐린 수치가 떨어지며 나트륨이 급격히 손실된다. 주류에서는 짜게 먹으면 위험하다고 오랫동안 나트륨을 비난했으나, 우리의 생존에 필수적인 미네랄로 여러 가지 중대한 역할이 많다. 인체 생리에서 나트륨 균형은 엄격하게 조절되며 나트륨 수치가 떨어지면 마그네슘, 칼륨 같은 다른 중요한 미

297

네랄도 소변으로 빠져나간다. 따라서 키토시스 상태 초기 나트륨 요구량을 잘 충족시키지 못하면 나트륨 뿐만 아니라 마그네슘, 칼륨도 함께 유실될 수 있다. 전해질 불균형 때문에도 '키토 플루' 증상이 생길 수 있으며, 지방 대사로 전환되는 동안 늘어난 나트륨, 마그네슘, 칼륨 요구량을 잘 채워주면 개선된다. 이 과정이 늘 수월한 건 아니지만 우리 몸이 깨끗한 연료를 태우기 위해 새로운 대사 엔진이 구축되는 과정이므로 노력할 가치가 있다!

피로

카니보어 식단 초기 지방 대사에 적응하는 일환으로 피로감이 약간 느껴질 수 있다. 하지만 일주일 이상 지속되진 않을 것이다. 외에도 단백질-지방 비율이 이상적인 수준보다 낮거나, 소금 섭취가 부족하거나, 칼로리가 적을 때도 에너지가 부족할 수 있다. 앞에서 배운 빌딩블록으로서 단백질과, 연료로서 지방과 탄수화물의 성질을 다시 떠올려 보라. 카니보어 식단을 하며 기운이 없다고 말하는 사람은 칼로리를 거의 단백질로 채우면서 지방은 충분하게 섭취하지 않는 경우가 대부분이었다. 물론 스테이크로 매 끼니를 해결하는 방법이 가장 수월하긴 하지만, 사람들 대부분 지방이 부족한 상황이라 살코기만 지나치게 섭취하면 암모니아가 과도하게 생성되는 '토끼 기아' 상태에 빠질 수 있다. 살코기 닭가슴살, 살코기 햄버거, 살코기 스테이크로만 카니보어 식단을 구성해선 안 된다. 실패로 가는 지름길이다.

키토제닉이나 카니보어 식단으로 체중을 감량하려면 단백질을 늘리고 지방은 제한하라고 권하는 건강 전문가도 있는데, 그런 제안을 극단적으로 받아들여선 안 된다. 체중 1kg당 2g 정도가 단백질의 스윗 스팟이듯이, 건강을 최적의 상태로 유지하는 데 필요한 지방량에도 스윗 스팟이 있다고 본다. 지방을 너무 심하게 제한하면서 단백질만 과도하게 섭취하면 단기적으로는 살이 빠지겠지만, 신체 균형이 깨어지고 활력이 떨어져 장기 목표 달성을 방해할 것이다. 탄수화물을 섭취하지 않는 경우 대부분 그 람 기준 단백질-지방 비율이 1:1일 때 효과적이었다.

지방을 너무 적게 섭취하면 기량과 호르몬 균형을 유지하기 어렵다. 살을 빼려면 섭취 칼로리를 낮추면 되는데, 포만감을 채워주는 음식을 먹는 방법이 가장 쉽다. 그러한 먹거리의 왕은 양질의 동물성 지방이다.[3] 서구 세계에 사는 우리는 덩어리 지방, 골수, 수엣에 익숙하지 않으며 그런 식품을 귀하게 생각하지도 않지만, 사실 숨겨진 보물 같은 식품이다. 풀을 먹고 자란 동물의 지방에는 비타민 K2, 오메가-3 지방산(EPA, DHA, DPA), 비타민 E, 공액 리놀레산(CLA) 등 중요한 미량 영양소가 많으며 맛도 아주 훌륭하다.

나트륨이 부족해도 카니보어 식단 도입기 피로감을 느낄 수 있다. 그러면 하루에 어느 정도의 소금을 먹어야 할까? 체격에 따라 다르지만 대부분 매일 1.5-2티스푼에 해당하는 6-10g이 이상적이며 더 많이 섭취하는 사람도 있다. 저나트륨식을 한다면 나트륨 섭취량을 늘리기 전 의사와 상의하길 바란다. 나는 아침에 몇 그램의 소금을 물에 타 마시며 하루를 시작하고, 하루 두 번 식사 때마다 충분히 간을 한다. 10-12g 정도가 내게 적정했으며 에너지가 늘고 운동 능력도 많이 향상되었다. 소금을 어느 정도 먹는지 정확하게 파악하기 어려우면 초기에는 아침에 미리 8-10g 정도를 계량해 두고 먹으면서 온종일 컨디션을 확인해 보면 좋다. 대략 이 정도 양으로 몸 상태를 점검해 보길 바란다. 8g이 너무 많거나 적다면 조금씩 증감해 보면 된다. 소금은 전해질 균형 방정식의 핵심이다.

드물지만 칼로리가 충분치 않아도 피로할 수 있다. 감량이 목표라면 칼로리를 줄여도 좋지만, 몸무게를 유지하거나 체중을 늘려 신체 기능을 향상하고 싶은 경우라면 칼로리 부족은 에너지 대사를 방해한다. 지방에 비해 단백질이 너무 많으면 칼로리가 잘 소모되지 않을 수 있다. 몸이 필요로 하는 단백질량은 제한선이 있는데, 그 수준을 넘어서면 단백질이 풍부한 음식에 입맛이 돌지 않는다. 반면 칼로리가 더 필요한 상태라면 몸은 언제나 지방을 반길 것이다. 동물성 지방을 구하기가 까다롭긴 하지만 우리 몸에는 풀을 먹여 키운 동물의 지방, 수엣, 골수가 필요하다.

불면증

카니보어 식단으로 폐쇄성 수면 무호흡증이 개선되었다는 보고가 많은데, 체중 감량 및 후인두 림프샘 비대의 해결과 관련있을 가능성이 높다. 입안이 부어 꽉찬 그 느낌, 나도 안다! 면역을 담당하는 목뒤의 림프 조직이 부어 밤에 기도가 막히며 폐색과 호흡 장애가 발생하는 것이다. 카니보어를 도입한 후 목뒤의 붓기가 빠지며 수면 무호흡증이 빠르게 개선된 사례가 있는데, 식사를 바꾸기 전 림프 조직의 면역 활성화를 자극하는 식품이 있었다는 의미다. 식물은 장 뿐만 아니라 기도를 포함한 몸 전체의 면역 조직도 자극할 수 있기 때문이다.

대체로 수면이 개선되지만 가끔 카니보어 식단을 하고 불면증이 생겼다는 경우가 있는데 단백질이 과한지, 소금량이 모자란지, 내장육 섭취가 적어 메틸화에 문제가 생긴 건지 다양한 원인을 고려해 본다. 메틸화 사이클이 제대로 작동하려면 많은 영양소가 필요한데 리보플라빈과 엽산이 부족할 가능성이 제일 높다. 근육 고기만으로는 두 영양소를 채우기 어려우며, 간과 신장을 추가로 섭취하면 수면이 많이 좋아질 것이다. 메틸화 사이클이 잘 돌아가는지 알고 싶다면 혈중 호모시스테인 수치를 확인해 보면 된다. 리터당 8µmol 이상이면 엽산과 리보플라빈이 더 필요하다는 의미이므로 내장육을 섭취할 필요가 있다. 내장육이 싫다면 건조한 장기 보충제도 보조용으로 괜찮다.

수면 호르몬인 멜라토닌과 관련해 멜라토닌의 전구체인 트립토판이 뇌로 들어가려면 탄수화물이 필요하다는 잘못된 정보를 전달하는 건강 전문가들도 있다. 트립토판은 알부민에 결합해 체내에서 순환하며, 혈액뇌장벽을 거쳐 뇌로 들어가기 위해 티로신·트레오닌·메티오닌·발린·이소

류신·류신·히스티딘·페닐알라닌 같은 다른 아미노산과 경쟁한다. 탄수화물 섭취로 인슐린 수치가 높아지면, 다른 아미노산이 근육으로 흡수되면서 상대적으로 트립토판의 농도가 높아져 뇌에 효과적으로 흡수될 수 있는 것이다.[4,5]

트립토판이 뇌로 이동할 때는 탄수화물이 아닌 트립토판의 농도에 의존하며, 다른 아미노산보다 트립토판이 적으면 멜라토닌이 적절하게 생성되지 못해 수면 장애가 생길 수 있다. 반면 카니보어 같은 식이요법은 탄수화물 섭취와는 관계없이 단백질을 풍부하게 섭취하기 때문에, 트립토판이 상대적으로 높아져 뇌를 쉽게 통과할 수 있으므로 멜라토닌이 부족할 가능성이 낮다.

또 절대 인슐린 수치로는 인슐린 신호가 실제로 어느 정도 전달되는지 알 수 없다. 인슐린 저항성이 있다면 인슐린이 충분히 분비되더라도 세포가 전달받는 인슐린 신호는 약할 수 있다. 반면 키토제닉-카니보어를 하는 등의 상황에선 전반적으로 분비되는 인슐린양은 적지만 뇌와 같은 조직의 인슐린 민감성이 높아 인슐린 신호가 강하게 전달된다. 키토제닉-카니보어 식단을 하면 탄수화물을 섭취하지 않더라도 멜라토닌 생성을 위해 트립토판을 뇌로 보내는 데 필요한 트립토판 농도와 인슐린 신호가 충분히 발생한다.

근육 경련

키토제닉이나 카니보어 식단에 적응하는 초기, 근육 경련이 일어날 수도 있다. 나트륨, 마그네슘, 칼륨 같은 전해질 부족 때문일 수 있으며, 나트륨 결핍이 제일 보편적이므로 가장 먼저 바로잡아야 한다. 키토제닉 식단을 시작하고 처음 며칠 혹은 몇 주간은 인슐린 수치가 떨어지며 나트륨을 비롯한 기타 미네랄이 많이 소모된다. 결과적으로는 몸이 적응하지만 초기 단계에서는 나트륨 섭취에 주의를 기울여야 한다. 미네랄이 풍부한 소금 6-10g을 섭취하는데도 계속 근육 경련이 생긴다면 마그네슘 보충을 고려해 보면 좋고, 식사에 칼슘과 붕소가 충분한지도 점검해야 한다. 또 적혈구 미네랄 수치를 검사해 보는 것도 도움이 될 수 있다. 혈청 마그네슘, 칼륨 수치로는 근육에 저장된 양을 정확하게 파악하기 어려우나 적혈구 미네랄 수치로는 더 명확하게 알 수 있다.

이 책에 실린 어떤 내용도 의학적 조언이 아니며 신장 기능이 정상이 아니라면 보충제 형태의 마그네슘, 칼륨 섭취는 위험할 수 있다는 점을 경고하며 전해질 섭취와 공급원에 관한 일반적인 권고 사항을 전한다.

마그네슘은 결합제가 들어가지 않은 분말 형태의 글리신산 마그네슘을 하루 400-600mg 섭취하는 데서 시작해 보길 추천한다. 글리신산 마그네슘은 대부분 글리신이기 때문에 400-600mg의 마그네슘을 얻으려면 3g 가량 섭취해야 한다. 양이 적당한 편이라도 마그네슘을 먹으면 변이 묽어질 수 있는데, 구연산 마그네슘·산화 마그네슘·말산 마그네슘 등의 마그네슘을 한 번에 200mg 이상 먹으면 설사할 게 뻔하다. 마그네슘 글리신산 형태는 그럴 가능성이 가장 낮다. 근육 내 마그네슘 수치가 낮다면 채워지는 데 보통 몇 주에서 몇 달이 걸린다. 덧붙여 피부에 국소적으로 바르는 형태의 마그네슘이 흡수가 더 잘 된다거나 체내 전체 수치를 높여 준다는 설득력 있는 증거는 없으므로, 이 방식만 쓰지 않기를 바란다.[6]

칼륨의 경구 보충은 권하지 않는다. 몸에 도움이 된다거나 필요하다는 근거를 찾지 못했다. 육류를 먹으면 자연스럽게 섭취할 수 있으며 나트륨이 충분하면 칼륨도 잘 유지될 것이다. 신장 기능이 좋지 않은 사람의 경우 칼륨 보충제를 섭취하면 위험할 수 있으니 의사의 감독 없이 복용해선 안 된다. 권장 단백질량에 맞춰 카니보어 식단을 하면 칼륨을 충분히 얻을 수 있다. 동물성 식품 위주로 식사하면서 추가적인 칼륨 섭취가 필요하다거나 도움이 된다고는 생각하지 않는다.

근육 경련이 있으면 칼슘과 붕소도 생각해 보아야 한다. 12장에서 카니보어 식단을 하며 두 미네랄을 얻는 방법을 다루었는데, 나는 양질의 사골·골수·뼈분말·달걀 껍데기를 선호하며 몸에 이상이 없다면 유제품도 괜찮게 생각한다고 했다.

나트륨, 마그네슘, 붕소, 칼슘을 보충했는데도 근육 경련이 지속된다면 병원을 방문해 미량 영양소 상태를 두루 살펴보길 바란다. 손톱에 생기는 흰 반점은 영양 결핍을 가리키는 임상 징후인데, 특별한 이상 증상은 아니나 아연, 칼슘, 셀레늄, 망간, 구리 혹은 다른 미네랄 및 영양소 부족과 관련있을 가능성이 있다. 어느 미네랄이 모자란지 파악하기 위해서는 보다 자세한 영양 검사를 받아보면 좋다. 카니보어 식단으로 전환하는 초기에는 전해질 보충이 유용하지만 4단계와 5단계에 포함된 다양한 동물성 식품과 소금을 충분히 섭취한다면 대개 장기적으로는 필요하지 않다.

히스타민 과민증

신선한 동물성 식품에는 히스타민이 많지 않지만 숙성한 고기·가공육·치즈·가수분해 콜라겐·사골·조개류는 히스타민 민감성이 있는 사람에게 과민증을 일으킬 수 있다. 히스타민 과민증의 근원은 아직 완전하게 밝혀지지 않았으나, 장 누수와 간 기능 저하로 식품 속 히스타민을 분해하는 능력이 떨어져서일 가능성이 높다.[7] 또 히스타민을 분해하는 주요 효소인 다이아민 산화효소diamine oxidase, DAO의 유전적 다형성도 히스타민 과민증의 원인일 수 있다. 히스타민 관련 증상을 예방하는 데는 신선한, 가공하지 않은 동물성 식품만 먹는 방법이 가장 효과적이지만, DAO효소를 보충해 주면 도움이 되는 사람도 있다. 특히 신장에 DAO효소가 풍부한데, 신장을 추가로 섭취하거나 건조한 신장 보충제를 복용하여 히스타민 과민증이 개선된 경우가 많다.

히스타민 과민증이 있는 환자들은 카니보어 시작하고 시간이 지나며 증상이 점차 나아지는데, 식물성 식품을 배제한 후 손상된 장이 치유되기 때문일 가능성이 크다.

지방이나 적색육을 소화하는 문제

카니보어 식단을 하기 전부터 영양 결핍이 있었던 경우가 많다. 특히 채식을 심하게 해 몸이 동물성 식품을 먹는 데 익숙하지 않으면 그렇다. 이런 상황에서 적색육이나 지방이 잘 소화되지 않으면 동물성 식품이 우리 몸에 적합하지 않다고 많이들 생각하는데 사실과 다르다. 그 간의 여정에서 보았듯이 인간은 동물을 먹으며 진화했다. 동물성 식품은 인간이 최적으로 기능하는 데 필요한 영양분을 공급하는 가장 뛰어난 식품이라고 인간의 생명의 비밀이 담긴 문서인 유전자에 '새겨져' 있다.

만약 고기나 지방이 잘 소화되지 않는다면, 그런 식품이 몸에 맞지 않아서가 아니라 그동안 동물성 식품을 충분히 먹지 않아 영양이 부족해서일 가능성이 더 크다. 고기를 소화하려면 위산이 강해야 하는데, 아연을 비롯해 고기에 포함된 다른 영양소가 있어야 세포가 위산을 생성할 수 있다.[8] 아연 보충은 위산 생성을 증가시켜 위·식도 역류 증상을 완화하고, 식도 괄약근 기능을 개선한다고 밝혀졌다.[9] 식물의 왕국에서 아연을 충분하게 공급할 수 있는 식품은 얼마나 될까? 0개, 하나도 없다. 동물의 왕국에서 가장 좋은 아연 공급원은 무엇일까? 적색육이다! 8장에서 아연이 풍부한 굴을 피틴산이 포함된 콩, 토르티야 같은 음식과 함께 섭취했을 때 아연의 흡수율이 어마어마하게 떨어졌던 연구를 기억하는가? 만약 적색육을 섭취하지 않거나, 피틴산과 옥살산염이 함유된 식품을 많이 먹는다면, 아연을 포함해 고기를 소화하는 데 필요한 다른 영양소가 결핍되었을 가능성이 있다고 합리적으로 추론할 수 있다. 소고기나 양고기를 먹은 후 속이 불편하다면 양을 줄여보거나 아연 수치를 확인해 보면 좋다. 하지만 고기에 있는 영양분을 얻으려면, 또 동물성 식품을 계속해서 피하지 않으려면 자꾸 먹는 수 밖에 없다.

가끔 지방이 잘 소화되지 않는다는 얘기도 듣는다. 위산 부족과 관련 있을 수 있지만, 담즙이나 췌장 효소가 제대로 생산되지 않기 때문일 가능성이 더 높다. 담즙은 간에서 생성되어 담낭에 저장되었다가 식사 속 단백질과 지방에 반응하여 분비된다. 우리가 섭취한 음식물은 위산에 부분적으로 소화된 후, 십이지장으로 들어가 담즙과 섞이며 중화된다. 담즙산은 지방을 유화해 수용성으로 바꾸고, 췌장 효소가 작용할 수 있는 표면적을 늘린다.

담즙이 충분히 생산되지 않으면 지방이 잘 흡수되지 못한 채로 위장 관을 통과하여 변이 정상적인 갈색이 아닌 옅은 색을 띤다. 담즙 부족은 콜린 결핍으로 생기는데, 콜린이 부족하면 담즙산을 담즙으로 적절히 운반 하기 어렵다.[10] 앞서 배운대로 콜린은 동물성 식품에만 적정량 존재한다. 지방에서도 같은 패턴이 반복되는데, 지방을 소화하기 어려운 까닭은 보통 지방 자체의 문제라기 보다는 동물성 식품에만 충분한 영양소가 결핍 되어서이다. 내가 권하는 동물성 지방을 소화하기 어렵다면 일시적으로 지방을 줄이고, 달걀노른자처럼 콜린이 풍부한 식품을 대거 섭취해 볼 수 있다. 동시에 건조한 담낭 보충제를 추가해 보는 방법도 있다. 몇 주 후에 는 소화 문제없이 지방량을 서서히 늘려 나갈 수 있을 것이다.

콜린 결핍보다는 덜 흔하지만 불충분한 췌장 효소의 생산도 카니보어 식단 초기에 발생하는 지방 소화 문제의 원인일 수 있다. 이런 경우 몸이 적응하는 첫 몇 주 동안 소화 효소를 보충하는 방법이 도움이 될 수 있다.

담낭 결석이 생기는 이유와 예방법

담즙은 빌리루빈, 담즙산(담즙염이라고도 함), 콜레스테롤로 구성된다. 담즙산은 간에서 콜레스테롤을 재료로 합성된 후 담관을 거쳐 담낭으로 운반되는데, 콜린에 의존해 담즙산이 담관으로 이동한다. 담즙산이 충분히 생성되지 않거나 간에서 만들어진 담즙산이 쓸개로 운반되지 못하면, 담즙 내 콜레스테롤 농도가 너무 높아져 흔한 유형의 담석이 형성될 수 있다.[11,12] 담석증cholelithiasis은 콜레스테롤이 뭉쳐 생긴 담석 때문에 발생한다. 미국 인구의 15% 정도가 담석증이 있다고 하는데, 실제 발생률은 훨씬 높을 것으로 추측된다.

급성 담낭염은 담석이 담관을 막으며 장에 있던 세균이 이동해 담즙 내에서 증식하면서 감염을 일으키며 일어난다. 무증상 담석이 검출되면 보통 예방 목적으로 쓸개를 많이 제거하며, 외인성 담즙산인 우르소디올과 첸오디올을 사용해 콜레스테롤 결석을 용해하기도 한다.[13] 하지만 근본적으로는 담즙산이 충분하지 않아 생긴 질병이므로 콜린 섭취를 늘려서 바로 잡을 수 있다.[14]

이 책에 여러 가지 대담한 주장을 가득 실었는데, 한 가지 더 보태보겠다. 콜레스테롤 담석 때문에 발생하는 담석증은 콜린이 풍부한 음식으로 '완벽하게' 예방할 수 있다. 담석을 방지하고 싶은가? 콜린을 듬~뿍 먹는 것이 승리의 지름길이다! 달걀노른자와 간에 풍부하다. 괜시리 쓸개를 떼어내지 않길 바란다!

요약하자면, 지방을 소화하는 데 어려움이 있는 경우 지방 소화에 필요한 영양분이 채워질 때까지는 지방 섭취량을 줄여도 된다. 담낭 결석 병력이 있다면 콜린 섭취에 신경 써야 하며 단기적으로는 황소 담즙이나 건조 담낭 보충제를 복용해 볼 수 있다. 췌장 효소가 충분하게 생산되지 않는다면 몸이 적응할 때까지는 보조적으로 보충해 주는 방법도 도움이 될 수 있다.

다양하지 않은 식사?

사람들에게 카니보어 식단을 설명하면 보통 신기해하면서도 불신에 찬 얼굴로 '스테이크, 달걀, 가리비, 연어, 굴을 매일 매일 먹으면 더 건강해진다는 말인가요?'하며 되묻는다. 이런 식사 방식을 처음 접하면 다양한 요리가 없고 금방 질릴까 걱정하는 사람도 있는데 일단 시작하고 나면 그렇지 않다는 것을 금세 깨닫는다.

나도 그런 경험이 있다. 몇 년 전 친구와 퍼시픽 크러스트 트레일로 하이킹을 떠났다. 살면서 한 가장 위대한 경험으로 캘리포니아, 오리건, 워싱턴의 산맥을 거쳐 북쪽으로 이동해 멕시코 국경에서 캐나다까지

4,345km를 도보로 여행했다. 여행 식량으로는 매일 먹을 거라 큰소리치며 당시 좋아하던 땅콩버터와 오트밀을 비롯한 여러 가지 식물성 식품을 챙겼다. 하이킹을 시작하고 첫 몇 주 동안은 챙겨온 음식을 꾸역꾸역 넘겼지만, 곧 싫증 나버렸다. 1,600km 지점까지는 보급품함이 나올때마다 던져 넣거나, 다른 여행자에게 식량을 바꾸자고 제안했다. 그런데 신기하게도 육포는 매일 먹어도 물리지 않아 여행 내내 배낭 속에 소중히 모시고 다녔다.

장장 3개월 반에 이르는 긴 하이킹의 식량으로 식물성 식품이 가장 적합하다고 여겼지만 금세 질렸는데, 동물성 식품은 그렇지 않았다. 당시에는 의아했으나 지금 생각해 보면 너무 당연하다. 우리 몸이 진정 원하는 것은 동물성 식품이기 때문이다. 궁극적인 영양을 공급하지만 식물성 식품 같은 독소는 없다. 똑같은 식물을 매일 먹으면 특정 독소가 체내 시스템에 축적되면서 점차 거부감을 일으키게 된다. 식물은 생존용 식품이라는 점을 잊지 말라. 지속적으로 먹어선 안 된다. 카니보어를 시작하면 매 끼니를 고대하는 자신의 모습에 놀라게 될 것이다. 우리는 동물성 식품을 먹도록 프로그램되었다. 풍부한 영양분 때문일까? 결코 질리는 법이 없다.

카니보어 식단을 하면 먹을 게 다양하지 않다고 걱정하기도 하는데, 음식을 즐거움의 대상으로 보기 때문이 아닐까 한다. 물론 우리는 즐기려고도 음식을 먹는다. 또 형형색색 식물성 재료를 활용해 예술 작품처럼 아름답게 담아내기도 한다. 하지만 건강이 목표라면 심미적 욕구는 다른 데서 충족하고, 어떤 음식이 삶의 질을 높이는지 이해하는 데 집중해야 한다.

동물성 식품만 먹는 게 불가능하다고 느껴진다면 다음 질문을 생각해 보라. 당신이 정말로 원하는 것은 무엇인가? 최고의 삶을 어떻게 정의하며 그런 삶을 위해 기꺼이 할 수 있는 행동은 무엇인가? 현재 우리는 어느 때보다 다양한 음식이 무한정 끊임없이 공급되는 환경에서 살아가기 때문에 생활 습관을 개선하려는 노력이 쉽게 무너질 수 있다. 진심으로 최고의 건강을 되찾고자 한다면, 또 건강이 유지되길 바란다면 해결책은 간

단명료하다. 원칙에 따라 음식을 선택하면 된다. 다행히도 동물성 식품은 맛있다.

카니보어를 하면 APOE4 다형성이 생긴다?

카니보어를 하며 겪는 주요 문제는 아니지만, APOE4 다형성 및 FTO를 다뤄 볼 만한 시점이다. APOE4 유전자 때문에 포화지방이 몸에 해롭다는 얘기는 너무 단순하게 생각한 거라 본다. APOE는 지질단백질의 표면을 따라 이동하는 아포지단백질로 표지자 역할을 한다. 또 뇌 안의 성상 세포가 APOE를 생성할 때 긴히 필요한 콜레스테롤을 뉴런에다 실어다 주는 주 운반체이기도 하다. 콜레스테롤이 충분해야 막 기능과 유동성이 적절하게 유지되는데, 혈액 속 콜레스테롤은 혈액뇌장벽을 통과하지 못하기 때문에 뇌에서 자체적으로 생성해야 한다. APOE는 콜레스테롤을 뉴런으로 전달하는 매개체로 APOE4 유전자 변이가 있는 사람이 인슐린 저항성까지 겪는다면 콜레스테롤 전달 속도는 더 느려질 것이다. 서구에서 행해진 인구 조사에 따르면 APOE3나 APOE2가 아닌 APOE4 변이가 1개 혹은 2개 있는 사람은 알츠하이머병을 겪을 가능성이 아주 높다고 한다. 이 연구 결과는 많은 사람들로 하여금 APOE4 유전자형이 있으면 예후가 좋지 않다고 생각하게 만들었지만, 실상은 이보다 복잡하다.[15,16]

APOE4 다형성이 있는 모든 사람이 치매에 걸리는 건 아니다. 감염성 질병과 기생충에 더 많이 노출되는 볼리비아 아마존 유역에 사는 치마네족과 나이지리아의 요루바족 같은 서구화되지 않은 많은 집단에서는 APOE4 다형성이 인지력 저하와 염증을 예방하는 역할을 하는 것으로 나타났다.[17,18,19] 진화 연구에서도 APOE4가 가장 오래된 유전자 변이라고 밝혀졌다. 20만년 전 APOE3가 나타나기 전, 또 그로부터 12만 년이 지난 8만 년 전 APOE2가 나타나기 전까지 우리의 모든 조상에게는 APOE4 변이가 있었다.[20,21] 진화 기간 대부분 APOE4가 유일한 APOE 유전자 변이였으며, 감염에 대항해 인체를 보호하는 역할을 한 것으로 보인다. 우리의 모든 선조에게 APOE4 대립유전자가 있었기 때문에 동물성 식품을 많이 먹으면 치매 같은 심각한 신경 인지 장애가 생긴다는 얘기를 정말로 믿는가? 내게는 또 다른 진화적 모순으로 보인다. 작금의 치매 방정식을 성립시키는 진짜 요인은 따로 있다. 무엇인지 맞혀보라.

인슐린 저항성이라고 답했는가? 정답이다. 알츠하이머는 인슐린 저항성과 관련있으며, 인슐린 저항성과의 연관성 때문에 '제3형 당뇨병'이라고도 부른다.[22] APOE4 변이는 최근 400만 년 동안 감염성 질병에서 우리를 지켜준 듯하다. 하지만 진화적 과거와 어긋나는 식생활을 하는 경우, APOE4 변이는 뇌가 인슐린 저항성에 더 취약해지도록 작용하는 것으로 보인다.[23,24,25] 치마네족과 요루바족처럼 인슐린 민감성이 높은 집단에는 APOE4가 유해하지 않은데, 서양인에게 APOE4 유전자 변이가 있으면 알츠하이머가 생길 확률이 높다고 하는 이유가 궁금하지 않은가? 인구의 88%가 대사 기능 장애와 인슐린 저항성을 겪는 상황에서는 당연히 APOE4가 문제처럼 보일 것이다![26]

요점 인슐린 민감성이 좋으면 APOE4 다형성이 있어도 문제가 없다. 카니보어 식단으로 우리는 인슐린 민감성 우등생 클럽의 일원이 될 수 있다! APOE4 변이와 인지 장애가 있다면 고지방 키토제닉 식이요법으로 인슐린 저항과 더불어 기억, 실행 능력, 추상적 사고를 포함한 뇌 기능을 개선할 수 있다.[27]

카니보어와 FTO 유전자 돌연변이

카니보어처럼 포화 지방을 많이 섭취하는 식이요법과 관련해 FTO 다형성도 많이 묻는다. 문제없다고 간단히 답하고 싶지만 그래도 조금 더 자세히 알아보자. 이름에서 알 수 있듯이 FTOfat mass and obesity-associated 유전자 다형성은 비만과 밀접하다. 1개의 유전자 사본에 다형성이 있는 생물 개체를 이형접합자라고 하며, 반대로 유전자 서열 특정 지점의 유전자 사본 2개에 동일한 다형성이 생긴 경우 동형접합자라 칭한다. 유럽인 38,759명을 대상으로 한 대규모 연구에 따르면, FTO 유전자 유전 서열에서 rs9939609지점에 위치한 뉴클레오타이드 염기에 티민(T) 대신 아데닌(A)을 지닌 대립 유전자 사본 1개가 있는 이형접합자인 사람은 없는 사람보다 체중이 1.1kg 더 많이 나가며, 동형접합자인 사람은 3kg 정도 더 나가고 비만율은 1.67배 높다고 한다.[28]

FTO 다형성이 있다고 해서 반드시 비만이 되는 건 아니다. 나를 포함한 74%의 백인에게 적어도 하나 이상의 FTO 유전자 변이가 존재한다고 추정되지만 대부분 비만이 아니다.[29]

동물성 기반 식단과 관련해 FTO를 둘러싸고 우려가 커진 건, 대사 증후군이 있는 사람들에게서 나타나는 비만과 rs9939609 유전자형 사이의 상관관계를 보여준 한 역학 조사 때문이다.[30] 포화 지방을 많이 섭취하는 경우 뚱뚱한 경향이 뚜렷했던 것이다. 허나 우리는 이 연구의 문제점을 바로 잡아낼 수 있다! 인슐린 저항성이 있는 모집단을 대상으로 수행한 관찰 역학 연구를 대사가 건강한 사람들에게 적용하는 건 관점이 협소하며 착오다. 우리는 인슐린 저항성이 연구를 왜곡한다는 걸 반복해서 확인했다. 여기에서도 불건강한 피험자 편향이 일으키는 혼선을 볼 수 있는데, 인슐린 저항성이 있는 모집단을 상대로 한 연구를 인슐린 민감성이 높은 사람에게 단순하게 적용할 순 없는 것이다. 더불어 이 연구에는 참가자들이 포화 지방과 함께 어떤 나쁜 음식을 먹었는지라는 너무 뻔한 문제도 존재한다.

FTO 유전자는 우리를 뚱뚱하게 만드려고 존재하는 것이 아니다. RNA의 탈메틸화와 관련해 인체에서 중요한 역할을 한다. APOE4의 경우와 흡사하게, 오랜 진화의 시간 동안 인류가 영위한 생활 양식과 멀어지면 FTO 유전자 다형성이 있는 사람들은 문제가 생길 가능성이 높다.

요점 FTO 유전자 다형성은 매우 흔하며 카니보어 식단을 하면서 포화 지방을 피해야 할 이유로 합당하지 않다. 연구 참가자들에게 인슐린 저항성이 허다하기 때문에 연구 결과를 대사가 건강한 사람에게 대입하긴 어렵다는 것이 핵심이다. 포화 지방이 위험하다는 허위과장정보와 엉터리 과학에 속지 말라!

마무리

어느 때보다 인간에게 근본적으로 적합한 식이는 카니보어라고 굳게 확신한다. 내 경험과 나의 환자들, 수많은 카니보어의 사례를 근거로 그렇게 판단한다. 이 책을 쓰기 위해 연구하고 여러분과 우리의 생명의 비밀이 담긴 문서인 사용 설명서를 열심히 찾아다니며, 우리의 유전자에는 '카니보어'가 새겨져 있다는 믿음이 더더욱 강해졌다. 동물은 자연이 우리에게 선사한 영양분이 가장 풍부한 식품이다. 식물을 멀리하고 동물성 식품 위주로 식사함으로써 선조들이 먹던 방식을 그대로 재현하며, '본연의건강'이라는 우리가 타고난 권리를 되찾을 수 있다. 12, 13장이 카니보어 여정을 시작하는 독자에게 종합적인 가이드가 되었으면 한다. 식단을 바꾸며 겪는 어려움과 다양한 질문을 최대한 많이 다루려 했다. 자주 묻는 질문 장에서 더 많은 궁금증을 해결할 수 있을 것이다.

마지막 14장에서는 오늘날 변화하는 세계 속에서 동물성 식품을 먹는 행위가 지닌 윤리적, 환경적 영향을 사유한다. 소는 정말 환경을 파괴할까? 반추 동물은 지구 기후 변화를 막을 유일한 희망일 수 있다. 마지막 모험이 우리를 기다린다!

14장
길의 끝과 새로운 시작

카니보어 코드를 찾는 여정의 종착점에 함께 도착해 무척 기쁘다. 당신의 삶을 풍요롭게 만드는 데 이 책이 유용하게 쓰이길 바란다. 우리 선조들이 어떻게 디자인된 존재인지 되새기고, 그들이 먹던 방식인 동물성 기반 식단을 따르면 건강과 삶의 질이 근본적인 차원에서부터 크게 향상될 것이다. 여정이 거의 끝나가는 지금, 독자 여러분에게 하고 싶은 부탁이 있다. 이 책을 읽으며 어떠한 가치를 발견했다면 침묵하지 않기를 바란다. 여러분과 내가 배운 걸 세상도 알아야 한다고 생각한다. 현재 우리가 사는 세상에는 가짜 정보가 압도적으로 많으며, 계속 증가하는 추세다. 이런 흐름은 자신의 패러다임이 틀렸다는 걸 깨닫지 못한 선의의 의사와 영향력 있는 사람들이 주도하기도 한다. 이 책에 담긴 메시지가 그런 사람들에게 자기 믿음을 신중하게 검토해 볼 수 있는 선명한 외침이 되길 바란다. 또 우리가 쉽게 접하는 정보 대부분 기업의 이해관계에서 비롯한다는 현실도 무척 안타깝다.

육식이 환경에 미치는 영향

이런 관점이 잘 납득되지 않는다면 식품업계가 개입해 동물성 지방을 악마시한 최근의 역사를 떠올려보라. 또 환경을 지킨다는 명목으로 하루에 14g의 고기만 섭취하라는 터무니없는 지침을 제시한 EAT-Lancet을 지지하는 기업을 살펴보라. 바이엘, 몬산토, 켈로그, 펩시, 카길, 네슬레, 신젠타* 등이 있으며 부록에서 전체 목록을 볼 수 있다. 역사는 반복된다. 과거 일반 대중에게 동물성 지방은 해롭고 식물성 기름이 건강에 좋다

* 영농 산업에 투자하거나 직접 영농 사업을 하는 기업이다.

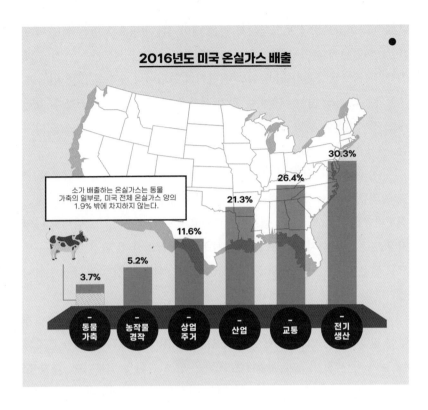

2016년도 미국 온실가스 배출

소가 배출하는 온실가스는 동물 가축의 일부로, 미국 전체 온실가스 양의 1.9% 밖에 차지하지 않는다.

3.7% 동물 가축
5.2% 농작물 경작
11.6% 상업 주거
21.3% 산업
26.4% 교통
30.3% 전기 생산

는 믿음을 조장해 막대한 수익을 창출했던 식품 기업과 마찬가지로 위 영농 기업 역시 채식을 하면 더 건강해지고, 환경도 보호하는 책임감 있는 소비자가 될 수 있다고 각인하며 수십억 달러를 벌어들인다.

앞선 여러 장에 걸쳐 동물성 식품은 건강을 해치고 식물성 식품이 우리를 구원한다는 얘기가 엉터리인 이유를 장장 책 한 권에 걸쳐 자세히 논했다. 이제 동물성 식품 섭취가 환경에 미치는 영향을 좀 더 살펴보자. 핵심 내용을 조금 공개하자면, 위에 나열한 기업들이 미국에서 배출하는 온실가스는 소보다 10배 이상 많다. 반면 반추 동물 재생 농업은 대기 중 이산화탄소량을 실제로 줄인다!

바로 본론으로 들어가자. 미국 내 전체 온실가스 배출량 가운데 소가 차지하는 실제 비율은 얼마나 될까? 정답은 눈곱만큼 적은 양이다. 2016

년도 미국환경보호국 보고서에서 얻은 데이터를 바탕으로 만든 위 그래프를 보면 한눈에 파악될 것이다. 2016년 소가 배출한 온실가스는 전체 배출량의 1.9%에 불과하다! 농업의 절반이며 산업이나 운송의 1/10이다. 또 온실가스를 가장 많이 배출하는 전기 생산에 비하면 1/15 이상 적다. 그런데도 정치인이나 환경 운동가들은 반추 동물이 내뿜는 메탄 가스 이야기만 한다. 이유가 무엇일까?

친구들이여, 돈의 흐름을 보라! 작물 재배와 가축 사육이 결합한 유축 농업을 미국에서 폐지하면 생태계에 대재앙이 일어나는데, 배출량은 쥐꼬리만큼인 2.6% 줄고, 세계적으로는 0.36% 감소한다.[1,2] 그런데도 나머지 98%는 언급하지 않고 소가 배출하는 양만 강조한다. 환경 파괴의 주범으로 많은 대기업이 지목되고, 그 책임을 져야 하면 수천억 달러의 손실이 생긴다는 사실 때문일까?

반추 동물은 초지 생태계에 필수적인 존재이며, 온실가스도 그렇게 많이 발생시키지 않는다. 반추 동물을 없앤다고 해서 기후 문제가 해결되는 것이 아니다. 가축이 배출하는 메탄은 탄소 순환의 일부이며, 대기 중 총 탄소의 총량을 증가시키지 않는다는 사실은 자주 간과된다. 반면 산업, 운송, 전기 생산에서 발생하는 이산화탄소는 새롭게 생성되는 것으로 대기 중 총량을 늘린다. 아주 미묘한 차이가 있는데 온실가스가 반추 동물, 자연적으로 이루어지는 탄소 순환, 환경에 미치는 영향을 자세히 알아보자.

지구 대기에는 수증기, 이산화탄소, 메탄, 아산화질소, 오존 등 다양한 온실가스가 축적되어 있다. 모두 태양에서 오는 적외선을 흡수해 지구 표면을 데운다. 온실가스는 항상 대기 중에 존재했으며, 온실가스가 없다면 지구 표면의 온도는 영하 17도까지 떨어질 것이다.[3] 18세기 중반 산업 혁명이 시작된 이래 대기 중 이산화탄소 농도는 2019년까지 280ppm에서 415ppm으로 증가했다.[4] 지난 70년 간의 대기 중 이산화탄소 변화 추이는 킬링 곡선을 보면 알 수 있는데, 과학자들은 이산화탄소 농도가 계속 올라가면 지구 온난화가 위험한 정도까지 진행될 수 있다고 우려한다.

반추 동물이 생성하는 메탄은 탄소 순환의 일부로 대기로 유입된 후 10년 정도 지나면 이산화탄소로 분해되는데, 이 이산화탄소는 식물이 세포 호흡하는 과정에서 탄수화물을 만드는 데 쓰인다. 소는 다시 그런 식물을 먹고 탄수화물을 소화해 메탄을 내보내며 순환이 계속된다. 소가 내보내는 메탄은 지구 위에 사는 생명체에 필요한 탄소 순환의 일부로 대기에 새로운 탄소를 더하지 않는다. 소가 방출하는 메탄 분자에 함유된 탄소는 한때 대기 속의 이산화탄소였다. 반면 화석 연료를 태울 때 생기는 이산화탄소는 지구 내부의 긴 탄소 사슬이 포함된 분자가 분해되며 새로운 이산화탄소를 방출해 대기 내 총량을 증가시킨다. 이산화탄소 농도를 415ppm까지 높인 건 탄소 순환에 참여하며 항상 대기 중에 존재하는 소가 내뿜는 메탄이 아닌 새로 생겨난 탄소다. 진짜 문제는 화석 연료다. 화석 연료 사용을 당장 중단할 순 없지만, 위 자료로 미루어 가까운 미래에는 재생 에너지로 전환되어야 한다는 주장에 동의한다. 그러나 석유, 가스 회사와 EAT-Lancet의 지침을 지지하는 기업으로서는 이런 변화가 달갑지 않을 것이다. 모두 화석 연료 사용이 줄면 이익을 잃는 주체다.

반추 동물이 내뿜는 메탄은 매일 대기로 방출되는 메탄의 일부분일 뿐이다. 메탄은 온실가스의 8%를 차지하는데 석탄 채굴, 천연 가스 사용, 매립지 쓰레기 분해가 주요 발생원이며 습지나 흰개미 같은 천연 자원에서도 발생한다. 유축농업을 비판하는 쪽에서는 메탄이 지구 온난화에 미치는 영향이 크기 때문에 가장 위험한 온실가스라고 주장하는데, 자신이 쓰는 전기와 내버리는 쓰레기가 메탄 방출량에서 큰 비중을 차지한다는 사실은 절대 받아들이지 않는다. 또 지구 건강에 필수적인 천연 습지와 곤충 생태계에서도 메탄이 동등하게 생성된다는 점도 인정하지 않는다. 반추 동물이 생성하는 메탄은 문제가 아니다. 늘 지구 대기의 일부였으며, 다른 온실가스 배출원에 비하면 배출량이 미미하다.

반추 동물 대신 톱밥, 대나무, 산화된 씨앗 기름으로 만든 가짜 고기

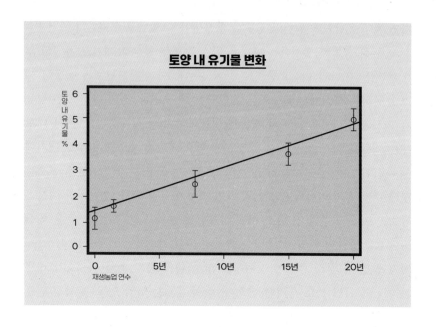

토양 내 유기물 변화

토양 내 유기물 %

재생농업 연수

를 먹으라고 제안하는 사람도 많다. 이들은 산업적인 방식으로 생산되는 햄버거가 반추 동물보다 온실가스를 더 많이 배출한다는 사실은 외면하며 가짜 고기가 환경에 더 좋다고 얘기한다. 그뿐만 아니라 오늘날 대부분의 식물을 재배할 때 적용하는 단일 작물 농업은 경작 과정에서 토양 깊은 층을 산화에 노출시키며 토양 속 유기물을 줄이고 땅도 파괴한다.[5] 땅의 깊은 층이 손상되면 비가 올 때 쉽게 침식되고 유출되어 식물이 건강하게 자라는 데 필요한 영양분이 많이 빠져나가는 데다 생태계도 망가진다. 안타깝게도 EAT-Lancet 지침과 가짜 고기는 환경 보호보다 다국적 기업의 주머니를 채우는 데 관심이 더 많은 듯하다. 사람들을 더 건강하게 만들려는 목적이 아닌 건 분명하다. 그래도 희망은 있다. 태양열, 풍력, 수력 발전을 향한 관심이 커지고 토양에서 탄소를 격리하는 재생 농업도 예전보다 더 많이 알려졌다.

땅이 건강하면 식물은 환경에서 더 많은 이산화탄소를 흡수해 토양과 뿌리 시스템으로 이동시킬 수 있다. 반면 전통적인 농업과 단일 작물 농업은 토양의 영양분을 고갈하며, 이산화탄소 격리 능력을 떨어뜨리고, 섬세하게 이루어지는 생태계 균형도 무너뜨린다. 반면 반추 동물을 적절한 방식으로 방목해 키우면 유기물 때문에 토양이 비옥해지며 탄소 운반 능력도 높아진다.[6,7] 재생 농업은 진화 역사와도 부합하는데, 땅의 힘이 고갈된 초지에 소를 풀어 키우면 생태계가 다시 활성화된다. 미국 조지아주 화이트 오크 목장 같은 농장을 분석한 결과 재생 농업이 탄소 감축 생태계를 구축한다는 사실이 입증되었다.[8] 비슷한 방목 방식을 택한 다른 농장 역시 대기 중으로 내보내는 양보다 더 많은 탄소를 토양으로 격리한다. 초지에서 목초를 뜯는 소가 자라며 온실가스 배출 총량이 점차 줄어든다. 환경 오염의 주범이라는 관점을 뒤집고 환경 위기를 해결해 줄 구원투수로 보이지 않는가? 지구 전체에서 사육하는 소의 양을 줄이기보다 초지에서 풀을 먹여 키우는 재생적인 방식의 농업을 확대하면, 환경도 지키고 우리도 건강해질 수 있다.

부정확한 정보를 바탕으로 해 반추 동물을 악으로 몰아가려는 가짜 정보에 현혹되지 말자. 진정 책임감 있게 지구를 지키고 싶다면, 우선 동물성 식품으로 우리의 몸과 뇌에 영양을 공급해 개개인의 건강과 지력을 최대한으로 끌어올린 다음, 집단으로 창의성을 발휘하여 기후 변화를 일으키는 실제 원인을 산업에서 찾아 환경 파괴를 저지하고, 이미 발생한 피해를 복구하는 데 필요한 실행 가능한 장기 전략을 개발하기를 제안한다.

요약

책 전체에서 반복해서 나온 주제들을 한 번 더 정리해 보자. 그만큼 중요하다. 인슐린 저항성이 가장 많이 등장했다. 인체 생리에 극도로 부정적인 영향을 미치며 당뇨병과 고혈압, 다낭성 난소 증후군 등을 비롯한 무수히 많은 질병의 기저에 깔린 '악'이다. 11장에서 LDL 입자와 동맥벽을 더 끈적이게 만들고 아테롬성 동맥 경화증을 일으키는 진짜 범인일 가능성을 얘기했다. 인체 생리의 일부인 LDL이 건강에 좋은 동시에 나쁠 순 없다. 진화적 일관성에 위배된다. 건강한 상태라면 LDL은 우리 몸을 여러 모로 보호하므로 염려하지 않아도 된다.

인슐린 저항성은 또 심각한 인지 기능 장애를 동반하는 알츠하이머의 주요 동인이기도 했다. APOE4 다형성이 있는 개인이 선조들이 먹던 방식과 다르게 음식을 섭취하면 인슐린 저항성이 심해지는 걸로 보아, 인슐린 저항성에 더 취약하다는 점을 알 수 있었다. 또 FTO 다형성이 있는 상태에서 인슐린 저항성이 겹치면 쉽게 살이 찌거나 비만이 되는 경향이 있지만, 유전적 변이가 있더라도 인슐린 민감성이 좋은 경우에는 그런 문제가 없었다. 장을 손상하고 염증을 일으키는 음식을 배제하고, 건강한 체중이 유지되도록 돕는 노즈 투 테일 카니보어 식단으로 인슐린 저항성을 손쉽게 예방할 수 있다. 인슐린 민감성 우등생 클럽으로 오라!

역학 연구가 지닌 근본적인 한계 역시 중요한 주제였다. 건강한 피험자 편향과 불건강한 피험자 편향은 상당히 잦은 편으로 많은 혼선을 일으킨다. 이런 부류의 관찰 과학은 쉽게 왜곡될 수 있어 통제 아래 수행된 중재 연구에서는 성립하지 않는 특정 주장을 공고히 하는 데 쓰일 수 있다. 미국 인구의 88%가 대사 문제를 겪고 있는 상태라는 사실이 중요하며, 이 맥락을 고려하여 상관관계를 해석해야 한다. 우리 대부분 약간의 인슐린 저항성이 있는 상태이므로 연구를 살펴볼 때 주의가 필요하다. 항상 이 점을 경계하며 역학 연구를 검토해야 하며, 대사 기능 장애가 없는 집단을 대상으로 수행한 중재 연구와 비교하며 보아야 한다. 지난 여정에서 반복해 확인했듯이, 관찰 역학 유형의 과학적 증거에서는 상당히 대조적인 내용이 나타난다.

'진화'의 렌즈로 건강과 의학을 들여다보면 카니보어에 가해지는 무수한 비판이 이치에 닿지 않는다는 걸 알 수 있다. 인간이 400만 년 넘게 섭취한, 우리의 뇌를 빠르게 성장하게 한 고기가 정말 우리 인간을 해칠까? 반대로 포식자를 저지하기 위해 화학적 방어 기전을 발달시킨 식물이 생성한 화합물이 인간에게 정말 유익할까? 식물이 그런 화합물을 함유하는 까닭은 무엇인가? 최고의 자신이 되는 데 식물 화합물은 필요하지 않다. 마법같은 효과가 있다고, 섭취해야 한다고 말하는 이들은 당신에게 무언가 팔려는 목적이 있을 것이다. 반대로 동물성 식품으로 영양을 채우는 방법이 건강과 기량을 최적화하고 수명을 늘리는 가장 탁월한 길이다.

마지막 사유

우리가 선택하는 식품에 따라 환경이 어떻게 변화하는지 논의하다 보니 우리 인간이라는 존재가 땅, 흙과 맺는 불가분한 관계가 떠오른다. 옛날 사람들은 자연의 섭리를 이해하고 그에 따라 행동했다. 영양과 생계 때문에 생태계를 파괴하거나 과도하게 사냥하지 않도록 주의를 기울였다. 현대 사회에 사는 우리는 자연과 근본적으로 분리되어 인간이 오랜 시간 영위한 방식과 정반대의 생활을 하지만, 자연을 존중했던 정신을 생각해 보는 건 의미 있다. 이 책 전체를 관통하는 핵심이기도 하다. 다음은 내가 제일 좋아하는 속담인데, 그런 정신을 잘 반영한다.

> *"당신의 피가 바다로 돌아가고 뼈가 땅으로 돌아갈 때, 우리가 자연을 소유한 게 아니라 우리가 자연의 일부였다는 걸 깨달을 것이다."*
> *– 작자 미상*

노즈 투 테일 카니보어 식단을 한다는 건 건강을 위해 우리 인간이 어떤 음식을 먹어야 하는지 이해하는 것 이상이다. 우리 생명의 비밀이 담긴 문서에 기록된 대로 인류의 선조들이 살았던 방식을 되살려, 그들이 살았던 대로 생활하는 것이 카니보어의 핵심이다. 수백만 년 동안 우리는 동물을 주식으로 먹었다. 그랬기 때문에 오늘날처럼 문제 해결 능력이 뛰어난 지적인 존재로 성장할 수 있었던 것이다. 또 인간은 자연과 더불어 살았다. 피부에 와닿는 햇빛과 발 아래 흙을 감각하고, 자연에서 솟아나는 물을 마시며 진정 아끼는 사람들과 함께 모여 생활했다. 진심으로 성장하길 원한다면, 또 우리가 본래 설계된 대로 뛰어난 존재가 되고 싶다면 과거의 인류가 무엇을, 어떻게 먹었는지를 넘어 어떻게 생활했는지도 이해해야 한다.

카니보어는 우리가 만들어진 대로 살아가기 위해 선택하는 라이프 스타일로 맨 발로 숲속을 거닐며 노닐기, 차가운 호수와 강으로 뛰어들고 햇빛과 눈 속에서 활동하기, 주변 공동체를 축복하고 삶의 의미를 부여하기에 관한 것이기도 하다. 우리의 뿌리인 원시적 생활로 돌아가면서 느낄 수 있는 즐거움은 전 철인 3종 운동선수이자 『키토 리셋 다이어트』를 비롯한 여러 권의 책을 쓴 마크 시슨이 가르쳐주었다.

마지막으로 우리 모두 언젠가 이 지구를 떠난다는 사실도 잊지 말자. 이곳에서 보내는 짧은 시간, 기쁨과 활력이 넘치는 인생을 사는 것이 가장 중요하지 않겠는가. 이 책이 우리의 시야를 흐리고, 빛나는 삶을 위한 노력에 혼동을 일으키는 거짓을 불식하고, 먼 선조들이 물려 준 타고난 권리인 본연의 건강을 되찾는 데 유용하게 쓰이길 깊이 소망한다. 어떤 길로 가야 하는지 우리의 선조들은 이미 보여주었다. 원래 우리가 디자인된 대로 아름답고, 강하고, 생기 넘치는 존재가 되고 싶다면 그들의 가르침에 귀 기울이기만 하면 된다. 우리 인간의 근본을 기억하라!

자주 하는 질문

책을 쓰면서 카니보어와 관련된 모든 물음에 충분히 답하기에는 지면이 부족하다고 느꼈다. 카니보어 식단에 관해 최대한 포괄적으로 다루고 싶어 사람들이 자주 하는 질문을 이 장에 모았다. 이 책의 전반적인 구성처럼 독자 스스로 더 많은 정보를 살펴보며 깊이 파고들 수 있도록 가능한 한 많은 참고 자료를 포함했다.

Q. 목초를 먹여 키운 고기가 곡물을 먹여 키운 고기보다 나은가?

물론이다. 목초를 먹여 기르는 목초육, 즉 그라스 페드 고기grass-fed meat는 곡물을 먹여 기르는 그레인 페드 고기grain-fed meat보다 여러모로 낫다. 환경 관점 뿐만 아니라 영양 관점, 독소 관점에서 보아도 초지에서 기른 소의 영양이 월등하다.

앞선 14장에서 카니보어의 환경적 함의와 더불어 반추 동물 농업이 전반적인 온실가스 배출에 끼치는 영향이 아주 적다는 사실을 이야기했다. 오로지 풀만 먹이며 동물을 키우는 반추 동물 농업은 축사에서 곡물을 먹여 기르는 공장식 사육보다 우수하며 온실가스도 적게 생성한다. 풀을 먹여 동물을 사육하는 방식과 더불어 앨런 세이보리Alan Savory의 재생 농업을 많은 농장에서 구현하기 시작했는데, 재생 농업은 야생 동물이 초지에서 풀을 뜯고 자라는 자연적인 방목 환경을 모방한다. 미국 조지아의 화이트 오크 목장과 북부 캘리포니아의 밸캄포 농장 역시 재생 농업 방식을 적용한다. 가축을 키우며 발생하는 양보다 더 많은 온실가스를 토양으로 격리하며, 탄소 중립을 넘어 탄소 배출을 0으로 만드는 탄소 절감을 인증했다.

목초육은 영양도 월등하다. 곡물육과 비교해 비타민 C, 비타민 E, 글루타티온이 더 많다.[1] 또 EPA, DHA, DPA, CLA 수치가 높아 지방산 구성도 더 좋다.[2] 진화적으로 적합한, 본래의 먹이를 섭취하며 자라는 소나

버팔로가 사육장에 갇혀 저질 먹이를 먹고 사는 동물보다 더 건강하리란 건 직관적으로 알 수 있다. 사람과 비슷하지 않은가? 진화적으로 적합한 음식을 섭취하면 최고의 자신이 될 수 있지만 비상용 식품인 식물에 의존하면 건강이 날로 나빠진다. 여러분은 어떨지 모르겠으나 나는 건강하게 자란 소를 먹는 걸 좋은 투자로 여긴다.

목초육과 곡물육의 가장 두드러지는 차이는 독소다. 소에게 먹이는 곡물은 살충제를 뿌려 재배하며, 곰팡이 오염도 심하다. 이런 곡물을 먹는 젖소는 글리포세이트, 2-4-D, 아트라진, 마이코톡신에 더 많이 노출되며 동물의 근육과 지방 조직에도 쌓인다. 또 축사의 물탱크와 목재에 사용된 펜타클로로페놀, 다이옥신 같은 잔류성 유기 오염 물질과 더 많이 접촉할 가능성이 높다.[3] 이런 소는 사육장에 갇혀 사탕, 과자 부스러기, 감자 찌꺼기를 비롯한 여러 가지 부산물도 많이 먹는다.[4] 살충제인 글리포세이트와 2-4-D에 잠재된 해악은 12장에서 다루었다. 지용성 제초제인 아트라진은 내분비계를 교란하는 유사 에스트로겐 물질로 보통 소에게 먹이기 위해 경작하는 옥수수에 살포한다.[5] 수컷 개구리가 자라는 초기 일반적인 양의 아트라진에 노출시키면 놀랍게도 에스트로겐 활성 때문에 암컷으로 바뀐다.[6] 흠... 나는 남성 호르몬이 넘치는 지금 내 몸 이대로가 좋다!

곡물육은 단점이 또 있다. 커피에 든 곰팡이 독소 마이코톡신을 기억하는가? 푸사리움 곰팡이에서 생성되는 푸모니신은 미국에서는 옥수수를 많이 오염시킨다고 알려져 있다. 사육장에서 소에게 어떤 먹이를 줄까? 대체로 곰팡이가 피고 살충제가 잔뜩 묻은 옥수수와 여타 곡물을 먹인다. 푸모니신과 마이코톡신은 또 에스트로겐 효과를 내며 내분비계를 교란한다. 이들 곰팡이는 곡물에 널리 증식하며 우리가 먹는 모든 곡물 기반 식품에서 검출된다.[7,8] 헉 소리가 절로 난다! 이런 끔찍한 독소를 피하면서 건강한 방식의 농업도 지지할 수 있다면, 그리하지 않을 이유가 없다. 고기를 먹으면서 오염 물질도 함께 삼키고 싶은가? 목초를 먹여 키운 동물성 식품이 조금 더 비싸긴 하지만 내 눈에는 훌륭한 투자로 보인다.

또 '방목해서 키운'pasture-raised 이라는 표기가 소비자들이 착각하도록 자주 사용된다는 점도 지적하고 싶다. '목초를' 먹여서 키운 그라스 페드나 '목초만' 먹여서 키운 그라스 피니쉬드grass-finished와는 다르다. 한 번은 식료품점에서 곡물육에 '방목해서 키운'이라는 라벨을 붙이는 장면을 본 적이 있는데, 그런 동물들이 죽을 때까지 축사에서 곡물만 먹는다는 사실은 명시하지 않는다. 위장 환경주의라고 하는 수상쩍은 광고에 속지 말자!

Q. 몸에 안 좋은 음식을 먹거나 실수했을 때는 어떻게 해야 하나?

너무 자책하지 말고 깨끗하고 좋은 음식을 다시 신경써서 먹으면 된다. 건강하지 않은 음식을 먹었다고 해서 비싼 영양제가 필요한 특별한 클렌징 프로그램을 시행해야 하는 건 아니다. 동물성 식품에 함유된 훌륭한 영양분을 충분히 공급하면 우리 몸은 자체적으로 해독하며 다시 균형을 잡는다. 불건강한 음식을 먹고 난 후 24-48시간 단식을 고려해 볼 수도 있지만, 자신을 벌하는 면이 있는 것 같아 추천하기는 조금 꺼려진다. 단식을 부정적으로 보지 않는다면 도움이 될 수 있지만 필수는 아니다.

Q. 고기는 어떻게 요리해야 하는가?

그릴에 굽거나 고온에서 조리하면 맛은 좋지만, 헤테로사이클릭 아민과 다환 방향족 탄화수소가 약간의 산화 스트레스를 유발해 간에서 NRF2 경로를 활성화한다.[9] 선조들은 고기를 모닥불에 구워 먹었을 것이고, 우리 몸에는 조리할 때 생기는 적당량의 화합물을 처리할 수 있는 생화학적 경로가 존재하지만 대체로 더 부드럽게 조리해 먹으면 산화 스트레스를 최소화할 수 있다.

압력솥, 도자기 냄비, 대류식 스팀 오븐을 사용하거나 팬에서 천천히 조리하는 등 저온에서 익히면 HCA와 PAH를 상당량 줄일 수 있다. 팬으로 조리할 때 기름을 쓰면 열 때문에 산화될 수 있으므로 사용하지 않는 쪽을 추천한다. 고품질 스테인리스 스틸 팬이 가장 좋으며, 화학 코팅은 독성이 있을 수 있으니 코팅 팬은 피하는 편이 좋겠다.

Q. 지방은 어떻게 구할 수 있는가?

풀을 먹여 가축을 키우는 농장에서 고기를 떼어오는 정육점을 찾아 단골이 되면 좋다. 고품질 고기, 내장, 지방을 취급하는 정육점을 알아두면 지구에서 가장 훌륭한 식품을 쉽게 구할 수 있다. 이 방식으로 구입하기 어렵다면 부록에 수록된 목초육의 지방을 판매하는 농장 목록을 참고해 보라. 보통 텔로나 기버터 같은 액체화된 지방을 구하기가 쉽지만 나는 동물의 실제 지방을 선호한다. 액화되지 않은 덩어리 형태의 지방에는 지용성 영양분이 더 많을 수 있으며, 결합조직도 포함되어 콜라겐도 섭취할 수 있다. 소화도 훨씬 수월하다.

Q. 장에서 단백질이 정말 부패하지 않는지 궁금하다.
단백질이 가장 소화되기 어렵지 않은가?

그런 도시 괴담은 도대체 누가 퍼트리는 건가? 일반적으로는 고기가 잘 소화되지 않는다고 생각하는데, 실제로는 식물성 물질의 소화가 훨씬 어렵다. 인간이 식물을 소화하는 것을 막으려고 식물이 부리는 여러 가지 수작을 충분하게 공부했으니 그렇게 놀랍지 않을 것이다. 산성이 강한 위와 긴 소장은 동물성 식품의 영양분을 효율적으로 흡수할 수 있도록 진화 과정에서 특별하게 적응한 특징으로 우리 몸에서 식물성 식품을 동일하게 처리한다고는 할 수 없다. 대변을 보면 쉽게 알 수 있는데, 샐러드를 비롯한 여타 식물성 식품을 먹으면 소화되지 않은 음식물, 채소 조각 따위가 변에 섞여 나오지만 카니보어를 하면 그런 현상이 즉각 사라지고 대변의 양도 많이 줄어든다.

고기가 장에서 썩는다는 얘기 역시 괴담이다. 소화에 아주 심각한 문제가 있지 않는 이상 상당양의 소화되지 않은 동물성 단백질이 대장으로 넘어가는 일은 없다. 그런 말도 안되는 미신은 이제 그만 떠나보내자. 이쁜 똥 콘테스트에서 채식주의자와 겨루어 보면 판명날 것이다!

Q. 우리의 조상은 나트륨을 어디에서 어떻게 얻었는가? 또 얼마나 많이 섭취했는가?

다른 전해질과도 연결되는 재미있는 질문이다. 8-12주 정도의 키토 적응 기간에 인슐린 수치가 급격히 떨어지며 나트륨 요구량이 증가하는 데, 키토 적응 기간과 그 이후 하루 6-10g의 소금이 적절했다고 많은 사람이 얘기한다. 한 대규모 역학 연구에 따르면 소금을 6-10g 정도 섭취하는 사람의 전체 사망률 및 심혈관 문제에 따른 사망률이 가장 낮다고 한다.[11] 대부분 소금을 조심해야 한다며 두려움을 조장하지만 연구 결과는 달리 말한다.

다른 여러 동물처럼 우리의 선조들 역시 나트륨을 얻기 위해 소금이 매장된 곳을 찾아다녔을 것이다. 소금은 비교적 최근의 역사에서 귀하게 여겨졌으며, 지불 수단으로 사용되기도 했다. 봉급, 월급, 급여를 의미하는 '샐러리'salary라는 단어도 소금에서 나왔다. 소금을 두고 전쟁이 벌어지기도 했으며, 1812년 미영 전쟁에서는 병사들에게 소금물을 급여로 지급하기도 했다. 미국 3대 대통령 토머스 제퍼슨은 미국 남부 루이지애나 지역으로 탐사 목적의 원정대 파견을 정당화하려고, 미 중부 미주리강 근처 소금 광산에 어마어마한 가치가 매장되어 있다는 민담을 1804년 의회에 제출한 바 있다.

소금을 두려워할 것이 아니라 인류의 역사를 보고 소금의 가치를 이해해야 한다. 개인적으로는 바다 소금에 흔한 미세 플라스틱과 다른 오염 물질이 없는 유타주의 지하에서 채취하는 레드몬드 리얼 솔트를 선호한다.

Q. 우리 선조들은 마그네슘과 칼륨은 어떻게 얻었는가?

대체로 물로 섭취했을 것이다. 수돗물과 비교해 샘물에는 마그네슘을 비롯한 다양한 미네랄이 훨씬 풍부하다. 광천수인 게롤 슈타이너에는 마그네슘이 리터 당 100mg, 칼슘은 345mg이 있는데 이런 광천수에 비하면 수돗물은 멀건 맹물이라 하겠다.[12] 살코기에도 약 500g당 100mg의 마그네슘이 있어 상당량 함유한다. 하루 몇 리터의 샘물과 살코기 500g 정도면 생체 이용률이 높은 마그네슘으로 권장량을 손쉽게 채울 수 있다.

또 식물성 식품에 함유된 마그네슘이 가장 훌륭하다는 생각도 틀렸다. 마그네슘 섭취 권장량인 400mg을 식물로 채우긴 어렵다. 권장 수준을 충족하려면 케일을 900g이나 먹어야 한다! 가스와 복통이 얼마나 심할지 생각하기 조차 싫다. 또 식물에 함유된 마그네슘은 피틴산과 옥살산염의 킬레이트 성질 때문에 생체 이용률이 높지 않다는 사실도 기억하라.

또 고기는 칼륨을 풍부하게 함유하는 식품원으로 500g당 1,400mg 이상을 함유한다. 칼륨은 별도의 섭취 권장량이 없는데 어느 정도가 이상적인지 아는 사람은 아무도 없지 싶다. 한 역학 연구에서는 칼륨을 하루 2,000mg 이상 섭취했을 때 전체 사망률이 감소하긴 했는데, 심혈관 질환 사망률에는 변화가 나타나지 않았다.[11] 이런 연구 결과로 생각해 볼 때 하루 2,000mg이면 적절하지 않을까 한다. 혈압이 정상 범주일 때 칼륨이 많으면 건강에 도움이 된다고 입증하는 개입 데이터는 아직 없다. 칼륨이 충분한지 아닌지는 걱정하지 않아도 된다고 생각하며, 혈압이 상승한다면 기저의 인슐린 저항성부터 고려해 보아야 한다.

요점 우리 선조들이 나트륨을 섭취한 방식으로 미루어 양질의 동물성 식품과 물로 충분한 미네랄을 얻을 수 있다. 미네랄 균형을 적절하게 유지하려면 12장에서 언급한 칼슘과 붕소 섭취도 고려해야 한다.

Q. 코코넛 오일과 올리브 오일은 괜찮은가?

식물성 지방보다 동물성 지방에 비타민 K2를 비롯한 지용성 비타민이 더 풍부하다. 동물성 기반 식단으로 바꿀 때 코코넛 오일, 올리브 오일, 아보카도 오일보다는 동물성 지방을 추천한다. 보통 식물성 기름은 모두 지방으로 이루어져 있다고 생각하는데, 일부 사람에게 면역 반응을 일으키는 트리거가 될 수 있는 올레오신oleosin이라는 단백질도 함유한다.[3] 땅콩과 참기름에 함유된 올레오신에 민감한 사람은 심한 알레르기 반응을 겪는다.[14,15] 코코넛 오일과 올리브 오일에서 추출한 올레오신 역시 비슷하다.[16,17,18] 면역 체계를 자극하는 식물성 식품을 모두 배제하고 싶다면 모든 종류의 식물성 기름을 피하는 편이 좋다.

올리브 오일에 든 폴리페놀과 관련해 과대광고가 넘쳐나는데 특별하게 좋은 효과가 있다고 확신하긴 어렵다. 그다지 마법같지 않은 폴리페놀의 특징은 5장에서 확인할 수 있다. 올레오신과 폴리페놀 역시 '식물에 의해', '식물을 위해' 생성된 물질이다. 인간의 생리에는 적합하지 않으며 우리가 최적으로 기능하는 데 필요하다는 명확한 과학적 근거가 없다.

또 올리브 오일과 코코넛 오일 모두 살리실산염도 함유되어 있는데, 두 오일을 피해야 하는 또 다른 이유다.

Q. 코코넛은 식물 독성 스펙트럼 어디쯤 속하는가?

중간 정도의 독성이라 본다. 다른 견과류와 씨앗보다는 문제가 덜한 듯하지만 코코넛에 포함된 살리실산은 여전히 일부 사람에게 문제를 일으킬 수 있다. 5장에서 많은 식품에 포함된 흔한 식물 독소로 살리실산을 간단히 다뤘다.

어떤 식품이 면역 반응을 유발하는지 명확하게 이해하고 싶다면 코코넛은 식단에서 제외하는 편이 좋다. 1단계 카니보어 지향 식단을 하며 제한적인 양을 섭취할 수 있지만, 증상에 주의하며 신중하게 재도입해야 한다.

Q. 카니보어 식단을 하며 영양제를 섭취해야 하는가?

아니다. 식사에 변화를 줄 때, 영양 섭취가 적절한지 아닌지는 개인의 상황마다 다르다. 내장육을 다양하게 섭취하면 필요한 영양을 모두 충족할 수 있으나, 장이 건강하고 영양분을 적절하게 흡수할 수 있는 능력이 전제될 때만 가능하다. 셀리악병·소장 내 세균 과증식·자가 면역 같은 상태가 위와 장에 영향을 주고 있는 상태라면, 흡수 장애 때문에 음식 속 영양분을 받아들이는 능력이 떨어질 수 있다. 배변이 정상적이고 위장관에 특별한 문제가 없다면 음식 속 영양분을 잘 흡수할 가능성이 높다. 자기 상태가 어떤지 정확하게 파악하기 어려우면 분변지질검사 같은 대변검사를 받아보거나 장의 염증을 확인해 흡수 장애 문제를 점검해 볼 수 있다.

이미 영양 결핍이 있던 경우라면 영양제가 도움이 될 수 있으나 검사 결과와 상황에 따라 의사와 상의해 결정해야 한다.

Q. 카니보어 식단을 하면 LDL/콜레스테롤 수치가 높아지는가?

그럴 수 있다. 카니보어 식단을 적용하는 모든 사람의 LDL이 높아지는 건 아니지만, 대부분 LDL수치가 올라갈 것이다. 다행스러운 현상이라 할 수 있다. 아직도 LDL이 걱정된다면 11장에 나왔던 LDL 입자가 우리 몸에서 얼마나 중요한 일을 하는지와 인슐린 저항성이 없는 사람에게 LDL 늘어나는 것은 면역기능에 따른 보호적인 작용일 수 있다는 내용을 참고하라. 또, 카니보어 식단을 하면 케톤체와 공유하는 합성 경로에서 콜레스테롤 생성이 늘며 LDL도 많아질 수 있다는 얘기도 했다. 키토제닉이나 카니보어 식단을 하면서 LDL 수치가 높아지더라도 인슐린 민감성 지표와 염증 수치가 낮다면 전혀 걱정하지 않아도 된다. 이해하기 어려우면 키토제닉 생리를 잘 아는 의사와 상담해 보라.

요점 LDL은 적이 아니며 LDL이 아테롬성 동맥 경화증을 유발한다는 과학적 증거는 없다.

Q. 카니보어 식단 시작 전후로 어떤 혈액 검사를 받으면 좋은가?

혈액 검사를 궁금해하는 사람이 많을 거라 예상해 관련 정보를 부록에 수록했다.

Q. 내장육을 먹고 싶지 않으면 어떻게 해야 하는가?

카니보어 식단을 시작할 때 같은 고민을 하는 사람이 많다. 영양가가 매우 높다는 사실은 잘 알지만 내장육을 먹은 적이 없고, 어떻게 요리해야 하는지도 모르고, 맛이나 질감도 이상하게 느껴질 수도 있다. 이런 상황이라면 목초를 먹여 기른 동물의 내장을 건조해 만든 양질의 보충제가 대안으로 좋다. 동결 건조하면 저온에서 수분이 탈수되기 때문에 내장육 속 영양분이 잘 보존된다. 추천 제품은 부록에 정리해 두었다.

주의해야 할 점이 있다. 건조 내장 보충제의 효과와 편리성이 많이 알려지면서 품질이 매우 떨어지는 저질 제품이 나오기 시작했다. 미국과 뉴질랜드에서 풀을 먹여 키운 동물로 생산한 내장 보충제만 추천한다. 아르헨티나나 다른 남미 국가에서 원료를 공급받아 생산한 제품은 품질과 순도가 훨씬 떨어진다는 분석이 있다. 품질 개선이 증명될 때까지는 피하는 편이 좋겠다.

Q. 쓸개(담낭)이 없는데 카니보어 식단을 할 수 있는가?

당연하다. 13장에서 나왔듯이 담즙은 간에서 만들어진 후 담도를 거쳐 운반되어 담낭에 저장된다. 담낭을 제거하더라도 간에서 생산되는 담즙의 양은 같다. 담낭을 절제하면 담관 내에 담즙이 저장되며 더 많은 양을 수용하기 위해 보통 담관이 팽창한다. 즉 담낭이 없더라도 음식을 섭취하면 담도에서 담즙이 배출된다. 쓸개를 떼어 냈더라도 담즙산을 적절하게 생산하는 핵심은 콜린을 풍부하게 섭취하는 것이므로 동물성 식품을 제한하지 않아도 된다.

Q. 카니보어 식단을 하며 얼마나 많이 먹어야 하는가?

포만감을 길잡이로 삼길 바란다. 배가 고프면 먹고 아니면 먹지 않아도 된다. 간식을 먹던 습관이나 식사 사이에 즐거움을 찾고자 음식을 먹던 오랜 행동 방식을 바꾸기 어려워하는 사람이 많다. 하지만 카니보어 식단을 시작하면서 음식을 향한 갈망이 많이 줄고, 치팅하고 싶은 유혹도 덜 하다는 얘기를 많이들 전한다.

나는 칼로리를 따지지 않는다. 대부분 건강한 체중을 유지할 수 있으며, 비만이라면 체중이 줄어들 것이다. 예상치 못하게 살이 찐다면 몸에 다른 문제가 있을 확률이 높다. 갑상샘 이상이나 대사 기능 장애 때문일 수 있으며 병원을 방문해 근본 원인을 찾아보아야 할 수도 있다.

Q. 단식은 어떤가?

단식은 물론 훌륭한 방법이지만 필수는 아니다. 체중을 감량하고자 한다면 카니보어 식단을 하며 가끔 혹은 정기적으로 단식을 병행하면 목표에 더 빨리 이를 수 있다. 정상 체중이지만 자가 면역이나 염증 문제가 있는 경우 장을 쉬게 하고, 면역 체계를 진정시키기 때문에 도움이 될 수 있다. 체중을 늘리고 싶거나 영양이 부족했던 사람에게는 단식을 권하지 않는다. 단식은 세포의 '집 청소'인 자가포식 효과로 유명한데, 키토제닉 식단을 시행하면 식사를 하면서도 신체 내에 여러 가지 동일한 생화학적 변화가 일어난다.[19] 시간 제한 식사 방식 역시 음식을 먹지 않는 시간에 자가포식 효과가 발생하며,[20] 저탄수화물식으로 효과를 극대화할 수 있다.

키토 적응 상태(순 탄수화물을 하루 20g 이하로 섭취하는 식단으로 몇 주 걸릴 수 있다)가 아닌 탄수화물 대사가 이루어지는 상태에서 단식을 시행하면 꽤 고통스러울 수 있다. 단식 시작 전 적어도 일주일 동안 저탄수화물식을 하면 좋다.

Q. 치팅은 어떻게 생각하는가?

별로 좋아하지 않는다. 때때로 치팅을 허용하는 다이어트가 많은데 훌륭한 방식이 아니라고 본다. 서론에 나왔던 '삶의 질 방정식'을 명심하라. 특별한 날 기꺼이 카니보어 방식을 포기함으로써 삶의 질을 높이는 것과 일주일 중 6일을 희생하고 마지막 날 마침내 정크 푸드를 먹을 수 있다고 느끼는 건 완전히 다르다. 이런 식으로 하면 결핍감을 주로 느끼다가 정크 푸드를 보상으로 받아들이게 된다. 카니보어는 먹을 수 있는 음식을 제한하는 식이요법이 아니다. 우리에게 생기를 가장 많이 주고, 영양이 가장 풍부한 음식을 언제든지 먹을 수 있는 방식이란 걸 이해해야 한다. 인류의 선조들에게 그러했듯이 동물성 식품은 현대를 사는 우리에게도 풍요의 음식이다. 치팅을 오해해 잘못 적용하면 부족하다는 마음이 생기며 정크 푸드를 풍요로운 경험으로 생각하게 된다. 결과적으로 지속적이고 긍정적인 생활 방식으로 바꾸려는 노력을 방해한다. 물론 과거의 식습관이나 음식을 대하는 태도를 바꾸는 일이 쉽지는 않다. 건강을 위해 더 나은 선택을 한다는 건 즐기는 음식을 제한하는 개념과는 다르다. 어떤 음식이 근본적으로 건강을 증진시키는지 이해하고 행하는 것을 말한다.

면역의 관점에서 치팅은 일종의 교통 사고다. 면역 체계에는 기억력이 있기 때문에 면역을 자극하는 음식을 계속 섭취하면 면역계를 완전히 진정시키기 어렵다. 클린 카니보어 리셋을 시행하며 몸 상태가 어떻게 달라지는지 충분히 이해하는 시간을 가진 후, 신중하게 재도입하며 어떤 음식이 면역을 자극하는지 조사하는 것이 핵심이다. 치팅은 중요한 자기 실험을 망칠 수 있다. 카니보어 식단으로 전환하며 치팅 등으로 물이 흐려지기 전에 전반적인 컨디션이 어느 정도나 좋아지는지 파악할 수 있도록 45일에서 90일 동안 '클린 카니보어 리셋'을 시행해 보길 강력하게 추천한다.

Q. 동물성 식품에는 잔류성 유기 오염 물질POPs, Persistent Organic Pollutants이 많지 않은가?

목초 고기, 지방, 내장을 먹는다면 걱정하지 않아도 된다. 잔류성 유기 오염 물질 노출 수준은 1970년대 이후 95% 감소했는데, 최근의 주요 노출 경로는 지난 여름 해변에서 했던 캠프파이어일 것이다.[21,22] 다이옥신 및 여러 유해 화학물질에 노출되는 정도는 식품의 질에 따라 다르다. 동물은 주로 펜타클로로페놀 처리한 목재로 만든 먹이통, 이제는 더 이상 허용되지 않지만 사료에 섞는 소각 폐기물 때문에 다이옥신에 노출된다.[3] 풀을 먹여 기르는 반추 동물은 이런 물질에 노출되지 않으며 다이옥신 및 다른 독소 수치가 높을 가능성이 작다.

또 동물성 식품에서만 다이옥신이 검출되는 것이 아니다. 네덜란드, 핀란드, 그리스에서 여러 식품의 다이옥신 농도를 측정했더니 수치가 높은 식물성 식품도 상당했다.[23,24,25] 식물성 식품과 동물성 식품의 다이옥신 함량은 표본에 따라 차이가 큰 것으로 보인다.

Q. 키토제닉 식단은 몸에 해로운가? 코르티솔을 증가시키는가?

아니다. 지난 장에 나왔듯이 키토제닉 식이요법은 미토콘드리아 수준에서 산화 스트레스를 줄이고, 혈압을 낮추며, 외상성 뇌 손상이 있는 경우 신경을 보호하는 효과가 있다고 입증되었다.[26,27,28,29] 여러 연구에서 짧은 키토 적응 기간 후의 저탄수화물 식단은 코르티솔 수치를 증가시키거나 교감 신경계를 활성화하지 않는다고 밝혀졌다.[30,31] 반대로 탄수화물은 코르티솔 수치를 높이고, 시상하부-뇌하수체-부신 축hypothalamic-pituitary-adrenal axis, HPA axis을 통해 신체의 스트레스 반응을 증폭시킨다고 증명되었다.[32]

비만인 사람을 대상으로 6개월간 실험한 결과 키토제닉 식단의 부작용은 나타나지 않았다.[33] 또 다낭성 난소증후군 있는 여성의 생식 능력을 개선한다고 밝혀졌다.[34,35] 키토제닉 식이요법을 2년간 시행한 어린이들의 혈관 기능도 그대로였다. 자율신경계에 속한 교감신경계(도피-투쟁 반응)

활성화 척도인 심박 변이도 역시 그대로였다.[36,37]

키토제닉 식단을 시작하면 보통 갑상샘 수치에 변화가 생기긴 하는데 호르몬 균형에 해롭다는 주장은 근거가 없다. 갑상샘 호르몬은 복잡한 주제이지만 간단히 설명해 보겠다. 의사들은 갑상샘 기능을 확인하기 위해 대개 갑상샘 자극 호르몬인 TSH를 주로 검사하는데, TSH은 뇌하수체 전엽에서 분비되며 갑상샘에 티록신인 T4를 생성하라는 신호를 보낸다. T4는 혈류로 방출되어 갑상샘 호르몬의 주요 활성 형태인 삼요오드티로닌, 즉 T3로 전환된다. 키토제닉 식단을 시행하는 경우 일반적으로 TSH는 변하지 않으며, T3는 약간 감소할 수 있지만 대부분 정상 범주에 머무른다. 인슐린의 경우와 마찬가지로 케톤 생성 상태에서 갑상샘 호르몬에 대한 조직 민감도가 증가하여 호르몬 수치가 낮아지는 것으로 보인다. 병리적 변화가 아니라 생리적인 조정이 반영되어 생기는 현상인 듯하다. 기초 대사율에 변화가 없는 상태에서 TSH 수치가 그대로라는 건 갑상샘 기능이 저하되지 않았다는 의미다.[38,39,40] 또 저탄수화물식은 자가 면역성 갑상샘 증상를 개선하고 여러 여러 유형의 항갑상샘 항체를 감소시킨다고 나타났다.[41] 키토제닉-카니보어 식단을 따르더라도 갑상샘 및 다른 호르몬 문제 없이 잘 유지될 것이다.

요점 키토제닉 다이어트는 매우 안전하며 다양한 방식으로 보호 효과를 낸다는 연구 증거가 상당하다.[41]

Q. 운동선수는 카니보어 식단을 어떻게 적용해야 하는가?

현재 많은 엘리트 운동선수가 카니보어를 약간 변형해 큰 성공을 거두고 있다. 1,770km 달리기 세계 기록을 보유한 미국의 울트라 마라톤 선수 자크 비터와 코나 아이언맨 철인 3종 경기 챔피언인 페트 제이콥스를 예로 들 수 있다.

지구력 운동선수를 대상으로 한 많은 키토제닉 식단 연구에서 키토제닉 식단이 기량에 유리하다는 점을 시사하는데, 6-8주의 키토 적응 기간 후에는 글리코겐 저장 및 보충 속도가 탄수화물 위주로 식사하는 선수와 동일한 것으로 나타났다.[40,42] 장기간 키토 적응한 운동선수의 경우 고탄수화물 식단을 병행하는 고도로 훈련된 초지구력 운동선수보다 지방 산화 비율이 상당히 높은 편이지만, 근육 글리코겐 활용과 보충 패턴은 3시간 달리기 도중과 이후에 비슷했다.[43] 또 키토 적응 운동선수들은 운동 중 지방을 연료로 더 잘 사용하는데, 장시간 운동 중 대사를 더 효율적으로 활용할 수 있다는 것을 보여준다.

단거리 달리기나 중량 운동 같은 폭발적인 무산소 운동은 몸에 저장된 크레아틴과 글리코겐에 의존한다. 카니보어 식단을 하면 크레아틴이 충분히 채워진다. 또 앞선 연구로 미루어 보아 키토 적응 기간이 지나면 글리코겐의 저장과 보충이 탄수화물을 주 연료원으로 하는 운동선수와 비슷해진다는 점을 알 수 있다. 뇌전증을 겪는 어린이를 치료할 때 적용하는 여러 전통적인 케톤 식이요법에서는 단백질량은 엄격하게 제한하면서 지방은 많이 섭취하도록 규정하는데, 단백질과 지방이 그램 기준 1:4 정도의 비율이다. 이렇게 단백질과 탄수화물 극단적으로 제한하면 근육에 저장된 글리코겐이 고갈될 수 있다. 하지만 12장에서 권장한 대로 단백질을 상당량 늘리고 지방을 줄이면 글리코겐 고갈은 발생하지 않을 것이다.

마라톤이나 긴 유산소 운동을 한다면 글리코겐이 완전히 바닥나지 않도록 경주나 훈련 중에 연료를 충전해 주어야 한다. 가공된 젤이나 보충제보다 포도당이나 꿀 같은 깨끗한 탄수화물을 섭취하는 방법이 좋다. 글리코겐이 고갈되지 않는 짧은 저강도 활동이나 운동 중에는 탄수화물을 보충하지지 않아도 된다. 운동 후 카니보어 식단으로 글리코겐을 다시 채울 수 있다.

12주간의 연구에서 키토제닉 식단과 표준 고탄수화물 식단을 비교한 결과 고강도 지속 운동이나 인터벌 운동, 최대 심혈관 기능, 심박 변동성에 차이가 없는 것으로 나타났다.[37] 키토 적응 기간에 최대치로 훈련하거나 고강도 인터벌 운동을 해도 키토제닉 식단에 따른 기량 저하가 없다는 의미다. 또 교감 신경계에 미치는 부정적인 영향도 관찰되지 않았다.

나는 18개월 간 5단계 카니보어 식단을 시행하는 완전한 키토시스 상태에서 최근 강도 높은 운동을 하나 시도했다. 30kg을 등에 지고 1.6km 언덕을 오르내리고, 54kg의 썰매를 끌며 아스팔트 위를 달리고, 각 발목에 4.5kg 묶고 31kg 케틀벨 두 개를 나르는 과정으로 이루어진 '바바리안'이라는 운동으로, 그동안 했던 운동 가운데 가장 힘들었다. 총 158kg을 지었는데 너무 고통스럽고 혹독했다. 완수하는 데 총 1시간 53분이 걸렸지만 심혈관 기능이나 에너지 수준에 한계가 느껴지진 않았다. 내 몸무게인 77kg의 2배 이상을 짊어져야 한다는 심적인 한계만 존재했다. 피학적인 노력이 필요한 이런 훈련을 보통은 하지 않으며 힘, 순발력, 유연성 균형에 도움이 되는 무술이나 서핑을 좋아한다. 어쨌거나 근육에 글리코겐이 충분히 저장되어 있지 않으면 이런 활동을 절대 할 수 없다는 것이 포인트다. 또 운동 시작 전, 도중, 끝난 후 탄수화물 없이도 긴 고강도 운동이 가능하다는 점도 비춘다. 탄수화물이 근력을 향상하는지 아닌지는 의견이 계속 분분하다. 동화신호를 최대화하고 싶다면 표적 방식을 활용해 단백질로 mTOR을 자극할 수 있다. 탄수화물을 적당하게 섭취했던 팔레오 식단을 시행할 때의 운동 능력과 비교하자면, 내 몸에 맞는 최적의 단백질량과 더불어 넉넉한 지방으로 칼로리를 충분히 섭취하는 한 신체 기능은 떨어지지 않았으며, 컨디션도 전반적으로 훨씬 좋다.

운동의 종류와 목표에 따라 탄수화물 섭취 여부를 선택할 수 있으나, 키토 적응 이후에는 탄수화물은 대체로 필요하지 않을거로 생각한다. 근력 향상이 목표라면 mTOR를 가능한 한 많이 자극하기 위해 하루 종일 음식을 자주 먹는 전략이 합리적일 수 있다.

Q. 카니보어를 하는데도 증상이 호전되지 않는다면 어떻게 해야 하는가?

장 상태를 확인해보고, 다양한 가능성을 고려해 보길 바란다. 카니보어 식이요법은 장을 손상하는 모든 식물 독소 및 대부분의 식품을 제한한다. 큰 변화를 주는데도 불구하고 증상이 계속되는 사람이 있다. 이런 경우 병원을 찾아 찾아 장 상태를 면밀히 확인하고 중금속이나 다른 독소 등 염증의 원인을 살펴보는 편이 좋다. 물론 카니보어는 강력한 식이요법이긴 하지만 몸에 독성 부담이 가해지고 있는 상황이라면 장 내의 병원체를 제거하는 데 충분치 않을 수도 있다. 이런 경우 추가적인 치료를 받으면 건강을 최적의 상태로 빠르게 돌리는 데 도움이 될 수 있다. 또 매우 드물지만 카니보어 식단을 하려는데 소고기·돼지고기·닭고기 혹은 다른 고기에 과민한 사람도 있다. 민감반응이 나타나는 육류는 제외하고 안전한 식품 위주로 식사하면 좋다.

Q. 카니보어 식단을 하며 프로바이오틱스를 복용해야 하는가?

아니다. 대부분의 사람에게 단쇄 지방산을 생성하는 데 필요한 동물성 섬유질로 동물성 식품에 포함된 콜라겐성 결합조직이면 충분하다. 기존에 소장 내 세균 과증식SIBO 같은 장 문제가 있었다면 프로바이오틱스가 도움이 될 수 있지만 대부분 필요하지 않다.

콤부차나 다른 발효 음료를 마시면 장 건강이 좋아진다는 말은 허황한 약속에 불과하며 치아에 좋지 않다. 거품이 조금 있는 시큼한 맛이 나는 비싼 설탕물일 뿐이다. 좋은 미네랄 워터에 투자하는 편이 낫다.

Q. 장내 마이크로바이옴을 건강하게 만들려면 발효 식품을 섭취해야 하는가?

아니다. 발효는 과거 식물성 식품의 독성을 제거하기 위해 사용했던 방법이다. 이소티오시안산염 같은 유해한 화합물을 분해하기 위해 발효해서 먹는 건 나쁘지 않지만, 발효 과정에서 특별한 가치가 더해진다고 보긴 어렵다. 발효할 때 주로 배양하는 유산균lactobacillus은 어디에나 존재하며 우리는 계속 유산균에 노출된다. 장을 검사했을 때 이런 종류의 균이 부족하다고 나오면 장내세균총 불균형(장 내 박테리아 개체수가 불균형한 상태) 혹은 장의 염증 같은 다른 근본적인 문제가 있을 것이다. 하지만 발효 식품을 섭취해 해결될 가능성은 작다.

발효 식품을 과다 섭취해 치아의 법랑질이 손상된 사례가 많은데, 발효 과정에서 생성되는 산이 법랑질을 손상할 수 있다.[44] 많은 발효 식품에 향신료인 고추가 들어가는데 장벽의 완전무결함을 해치는 것으로 나타났다. 콤부차? 이젠 잊어버리자. 김치? 아니다. 사우어 크라우트? 생양배추보다는 낫지만 여전히 생존 식품에 불과할 뿐이다.

Q. 카니보어 식단은 정말 건강에 장기적으로 좋은가?

나는 그렇다고 생각한다. 카니보어를 장기간 지속한 사람들을 연구한 자료가 없다는 이유로 카니보어 식단을 많이 비판한다. 헌데 이미 수행되었다! 이누이트와 살았던 빌할머 스테판슨을 기억하는가? 북극에서 돌아온 스테판슨은 흥분에 차 자신의 경험을 전하고 다녔으나 의료 기관은 회의적으로 반응했으며, 괴혈병이나 다른 질병 없이 몇 년 동안 동물성 식품만 먹으며 살 수 있다는 말을 믿지 않았다. 이런 반응은 이제 너무 익숙하지 않은가? 의심하는 이들에게 자신의 진실을 증명하기 위해 스테판슨은 친구 한 명과 뉴욕의 벨레뷰 병원에서 의사의 감독하에 1년 간 육식을 하며 지내기로 했다. 5단계 카니보어 식단이라 명명되진 않았으나 동일한 방식으로 살코기, 간, 신장, 뇌, 골수, 소금, 지방을 먹었다. 1930년, 이 대

대적인 실험의 결과를 담은 연구가 발표되었다. 어떤 내용일지 짐작가는
가? 피험자들은 정신적으로 기민했고, 신체도 활동적이었으며, 인체 시스
템에 아무런 변화가 없었다고 한다. 비타민 결핍 역시 일어나지 않았다. 신
장 검사 결과 신장이 손상된 증거도 없었다. 임상 연구 및 검사 결과 장기
간 고기만 먹는 식단의 부작용 징후는 하나도 발견되지 않았다고 전한다.[45]
너무 대단하지 않은가? 육식으로 한 장기간의 통제 연구는 존재한다. 심지
어 90년 전의 연구다. 내가 있다고 하지 않았는가?

스테판슨과 친구가 벨레뷰 병원에 머무를 때의 대 영양소의 비율은
어땠을까? 5단계에서 권장하는 매일 단백질 100-160g, 지방 약 170g과
거의 흡사하다. 두 사람은 분명 계속 키토시스 상태에 있었을 것이다!

Q. 여성을 위한 키토제닉-카니보어 식단은 다른 점이 있을까?

호르몬 관점에서 남성과 여성은 차이가 있지만 생리적으로는 상당히
유사하다. 두 성 모두 진화 과정에서 동일한 환경에 노출되었고 같은 음식
을 먹으며 사냥이 주는 보상을 함께 누렸을 것이다. 남성이나 여성이나 비
슷하게 카니보어 식단을 하면 된다. 내장육을 최대로 포함하면서 제지방
체중을 유지하는 데 필요한 단백질량을 구하고, 나머지 칼로리는 지방으
로 채우면 좋다.

앞서 인용한 키토제닉 식단의 안전성과 효능을 입증하는 여러 임상
실험은 남성과 여성 모두를 포함해 연구한 것이다. 여성만 대상으로 한 많
은 연구에서도 결과가 비슷했으며, 저지방 다이어트보다 체중 감량에 효
과적이었다.[46,47] 또 여성들이 겪는 다낭성 난소 증후군 및 인슐린 저항성과
관련된 문제도 호전시킨다.[35]

여성들은 카니보어 식단에서 비롯하는 포만감 때문에 칼로리를 부
주의하게 제한하며 함정에 빠진다. 체중 감량을 원한다면 문제 없겠지만,
체중을 유지하거나 근육을 늘리고 싶다면 칼로리가 적절한지 확인해야 한
다. 칼로리가 부족하면 생리 불순이 생길 수 있다. 키토제닉이나 카니보어

식단을 하며 생리가 불규칙해지면 안 된다.

요점 카니보어 식단은 여성과 남성 모두에게 환상적인 식이요법이며, 임신 중이 아니라면 특별히 고려해야 할 사항은 없다. 임신 및 수유에 관해선 다음 질문을 참고하면 된다.

Q. 임신 중이거나 모유 수유 중일 때, 또 아이들에게도 키토제닉-카니보어를 적용해도 될까?

나는 괜찮다고 생각한다. 이 질문과 관련된 공식적인 연구는 이루어지지 않았으나 진화 과정에서는 동물성 식품을 주로 먹는 키토시스 상태에서도 건강하게 임신했다. 그렇지 않았다면 이누이트족, 알류트족, 몽골족, 사미족 같은 북부의 문화가 어떻게 역사 내내 이어질 수 있었겠는가?

발달 초기 키토시스 상태는 아주 보편적인 현상이다. 1세 미만의 영아는 대부분 키토시스 상태로, 음식을 먹지 않으면 몇 시간 내에 지방 대사로 빠르게 전환되어 혈액에서 케톤이 발견된다.[48] 케톤이 뇌와 신체의 세포막을 위한 콜레스테롤로 전환될 수 있다는 사실은 영유아의 신경이 급속하게 발달하는 데 케톤이 중심적인 역할을 한다는 것을 보여주는데,[49] 인간의 생리 작용에서 케톤이 필수적이란 걸 또 한 번 확인할 수 있다. 임신 중인 여성도 키토시스 상태에 있으며, 임신하지 않았을 때보다 케톤 수치가 상당히 높다.[50] 키토시스 상태는 엄마와 아기 모두에게 안전하다.

노즈 투 테일 카니보어 식단은 엄마와 발달 중인 아이의 성장에 필요한 모든 영양분를 공급한다. 임신 중이거나 수유할 때는 엄마와 아이 모두 열량이 충분한지 확인해야 하며, 에너지가 충분하도록 양질의 지방을 많이 섭취해야 한다.

키토제닉이나 카니보어 식단이 어린이의 성장을 제한할 가능성이 있는지도 자주 묻는다. 제 1형 당뇨병을 조절하기 위해 키토제닉 요법을 시행하는 어린이에 관한 연구에서는 성장 지연이 나타나지 않았으나[51] 추가 연구가 필요해 보인다. 앞서 mTOR 및 IGF-1에 관해 논하며 살펴보았듯이 단백질과 탄수화물 모두 신체에 단백 동화신호를 보내기 때문이다.

요점 역사를 살펴보면 임산부, 유아, 어린아이에게 키토시스 상태가 일반적이었다는 사실을 알 수 있다. 노즈 투 테일 카니보어 식단으로 뱃속의 태아와 성장하는 아이를 건강하게 기르는 데 필요한 모든 영양분을 얻을 수 있다. 임신과 수유 기간에는 늘어난 에너지 요구를 충족하기 위해 칼로리를 충분히 섭취하는 것이 중요하다.

Q. 카니보어 식단은 돈이 많이 드는가?

꼭 그렇진 않다. 음식의 질은 무척 중요하며 최고의 음식은 가장 훌륭한 장기 투자라는 굳은 생각이 있다. 물론 재정 상황 때문에 부담스러울 수 있다는 입장도 이해한다. 카니보어 방정식의 멋진 점은 살코기가 식단의 일부분이라는 것이다. 살코기에서 잘라낸 지방을 그냥 주는 정육점도 많으며, 영양분이 더 많은 내장을 갈비살의 몇 분의 일 가격에 팔기도 한다. 이런 식품을 많이 포함해 식단을 짜면 예산이 줄어든다. 또 살코기를 저렴한 다진 소고기나 목살로 선택하면 목초육을 먹으며 하루 15달러 미만으로 충분히 카니보어를 해나갈 수 있다.

Q. 당신은 어떻게 카니보어 식단을 해나가는가?

함박웃음을 지으며. 나는 카니보어 대표팀 소속이다! 관련된 책을 한 권을 쓰지 않았는가? 5단계 식단을 설명하며 대부분 얘기했다. 믿을 수 있는 농장에서 풀을 먹여 방목해서 키운 동물의 고기, 지방, 내장을 구해온다. 화이트 오크 목장과 벨캄포 농장은 가장 건강한 방식으로 동물을 기르면서도 땅을 풍요롭게 만드는 재생 농업을 시행한다. 두 농장은 '탄소 네거티브'를 입증했으며, 방출하는 양보다 더 많은 온실가스를 격리해 땅을 건강하게 만든다. 기존 방식으로 사육한 고기보다 값은 비싸지만 나의 소비로 그들을 지지할 수 있다고 생각한다.

Q. 당신은 어떤 운동을 하는가?

자연과 교감하며 운동하기를 좋아한다. 서핑, 백컨트리 스키, 등반을 즐겨하고 가끔 최대한 빠른 속도로 산에 올라가기도 한다. 아름다운 파도 위에서 바다의 움직임을 느끼거나, 눈 속에서 산 아래로 내려가는 순간은 단연 최고다. 이런 활동을 하며 자연과 연결된 느낌을 받으며 현대 세계에 살지만 내가 어디에서 온 존재인지 생각해 보곤 한다. 야외 활동은 아니지만 샌디에이고에 있는 친구들과 가끔 무술이나 케틀벨 훈련을 한다. 맨몸 운동과 더불어 이스라엘 출신의 유명한 트레이너 이도 포털에서 영감을 받아 체조도 즐겨 하며, 데드리프트도 간간이 즐긴다. 세상을 경험케 하는 강력하고 유연한 도구인 나의 몸을 소중히 지켜가고 싶다.

부록

노즈 투 테일 카니보어를 제대로 수행하는 데 필요한 정보를 수록한다.

재생농업 농장

· 조지아주 화이트 오크 목장 : WhiteOakPastures.com
· 캘리포니아주 벨캄포 농장: Belcampo.com
· 자연의 힘 고기: ForceOfNatureMeats.com
· 조이스 농장 : Joyce-Farms.com

양질의 고기를 판매하는 농장을 찾을 수 있는 사이트

· EatWild.com
*국내 목초육 판매처는 네이버 카페 '전래식단 이야기'에서 찾을 수 있다.

혈액 검사-기본 검사 항목

· 일반 혈액 검사
· 종합 대사 검사(CMP)
· 간기능 검사/감마 글루타밀 전이 효소(GGT)
· 혈청 마그네슘, 인
· 고감도 C-반응성 단백질(hs-CRP)
· 공복 인슐린
· C 펩타이드
· 당화혈색소(본문에서 논했듯이 다소 부정확할 수 있음)
· 프럭토사민
· 지질 검사
· 총 칼슘 및 이온화 칼슘
· 부갑상선 호르몬(PTH)
· 철분
· 갑상선: 유리 및 총 T3/T4, TSH, rT3, 항갑상선 글로불린 항체, 항갑상선 과산화효소 항체
· Uric Acid
· 호르몬: FSH(난포자극호르몬)/LH(황체형성호르몬), 자유/총 테스토스테론, DHEA-S, 에스트라디올, 프로게스테론, 프로락틴, SHBG(성 호르몬 결합 글로불린), 오전 코르티솔

고급 검사
· NMR(핵자기공명법) 지질 검사
· 공복 렙틴
· IGF-1
· F2-이소프로스탄/크레아티닌 비율(소변)
· 미에로페록시다제
· ADMA/SDMA 비율
· 8-히드록시-2-디옥시구아노신
· 지질 과산화물
· 글루타티온 (총 및 분획화된 산화/환원형)
· 24시간 타액 코르티솔 곡선 및 코르티솔 각성 반응
· 대변 검사: GI 맵 대변검사
· 마이크로바이옴 알파 다양성 분석: Onegevity사
  (추천하는 식이요법은 부정확할 가능성이 있다)
· 영양 검사: Genova Nutreval사
· 독소
  - Great Plains사의 GPL TOX(비금속)
  - 혈액 중금속 검사(납, 수은, 비소, 카드뮴, 주석 포함)
  - 소변 중금속 검사

프로바이오틱스
일반적으로는 카니보어를 하면서 프로바이오틱스가 필요하다고 생각하진 않으나 섭취한다면 다음 균주를 추천한다.
· 락토바실러스 GG: Culturelle사의 제품
· 락토바실러스 루테리 DSM 17938와 락토바실러스 루테리 ATCC PTA 6475:
  Gastrus사의 BioGaia
· 사카로미세스 보울라디 Lyo CNCM I-745: Florastor사의 제품

보충제
· 뼈분말: 화이트 오크 목장 같은 재생 농업 농장에서 키운 농물의 뼈로 만든 제품 혹은 Traditional Foods Market사의 Whole Bone Calcium
· 콜라겐: Great Lakes사의 가수분해 콜라겐, 1일 1-2스쿱

설사할 때 도움이 될 수 있는 보충제

· 리파아제
· 건조한 췌장/담낭 보충제
· 황소 담즙(담즙산 흡수 장애가 있는 경우 설사가 악화될 수 있다)
· 달걀 껍데기 분말

물

· 샘물을 찾을 수 있는 사이트: FindASpring.com
*역삼투압 필터로 불소와 기타 오염 물질을 제거할 수 있지만, 역삼투압 필터로
여과한 물은 미네랄을 다시 보충해야 한다.

EAT-LANCET을 후원하는 기업

· Baker 베이커
· Mackenzie 맥킨지
· BASF 바스프
· Bayer 바이엘
· BCG 보스턴 컨설팅 그룹
· Bohler 뵈흘러
· Cargill 카길
· Cermaq 서마크
· C.P Group 챠런 폭판드 그룹
· Danone 다논
· Deloitte 딜로이트
· DSM
· Dupont 듀폰
· Edelman 에델만
· Financial Evonik 에보닉
· Givaudan 기바우단
· Google 구글
· Ikea 이케아
· IFF
· KDD
· Kellogg's 켈로그
· Nestle 네슬레
· Olam 오람
· Pepsi 펩시

- Protix 프로틱스
- Quantis 305
- Sigma 시그마
- Sonae
- Storaenso 스토라엔소
- Symrise 심라이즈
- Syngenta 신젠타
- Unilever 유니레버
- YARA 야라

옮긴이의 글

『최강의 다이어트, 카니보어 코드』는 한국에 최초로 출판되는 카니
보어 전문서다. 2016년 MBC 다큐멘터리 <지방의 누명>과 다음 해 출간
된 데이브 아스프리의『최강의 식사』를 필두로 국내에 키토제닉이 본격적
으로 소개되며 저탄고지 열풍이 불고 수많은 전문서와 번역서가 쏟아져
나왔다. 동물성 기반 식단을 부분적으로 언급하는 서적이 몇몇 있었으나
전문가가 쓴 본격적인 전문 서적은 없었다. 반면 인터넷 공간에서는 카니
보어를 포함한 동물성 기반 식단 관련 정보가 한국에도 공유되었고, 최근
에는 더 널리 알려졌다. 반갑고 다행스러운 일이지만 미국에선 많은 의사,
영양 전문가, 인플루언서가 활동하며 논의가 활발하게 이루어지는데 반해
한국에는 전문적인 토론이 없어 아쉽다. 키토제닉이 한국에 들어온지 거
의 10년이 되어가는 지금 출간인이자 번역자로서 나는 카니보어를 '진짜
최강의 식사'로 한국 독자들에게 소개하고 싶다.

내 전공과 무관한 건강 관련 도서를 번역하고 출간하게 된 건, 몇 년
전 부터 여러 가지 증상이 심해지며 건강이 심히 악화되었기 때문이다. 한
동안 일상이 불가능할 정도였으며 꺼져가는 생명력을 느끼며 죽음을 준비
해야 하나 고민하던 시간도 있었다.
사실 나는 어릴 적 부터 피부 트러블, 피로감, 과민성 장 증후군 등을
겪으며 2-30대의 많은 시간 증상을 이해하고 몸을 고치기 위해 공부하는
데 보냈다. 여러 가지 대증 치료를 전전한 후에야 내가 겪은 모든 증상이
장의 염증에서 비롯하며 근본 원인은 음식에 있다는 사실을 이해할 수 있
었고, 이 후에는 기능의학과 한의학을 파고들며 채식, 체질식, 키토제닉 식
단을 엄격하게 실천하기도 했지만 일시적인 효과만 보았을 뿐, 몸이 근본
적으로 바뀐다는 느낌은 없어 늘 의문이 있었다.
내가 들인 그 많은 노력이 소용 없었던 건 잘못된 방법론을 선택했기

때문이다. 음식에 답이 있다는 건 알고 있었지만 고기일 줄이야. 본문에 나오는대로 나 역시 건강하려면 채소를 더 많이 먹어야 한다고 생각하는, 전문가들의 조언을 열심히 따르는 1인일 뿐이었다. 식물성 식품이 내 몸을 해치고 있다는 생각은 전혀 하지 못했다.

평생에 걸쳐 견고하게 형성된 편견을 깨는 건 너무나도 어려워 카니보어를 알고는 있었으나 건강이 상했을 때도 고려 옵션에 없었다. 아예 인식 바깥에 있었다. 건강을 회복하겠다고 생채식, 과일식을 엄격하게 시행하며 만신창이가 된 몸을 마주하고 난 후에야 내 생각이, 주류 미디어에서 전달하는 정보가 틀릴 수도 있겠다는 사실을 받아들이게 되었다.

식물성 식품을 더 많이 먹으라는 메시지는 건강에 관심을 가지기 시작할 때 가장 먼저, 그리고 가장 많이 접하는 정보다. 수많은 전문 서적을 뒤졌는데도 몸을 근본적으로 고칠 수 없었던 건 제한된 정보 속에서 답을 찾으려 했기 때문이라고 생각한다. 한국은 학문도 서구에 의존할 수 밖에 없는데, 식이요법과 관련된 대다수의 원전에 오류와 편향의 문제가 있는데다가 전문가나 출판사를 통해 선택적으로 수입되다 보니 정보의 공백도 있다고 본다. 답이 없는 곳에서 찾으니 해답이 나올리가 없으며, 방향이 틀리니 노력할 수록 결과가 나빠졌던 것이다.

폴 살라디노 박사를 비롯한 수많은 카니보어들이 그러했듯이 나 역시 동물성 기반 식단을 시행하며 3개월 정도 만에 피부 개선, 수면의 질 상승, 체형 변화, 정서 변화, 뇌기능 개선 등을 경험했다. 2년이 다 되어가는 지금은 약간의 부침이 있긴 하지만 하루 종일 움직이고 활동할 수 있으며, 특히 뇌기능이 점점 개선되어 겨우 읽고 이해하는 수준의 영어를 하던 내가 번역 작업까지 할 수 있었다.

그 동안의 공부를 바탕으로 우리 현대인이 겪는 과도한 노화와 질병의 원인을 영양 결핍과 과잉 독소, 척추의 변형에 따른 구조적 문제, 만성 스트레스, 디지털 디바이스·미디어 노출에 따른 뇌의 과사용, 과도한 청결, 땅과 해 에너지와의 단절을 꼽고 싶다. 폴 살라디노 박사의 『최강의 다이어트, 카니보어 코드』는 섭생에 관한 이야기다. 진화 역사에서 시작해 식물 독성을 경고하며 기존의 건강 상식을 비판하고 나아가 실질적인 식단 가이드까지 제공하는 카니보어 종합서이자 개론서로 특유의 재치와 유머로 어려운 개념을 재미있게 설명한다.

다만 저자인 폴 살라디노도 키토제닉-카니보어에서 현재는 탄수화물을 섭취하는 방향으로 전환했듯이, 실제 적용에는 개인마다 차이가 있을 수 있으며 굳이 100% 카니보어를 고집하지 않아도 된다고 생각한다. 물론 카니보어가 인류 본연의 식단이긴 하나 이상적 기준보다는 지금 내 몸에 맞는가? 라는 실용적인 관점으로 접근하는 편이 좋다고 본다. 우리가 식단을 하는 가장 궁극적인 이유는 '건강'이기 때문이다. 나 역시 신경계 문제를 해결하기 위해 1년 정도 키토제닉-카니보어를 시행하다 되려 대사 부진과 심각한 심계 항진 증상을 겪었다.

지방 대사 능력, 소화력, 건강 상태 등을 종합적으로 고려해 탄단지 비율과 고기량을 결정하기를 추천한다. 인류의 선조들이나 수렵 채집인과 달리 우리는 태생부터 불건강한 조건에서 출발하며, 고기를 소화하거나 지방 대사에 필요한 영양분이 부족할 가능성도 높아 카니보어 진영에서 제안하는 고기량을 바로 적용하면 오히려 몸에 부담이 되는 사람도 있을 것이다. 자신의 몸을 꼼꼼이 살피며 적용하길 바란다. 특히 건강이 상했다면 챙겨야 할 디테일이 많다.

지방 대사가 잘 되지 않는다면 안전한 식물을 포함하는 동물성 기반 식단, 즉 폴 살라디노가 정의하는 카니보어 지향 식단을 할 수 있다. 미국의 웨스턴 프라이스 재단이 알리는 전래식단이 참고가 될 것이다. 또 미국 생리학자 레이몬드 레이핏의 연구를 토대로 호르몬·대사 기능 회복에 초점을 둔 레이핏 다이어트, 벌크업을 목적으로 하는 버티컬 다이어트도 선택할 수 있다. 두 식단 모두 탄수화물의 비중이 높다. 저탄고지를 처음 접하면 탄수화물이 무조건 나쁘다고 생각하거나, 살을 빨리 빼려고 탄수화물을 심하게 제한하기 쉬운데 특히 여성에게는 생식 기능 등에 탄수화물이 중요하다.

　카니보어가 맞지 않다거나 오히려 몸이 상했다는 사람도 종종 있는데, 식단에 디테일이 부족하거나 옥살산염, 리놀레산 배출 등 식단 전환 이전 평생에 걸쳐 쌓인 문제가 몸에서 일으키는 작용을 충분히 살피지 못했기 때문이라 분석한다. 특히 옥살산염 배출은 증상이 다양하며 위험한 배출 증상도 있어, 옮긴이의 글에서 한 번 더 주의를 당부하고 싶다. 옥살산염 전문가인 영양학자 샐리 노튼의 홈페이지와 유튜브에 자료가 많이 있으니* 충분히 준비하길 바란다. 또 폴 살라디노가 괴혈병 예방을 위해 권하는 비타민 C의 양은 소량이지만 개인적으로는 각자의 몸 상태에 따라 혹은 머리카락, 피부결을 유지하는 데 필요한 섭취량은 달라질 수 있다고 판단하니 참고하길 바란다.

　『최강의 다이어트, 카니보어 코드』의 내용이 심히 불편하거나 받아들이기 어려운 독자도 있을 것이다. 특히 농경 문화권인데다 각종 한약과 약재에 익숙한 한국인에게는 이 책에서 다루는 개념이 너무 급진적이거나 터무니없이 들릴 수 있다. 그럼에도 일독을 권한다. 시야의 확장을 느낄 수 있을 것이다. 더불어 유튜브의 '닥터 쓰리-한미일 의사의 쉬운 의학', '프리미티브의 전래식단 이야기', '다이어트 주아' 채널에서도 건강과 활력, 아름다움을 오래도록 지킬 수 있는 진짜 건강 정보를 얻을 수 있다.

　본격적으로 식단을 바꿔 보고 싶은 독자는 네이버 까페 '전래식단 이야기'에서 다양한 레시피, 식품 구입처, 식단 경험담 등 실질적인 정보와 크고 작은 노하우 등을 찾을 수 있다. 또 이 책을 읽는 독자들을 위해 네이버 까페 '최강의 다이어트'(cafe.naver.com/animaldiet)를 개설해 두었으니 동물성 기반 식단을 처음 접하는 분들은 의지하며 함께 해나갈 수 있을 것이다.

---

* 'www.sallyknorton.com', 샐리 노튼의 홈페이지다. 또 유튜브에서 Sally Norton으로 검색하면 많은 영상 자료를 볼 수 있다.

건강은 인간의 운명을 결정하는 요소 가운데 하나이며 성공의 근원이다. 우리가 매일 몸에 넣는 음식은 단순한 연료가 아니다. 인체에 화학적 메시지를 전달한다. 같은 칼로리라도 어떤 음식을 먹느냐에 따라 날씬해질 수도, 뚱뚱해질 수도 있다. 또 음식은 건강과 지능, 외모 발현에 영향을 미쳐 나의 운명을 좌우할 뿐만 아니라 내 후대의 건강과 지능, 외모까지 가름한다.

서구-현대의학에서는 현대인이 흔히 겪는 암·심장 질환·뇌혈관 질환 같은 중증 질환, 우울·불안·ADHD 등의 뇌 문제, 비만·고혈압·당뇨병·고지혈증 등의 대사 질환, 생리통·난임 등의 생식기능 저하, 여드름·아토피를 비롯한 피부 문제나 주름·피부 탄력 저하·체형 등의 외모 고민 등을 '근대적' 학문 체계에 따라 수 만개의 질병으로 잘개 쪼개어 본다. 또 우리가 사는 자본주의 시스템엔 이를 해결하기 위한 방법이 넘쳐나 건강에 이르는 길이 어려워 보이지만 사실 원인도 솔루션도 그리 복잡하지 않다. 이 책을 읽는 독자들도 단순한 진실에 가 닿길 바란다.

마지막으로 활동 중인 여러 동물성 기반 식단 전문가들에게 감사와 존경의 인사를 전한다. 또 국내에 전래식단을 소개한 프리미티브님은 생명의 은인으로 여러 번 도움 주셨다. 레이핏 방식을 먼저 경험하고 관련 자료를 정리해 주신 치즈버거님 덕분에 내 몸에 맞는 최적의 식단을 찾아가는 과정을 헤쳐 나갈 수 있었다. 출판 과정에 조언해 주신 호손님, 꼼꼼한 번역 피드백과 응원 말씀해 주신 페로브님, 추천사를 선뜻 수락해 주신 황성혁 선생님께도 특별히 감사드린다. 도움주신 여러 친척과 지인에게도 감사하다. 나처럼 몸 때문에 고생하고 있는 분에게, 병이 있지 않더라도 오래도록 젊고 아름다운 모습으로 건강하게 살아가고 싶은 많은 독자에게 이 책이 도움이 되길 바란다.

옮긴이 이 문

참고문헌

1장. 우리의 기원

1   Zink, K. D., & Lieberman, D. E. (2016). Impact of meat and lower palaeolithic food processing techniques on chewing in humans. *Nature, 531* (7595), 500-503. doi:10.1038/nature 6990

2   Nowell, A., & Davidson, I. (2011). *Stone tools and the evolution of human cognition.* Boulder, CO: University Press of Colorado.

3   Grine, F. E., Fleagle, J. G., & Leakey, R. E. (2009). *The first humans: Origin and early evolution of the genus Homo.* Berlin, Germany: Springer Science & Business Media.

4   Domínguez-Rodrigo, M. (2002). Hunting and scavenging by early humans: The state of the debate. *Journal of world prehistory,* 16(1), 1-54. doi: 10.1023/A:1014507129795

5   Blasco, R., Rosell, J., Arilla, M., Margalida, A., Villalba, D., Gopher, A., & Barkai, R. (2019). Bone marrow storage and delayed consumption at middle pleistocene qesem cave, Israel (420 to 200 ka). *Science Advances,* 5(10), eaav 9822. doi:10.1126/sciadv.aav9822

6   Arnold, D. C. (1961). Possible origin of the use of fire by early man. *Nature,* 192(4809), 1318-1318. doi:10.1038/1921318a0

7   Milton, K. (2003). The critical role played by animal source foods in human (Homo) evolution. *The Journal of Nutrition, 133*(11), 3886S-3892S. doi:10.1093/jn/133.11.3886s

8   Balter, V., Braga, J., Télouk, P., & Thackeray, J. F. (2012). Evidence for dietary change but not landscape use in South African early Hominins. *Nature, 489*(7417), 558-560. doi:10.1038/nature11349

9   Cordain, L., Miller, J. B., Eaton, S. B., Mann, N., Holt, S. H., & Speth, J. D. (2000). Plant-animal subsistence ratios and macronutrient energy estimations in worldwide hunter-gatherer diets. *The American Journal of Clinical Nutrition, 71*(3), 682-692. doi:10.1093/ajcn/71.3.682

10   Mann, N. (2007). Meat in the human diet: An anthropological perspective. *Nutrition & Dietetics, 64*(s4 The Role of), S102-S107. doi:10.1111/j.1747-0080.2007.00194.x

11   Stefánsson, V. (2018). The home life of stone age man. *In the fat of the land.* (pp. 48)

12   Speth, J. D. (2010). *The paleoanthropology and archaeology of big-game hunting Protein, fat, or politics?* Berlin, Germany: Springer Science & Business Media.

13   Ingold, T., & Lee, R. B. (1981). The !kung san: Men, women and work in a foraging society. *Man, 16*(1), 153. doi:10.2307/2801993

14   Rockwell, D. (2003). *Giving voice to bear: North American Indian myths, rituals, and images of the bear.* Roberts Rinehart.

15   Tindale, N. B. 1972. The Pitjandjara. In Bicchieri, M. G. (ed), Hunters and gatherers today: A socio-economic study of eleven such cultures in the twentieth century, 217-268. New York: Holt, Rinehart and Winston

16   Speth, J. D., & Spielmann, K. A. (1983). Energy source, protein metabolism, and hunter-gatherer subsistence strategies. *Journal of Anthropological Archaeology, 2*(1), 1-31. doi:10.1016/0278-4165(83)90006-5

17   Bilsborough, S., & Mann, N. (2006). A review of issues of dietary protein intake in humans. *International Journal of Sport Nutrition and Exercise Metabolism, 16*(2), 129-152. doi:10.1123/ijsnem.16.2.129

18   Beasley, D. E., Koltz, A. M., Lambert, J. E., Fierer, N., & Dunn, R. R. (2015). The evolution of stomach acidity and its relevance to the human microbiome. *PLOS ONE, 10*(7), e0134116. doi:10.1371/journal.pone.0134116

19   Fohl, A. L., & Regal, R. E. (2011). Proton pump inhibitor-associated pneumonia: Not a breath of fresh air after all? *World Journal of Gastrointestinal Pharmacology and Therapeutics, 2*(3), 17. doi:10.4292/wjgpt.v2.13.17

20   Jordakieva, G., Kundi, M., Untersmayr, E., Pali-Schöll, I., Reichardt, B., & Jensen-Jarolim, E.

(2019). Country-wide medical records infer increased allergy risk of gastric acid inhibition. *Nature Communications, 10*(1). doi:10.1038/s41467-019-10914-6

21 Aiello, L. C. (1997). Brains and guts in human evolution: The expensive tissue hypothesis. *Brazilian Journal of Genetics, 20*(1), 141-148. doi:10.1590/s0100-84551997000100023

22 Perry, G. H., Kistler, L., Kelaita, M. A., & Sams, A. J. (2015). Insights into hominin phenotypic and dietary evolution from ancient DNA sequence data. *Journal of Human Evolution, 79*, 55-63. doi:10.1016/j.jhevol.2014.10.018

23 Rogers, A. R., Bohlender, R. J., & Huff, C. D. (2017). Early history of Neanderthals and Denisovans. *Proceedings of the National Academy of Sciences, 114*(37), 9859-9863. doi:10.1073/ pnas.1706426114

24 Ben-dor, M. (2018). *The causal association between megafaunal extinction and Neandertal extinction in Western Europe Application of the obligatory dietary fat bioenergetic model* (Unpublished doctoral dissertation). Tel Aviv University, Tel Aviv, Israel.

25 Innis, S. M. (2008). Dietary omega 3 fatty acids and the developing brain. *Brain Research, 1237*, 35-43. doi:10.1016/j.brainres.2008.08.078

26 Coletta, J. M., Bell, S. J., & Roman, A. S. (2010). Omega-3 fatty acids and pregnancy. *Reviews in obstetrics & gynecology, 3*(4), 163–171.

27 Dyall, S. C. (2015). Long-chain omega-3 fatty acids and the brain: a review of the independent and shared effects of EPA, DPA and DHA. *Frontiers in Aging Neuroscience, 7.* doi:10.3389/fnagi.2015.00052

28 Kuhn, J. E. (2016). Throwing, the shoulder, and human evolution. *Am J Orthop (Belle Mead NJ), 45*(3), 110-114. Retrieved from https://www.ncbi.nlm.nih.gov/pubmed/26991561

29 Bramble, D. M., & Lieberman, D. E. (2004). Endurance running and the evolution of Homo. *Nature, 432*(7015), 345-352. doi:10.1038/nature03052

30 Holowka, N. B., & Lieberman, D. E. (2018). Rethinking the evolution of the human foot: insights from experimental research. *The Journal of Experimental Biology, 221*(17), jeb174425. doi:10.1242/jeb.174425

31 Kobayashi, H., & Kohshima, S. (2001). Unique morphology of the human eye and its adaptive meaning comparative studies on external morphology of the primate eye. *Journal of Human Evolution, 40*(5), 419-435. doi:10.1006/jhev.2001.0468

2장. 최악의 실수

1 Diamond, J. M. (1987). *The worst mistake in the history of the human race* (pp. 64-66). New York City, NY: Discover Magazine.

2 Gurven, M., & Kaplan, H. (2007). Longevity among hunter-gatherers: A cross-cultural examina- tion. *Population and Development Review, 33*(2), 321-365. doi:10.1111/j.1728-4457.2007.00171.x

3 Araújo, J., Cai, J., & Stevens, J. (2019). Prevalence of optimal metabolic health in american adults: National health and nutrition examination survey 2009-2016. *Metabolic Syndrome and Related Disorders, 17*(1), 46-52. doi:10.1089/met.2018.0105

4 Depression. (2019, December 4). Retrieved from https://www.who.int/news-room/fact-sheets/detail/ depression

5 Cordain, L., Eaton, S., Miller, J. B., Mann, N., & Hill, K. (2002). The paradoxical nature of hunter-gatherer diets: meat-based, yet non-atherogenic. *European Journal of Clinical Nutrition, 56*(S1), S42-S52. doi:10.1038/ sj.ejcn.1601353

6 Cordain, L., Miller, J. B., Eaton, S. B., Mann, N., Holt, S. H., & Speth, J. D. (2000). Plant-animal subsistence ratios and macronutrient energy estimations in worldwide hunter-gatherer diets. *The American Journal of 7. Clinical Nutrition, 71*(3), 682-692. doi:10.1093/ajcn/71.3.682

7 Pontzer, H., Wood, B. M., & Raichlen, D. A. (2018). Hunter-gatherers as models in public health. *Obesity*

Reviews, 19, 24-35. doi:10.1111/obr.12785

8   Kaplan, H., Thompson, R. C., Trumble, B. C., Wann, L. S., Allam, A. H., Beheim, B.,... Thomas, G. S. (2017). Coronary atherosclerosis in indigenous South American Tsimane: a cross-sectional cohort study. *The Lancet, 389*(10080), 1730-1739. doi:10.1016/S0140-6736(17)30752-3

9   Goodman, A. and Armelagos, G. (1985) Disease and death at Dr. Dickson's Mounds. *Natural History Magazine, 94*, 12-18.

10 Latham, K. J. (2013). Human health and the neolithic revolution: an Overview of impacts of the agricultural transition on oral health, epidemiology, and the human body. *Nebraska Anthropologist, 28*, 95-102.

11 Grasgruber, P., Sebera, M., Hrazdira, E., Cacek, J., & Kalina, T. (2016). Major correlates of male height: A study of 105 countries. *Economics & Human Biology, 21*, 172-195. doi: 10.1016/j.ehb.2016.01.005

12 Perkins, J. M., Subramanian, S., Davey Smith, G., & Özaltin, E. (2016). Adult height, nutrition, and population health. *Nutrition Reviews, 74*(3), 149-165. doi:10.1093/nutrit/nuv105

13 Conference on Paleopathology and Socioeconomic Change at the Origins of Agriculture, Cohen, M. N., Armelagos, G. J., Wenner-Gren Foundation for Anthropological Research., & State University of New York College at Plattsburgh. (1984). *Paleopathology at the origins of agriculture.* New York: Academic Press.

14 Price, W. A., & Price-Pottenger Nutrition Foundation. (2003). *Nutrition and physical degeneration.* (pp. 124-126, 253) La Mesa, CA: Price-Pottenger Nutrition Foundation.

15 Stefansson, V. (1935, November). Adventures in diet (part I). *Harper's Magazine.*

3장. 화학 전투

1   Mithöfer, A., & Maffei, M. E. (2017). General mechanisms of plant defense and plant toxins. *Plant Toxins,* 3-24. doi: 10.1007/978-94-007-6464-4-21

2   Ames, B. N., Profet, M., & Gold, L. S. (1990). Dietary pesticides (99.99% all natural). *Proceedings of the National Academy of Sciences of the United States of America, 87*(19), 7777-7781. doi:10.1073/pnas.87.19.7777

3   Van Kranendonk, M. J., Deamer, D. W., & Djokic, T. (2017, August). Life on earth came from a hot volcanic pool, not the sea, new evidence suggests. *Scientific American, 27*(3). Retrieved from https://www.scientificamerican.com/article/life-on-earth-came-from-a-hot-volcanic-pool-not-the-sea-new-evidence-suggests/

4   Damer, B., & Deamer, D. (2015). Coupled phases and combinatorial selection in fluctuating hydrothermal pools: A scenario to guide experimental approaches to the origin of cellular life. *Life, 5*(1), 872-887. doi:10.3390/life5010872

5   Young, J., Dragsted L.O.*, Haraldsdóttir, J., Daneshvar, B., Kall, M., Loft, S.,... Sandström, B. (2002). Green tea extract only affects markers of oxidative status postprandially. lasting antioxidant effect of flavonoid-free diet. *British Journal of Nutrition, 87*(4), 343-355. doi:10.1079/bjnbjn2002523

6   Crane, T. E., Kubota, C., West, J. L., Kroggel, M. A., Wertheim, B. C., & Thomson, C. A. (2011). Increasing the vegetable intake dose is associated with a rise in plasma carotenoids without modifying oxidative stress or inflammation in overweight or obese postmenopausal women. *The Journal of Nutrition, 141*(10), 1827- 1833. doi:10.3945/jn.111.139659

7   Møller, P., Vogel, U., Pedersen, A., Dragsted, L. O., Sandström, B., & Loft, S. (2003). No effect of 600 grams fruit and vegetables per day on oxidative dna damage and repair in healthy nonsmokers. *Canar Epidemiology, Biomarkers & Prevention, 12*, 1016-1022.

8   Peluso, I., Raguzzini, A., Catasta, G., Cammisotto, V., Perrone, A., Tomino, C.,... Serafini, M. (2018). Effects of high consumption of vegetables on clinical, immunological, and antioxidant markers in subjects at risk of cardiovascular diseases. *Oxidative Medicine and Cellular Longevity, 2018*, 1-9.

doi:10.1155/2018/5417165

9 Bjelakovic, G., Nikolova, D., Gluud, L. L., Simonetti, R. G., & Gluud, C. (2008). Antioxidant supplements for prevention of mortality in healthy participants and patients with various diseases. *Cochrane Database of Systematic Reviews*. doi:10.1002/14651858.cd007176

10 Vivekananthan, D. P., Penn, M. S., Sapp, S. K., Hsu, A., & Topol, E. J. (2003). Use of antioxidant vitamins for the prevention of cardiovascular disease: meta-analysis of randomised trials. *The Lancet, 361*(9374), 2017-2023. doi:10.1016/S0140-6736(03)13637-9

11 Liguori, I., Russo, G., Curcio, F., Bulli, G., Aran, L., Della-Morte, D.,Abete, P. (2018). Oxidative stress, aging, and diseases. *Clinical interventions in aging 13*, 757-772. doi:10.2147/CIA.S158513

12 Wild Herbivores Cope with Plant Toxins. (n.d.). Retrieved from https://www.webpages.uidaho. edu/ range556/appl_behave/projects/toxins-wildlife.htm

13 Mithöfer, A., & Maffei, M. E. (2017). General mechanisms of plant defense and plant toxins, *Plant Toxins*, 3-24. doi:10.1007/978-94-007-6464-4_21

14 Wöll, S., Kim, S. H., Greten, H. J., & Efferth, T. (2013). Animal plant warfare and secondary metabolite evolution. *Natural Products and Bioprospecting, 3*(1), 1-7. doi:10.1007/s13659-013-0004-0

15 Van Ohlen, M., Herfurth, A., & Wittstock, U. (2017). Herbivore adaptations to plant cyanide defenses. *Herbivores*. doi:10.5772/66277

16 Laycock, W. A. (1978). Coevolution of poisonous plants and large herbivores on rangelands. *Journal of Range Management, 31*(5), 335. doi:10.2307/3897355

17 Freeland, W. J., & Janzen, D. H. (1974). Strategies in herbivory by mammals: The role of plant secondary compounds. *The American Naturalist, 108*(961), 269-289. doi:10.1086/282907

18 Pfister, J. (1999). Behavioral strategies for coping with poisonous plants. *Bulletin*, 45.

4장. 브로콜리, 슈퍼히어로인가 슈퍼빌런인가?

1 Ishidate, M., Harnois, M., & Sofuni, T. (1988). A comparative analysis of data on the clastogenicity of 951 chemical substances tested in mammalian cell cultures. *Mutation Research/Reviews in Genetic Toxicology, 195*(2), 151-213. doi:10.1016/0165-1110(88)90023-1

2 Randerath, K., Randerath, E., Agrawal, H. P., Gupta, R. C., Schurdak, M. E., & Reddy, M. V. (1985). Postlabeling methods for carcinogen-DNA adduct analysis. *Environmental Health Perspectives, 62*, 57. doi:10.2307/3430093

3 Kassie, F., Parzefall, W., Musk, S., Johnson, I., Lamprecht, G., Sontag, G., & Knasmüller, S. (1996). Genotoxic effects of crude juices from Brassica vegetables and juices and extracts from phytopharmaceutical preparations and spices of cruciferous plants origin in bacterial and mammalian cells. *Chemico-Biological Interactions, 102*(1), 1-16. doi:10.1016/0009-2797(96)03728-3

4 Baasanjav-Gerber, C., Hollnagel, H. M., Brauchmann, J., Iori, R., & Glatt, H. (2010). Detection of genotoxicants in Brassicales using endogenous DNA as a surrogate target and adducts determined by 32P-postlabelling as an experimental end point. *Mutagenesis, 26*(3), 407-413. doi:10.1093/ mutage/geq108

5 Latté, K. P., Appel, K., & Lampen, A. (2011). Health benefits and possible risks of broccoli - An overview. *Food and Chemical Toxicology, 49*(12), 3287-3309. doi:10.1016/j.fct.2011.08.019

6 Socała, K., Nieoczym, D., Kowalczuk-Vasilev, E., Wyska, E., & Wlaź, P. (2017). Increased seizure susceptibility and other toxicity symptoms following acute sulforaphane treatment in mice. *Toxicology and Applied Pharmacology, 326*, 43-53. doi:10.1016/j.taap.2017.04.010

7 Smith, T. K., Mithen, R., & Johnson, I. T. (2003). Effects of Brassica vegetable juice on the induction of apoptosis and aberrant crypt foci in rat colonic mucosal crypts in vivo. *Carcinogenesis*,

24(3), 491-495. doi:10.1093/carcin/24.3.491

8   Lynn, A., Collins, A., Fuller, Z., Hillman, K., & Ratcliffe, B. (2006). Cruciferous vegetables and colorectal cancer. *Proceedings of the Nutrition Society, 65*(1), 135-144. doi:10.1079/pns2005486

9   Baasanjav-Gerber, C., Hollnagel, H. M., Brauchmann, J., Iori, R., & Glatt, H. (2010). Detection of genotoxicants in Brassicales using endogenous DNA as a surrogate target and adducts determined by 32P-postlabelling as an experimental end point. *Mutagenesis, 26*(3), 407-413. doi:10.1093/mutage/geq108

10 Lynn, A., Fuller, Z., Collins, A. R., & Ratcliffe, B. (2015). Comparison of the effect of raw and blanched-frozen broccoli on DNA damage in colonocytes. *Cell Biochemistry and Function, 33*(5), 266-276. doi:10.1002/cbf.3106

11 Heres-Pulido, M. E., Dueñas-García, I., Castañeda-Partida, L., Santos-Cruz, L. F., Vega-Contreras, V., Rebollar-Vega, R.,... Durán-Díaz, A. (2010). Genotoxicity studies of organically grown broccoli (Brassica oleracea var. italica) and its interactions with urethane, methyl methanesulfonate and 4-nitroquinoline-1-oxide genotoxicity in the wing spot test of Drosophila melanogaster. *Food and Chemical Toxicology, 48*(1), 120- 128. doi:10.1016/j.fct.2009.09.027

12 Basu, A. (2018). DNA damage, mutagenesis and cancer. *International Journal of Molecular Sciences, 19*(4), 970. doi:10.3390/ijms19040970

13 Sharma, R., Sharma, A., Chaudhary, P., Pearce, V., Vatsyayan, R., Singh, S. V., ... Awasthi, Y. C. (2010). Role of lipid peroxidation in cellular responses to dl-sulforaphane, a promising cancer chemopreventive agent. *Biochemistry, 49*(14), 3191-3202. doi:10.1021/bi100104e

14 Bajaj, J. K., Salwan, P., & Salwan, S. (2016). Various possible toxicants involved in thyroid dysfunction: A review. *Journal of Clinical and Diagnostic Research.* doi: 10.7860/jcdr/2016/15195.7092

15 Felker, P., Bunch, R., & Leung, A. M. (2016). Concentrations of thiocyanate and goitrin in human plasma, their precursor concentrations in brassica vegetables, and associated potential risk for hypothyroidism. *Nutrition Reviews, 74*(4), 248-258. doi:10.1093/nutrit/nuv110

16 Eastman, C. J., & Zimmermann, M. B. (2018). The iodine deficiency disorders. *Endotext [Internet].* Retrieved from www.endotext.org

17 Lamberg, B. (1991). Endemic goitre-iodine deficiency disorders. *Annals of Medicine, 23*(4), 367-372. doi:10.3109/07853899109148075

18 Truong, T., Baron-Dubourdieu, D., Rougier, Y., & Guénel, P. (2010). Role of dietary iodine and cruciferous vegetables in thyroid cancer: a countrywide case-control study in New Caledonia. *Cancer Causes & Control, 21*(8), 1183-1192. doi: 10.1007/s10552-010-9545-2

19 Chandra, A. K., & De, N. (2010). Goitrogenic/antithyroidal potential of green tea extract in relation to catechin in rats. *Food and Chemical Toxicology, 48*(8-9), 2304-2311. doi:10.1016/j.fct.2010.05.064

20 Chandra, A. K., & De, N. (2012). Catechin induced modulation in the activities of thyroid hormone synthe- sizing enzymes leading to hypothyroidism. *Molecular and Cellular Biochemistry, 374*(1-2), 37-48. doi:10.1007/s11010-012-1503-8

21 Patel, Satish & Nag, Mukesh Kumar & Daharwal, S.J. & Rawat Singh, Manju & Singh, Deependra. (2013). Plant toxins: An overview. *Research J. Pharmacology and Pharmacodynamics.* 5. 283-288.

22 National Research Council. 1973. *Toxicants occurring naturally in foods.* Washington, DC: The National Academies Press. https://doi.org/10.17226/21278.

23 Van Ohlen, M., Herfurth, A., & Wittstock, U. (2017). Herbivore adaptations to plant cyanide defenses. *Herbivores.* doi:10.5772/66277

24 Bongiovanni, A. M. (1974). Endemic goitre and cassava. *The Lancet, 304*(7889), 1143. doi:10.1016/S0140-6736(74)90906-4

25 Mlingi, N. L., Bokanga, M., Kavishe, F. P., Gebre-Medhin, M., & Rosling, H. (1996). Milling reduces the goitrogenic potential of cassava. *International Journal of Food Sciences and Nutrition, 47*(6), 445-454. doi:10.3109/09637489609031873

26 Akindahunsi, A. A., Grissom, F. E., Adewusi, S. R., Afolabi, O. A., Torimiro, S. E., & Oke, O. L. (1998). Parameters of thyroid function in the endemic goitre of Akungba and Oke-Agbe villages of

Akoko area of southwestern Nigeria. *Afr J Med Med Sci, 27*(3-4), 239-242.

27 Jiang, X, Liu, Y., Ma, L., Ji, R., Qu, Y., Xin, Y., & Lv, G. (2018). Chemopreventive activity of sulfora-
phane. *Drug design, development and therapy, 12,* 2905-2913. doi:10.2147/DDDT.S100534

28 De Figueiredo, S., Binda, N., Nogueira-Machado, J., Vieira-Filho, S., & Caligiore, R. (2015). The
antioxidant properties of organosulfur compounds (sulforaphane). *Recent Patents on Endocrine,
Metabolic & Immune Drug Discovery, 9*(1), 24-39. doi: 10.2174/1872214809666150505164138

29 Wong, C. P., Hsu, A., Buchanan, A., Palomera-Sanchez, Z., Beaver, L. M., Houseman, E. A., ...
Ho, E. (2014). Effects of sulforaphane and 3,3'-diindolylmethane on genome-wide promoter
methylation in normal prostate epithelial cells and prostate cancer cells. *PLoS ONE, 9*(1), e86787.
doi:10.1371/journal. pone.0086787

30 Glaser, J., & Holzgrabe, U. (2016). Focus on PAINS: false friends in the quest for selective anti-
protozoal lead structures from Nature? *MedChemComm, 7*(2), 214-223. doi: 10.1039/c5md00481k

31 Ferreira de Oliveira, J. M., Costa, M., Pedrosa, T., Pinto, P., Remédios, C., Oliveira, H., Santos,
C. (2014). Sulforaphane induces oxidative stress and death by p53-independent mechanism:
Implication of impaired glutathione recycling. *PLoS ONE, 9*(3), e92980. doi:10.1371/journal.
pone.0092980

32 Zhao, S., Ghosh, A., Lo, C., Chenier, I., Scholey, J. W., Filep, J. G., Chan, J. S. (2017). NRF2
Deficiency upregulates intrarenal angiotensin-converting enzyme-2 and angiotensin 1-7 receptor
expression and attenuates hypertension and nephropathy in diabetic mice. *Endocrinology, 159*(2),
836-852. doi:10.1210/ en.2017-00752

33 Simmons, S. O., Fan, C., Yeoman, K., Wakefield, J., & Ramabhadran, R. (2011). NRF2 oxidative
stress induced by heavy metals is cell type dependent. *Current Chemical Genomics, 5,* 1-12.
doi:10.2174/1875397301105010001

34 Müller, T., & Hengstermann, A. (2012). NRF2: Friend and foe in preventing cigarette smoking-
dependent lung disease. *Chemical Research in Toxicology, 25*(9), 1805-1824. doi:10.1021/tx300145n

35 Jadeja, R. N., Upadhyay, K. K., Devkar, R. V., & Khurana, S. (2016). Naturally occurring NRF2 ac-
tivators: potential in treatment of liver injury. *Oxidative Medicine and Cellular Longevity,* 2016, 1-13.
doi:10.1155/2016/3453926

36 Varady, J., Gessner, D. K., Most, E., Eder, K., & Ringseis, R. (2012). Dietary moderately oxidized
oil activates the NRF2 signaling pathway in the liver of pigs. *Lipids in Health and Disease, 11*(1), 31.
doi:10.1186/1476-511x-11-31

37 Crane, T. E., Kubota, C., West, J. L., Kroggel, M. A., Wertheim, B. C., & Thomson, C. A. (2011).
Increasing the vegetable intake dose Is associated with a rise in plasma carotenoids without
modifying oxidative stress or inflammation in overweight or obese postmenopausal women. *The
Journal of Nutrition, 141*(10), 1827- 1833. doi:10.3945/jn.111.139659

38 Møller, P., Vogel, U., Pedersen, A., Dragsted, L. O., Sandström, B., & Loft, S. (2003). No effect
of 600 grams fruit and vegetables per day on oxidative dna damage and repair in healthy
nonsmokers. *Canar Epidemiology, Biomarkers & Prevention, 12,* 1016-1022.

39 Peluso, I., Raguzzini, A., Catasta, G., Cammisotto, V., Perrone, A., Tomino, C., ... Serafini, M.
(2018). Effects of high consumption of vegetables on clinical, immunological, and antioxidant
markers in subjects at risk of cardiovascular diseases. *Oxidative Medicine and Cellular Longevity,
2018,* 1-9. doi:10.1155/2018/5417165

40 Young, J., Dragsted L.O.*, Haraldsdóttir, J., Daneshvar, B., Kall, M., Loft, S., ... Sandström, B. (2002).
Green tea extract only affects markers of oxidative status postprandially. lasting antioxidant effect
of flavonoid-free diet. *British Journal of Nutrition, 87*(4), 343-355. doi:10.1079/bjnbjn2002523

41 Kumsta, C., Chang, J. T., Schmalz, J., & Hansen, M. (2017). Hormetic heat stress and HSF-1
induce autophagy to improve survival and proteostasis in C. elegans. *Nature Communications,*
8(1). doi:10.1038/ ncomms1 4337

42 Ohtsuka, Y., Yabunaka, N., Fujisawa, H., Watanabe, I., & Agishi, Y. (1994). Effect of thermal stress
on glutathione metabolism in human erythrocytes. *European Journal of Applied Physiology and*

Occupational Physiology, 68(1), 87-91. doi:10.1007/bf00599247

43 Siems, W. G., Van Kuijk, F. J., Maass, R., & Brenke, R. (1994). Uric acid and glutathione levels during short-term whole body cold exposure. *Free Radical Biology and Medicine*, 16(3), 299-305. doi:10.1016/0891-5849(94)90030-2

44 Duthie, S. J., Duthie, G. G., Russell, W. R., Kyle, J. A., Macdiarmid, J. I., Rungapamestry, V., Bestwick, C. S. (2017). Effect of increasing fruit and vegetable intake by dietary intervention on nutritional biomarkers and attitudes to dietary change: a randomised trial. *European Journal of Nutrition,* 57(5), 1855- 1872. doi:10.1007/s00394-017-1469-0

45 Palani, K., Harbaum-Piayda, B., Meske, D., Keppler, J. K., Bockelmann, W., Heller, K. J., & Schwarz, K. (2016). Influence of fermentation on glucosinolates and glucobrassicin degradation products in sauerkraut. Food Chemistry, 190, 755-762. doi:10.1016/j.foodchem.2015.06.012

46 Albertini, B., Schoubben, A., Guarnaccia, D., Pinelli, F., Della Vecchia, M., Ricci, M., ... Blasi, P. (2015). Effect of Fermentation and Drying on Cocoa Polyphenols. *Journal of Agricultural and Food Chemistry,* 63(45), 9948-9953. doi:10.1021/acs.jafc.5b01062

5장. 유니콘과 전래동화

1 Bellavia, A., Larsson, S. C., Bottai, M., Wolk, A., & Orsini, N. (2013). Fruit and vegetable consumption and all-cause mortality: a dose-response analysis. *The American Journal of Clinical Nutrition,* 98(2), 454-459. doi:10.3945/ajcn.112.056119

2 Crane, T. E., Kubota, C., West, J. L., Kroggel, M. A., Wertheim, B. C., & Thomson, C. A. (2011). Increasing the vegetable intake dose is associated with a rise in plasma carotenoids without modifying oxidative stress or inflammation in overweight or obese postmenopausal women. *The Journal of Nutrition, 141*(10), 1827- 1833. doi:10.3945/jn.111.139659

3 Møller, P., Vogel, U., Pedersen, A., Dragsted, L. O., Sandström, B., & Loft, S. (2003). No effect of 600grams fruit and vegetables per day on oxidative dna damage and repair in healthy nonsmokers. *Cancer Epidemiology, Biomarkers & Prevention, 12,* 1016-1022.

4 Peluso, I., Raguzzini, A., Catasta, G., Cammisotto, V., Perrone, A., Tomino, C., ... Serafini, M. (2018). Effects of high consumption of vegetables on clinical, immunological, and antioxidant markers in subjects at risk of cardiovascular diseases. *Oxidative Medicine and Cellular Longevity, 2018,* 1-9. doi:10.1155/2018/5417165

5 Young, J., Dragsted L.O.*, Haraldsdóttir, J., Daneshvar, B., Kall, M., Loft, S.,... Sandström, B. (2002). Green tea extract only affects markers of oxidative status postprandially: lasting antioxidant effect of flavonoid-free diet. *British Journal of Nutrition,* 87(4), 343-355. doi:10.1079/bjnbjn2002523

6 Lee, J. E., McLerran, D. F., Rolland, B., Chen, Y., Grant, E. J., Vedanthan, R.,... Sinha, R. (2013). Meat intake and cause-specific mortality: a pooled analysis of Asian prospective cohort studies. *The American Journal of Clinical Nutrition,* 98(4), 1032-1041. doi:10.3945/ajcn.113.062638

7 Sauvaget, C., Nagano, J., Hayashi, M., & Yamada, M. (2004). Animal protein, animal fat, and cholesterol intakes and risk of cerebral infarction mortality in the adult health study. *Stroke, 35*(7), 1531-1537. doi:10.1161/01.str.0000130426.52064.09

8 Shrank, W. H., Patrick, A. R., & Alan Brookhart, M. (2011). Healthy user and related biases in observational studies of preventive interventions: A primer for physicians. *Journal of General Internal Medicine, 26*(5), 546- 550. doi:10.1007/s11606-010-1609-1

9 Appleby, P. N., Key, T. J., Thorogood, M., Burr, M. L., & Mann, J. (2002). Mortality in British vegetarians. *Public Health Nutrition, 5*(1), 29-36. doi:10.1079/phn2001248

10 Burgos-Morón, E., Calderón-Montaño, J. M., Salvador, J., Robles, A., & López-Lázaro M, M. (2010).

The dark side of curcumin. *Int J Cancer, 126*(7), 1771-1775. doi: 10.1002/ijc.24967

11 Hewlings, S., & Kalman, D. (2017). Curcumin: A review of its' effects on human health. *Foods, 6*(10), 92. doi:10.3390/foods6100092

12 Fang, J., Lu, J., & Holmgren, A. (2005). Thioredoxin reductase is irreversibly modified by curcumin. *Journal of Biological Chemistry, 280*(26), 25284-25290. doi:10.1074/jbc.m414645200

13 Collins, H. M., Abdelghany, M. K., Messmer, M., Yue, B., Deeves, S. E., Kindle, K. B., ... Heery, D. M. (2013). Differential effects of garcinol and curcumin on histone and p53 modifications in tumour cells. *BMC Cancer, 13*(1). doi: 10.1186/1471-2407-13-37

14 Hallman, K., Aleck, K., Dwyer, B., Lloyd, V., Quigley, M., Sitto, N., Dinda, S. (2017). The effects of turmeric (curcumin) on tumor suppressor protein (p53) and estrogen receptor (ERα) in breast cancer cells. *Breast Cancer: Targets and Therapy, Volume 9*, 153-161. doi:10.2147/bctt.s125783

15 Singh, J., Dubey, R. K., & Atal, C. K. (1986). Piperine-mediated inhibition of glucuronidation activity in isolated epithelial cells of the guinea-pig small intestine: evidence that piperine lowers the endogenous UDP- glucuronic acid content. *J Pharmacol Exp Ther, 236*(2), 488-493. Retrieved from http://jpet.aspetjournals. org/content/236/2/488.long

16 Bjelakovic, G., Nikolova, D., Gluud, L. L., Simonetti, R. G., & Gluud, C. (2007). Mortality in randomized trials of antioxidant supplements for primary and secondary Prevention. *JAMA, 297*(8), 842. doi:10.1001/ jama.297.8.842

17 Vivekananthan, D. P., Penn, M. S., Sapp, S. K., Hsu, A., & Topol, E. J. (2003). Use of antioxidant vitamins for the prevention of cardiovascular disease: meta-analysis of randomised trials. *The Lancet, 361*(9374), 2017-2023. doi:10.1016/s0140-6736(03)13637-9

18 Miksicek, R. J. (1993). Commonly occurring plant flavonoids have estrogenic activity. *Mol Pharmacol, 44*(1), 37-43. Retrieved from https://www.ncbi.nlm.nih.gov/pubmed/8341277

19 Collins-Burow, B. M., Burow, M. E., Duong, B. N., & McLachlan, J. A. (2000). Estrogenic and antiestrogenic activities of flavonoid phytochemicals through estrogen receptor binding-dependent and -independent mechanisms. *Nutrition and Cancer, 38*(2), 229-244. doi:10.1207/ s15327914nc382_13

20 Messina, M. (2016). Soy and health update: Evaluation of the clinical and epidemiologic literature. *Nutrients, 8*(12), 754. doi:10.3390/nu8120754

21 Bar-El Dadon, S., & Reifen, R. (2010). Soy as an endocrine disruptor: Cause for caution? *Journal of Pediatric Endocrinology and Metabolism, 23*(9). doi:10.1515/jpem.2010.138

22 Habito, R., Montalto, J., Leslie, E., & Ball, M. (2000). Effects of replacing meat with soybean in the diet on sex hormone concentrations in healthy adult males. *British Journal of Nutrition, 84*(4), 557-563. doi:10.1017/ S0007114500001872

23 Dinsdale, E. C., & Ward, W. E. (2010). Early exposure to soy isoflavones and effects on reproductive health: a review of human and animal studies. *Nutrients, 2*(11), 1156-1187. doi:10.3390/nu2111156

24 Chavarro, J. E., Toth, T. L., Sadio, S. M., & Hauser, R. (2008). Soy food and isoflavone intake in relation to semen quality parameters among men from an infertility clinic. *Human Reproduction, 23*(11), 2584-2590. doi:10.1093/humrep/den243

25 Mennen, L. I., Walker, R., Bennetau-Pelissero, C., & Scalbert, A. (2005). Risks and safety of polyphenol consumption. *The American Journal of Clinical Nutrition, 81*(1), 326S-329S. doi:10.1093/ ajcn/81.1.326s

26 Chandra, A. K., & De, N. (2012). Catechin induced modulation in the activities of thyroid hormone synthesizing enzymes leading to hypothyroidism. *Molecular and Cellular Biochemistry, 374*(1-2), 37-48. doi:10.1007/s11010-012-1503-8

27 Ferguson, J., Ryan, M., Gibney, E., Brennan, L., Roche, H., & Reilly, M. (2014). Dietary isoflavone intake is associated with evoked responses to inflammatory cardiometabolic stimuli and improved glucose homeostasis in healthy volunteer. *Nutrition, Metabolism and Cardiovascular Diseases, 24*(9), 996-1003. doi:10.1016/j. numecd 2014.03.010

28 Resende, F. A., De Oliveira, A. P., De Camargo, M. S., Vilegas, W., & Varanda, E. A. (2013).

Evaluation of estrogenic potential of flavonoids using a recombinant yeast strain and MCF7/BUS cell proliferation assay. *PLoS ONE, 8*(10), e74881. doi:10.1371/journal.pone.0074881

29 Van Duursen, M. B., Sanderson, J. T., Chr. de Jong, P., Kraaij, M., & Van den Berg, M. (2004). Phytochemicals inhibit catechol-o-methyltransferase activity in cytosolic fractions from healthy human mammary tissues: Implications for catechol estrogen-induced DNA damage. *Toxicological Sciences, 81*(2), 316- 324. doi:10.1093/toxsci/kfh216

30 Ju, Y. H., Carlson, K. E., Sun, J., Pathak, D., Katzenellenbogen, B. S., Katzenellenbogen, J. A., & Helferich, W. G. (2000). Estrogenic effects of extracts from cabbage, fermented cabbage, and acidified brussels sprouts on growth and gene expression of estrogen-dependent human breast cancer (MCF-7) cells. *Journal of Agricultural and Food Chemistry, 48*(10), 4628-4634. doi:10.1021/jf000164z

31 Socci, V., Tempesta, D., Desideri, G., De Gennaro, L., & Ferrara, M. (2017). Enhancing human cognition with cocoa flavonoids. *Frontiers in Nutrition, 4.* doi:10.3389/fnut.2017.00019

32 Sarwar Gilani, G., Wu Xiao, C., & Cockell, K. A. (2012). Impact of antinutritional factors in food proteins on the digestibility of protein and the bioavailability of amino acids and on protein quality. *British Journal of Nutrition, 108*(S2), S315-S332. doi:10.1017/s0007114512002371

33 Griffiths, D. W. (1986). The inhibition of digestive enzymes by polyphenolic compounds. *Advances in Experimental Medicine and Biology,* 509-516. doi:10.1007/978-1-4757-0022-0_29

34 Song, J., Kwon, O., Chen, S., Daruwala, R., Eck, P., Park, J. B., & Levine, M. (2002). Flavonoid inhibition of sodium-dependent vitamin C transporter 1 (SVCT1) and glucose transporter isoform 2 (GLUT2), intestinal transporters for vitamin C and glucose. *Journal of Biological Chemistry, 277*(18), 15252-15260. doi:10.1074/jbc. m110496200

35 Hussein, L., & Abbas, H. (1986). Nitrogen balance studies among boys fed combinations of faba beans and wheat differing in polyphenolic contents. *AGRIS (International System for Agricultural Science and Technology), 31*(1), 67-81.

36 Van Huijsduijnen, R. A., Alblas, S. W., De Rijk, R. H., & Bol, J. F. (1986). Induction by salicylic acid of pathogenesis-related proteins and resistance to alfalfa mosaic virus infection in various plant species. *Journal of General Virology, 67*(10), 2135-2143. doi:10.1099/0022-1317-67-10-2135

37 Weinshilboum, R. M. (1986). Phenol sulfotransferase in humans: Properties, regulation, and function. *Federation Proceedings, 45*(8), 2223-2228.

38 Lawrence, J. R., Peter, R., Baxter, G. J., Robson, J., Graham, A. B., & Paterson, J. R. (2003). Urinary excretion of salicyluric and salicylic acids by non-vegetarians, vegetarians, and patients taking low dose aspirin. *Journal of Clinical Pathology, 56*(9), 651-653. doi:10.1136/jcp.56.9.651

39 Sommer, D. D., Rotenberg, B. W., Sowerby, L. J., Lee, J. M., Janjua, A., Witterick, I. J., ... Nayan, S. (2016). A novel treatment adjunct for aspirin exacerbated respiratory disease: the low-salicylate diet: A multicenter randomized control crossover trial. *International Forum of Allergy & Rhinology,* 6(4), 385-391. doi:10.1002/alr.21678

40 Kjær, T. N., Ornstrup, M. J., Poulsen, M. M., Stødkilde-Jørgensen, H., Jessen, N., Jørgensen, J.O., ... Pedersen, S. B. (2017). No beneficial effects of resveratrol on the metabolic syndrome: A randomized placebo-controlled clinical trial. *The Journal of Clinical Endocrinology & Metabolism, 102*(5), 1642-1651. doi:10.1210/ jc.2016-2160

41 Heebøll, S., Kreuzfeldt, M., Hamilton-Dutoit, S., Kjær Poulsen, M., Stødkilde-Jørgensen, H., Møller, H. J., Grønbæk, H. (2016). Placebo-controlled, randomised clinical trial: high-dose resveratrol treatment for non-alcoholic fatty liver disease. *Scandinavian Journal of Gastroenterology, 51*(4), 456-464. doi:10.3109/0036552 1.2015.1107620

42 Kjaer, T. N., Ornstrup, M. J., Poulsen, M. M., Jørgensen, J. O., Hougaard, D. M., Cohen, A. S., ... Pedersen, S. B. (2015). Resveratrol reduces the levels of circulating androgen precursors but has no effect on, testosterone, dihydrotestosterone, PSA levels or prostate volume. A 4-month randomised trial in middle-aged men. *The Prostate, 75*(12), 1255-1263. doi:10.1002/pros23006

43 Ahmad, A., Syed, F. A., Singh, S., & Hadi, S. (2005). Prooxidant activity of resveratrol in

the presence of copper ions: Mutagenicity in plasmid DNA. *Toxicology Letters, 159*(1), 1-12. doi:10.1016/j. toxlet.2005.04.001

44 Gadacha, W., Ben-Attia, M., Bonnefont-Rousselot, D., Aouani, E., Ghanem-Boughanmi, N., & Touitou, Y. (2009). Resveratrol opposite effects on rat tissue lipoperoxidation: pro-oxidant during day-time and antioxidant at night. *Redox Report, 14*(4), 154-158. doi:10.1179/135100009x466131

6장. 옥살산염의 공격

1 Wang, Z., Zheng, Y., Zhao, B., Zhang, Y., Liu, Z., Xu, J., Abliz, Z. (2015). Human metabolic responses to chronic environmental polycyclic aromatic hydrocarbon exposure by a metabolomic approach. *Journal of Proteome Research, 14*(6), 2583-2593. doi:10.1021/acs.jproteome.5b00134

2 Prasad, R., & Shivay, Y. S. (2017). Oxalic acid/oxalates in plants: From self-defense to phytoremediation. *Current Science, 112*(08), 1665. doi:10.18520/cs/v112/108/1665-1667

3 Korth, K. L., Doege, S. J., Park, S., Goggin, F. L., Wang, Q., Gomez, S. K., Nakata, P. A. (2006). Medicago truncatula mutants demonstrate the role of plant calcium oxalate crystals as an effective defense against chewing insects. *Plant Physiology, 141*(1), 188-195. doi:10.1104/pp.106.076737

4 Sippy, J. J. (1919). Death from rhubarb leaves due to oxalic acid poisoning. *Journal of the American Medical Association, 73*(8), 627. doi:10.1001/jama. 1919.02610340059028

5 James, L. F. (1972). Oxalate toxicosis. *Clinical Toxicology, 5*(2), 231-243. doi:10.3109/15563657208991002

6 Sanz, P., & Reig, R. (1992). Clinical and pathological findings in fatal plant oxalosis. *The American Journal of Forensic Medicine and Pathology, 13*(4), 342-345. doi:10.1097/00000433-199212000-00016

7 Farre, M. (1989). Fatal oxalic acid poisoning from sorrel soup. *The Lancet, 334*(8678-8679), 1524. doi:10.1016/S0140-6736(89)92967-x

8 Makkapati, S., D'Agati, V. D., & Balsam, L. (2018). "Green smoothie cleanse" causing acute oxalate nephropathy. *American Journal of Kidney Diseases, 71*(2), 281-286. doi:10.1053/j.ajkd.2017.08.002

9 Park, H., Eom, M., Won Yang, J., Geun Han, B., Ok Choi, S., & Kim, J. S. (2014). Peanut-induced acute oxalate nephropathy with acute kidney injury. *Kidney Research and Clinical Practice, 33*(2), 109-111. doi:10.1016/j. krcp.2014.03.003

10 Ellis, D., & Lieb, J. (2015). Hyperoxaluria and genitourinary disorders in children ingesting almond milk products. *The Journal of Pediatrics, 167*(5), 1155-1158. doi:10.1016/j.jpeds.2015.08.029

11 Christison, R., & Coindet, C. W. (1823). An experimental inquiry on poisoning by oxalic acid. *Edinburgh medical and surgical journal, 19*(76), 323–337.

12 Beug, M. W. (2019). Oxalates in chaga - a potential health threat. *North American Mycological Association.* Retrieved from https://namyco.org/

13 Tsai, M., Chang, W., Lui, C., Chung, K., Hsu, K., Huang, C., ... Chuang, Y. (2005). Status epilepticus induced by star fruit intoxication in patients with chronic renal disease. *Seizure,* 14(7), 521-525. doi:10.1016/j. seizure.2005.08.004

14 Wahl, R., Fuchs, R., & Kallee, E. (1993). Oxalate in the human thyroid gland. *Clinical Chemistry and Laboratory Medicine, 31*(9). doi: 10.1515/cclm 1993.31.9.559

15 Frishberg, Y., Feinstein, S., Rinat, C., & Drukker, A. (2000). Hypothyroidism in primary hyperoxaluria type 1. *The Journal of Pediatrics, 136*(2), 255-257. doi:10.1016/s0022-3476(00)70112-0

16 Konstantynowicz, J., Porowski, T., Zoch-Zwierz, W., Wasilewska, J., Kadziela-Olech, H., Kulak, W., Kaczmarski, M. (2012). A potential pathogenic role of oxalate in autism. *European Journal of Paediatric Neurology, 16*(5), 485-491. doi:10.1016/j.ejpn.2011.08.004

17 Gonzalez, J. E., Caldwell, R. G., & Valaitis, J. (1991). Calcium oxalate crystals in the breast.

Pathology and significance. *The American Journal of Surgical Pathology, 15*(6), 586-591. doi: 10.1097/00000478-199106000-00007

18 Castellaro, A. M., Tonda, A., Cejas, H. H., Ferreyra, H., Caputto, B. L., Pucci, O. A., & Gil, G. A. (2015). Oxalate induces breast cancer. *BMC Cancer, 15*(1). doi:10.1186/s12885-015-1747-2

19 Ermer, T., Eckardt, K., Aronson, P. S., & Knauf, F. (2016). Oxalate, inflammasome, and progression of kidney disease. *Current Opinion in Nephrology and Hypertension, 25*(4), 363-371. doi:10.1097/mnh.0000000000000229

20 Mulay, S. R., Kulkarni, O. P., Rupanagudi, K. V., Migliorini, A., Darisipudi, M. N., Vilaysane, A., ... Anders, H. (2012). Calcium oxalate crystals induce renal inflammation by NLRP3-mediated IL-1ß secre- tion. *Journal of Clinical Investigation, 123*(1), 236-246. doi:10.1172/jci63679

21 Balcke, P., Zazgornik, J., Sunder-Plassmann, G., Kiss, A., Hauser, A., Gremmel, F., ... Schmidt, P. (1989). Transient hyperoxaluria after Ingestion of chocolate as a high risk factor for calcium oxalate calculi. *Nephron, 51*(1), 32-34. doi:10.1159/000185238

22 Holmes, R. P., Goodman, H. O., & Assimos, D. G. (2001). Contribution of dietary oxalate to urinary oxalate excretion. *Kidney International, 59*(1), 270-276. doi: 10.1046/j.1523-1755.2001.00488. x

23 Tang, M., Larson-Meyer, D. E., & Liebman, M. (2008). Effect of cinnamon and turmeric on urinary oxalate excretion, plasma lipids, and plasma glucose in healthy subjects. *The American Journal of Clinical Nutrition, 87*(5), 1262-1267. doi:10.1093/ajcn/87.5.1262

24 Gasińska, A., & Gajewska, D. (2007). Tea and coffee as the main sources of oxalate in diets of patients with kidney oxalate stones. *Roz Panstw Zakl Hig, 58*(1), 61-67.

25 Abratt, V. R., & Reid, S. J. (2010). Oxalate-degrading bacteria of the human gut as probiotics in the management of kidney stone disease. *Advances in Applied Microbiology*, 63-87. doi:10.1016/s0065-2164(10)72003-7

7장. 강낭콩과 파킨슨병

1 Sandlin, D. (2013, September 30). The elvis impersonator, the karate instructor, a fridge full of severed heads, and the plot 2 kill the president. *GQ Magazine*. Retrieved from https://www.gq.com/story/ paul-kevin-curtis-elvis-impersonator-ricin-assassinations

2 Sperti, S., Montanaro, L., Mattioli, A., & Stirpe, F. (1973). Inhibition by ricin of protein synthesisin vitro: 60S ribosomal subunit as the target of the toxin (Short Communication). *Biochemical Journal, 136*(3), 813- 815. doi:10.1042/bj1360813

3 Hayes, A. W., & Kruger, C. L. (2014). *Hayes' principles and methods of toxicology, sixth edition*. Boca Raton, FL: CRC Press.

4 Rodhouse, J. C., Haugh, C. A., Roberts, D., & Gilbert, R. J. (1990). Red kidney bean poisoning in the UK: An analysis of 50 suspected incidents between 1976 and 1989. *Epidemiology and Infection, 105*(3), 485-491. doi:10.1017/s095026880004810x

5 De Oliveira, J., Pusztai, A., & Grant, G. (1988). Changes in organs and tissues induced by feeding of purified kidney bean (Phaseolus vulgaris) lectins. *Nutrition Research, 8*(8), 943-947. doi: 10.1016/s0271-5317(88)80133-7

6 Ceri, H., Banwell, J. G., & Fang, R. (1998). Lectin ingestion: changes in mucin secretion and bacterial adhesion to intestinal tissue. Lectin Methods and Protocols, 495-504. doi:10.1385/0-89603-396-1:495

7 Shen, H., Lu, Z., Xu, Z., & Shen, Z. (2017). Diet-induced reconstruction of mucosal microbiota associated with alterations of epithelium lectin expression and regulation in the maintenance of

rumen homeostasis. *Scientific Reports, 7*(1). doi:10.1038/s41598-017-03478-2

8 Dicker, A. J., Crichton, M. L., Cassidy, A. J., Brady, G., Hapca, A., Tavendale, R., ... Chalmers, J. D. (2017). Genetic mannose binding lectin deficiency is associated with airway microbiota diversity and reduced exacerbation frequency in COPD. *Thorax, 73*(6), 510-518. doi:10.1136/thoraxjnl-2016-209931

9 Banwell, J. G., Howard, R., Kabir, I., & Costerton, J. W. (1988). Bacterial overgrowth by indigenous microflora in the phytohemagglutinin-fed rat. *Canadian Journal of Microbiology, 34*(8), 1009-1013. doi:10.1139/m88-177

10 Ceri, H., Falkenberg-Anderson, K., Fang, R., Costerton, J. W., Howard, R., & Banwell, J. G. (1988). Bacteria-lectin interactions in phytohemagglutinin-induced bacterial overgrowth of the small intestine. *Canadian Journal of Microbiology, 34*(8), 1003-1008. doi:10.1139/m88-176

11 Shanshan Kong, Yanhui H. Zhang, and Weiqiang Zhang, "Regulation of Intestinal Epithelial Cells Properties and Functions by Amino Acids," *BioMed Research International,* vol. 2018, Article ID 2819154, 10; pages, 2018. https://doi.org/10.1155/2018/2819154.

12 Fasano, A. (2011). Zonulin and its regulation of intestinal barrier function: The biological door to inflammation, autoimmunity, and cancer. *Physiological Reviews, 91*(1), 151-175. doi:10.1152/physrev.00003.2008

13 Fasano, A. (2012). Zonulin, regulation of tight junctions, and autoimmune diseases. *Annals of the New York Academy of Sciences, 1258*(1), 25-33. doi:10.1111/j.1749-6632.2012.06538.x

14 Hansson, G. C. (2012). Role of mucus layers in gut infection and inflammation. *Current Opinion in Microbiology, 15*(1), 57-62. doi:10.1016/j.mib.2011.11.002

15 Pellegrina, C. D., Perbellini, O., Scupoli, M. T., Tomelleri, C., Zanetti, C., Zoccatelli, G., .. Chignola, R. (2009). Effects of wheat germ agglutinin on human gastrointestinal epithelium: Insights from an experimental model of immune/epithelial cell interaction. *Toxicology and Applied Pharmacology, 237*(2), 146-153. doi:10.1016/j.taap.2009.03.012

16 Elli, L., Dolfini, E., & Bardella, M. T. (2003). Gliadin cytotoxicity and in vitro cell cultures. *Toxicology Letters, 146*(1), 1-8. doi:10.1016/j.toxlet.2003.09.004

17 Clemente, M. G., Virgiliis, S. D., Kang, J. S., Macatagney, R., Musu, M. P., Di Pierro, M. R., ... Drago, S. (2003). Early effects of gliadin on enterocyte intracellular signaling involved in intestinal barrier function. *Gut, 52*(2), 218-223. doi:10.1136/gut.52.2.218

18 Rivabene, R., Mancini, E., & De Vincenzi, M. (1999). In vitro cytotoxic effect of wheat gliadin-derived peptides on the Caco-2 intestinal cell line is associated with intracellular oxidative imbalance: implications for coeliac disease. *Biochimica et Biophysica Acta (BBA) - Molecular Basis of Disease, 1453*(1), 152-160. doi:10.1016/ s0925-4439(98)00095-7

19 Ryder, S. D., Jacyna, M. R., Levi, A., Rizzi, P. M., & Rhodes, J. M. (1998). Peanut ingestion increases rectal proliferation in individuals with mucosal expression of peanut lectin receptor. *Gastroenterology, 114*(1), 44-49. doi:10.1016/s0016-5085(98)70631-6

20 Wang, Q., Yu, L., Campbell, B. J., Milton, J. D., & Rhodes, J. M. (1998). Identification of intact peanut lectin in peripheral venous blood. *The Lancet, 352*(9143), 1831-1832. doi:10.1016/S0140-6736(05)79894-9

21 Pramod, S. N., Venkatesh, Y. P., & Mahesh, P. A. (2007). Potato lectin activates basophils and mast cells of atopic subjects by its interaction with core chitobiose of cell-bound non-specific immunoglobulin E. *Clinical Experimental Immunology, 148*(3), 391-401. doi:10.1111/j.1365-2249.2007.03368.x

22 Haas, H., Falcone, F. H., Schramm, G., Haisch, K., Gibbs, B. F., Klaucke, J., ... Schlaak, M. (1999). Dietary lectins can induce in vitro release of IL-4 and IL-13 from human basophils. *European Journal of Immunology, 29*(03), 918-927. doi:10.1002/(sici)1521-4141 (199903)29:03<918::aid-immu918>3.3.co;2-k

23 Svensson, E., Horváth-Puhó, E., Thomsen, R. W., Djurhuus, J. C., Pedersen, L., Borghammer, P., & Sørensen, H. T. (2015). Vagotomy and subsequent risk of Parkinson's disease. *Annals of Neurology,*

78(4), 522-529. doi:10.1002/ana.24448

24 Zheng, J., Wang, M., Wei, W., Keller, J. N., Adhikari, B., King, J. F., ... Laine, R. A. (2016). Dietary plant lectins appear to be transported from the gut to gain access to and alter dopaminergic neurons of caenorhabditis elegans, a potential etiology of Parkinson's disease. *Frontiers in Nutrition, 3.* doi:10.3389/ fnut.2016.00007

25 Goedert, M., Spillantini, M. G., Del Tredici, K., & Braak, H. (2012). 100 years of Lewy pathology. *Nature Reviews Neurology, 9*(1), 13-24. doi:10.1038/nrneurol.2012.242

26 Anselmi, L., Bove, C., Coleman, F. H., Le, K., Subramanian, M. P., Venkiteswaran, K., ... Travagli, R. A. (2018). Ingestion of subthreshold doses of environmental toxins induces ascending Parkinsonism in the rat. *npj Parkinson's Disease, 4*(1). doi:10.1038/s41531-018-00660

27 Shechter, Y. (1983). Bound lectins that mimic insulin produce persistent insulin-like activities. *Endocrinology, 113*(6), 1921-1926. doi:10.1210/endo-113-6-1921

28 Kamikubo, Y., Dellas, C., Loskutoff, D., Quigley, J., & Ruggeri, Z. (2008). Contribution of leptin receptor N-linked glycans to leptin binding. *Biochemical Journal, 410*(3), 595-604. doi:10.1042/ bj20071137

29 Gundry, S. R. (2018). Abstract P238: remission/cure of autoimmune diseases by a lectin limite diet supplemented with probiotics, prebiotics, and polyphenols. *Circulation, 137*(1), 238.

30 Nachbar, M. S., & Oppenheim, J. D. (1980). Lectins in the United States diet: a survey of lectins in commonly consumed foods and a review of the literature. *The American Journal of Clinical Nutrition, 33*(11), 2338- 2345. doi:10.1093/ajcn/33.11.2338

31 Freed, D. L. (1999). Do dietary lectins cause disease? *BMJ, 318*(7190), 1023-1024. doi:10.1136/ bmj.318.7190.1023

8장. 잘못된 신화 1 - 식물성 식품은 슈퍼푸드다?

1 Rae, C., Digney, A. L., McEwan, S. R., & Bates, T. C. (2003). Oral creatine monohydrate supplementation improves brain performance: a double-blind, placebo-controlled, cross-over trial. *Proceedings of the Royal Society of London. Series B: Biological Sciences, 270*(1529), 2147-2150. doi:10.1098/rspb.2003.2492

2 Benton, D., & Donohoe, R. (2010). The influence of creatine supplementation on the cognitive functioning of vegetarians and omnivores. *British Journal of Nutrition, 105*(7), 1100-1105. doi:10.1017/ s0007114510004733

3 Burke, D. G., Chilibeck, P. D., Parise, G., Candow, D. G., Mahoney, D., & Tarnopolsky, M. (2003). Effect of creatine and weight training on muscle creatine and performance in vegetarians. *Medicine & Science in Sports Exercise, 35*(11), 1946-1955. doi:10.1249/01.mss.0000093614.17517.79

4 Zeisel, S. H., & Da Costa, K. (2009). Choline: an essential nutrient for public health. *Nutrition Reviews, 67*(11), 615-623. doi:10.1111/j.1753-4887.2009.00246.x

5 Derbyshire, E. (2019). Could we be overlooking a potential choline crisis in the United Kingdom? *BMJ Nutrition, Prevention & Health,* bmjnph-2019-000037. doi:10.1136/bmjnph-2019-000037

6 Yin, J., Nielsen, M., Li, S., & Shi, J. (2019). Ketones improves apolipoprotein E4-related memory deficiency via sirtuin 3. *Aging.* doi: 10.18632/aging 102070

7 Miller, V. J., Villamena, F. A., & Volek, J. S. (2018). Nutritional ketosis and mitohormesis: Potential implications for mitochondrial function and human health. *Journal of Nutrition and Metabolism, 2018,* 1-27. doi:10.1155/2018/5157645

8 Stephens, F. B., Marimuthu, K., Cheng, Y., Patel, N., Constantin, D., Simpson, E. J., & Greenhaff, P. L. (2011). Vegetarians have a reduced skeletal muscle carnitine transport capacity. *American Journal of Clinical Nutrition, 94*(3), 938-944. doi:10.3945/ajcn.111.012047

9   Nasca, C., Bigio, B., Lee, F. S., Young, S. P., Kautz, M. M., Albright, A.,... Rasgon, N. (2018). Acetyl-l-carnitine deficiency in patients with major depressive disorder. *Proceedings of the National Academy of Sciences, 115*(34), 8627-8632. doi:10.1073/pnas.1801609115

10 Hagen, T. M., Liu, J., Lykkesfeldt, J., Wehr, C. M., Ingersoll, R. T., Vinarsky, V., ... Ames, B. N. (2002). Feeding acetyl-l-carnitine and lipoic acid to old rats significantly improves metabolic function while decreasing oxidative stress. *Proceedings of the National Academy of Sciences, 99*(4), 1870-1875. doi:10.1073/ pnas.261708898

11 Wang, S., Han, C., Lee, S., Patkar, A. A., Masand, P. S., & Pae, C. (2014). A review of current evidence for acetyl-l-carnitine in the treatment of depression. *Journal of Psychiatric Research, 53*, 30-37. doi:10.1016/j. jpsychires.2014.02.005

12 Veronese, N., Stubbs, B., Solmi, M., Ajnakina, O., Carvalho, A. F., & Maggi, S. (2018). Acetyl-l-carnitine supplementation and the treatment of depressive symptoms: A systematic review and meta-analy- sis. *Psychosomatic Medicine, 80*(2), 154-159. doi:10.1097/psy.0000000000000537

13 Harris, R. C., Wise, J. A., Price, K. A., Kim, H. J., Kim, C. K., & Sale, C. (2012). Determinants of muscle carnosine content. *Amino Acids, 43*(1), 5-12. doi:10.1007/s00726-012-1233-y

14 Everaert, I., Mooyaart, A., Baguet, A., Zutinic, A., Baelde, H., Achten, E., Derave, W. (2010). Vegetarianism, female gender and increasing age, but not CNDP1 genotype, are associated with reduced muscle carnosine levels in humans. *Amino Acids, 40*(4), 1221-1229. doi:10.1007/s00726-010-0749-2 15.

15 Krajcovicová-Kudláčková, M., Sebeková, K., Schinzel, R., & Klvanová, J. (2002). Advanced glycation end products and nutrition. *Physiol Res, 51*(3), 313-316.

16 Huang, J., Chuang, L., Guh, J., Yang, Y., & Hsu, M. (2008). Effect of taurine on advanced glycation end products-induced hypertrophy in renal tubular epithelial cells. *Toxicology and Applied Pharmacology, 233*(2), 220-226. doi:10.1016/j.taap.2008.09.002

17 Wu, J., & Prentice, H. (2010). Role of taurine in the central nervous system. *Journal of Biomedical Science, 17*(Suppl 1), S1. doi:10.1186/1423-0127-17-s1-s1

18 Laidlaw, S. A., Shultz, T. D., Cecchino, J. T., & Kopple, J. D. (1988). Plasma and urine taurine levels in vegans. *The American Journal of Clinical Nutrition, 47*(4), 660-663. doi:10.1093/ajcn/47.4.660

19 Baines, S., Powers, J., & Brown, W. J. (2007). How does the health and well-being of young Australian vegetarian and semi-vegetarian women compare with non-vegetarians? *Public Health Nutrition, 10*(5), 436-442. doi:10.1017/s1368980007217938

20 Burkert, N. T., Muckenhuber, J., Großschädl, F., Rásky, É., & Freidl, W. (2014). Nutrition and health- the association between eating behavior and vsaarious health parameters: A matched sample study. *PLoS ONE, 9*(2), e88278. doi:10.1371/journal.pone.0088278

21 Matta, J., Czernichow, S., Kesse-Guyot, E., Hoertel, N., Limosin, F., Goldberg, M., ... Lemogne, C. (2018). Depressive symptoms and vegetarian diets: results from the constances cohort. *Nutrients, 10*(11), 1695. doi:10.3390/nu10111695

22 Michalak, J., Zhang, X., & Jacobi, F. (2012). Vegetarian diet and mental disorders: results from a representative community survey. *International Journal of Behavioral Nutrition and Physical Activity, 9*(1), 67. doi:10.1186/1479-5868-9-67

23 Meesters, A. N., Maukonen, M., Partonen, T., Männistö, S., Gordijn, M. C., & Meesters, Y. (2016). Is There a relationship between vegetarianism and seasonal affective disorder? A pilot study. *Neuropsychobiology, 74*(4), 202-206. doi:10.1159/000477247

24 Dowlati, Y., Herrmann, N., Swardfager, W., Liu, H., Sham, L., Reim, E. K., & Lanctôt, K. L. (2010). A meta-analysis of cytokines in major depression. *Biological Psychiatry, 67*(5), 446-457. doi:10.1016/ j. biopsych.2009.09.033

25 Lindqvist, D., Janelidze, S., Hagell, P., Erhardt, S., Samuelsson, M., Minthon, L., ... Brundin, L. (2009). Interleukin-6 is elevated in the cerebrospinal fluid of suicide attempters and related to symptom severity. *Biological Psychiatry, 66*(3), 287-292. doi:10.1016/j.biopsych.2009.01.030

26 Rosenblat, J. D., Brietzke, E., Mansur, R. B., Maruschak, N. A., Lee, Y., & McIntyre, R. S. (2015).

Inflammation as a neurobiological substrate of cognitive impairment in bipolar disorder: Evidence, pathophysiology and treatment implications. *Journal of Affective Disorders, 188,* 149-159. doi:10.1016/j. jad.2015.08.058

27 Lönnerdal, B. (2000). Dietary factors influencing zinc absorption. *The Journal of Nutrition, 130*(5), 1378S-1383S. doi:10.1093/jn/130.5.137

28 Solomons, N. W, Jacob, R. A, Pineda, O., & Viteri, F. (1979). Studies on the bioavailability of zinc in man. II. Absorption of zinc from organic and inorganic sources. *Journal of laboratory and clinical medicine, 94,* 335-343.

29 Bohn, T., Davidsson, L., Walczyk, T., & Hurrell, R. F. (2004). Fractional magnesium absorption is significantly lower in human subjects from a meal served with an oxalate-rich vegetable, spinach, as compared with a meal served with kale, a vegetable with a low oxalate content. *British Journal of Nutrition, 91*(4), 601- 606. doi:10.1079/bjn20031081

30 Amalraj, A., & Pius, A. (2014). Bioavailability of calcium and its absorption inhibitors in raw and cooked green leafy vegetables commonly consumed in India - An in vitro study. *Food Chemistry, 170,* 430-436. doi:10.1016/j.foodchem.2014.08.031

31 Hunt, J. R. (2003). Bioavailability of iron, zinc, and other trace minerals from vegetarian diets. *The American Journal of Clinical Nutrition, 78*(3), 633S-639S. doi:10.1093/ajcn/78.3.633s

32 De Bortoli, M. C., & Cozzolino, S. M. (2008). Zinc and Selenium Nutritional Status in Vegetarians. *Biological Trace Element Research, 127*(3), 228-233. doi: 10.1007/s12011-008-8245-1

33 Craig, W. J. (2009). Health effects of vegan diets. *The American Journal of Clinical Nutrition, 89*(5), 1627S-1633S. doi:10.3945/ajcn.2009.26736n

34 Gibson, R. S., Heath, A. M., & Szymlek-Gay, E. A. (2014). Is iron and zinc nutrition a concern for vegetarian infants and young children in industrialized countries? *The American Journal of Clinical Nutrition, 100*(suppl 1), 459S-468S. doi:10.3945/ajcn.113.071241

35 Kadrabová, J., Madarič, A., Kováčiková, Z., & Ginter, E. (1995). Selenium status, plasma zinc, copper, and magnesium in vegetarians. *Biological Trace Element Research, 50*(1), 13-24. doi:10.1007/bf02789145

36 Fields, H., Ruddy, B., Wallace, M. R., Shah, A., Millstine, D., & Marks, L. (2016). How to monitor and advise vegans to ensure adequate nutrient intake. *The Journal of the American Osteopathic Association, 116*(2), 96. doi: 10.7556/jaoa.2016.022

37 Krajčovičová-Kudláčková, M., Bučková, K., Klimeš, I., & Šeboková, E. (2003). Iodine deficiency in vegetarians and vegans. *Annals of Nutrition and Metabolism, 47*(5), 183-185. doi:10.1159/000070483

38 Kristensen, N. B., Madsen, M. L., Hansen, T. H., Allin, K. H., Hoppe, C., Fagt, S., Pedersen, O. (2015). Intake of macro- and micronutrients in Danish vegans. *Nutrition Journal, 14*(1). doi:10.1186/ s12937-015-0103-3

39 Pawlak, R., Berger, J., & Hines, I. (2016). Iron Status of Vegetarian Adults: A Review of Literature. *American Journal of Lifestyle Medicine, 12*(6), 486-498. doi:10.1177/1559827616682933

40 Young, I., Parker, H., Rangan, A., Prvan, T., Cook, R., Donges, C., ... O'Connor, H. (2018). Association between haem and non-haem iron intake and serum ferritin in healthy young women. *Nutrients, 10*(1), 81. doi:10.3390/nu10010081

41 Hooda, J., Shah, A., & Zhang, L. (2014). Heme, an essential nutrient from dietary proteins, critically impacts diverse physiological and pathological processes. *Nutrients, 6*(3), 1080-1102. doi:10.3390/nu6031080

42 Lynch, S. R., Beard, J. L., Dassenko, S. A., & Cook, J. D. (1984). Iron absorption from legumes in humans. *The American Journal of Clinical Nutrition, 40*(1), 42-47. doi:10.1093/ajcn/40.1.42

43 Krajčovičová-Kudláčková, M., Blažíček, P., Kopčová, J., Béderová, A., & Babinská, K. (2000). Homocysteine levels in vegetarians versus omnivores. *Annals of Nutrition and Metabolism, 44*(3), 135-138. doi:10.1159/000012827

44 Gröber, U., Kisters, K., & Schmidt, J. (2013). Neuroenhancement with vitamin B12-underestimated neurological significance. *Nutrients, 5*(12), 5031-5045. doi:10.3390/nu5125031

45 Moore, E., Mander, A., Ames, D., Carne, R., Sanders, K., & Watters, D. (2012). Cognitive impairment and vitamin B12: a review. *International Psychogeriatrics, 24*(4), 541-556. doi:10.1017/s1041610211002511

46 Vogiatzoglou, A., Refsum, H., Johnston, C., Smith, S. M., Bradley, K. M., De Jager, C., ... Smith, A. D. (2008). Vitamin B12 status and rate of brain volume loss in community-dwelling elderly. *Neurology, 71*(11), 826-832. doi:10.1212/01.wnl.0000325581.26991.£2

47 Gregory, J. F. (1989). Bioavailability of vitamin B-6 from plant foods. *The American Journal of Clinical Nutrition, 49*(4), 717-717. doi:10.1093/ajcn/49.4.717

48 McNulty, H., Dowey, L. R., Strain, J., Dunne, A., Ward, M., Molloy, A. M., ... Scott, J. M. (2006). Riboflavin lowers homocysteine in individuals homozygous for the MTHFR 677C→T polymorphism. *Circulation, 113*(1), 74-80. doi:10.1161/circulationaha. 105.580332

49 Lietz, G., Oxley, A., Boesch-Saadatmandi, C., & Kobayashi, D. (2012). Importance of ß, ß-carotene 15, 15'-monooxygenase 1 (BCMO1) and B, B-carotene 9', 10'-dioxygenase 2 (BCDO2) in nutrition and health. *Molecular Nutrition & Food Research, 56*(2), 241-250. doi:10.1002/mnfr.201100387

50 Tang, G. (2010). Bioconversion of dietary provitamin A carotenoids to vitamin A in humans. *The American Journal of Clinical Nutrition, 91*(5), 1468S-1473S. doi:10.3945/ajcn.2010.28674g

51 Groenen-van Dooren, M. M., Soute, B. A., Jie, K. G., Thijssen, H. H., & Vermeer, C. (1993). The relative effects of phylloquinone and menaquinone-4 on the blood coagulation factor synthesis in vitamin K-deficient rats. *Biochemical Pharmacology, 46*(3), 433-437. doi:10.1016/0006-2952(93)90519-3

52 Geleijnse, J. M., Vermeer, C., Grobbee, D. E., Schurgers, L. J., Knapen, M. H., Van der Meer, I. M., ... Witteman, J. C. (2004). Dietary intake of menaquinone is associated with a reduced risk of coronary heart disease: The rotterdam study. *The Journal of Nutrition, 134*(11), 3100-3105. doi:10.1093/jn/134.11.3100

53 Gast, G., De Roos, N., Sluijs, I., Bots, M., Beulens, J., Geleijnse, J., ... Van der Schouw, Y. (2009). A high menaquinone intake reduces the incidence of coronary heart disease. *Nutrition, Metabolism and Cardiovascular Diseases, 19*(7), 504-510. doi: 10.1016/j.numecd.2008.10.004

54 Guesnet, P., & Alessandri, J. (2011). Docosahexaenoic acid (DHA) and the developing central nervous system (CNS) - Implications for dietary recommendations. *Biochimie, 93*(1), 7-12. doi:10.1016/j. biochi.2010.05.005

55 Esmaeili, V., Shahverdi, A. H., Moghadasian, M. H., & Alizadeh, A. R. (2015). Dietary fatty acids affect semen quality: a review. *Andrology, 3*(3), 450-461. doi:10.1111/andr.12024

56 Swanson, D., Block, R., & Mousa, S. A. (2012). Omega-3 fatty acids EPA and DHA: Health benefits throughout Life. *Advances in Nutrition, 3*(1), 1-7. doi:10.3945/an.111.000893

57 Aksoy, Y., Aksoy, H., Altınkaynak, K., Aydın, H. R., & Özkan, A. (2006). Sperm fatty acid composition in subfertile men. *Prostaglandins, Leukotrienes and Essential Fatty Acids, 75*(2), 75-79. doi:10.1016/j. plefa.2006.06.002

58 Dyall, S. C. (2015). Long-chain omega-3 fatty acids and the brain: a review of the independent and shared effects of EPA, DPA and DHA. *Frontiers in Aging Neuroscience, 7*. doi:10.3389/fnagi.2015.00052

59 Kiliaan, A., & Königs, A. (2016). Critical appraisal of omega-3 fatty acids in attention-deficit/hyperactivity disorder treatment. *Neuropsychiatric Disease and Treatment, Volume 12*, 1869-1882. doi: 10.2147/ndt.s68652 60.

60 Davis, B. C., & Kris-Etherton, P. M. (2003). Achieving optimal essential fatty acid status in vegetarians: current knowledge and practical implications. *The American Journal of Clinical Nutrition, 78*(3), 640S-646S. doi:10.1093/ajcn/78.3.640s

61 Forsythe, L., Wallace, J., & Livingstone, M. (2008). Obesity and inflammation: The effects of weight loss. *Nutrition Research Reviews, 21*(2), 117-133. doi:10.1017/S0954422408138732

62 Giraldo, M., Buodo, G., & Sarlo, M. (2019). Food processing and emotion regulation in vegetarians and om- nivores: An eventrelated potential investigation. *Appetite, 141*, 104334. doi:10.1016/

367

9장. 잘못된 신화 2 - 장이 건강하려면 섬유질이 필요하다?

1 Bielefeldt, K., Levinthal, D. J., & Nusrat, S. (2015). Effective constipation treatment changes more than bowel frequency: A systematic review and meta-analysis. *Journal of Neurogastroenterology and Motility, 22*(1), 31- 45. doi:10.5056/jnm15171

2 Yang, J. (2012). Effect of dietary fiber on constipation: A meta analysis. *World Journal of Gastroenterology, 18*(48), 7378. doi:10.3748/wjgv18.i48.7378

3 Sullivan, P. B., Alder, N., Shrestha, B., Turton, L., & Lambert, B. (2011). Effectiveness of using a behavioural intervention to improve dietary fibre intakes in children with constipation. *Journal of Human Nutrition and Dietetics, 25*(1), 33-42. doi:10.1111/j.1365-277x.2011.01179.x

4 Ho, K. (2012). Stopping or reducing dietary fiber intake reduces constipation and its associated symp- toms. *World Journal of Gastroenterology, 18*(33), 4593. doi:10.3748/wjg.v18.133.4593

5 Dukowicz, A. C., Lacy, B. E., & Levine, G. M. (2007). Small intestinal bacterial overgrowth: a comprehen- sive review. *Gastroenterology & hepatology, 3*(2), 112-122.

6 Tursi, A. (2015). Diverticulosis today: unfashionable and still under-researched. *Therapeutic Advances in Gastroenterology, 9*(2), 213-228. doi:10.1177/1756283x15621228

7 Painter, N. S., & Burkitt, D. P. (1971). Diverticular disease of the colon: a deficiency disease of Western civilization. *BMJ, 2*(5759), 450-454. doi:10.1136/bmj.2.5759.450

8 Lin, O. S., Soon, M., Wu, S., Chen, Y., Hwang, K., & Triadafilopoulos, G. (2000). Dietary habits and rightsided colonic diverticulosis. *Diseases of the Colon & Rectum, 43*(10), 1412-1418. doi: 10.1007/bf02236638

9 Song J. H., Kim, Y. S., Lee, J. H., Ok, K. S., Ryu, S. H., Lee, J. H., & Moon, J. S. (2010). Clinical characteristics of colonic diverticulosis in Korea: A prospective study. *The Korean Journal of Internal Medicine, 25*(2), 140. doi:10.3904/kjim.2010.25.2.140

10 Peery, A. F., Barrett, P. R., Park, D., Rogers, A. J., Galanko, J. A., Martin, C. F., & Sandler, R. S. (2012). A High-fiber diet does not protect against asymptomatic diverticulosis. *Gastroenterology, 142*(2), 266-272.e1. doi:10.1053/j.gastro.2011.10.035

11 Peery, A. F., Sandler, R. S., Ahnen, D. J., Galanko, J. A., Holm, A. N., Shaukat, A., ... Baron, J. A. (2013). Constipation and a low-fiber diet are not associated with diverticulosis. *Clinical Gastroenterology and Hepatology, 11*(12), 1622-1627. doi:10.1016/j.cgh.2013.06.033

12 Floch, M. H. (2006). A hypothesis: Is diverticulitis a type of inflammatory bowel disease? *Journal of Clinical Gastroenterology, 40*(Supplement 3), S121-S125. doi:10.1097/01.mcg.0000225502.29498.ba

13 Ünlü, C., Daniels, L., Vrouenraets, B. C., & Boermeester, M. A. (2011). A systematic review of high-fibre dietary therapy in diverticular disease. *International Journal of Colorectal Disease, 27*(4), 419-427. doi:10.1007/ s00384-011-1308-3

14 Schatzkin, A., Lanza, E., Corle, D., Lance, P., Iber, F., Caan, B.,... Slattery, M. (2000). Lack of effect of a low-fat, high-fiber diet on the recurrence of colorectal adenomas. *New England Journal of Medicine, 342*(16), 1149-1155. doi:10.1056/nejm200004203421601

15 Alberts, D. S., Martínez, M. E., Roe, D. J., Guillén-Rodríguez, J. M., Marshall, J. R., Van Leeuwen, J. B., ... Sampliner, R. E. (2000). Lack of effect of a high-fiber cereal supplement on the recurrence of colorectal adenomas. *New England Journal of Medicine, 342*(16), 1156-1162. doi:10.1056/ nejm200004203421602

16 Lanza, E., Yu, B., Murphy, G., Albert, P. S., Caan, B., & Marshall, J. R. (2007). The polyp prevention trial continued follow-up study: No effect of a low-fat, high-fiber, high-fruit, and -vegetable

diet on adenoma recurrence eight years after randomization. *Cancer Epidemiology Biomarkers & Prevention, 16*(9), 1745-1752. doi: 10.1158/1055-9965.epi-07-0127

17 Bonithon-Kopp, C., Kronborg, O., Giacosa, A., Räth, U., & Faivre, J. (2000). Calcium and fibre supplementation in prevention of colorectal adenoma recurrence: a randomised intervention trial. *The Lancet, 356*(9238), 1300-1306. doi:10.1016/S0140-6736(00)02813-0

18 Honsek, C., Kabisch, S., Kemper, M., Gerbracht, C., Arafat, A. M., Birkenfeld, A. L., ... Pfeiffer, A. F. (2018). Fibre supplementation for the prevention of type 2 diabetes and improvement of glucose metabolism: The randomised controlled optimal fibre trial (OptiFiT). *Diabetologia, 61*(6), 1295-1305. doi:10.1007/ s00125-018-4582-6

19 Torre, M., Rodriguez, A. R., & Saura-Calixto, F. (1991). Effects of dietary fiber and phytic acid on mineral availability. *Critical Reviews in Food Science and Nutrition, 30*(1), 1-22. doi:10.1080/10408399109527539

20 Southgate, D. A. (1987). Minerals, trace elements, and potential hazards. *The American Journal of Clinical Nutrition, 45*(5), 1256-1266. doi:10.1093/ajcn/45.5.1256

21 Toma, R. B. and Curtis, D. 1986. Dietary fiber: effect on mineral bioavailability. *Food Technol.,* 40: 111 [Web of Science ®] [Google Scholar]

22 N.T. Davies (1978) The effects of dietary fibre on mineral availability, *Journal of Plant Foods, 3*:1-2, 113-123, DOI: 10.1080/0142968X1978.11904209

23 Bertin, C., Rouau, X. and Thibault, J. F. 1988. Structure and properties of sugar beet fibres. *J. Sci. Food Agric,* 44: 15, DOI: 10.1002/jsfa.2740440104

24 Kelsay, J. L. (1987). Effects of fiber, phytic acid, and oxalic acid in the diet on mineral bioavailability. *American Journal of Gastroenterology, 82*(10), 983-986. Retrieved from https://www. ncbi.nlm.nih.gov/ pubmed/2821800

25 Laszlo, J. A. (1987). Mineral binding properties of soy hull. Modeling mineral interactions with an insoluble dietary fiber source. *Journal of Agricultural and Food Chemistry, 35*(4), 593-600. doi:10.1021/jf00076a037

26 Foster, M., Karra, M., Picone, T., Chu, A., Hancock, D. P., Petocz, P., & Samman, S. (2012). Dietary fiber intake increases the risk of zinc deficiency in healthy and diabetic women. *Biological Trace Element Research, 149*(2), 135-142. doi:10.1007/s12011-012-9408-7

27 Gaskins, A. J., Mumford, S. L., Zhang, C., Wactawski-Wende, J., Hovey, K. M., & Schisterman, E. F. (2009). Effect of daily fiber intake on reproductive function: the BioCycle Study. *The American Journal of Clinical Nutrition, 90*(4), 1061-1069. doi:10.3945/ajcn.2009.27990

28 Shultz, T. D., & Howie, B. J. (1986). In vitro binding of steroid hormones by natural and purified fibers. *Nutrition and Cancer, 8*(2), 141-147. doi:10.1080/01635588609513887

29 Lewis, S., Heaton, K., Oakey, R., & McGarrigle, H. (1997). Lower serum oestrogen concentrations associated with faster intestinal transit. *British Journal of Cancer, 76*(3), 395-400. doi:10.1038/ bjc.1997.397

30 Howarth, N. C., Saltzman, E., McCrory, M. A., Greenberg, A. S., Dwyer, J., Ausman, L., ... Roberts, S. B. (2003). Fermentable and nonfermentable fiber supplements Did Not Alter Hunger, Satiety or Body Weight in a Pilot Study of Men and Women Consuming Self-Selected Diets. *The Journal of Nutrition, 133*(10), 3141- 3144. doi:10.1093/jn/133.10.3141

31 Poutanen, K. S., Dussort, P., Erkner, A., Fiszman, S., Karnik, K., Kristensen, M., ... Mela, D. J. (2017). A review of the characteristics of dietary fibers relevant to appetite and energy intake outcomes in human intervention trials. *The American Journal of Clinical Nutrition,* ajcn157172. doi:10.3945/ajcn.117.157172

32 Aydin, Ö., Nieuwdorp, M., & Gerdes, V. (2018). The gut microbiome as a target for the treatment of type 2 diabetes. *Current Diabetes Reports, 18*(8). doi:10.1007/s11892-018-1020-6

33 Kieler, I. N., Osto, M., Hugentobler, L., Puetz, L., Gilbert, M. T., Hansen, T., ... Bjørnvad, C. R. (2019). Diabetic cats have decreased gut microbial diversity and a lack of butyrate producing bacteria. *Scientific Reports, 9*(1). doi:10.1038/s41598-019-41195-0

34 Davis, S. C., Yadav, J. S., Barrow, S. D., & Robertson, B. K. (2017). Gut microbiome diversity influenced more by the Westernized dietary regime than the body mass index as assessed using effect size statis- tic. *MicrobiologyOpen, 6*(4), e00476. doi:10.1002/mbo3.476

35 Do, M., Lee, E., Oh, M., Kim, Y., & Park, H. (2018). High-glucose or -fructose diet cause changes of the gut microbiota and metabolic disorders in mice without body weight change. *Nutrients, 10*(6), 761. doi:10.3390/nu10060761

36 So, D., Whelan, K., Rossi, M., Morrison, M., Holtmann, G., Kelly, J. T., ... Campbell, K. L. (2018). Dietary fiber intervention on gut microbiota composition in healthy adults: and meta-analysis. *The American Journal of Clinical Nutrition, 107*(6), 965-983. doi:10.1093/ajcn/nqy041

37 David, L. A., Maurice, C. F., Carmody, R. N., Gootenberg, D. B., Button, J. E., Wolfe, B. E., ... Turnbaugh, P. J. (2013). Diet rapidly and reproducibly alters the human gut microbiome. *Nature, 505*(7484), 559-563. doi:10.1038/nature12820

38 Lindefeldt, M., Eng, A., Darban, H., Bjerkner, A., Zetterström, C. K., Allander, T., ... Prast-Nielsen, S. (2019). The ketogenic diet influences taxonomic and functional composition of the gut microbiota in children with severe epilepsy. *npj Biofilms and Microbiomes, 5*(1). doi:10.1038/s41522-018-0073-2

39 Swidsinski, A., Dörffel, Y., Loening-Baucke, V., Gille, C., Göktas, Ö., Reißhauer, A., ... Bock, M. (2017). Reduced mass and diversity of the colonic microbiome in patients with multiple sclerosis and their improvement with ketogenic diet. *Frontiers in Microbiology, 8.* doi:10.3389/fmicb.2017.01141

40 Bosman, E. S., Albert, A. Y., Lui, H., Dutz, J. P., & Vallance, B. A. (2019). Skin exposure to narrow band ultraviolet (UVB) light modulates the human intestinal microbiome. *Frontiers in Microbiology, 10.* doi:10.3389/ fmicb.2019.02410

41 Scheppach, W. (1994). Effects of short chain fatty acids on gut morphology and function. *Gut, 35*(1 Suppl), S35-S38. doi:10.1136/gut.35.1_suppl.s35

42 Goverse, G., Molenaar, R., Macia, L., Tan, J., Erkelens, M. N., Konijn, T., ... Mebius, R. E. (2017). Diet derived short chain fatty acids stimulate intestinal epithelial cells to induce mucosal tolerogenic dendritic cells. *The Journal of Immunology, 198*(5), 2172-2181. doi:10.4049/jimmunol.16001 65

43 Den Besten, G., Van Eunen, K., Groen, A. K., Venema, K., Reijngoud, D., & Bakker, B. M. (2013). The role of short-chain fatty acids in the interplay between diet, gut microbiota, and host energy metabolism. *Journal of Lipid Research, 54*(9), 2325-2340. doi:10.1194/jlr.r036012

44 Roediger, W., Moore, J. & Babidge, W. (1997). Colonic sulfide in pathogenesis and treatment of ulcerative colitis. *Dig Dis Sci 42,* 1571-1579. doi:10.1023/A:1018851723920

45 Lowery RP, Wilson JM, Sharp MH, et al (2017). The effects of exogenous ketones on biomarkers of Crohn's disease: A case report. *J Gastroenterol Dig Dis., 2(3):8-11*

46 Paoli, A., Mancin, L., Bianco, A., Thomas, E., Mota, J. F., & Piccini, F. (2019). Ketogenic diet and microbiota: Friends or enemies? *Genes, 10*(7), 534. doi:10.3390/genes10070534

47 Le Poul, E., Loison, C., Struyf, S., Springael, J., Lannoy, V., Decobecq, M., ... Detheux, M. (2003).Functional characterization of human receptors for short chain fatty acids and their role in polymorphonuclear cell activation. *Journal of Biological Chemistry, 278*(28), 25481-25489. doi:10.1074/jbc.m301403200

48 Mohd Badrin Hanizam Bin, A. (2016). *Gut microbial metabolome: regulation of host metabolism by SCFAs* (Doctoral dissertation, Imperial College London, London, England). Retrieved from http://hdl.han- dle.net/10044/1/42223

49 Depauw, S., Bosch, G., Hesta, M., Whitehouse-Tedd, K., Hendriks, W. H., Kaandorp, J., & Janssens, G. P. (2012). Fermentation of animal components in strict carnivores: A comparative study with cheetah fecal inoculum1,2. *Journal of Animal Science, 90*(8), 2540-2548. doi:10.2527/jas.2011-4377

50 Johansson, M. E., Gustafsson, J. K., Holmén-Larsson, J., Jabbar, K. S., Xia, L., Xu, H., ... Hansson,

G. C. (2013). Bacteria penetrate the normally impenetrable inner colon mucus layer in both murine colitis models and patients with ulcerative colitis. *Gut, 63*(2), 281-291. doi:10.1136/gutjnl-2012-303207

51 Chassaing, B., Raja, S. M., Lewis, J. D., Srinivasan, S., & Gewirtz, A. T. (2017). Colonic microbiota encroachment correlates with dysglycemia in humans. *Cellular and Molecular Gastroenterology and Hepatology, 4*(2), 205- 221. doi:10.1016/j.jcmgh.2017.04.001

52 Martinez-Medina, M., Denizot, J., Dreux, N., Robin, F., Billard, E., Bonnet, R., ... Barnich, N. (2013). Western diet induces dysbiosis with increased E coli in CEABAC10 mice, alters host barrier function favouring AIEC colonisation. *Gut, 63*(1), 116-124. doi:10.1136/gutjnl-2012-304119

53 Swidsinski, A., Loening-Baucke, V., Theissig, F., Engelhardt, H., Bengmark, S., Koch, S., ... Dorffel, Y. (2007). Comparative study of the intestinal mucus barrier in normal and inflamed colon. *Gut, 56*(3), 343- 350. doi:10.1136/gut.2006.098160

54 Banwell, J. G., Howard, R., Kabir, I., & Costerton, J. W. (1988). Bacterial overgrowth by indigenous microflora in the phytohemagglutinin-fed rat. *Canadian Journal of Microbiology, 34*(8), 1009-1013. doi:10.1139/m88-177

10장. 잘못된 신화 3 - 적색육을 먹으면 수명이 단축된다?

1 Singh, P. N., & Fraser, G. E. (1998). Dietary risk factors for colon cancer in a low-risk population. *American Journal of Epidemiology, 148*(8), 761-774. doi:10.1093/oxfordjournals.aje.a009697

2 Basen-Engquist, K., & Chang, M. (2010). Obesity and cancer risk: Recent review and evidence. *Current Oncology Reports, 13*(1), 71-76. doi: 10.1007/s11912-010-0139-7

3 Giovannucci, E., Harlan, D. M., Archer, M. C., Bergenstal, R. M., Gapstur, S. M., Habel, L. A., ... Yee, D. (2010). Diabetes and cancer: A consensus report. *Diabetes Care, 33*(7), 1674-1685. doi:10.2337/dc10-0666

4 Lee, J. E., McLerran, D. F., Rolland, B., Chen, Y., Grant, E. J., Vedanthan, R., ... Sinha, R. (2013). Meat intake and cause-specific mortality: a pooled analysis of Asian prospective cohort studies. The American Journal of Clinical Nutrition, 98(4), 1032-1041. doi:10.3945/ajcn.113.062638

5 Key, T. J., Appleby, P. N., Spencer, E. A., Travis, R. C., Roddam, A. W., & Allen, N. E. (2009). Cancer incidence in vegetarians: Results from the European prospective investigation into cancer and nutrition (EPIC- Oxford). *The American Journal of Clinical Nutrition, 89*(5), 1620S-1626S. doi:10.3945/ajcn.2009.26736m

6 Parnaud, G., Peiffer, G., Taché, S., & Corpet, D. E. (1998). Effect of meat (beef, chicken, and bacon) on rat colon carcinogenesis. *Nutrition and Cancer, 32*(3), 165-173. doi:10.1080/01635589809514736

7 Markova, M., Koelman, L., Homemann, S., Pivovarova, O., Sucher, S., Machann, J., ... Aleksandrova, K. (2019). Effects of plant and animal high protein diets on immune-inflammatory biomarkers: A 6-week intervention trial. *Clinical Nutrition.* doi:10.1016/j.clnu.2019.03.019

8 Hodgson, J. M., Ward, N. C., Burke, V., Beilin, L. J., & Puddey, I. B. (2007). Increased lean red meat intake does not elevate markers of oxidative stress and inflammation in humans. *The Journal of Nutrition, 137*(2), 363-367. doi:10.1093/jn/137.2.363

9 Johnston, B. C., Zeraatkar, D., Han, M. A., Vernooij, R. W., Valli, C., El Dib, R., ... Guyatt, G. H. (2019). Unprocessed red meat and processed meat consumption: Dietary guideline recommendations from the nutritional recommendations (NutriRECS) consortium. *Annals of Internal Medicine, 171*(10), 756. doi: 10.7326/m19-1621

10 Bastide, N. M., Pierre, F. H., & Corpet, D. E. (2011). Heme iron from meat and risk of colorectal cancer: A meta-analysis and a review of the mechanisms involved. *Cancer Prevention Research,*

4(2), 177-184. doi: 10.1158/1940-6207.capr-10-0113

11 Turner, N. D., & Lloyd, S. K. (2017). Association between red meat consumption and colon cancer: A systematic review of experimental results. *Experimental Biology and Medicine, 242*(8), 813-839. doi:10.1177/1535370217693117

12 Kruger, C., & Zhou, Y. (2018). Red meat and colon cancer: A review of mechanistic evidence for heme in the context of risk assessment methodology. *Food and Chemical Toxicology, 118*, 131-153. doi:10.1016/j. fct. 2018.04.048

13 Carvalho, A. M., Miranda, A. M., Santos, F. A., Loureiro, A. P., Fisberg, R. M., & Marchioni, D. M. (2015). High intake of heterocyclic amines from meat is associated with oxidative stress. *British Journal of Nutrition, 113*(8), 1301-1307. doi:10.1017/s0007114515000628

14 Turesky, R. J. (2007). Formation and biochemistry of carcinogenic heterocyclic aromatic amines in cooked meats. *Toxicology Letters, 168*(3), 219-227. doi:10.1016/j.toxlet.2006.10.018

15 Rohrmann, S., Hermann, S., & Linseisen, J. (2009). Heterocyclic aromatic amine intake increases colorectal adenoma risk: findings from a prospective European cohort study. *The American Journal of Clinical Nutrition, 89*(5), 1418-1424. doi:10.3945/ajcn.2008.26658

16 Soulillou, J., Süsal, C., Döhler, B., & Opelz, G. (2018). No increase in colon cancer risk following induction with Neu5Gc-bearing rabbit anti-t cell IgG (ATG) in recipients of kidney transplants. *Cancers*, 10(9), 324. doi:10.3390/cancers10090324

17 Altman, M. O., & Gagneux, P. (2019). Absence of Neu5Gc and presence of anti-Neu5Gc antibodies in humans-An evolutionary perspective. *Frontiers in Immunology, 10*. doi:10.3389/fimmu.2019.00789

18 Watson, K., & Baar, K. (2014). mTOR and the health benefits of exercise. *Seminars in Cell & Developmental Biology, 36*, 130-139. doi: 10.1016/j.semcdb.2014.08.013

19 Floyd, S., Favre, C., Lasorsa, F. M., Leahy, M., Trigiante, G., Stroebel, P., ... O'Connor, R. (2007). The insulin-like growth factor-I-mTOR signaling pathway induces the mitochondrial pyrimidine nucleotide carrier to promote cell growth. *Molecular Biology of the Cell, 18*(9), 3545-3555. doi:10.1091/mbc.e06-12-1109

20 Mossmann, D., Park, S., & Hall, M. N. (2018). mTOR signalling and cellular metabolism are mutual determinants in cancer. *Nature Reviews Cancer, 18*(12), 744-757. doi:10.1038/s41568-018-0074-8

21 Paquette, M., El-Houjeiri, L., & Pause, A. (2018). mTOR pathways in cancer and autophagy. *Cancers, 10*(1), 18. doi:10.3390/cancers10010018

22 Levine, M., Suarez, J., Brandhorst, S., Balasubramanian, P., Cheng, C., Madia, F., ... Longo, V. (2014). Low protein intake is associated with a major reduction in IGF-1, cancer, and overall mortality in the 65 and younger but not older population. *Cell Metabolism, 19*(3), 407-417. doi:10.1016/j.cmet.2014.02.006

23 Strasser, B., Volaklis, K., Fuchs, D., & Burtscher, M. (2018). Role of dietary protein and muscular fitness on longevity and aging, *Aging and Disease, 9*(1), 119. doi:10.14336/ad.2017.0202

24 Zhang, X., Wang, C., Dou, Q., Zhang, W., Yang, Y., & Xie, X. (2018). Sarcopenia as a predictor of all-cause mortality among older nursing home residents: a systematic review and meta-analysis. *BMJ Open, 8*(11), e021252. doi:10.1136/bmjopen-2017-021252

25 Gran, P., & Cameron-Smith, D. (2011). The actions of exogenous leucine on mTOR signalling and amino acid transporters in human myotubes. *BMC Physiology, 11*(1), 10. doi:10.1186/1472-6793-11-10

26 Friedman, A. N., Ogden, L. G., Foster, G. D., Klein, S., Stein, R., Miller, B., ... Wyatt, H. R. (2012). Comparative effects of low-carbohydrate high-protein versus low-fat diets on the kidney. *Clinical Journal of the American Society of Nephrology, 7*(7), 1103-1111. doi:10.2215/cjn.11741111

27 Devries, M. C., Sithamparapillai, A., Brimble, K. S., Banfield, L., Morton, R. W., & Phillips, S. M. (2018). Changes in kidney function do not differ between healthy adults consuming higher-compared with lower- or normal-protein diets: A systematic review and meta-analysis. *The*

Journal of Nutrition, 148(11), 1760-1775. doi:10.1093/jn/nxy197

28 Remer, T., & Manz, F. (1995). Potential renal acid load of foods and its influence on urine pH. *Journal of the American Dietetic Association, 95*(7), 791-797. doi:10.1016/s0002-8223 (95)00219-7

29 Macdonald, H. M., New, S. A., Fraser, W. D., Campbell, M. K., & Reid, D. M. (2005). Low dietary potassium intakes and high dietary estimates of net endogenous acid production are associated with low bone mineral density in premenopausal women and increased markers of bone resorption in postmenopausal women. *The American Journal of Clinical Nutrition, 81*(4), 923-933. doi:10.1093/ajcn/81.4.923

30 Cuenca-Sánchez, M., Navas-Carrillo, D., & Orenes-Piñero, E. (2015). Controversies surrounding high-protein diet intake: Satiating effect and kidney and bone health. *Advances in Nutrition, 6*(3), 260-266. doi:10.3945/an.114.007716

31 Bonjour, J., Chevalley, T., Amman, P., & Rizzoli, R. (2014). Protein intake and bone health. *Nutrition and Bone Health*, 301-317. doi:10.1007/978-1-4939-2001-3_20

32 Calvez, J., Poupin, N., Chesneau, C., Lassale, C., & Tomé, D. (2011). Protein intake, calcium balance and health consequences. *European Journal of Clinical Nutrition, 66*(3), 281-295. doi:10.1038/ejcn.2011.196

33 Fam AG (2002). Gout, diet and the insulin resistance syndrome. *The Journal of Rheumatology,* 29:1350-1355.

34 Collier, A., Stirling, A., Cameron, L., Hair, M., & Crosbie, D. (2016). Gout and diabetes: A common combination. *Postgraduate Medical Journal, 92*(1089), 372-378. doi:10.1136/ postgradmedj-2015-133691

35 Maiuolo J., Oppedisano F., Gratteri S., Muscoli C., Mollace V. (2016). Regulation of uric acid metabolism and excretion. *International Journal of Cardiology*, 213:8-14. doi: 10.1016/j.ijcard. 2015.08.109

36 Jamnik, J., Rehman, S., Blanco Mejia, S., De Souza, R. J., Khan, T. A., Leiter, L. A., ... Sievenpiper, J. L. (2016). Fructose intake and risk of gout and hyperuricemia: a systematic review and meta-analysis of prospective cohort studies. *BMJ Open, 6*(10), e013191. doi:10.1136/bmjopen-2016-013191

37 Grasgruber, P., Sebera, M., Hrazdira, E., Cacek, J., & Kalina, T. (2016). Major correlates of male height: A study of 105 countries. *Economics & Human Biology, 21*, 172-195. doi:10.1016/ j.ehb.2016.01.005

38 Kappeler, R., Eichholzer, M., & Rohrmann, S. (2013). Meat consumption and diet quality and mortality in NHANES III. *European Journal of Clinical Nutrition, 67*(6), 598-606. doi:10.1038/ ejcn.2013.59

39 Mihrshahi, S., Ding, D., Gale, J., Allman-Farinelli, M., Banks, E., & Bauman, A. E. (2017). Vegetarian diet and all-cause mortality: Evidence from a large population-based Australian cohort - the 45 and up study. *Preventive Medicine, 97*, 1-7. doi:10.1016/j.ypmed.2016.12.044

40 Appleby, P. N., Crowe, F. L., Bradbury, K. E., Travis, R. C., & Key, T. J. (2015). Mortality in vegetarians and comparable nonvegetarians in the United Kingdom. *The American Journal of Clinical Nutrition, 103*(1), 218- 230. doi:10.3945/ajcn.115.119461

41 Balan, E., Decottignies, A., & Deldicque, L. (2018). Physical activity and nutrition: Two promising strategies for telomere maintenance? *Nutrients, 10*(12), 1942. doi:10.3390/nu10121942

42 Kasielski, M., Eusebio, M., Pietruczuk, M., & Nowak, D. (2015). The relationship between peripheral blood mononuclear cells telomere length and diet - unexpected effect of red meat. *Nutrition Journal, 15*(1). doi:10.1186/s12937-016-0189-2

43 Rosero-Bixby, L., Dow, W. H., & Rehkopf, D. H. (2014). The Nicoya region of Costa Rica: A high longevity island for elderly males. *Vienna Yearbook of Population Research, Volume 11*, 109-136. doi:10.1553/ populationyearbook 2013s109

44 Pes, G. M., Tolu, F., Dore, M. P., Sechi, G. P., Errigo, A., Canelada, A., & Poulain, M. (2014). Male longevity in Sardinia, a review of historical sources supporting a causal link with dietary factors. *European Journal of Clinical Nutrition, 69*(4), 411-418. doi:10.1038/ejcn.2014.230

373

45   Shibata, H., Nagai, H., Haga, H., Yasumura, S., Suzuki, T., & Suyama, Y. (1992). Nutrition for the Japanese elderly. *Nutrition and Health, 8*(2-3), 165-175. https://doi.org/10.1177/026010609200800312

46   Chrysohoou, C., Pitsavos, C., Lazaros, G., Skoumas, J., Tousoulis, D., & Stefanadis, C. (2015). Determinants of all-cause mortality and incidence of cardiovascular disease (2009 to 2013) in older adults: The Ikaria study of the Blue Zones, *Angiology, 67*(6), 541-548. doi:10.1177/0003319715603185

47   Orlich, M. J., Singh, P. N., Sabaté, J., Jaceldo-Siegl, K., Fan, J., Knutsen, S., ... Fraser, G. E. (2013). Vegetarian dietary patterns and mortality in adventist health study 2. *JAMA Internal Medicine, 173*(13), 1230. doi: 10.1001/jamainternmed.2013.6473

48   Enstrom, J. E., & Breslow, L. (2008). Lifestyle and reduced mortality among active California Mormons, 1980-2004. *Preventive Medicine, 46*(2), 133-136. doi:10.1016/j.pmed.2007.07.030

49   Appleby, P. N., Key, T. J., Thorogood, M., Burr, M. L., & Mann, J. (2002). Mortality in British vegetarians. *Public Health Nutrition, 5*(1), 29-36. doi:10.1079/phn2001248

50   Messerlian, C., Williams, P. L., Ford, J. B., Chavarro, J. E., Minguez-Alarcón, L., & Dadd, R. (2018). The environment and reproductive health (EARTH) study. A prospective preconception cohort. *Human Reproduction Open, 2018*(2). doi:10.1093/hropen/hoy001

51   Orzylowska, E. M., Jacobson, J. D., Bareh, G. M., Ko, E. Y., Corselli, J. U., & Chan, P. J. (2016). Food intake diet and sperm characteristics in a blue zone: a Loma Linda study. *European Journal of Obstetrics & Gynecology and Reproductive Biology, 203*, 112-115. doi:10.1016/j.ejogrb.2016.05.043

52   Willcox, D. C., Willcox, B. J., Hsueh, W., & Suzuki, M. (2006). Genetic determinants of exceptional human longevity: insights from the Okinawa centenarian study. *AGE, 28*(4), 313-332. doi:10.1007/s11357-006-9020-x

53   Sebastiani, P., & Perls, T. T. (2012). The genetics of extreme longevity: Lessons from the New England centenarian study. *Frontiers in Genetics, 3*. doi:10.3389/fgene.2012.00277

54   Kucharski. H., & Zajac, J. (2009). *Handbook of vitamin C research. Daily requirements, dietary sources and adverse effects.* New York: Nova Biomedical Books

55   Johnson, R. J., & Andrews, P. (2010). Fructose, uricase, and the back-to-Africa hypothesis. *Evolutionary Anthropology: Issues, News, and Reviews, 19*(6), 250-257. doi:10.1002/evan.20266

56   Ames, B. N., Cathcart, R., Schwiers, E., & Hochstein, P. (1981). Uric acid provides an antioxidant defense in humans against oxidant- and radical-caused aging and cancer: A hypothesis. *Proceedings of the National Academy of Sciences, 78*(11), 6858-6862. doi:10.1073/pnas 78.11.6858

57   Clemens, Z., & Tóth, C. (2016). Vitamin C and Disease: Insights from the evolutionary perspective. *Journal of Evolution and Health, 1*(1). doi:10.15310/2334-3591.1030

58   Bjelakovic, G., Nikolova, D., Gluud, L. L., Simonetti, R. G., & Gluud, C. (2012). Antioxidant supplements for prevention of mortality in healthy participants and patients with various diseases. *Cochrane Database of Systematic Reviews.* doi:10.1002/14651858.cd007176.pub2

59   Sesso, H. D., Buring, J. E., Christen, W. G., Kurth, T., Belanger, C., MacFadyen, J., ... Bubes, V. (2008). vitamins E and C in the prevention of cardiovascular disease in Men. *JAMA, 300*(18), 2123. doi:10.1001/ jama.2008.600

60   Padayatty, S. J., Katz, A., Wang, Y., Eck, P., Kwon, O., Lee, J., ... Levine, M. (2003). Vitamin C as an antioxidant: Evaluation of its role in disease prevention. *Journal of the American College of Nutrition, 22*(1), 18-35. doi: 10.1080/07315724.2003.10719272

61   Levine, M., Wang, Y., Padayatty, S. J., & Morrow, J. (2001). A new recommended dietary allowance of vitamin C for healthy young women. *Proceedings of the National Academy of Sciences, 98*(17), 9842-9846. doi:10.1073/pnas.171318198

62   Halliwell, B. (2000). Why and how should we measure oxidative DNA damage in nutritional studies? How far have we come? *The American Journal of Clinical Nutrition, 72*(5), 1082-1087. doi:10.1093/ ajcn/72.5.1082

63   Zhang, S. M., Hunter, D. J., Rosner, B. A., Giovannucci, E. L., Colditz, G. A., Speizer, F. E., & Willett, W. C. (2000). Intakes of fruits, vegetables, and related nutrients and the risk of non-

hodgkin's lymphoma among women. *Cancer Epidemiol Biomarkers, 9*(5), 477-485.

64 Duthie, S. J., Duthie, G. G., Russell, W. R., Kyle, J. A., Macdiarmid, J. I., Rungapamestry, V., ... Bestwick, C. S. (2017). Effect of increasing fruit and vegetable intake by dietary intervention on nutritional biomarkers and attitudes to dietary change: A randomised trial. *European Journal of Nutrition, 57*(5), 1855- 1872. doi:10.1007/s00394-017-1469-0

65 Assimos D. G. (2004). Vitamin C supplementation and urinary oxalate excretion. *Reviews in urology, 6*(3), 167.

66 Nobile, S., & Woodhill, J. (2012). *Vitamin C: The mysterious redox-system a trigger of life?* Berlin, Germany. Springer Science & Business Media.

67 Thomas, L. D., Elinder, C., Tiselius, H., Wolk, A., & Akesson, A. (2013). Ascorbic acid supplements and kidney stone incidence among men: A prospective study. *JAMA Internal Medicine, 173*(5), 386. doi: 10.1001/ jamainternmed.2013.2296

68 Cunningham, J. J., Ellis, S. L., McVeigh, K. L., Levine, R. E., & Calles-Escandon, J. (1991). Reduced mononuclear leukocyte ascorbic acid content in adults with insulin-dependent diabetes mellitus consuming adequate dietary vitamin C. *Metabolism, 40*(2), 146-149. doi:10.1016/0026-0495(91)90165-s

69 Song, J., Kwon, O., Chen, S., Daruwala, R., Eck, P., Park, J. B., & Levine, M. (2002). Flavonoid inhibition of sodium-dependent vitamin C transporter 1 (SVCT1) and glucose transporter isoform 2 (GLUT2), intestinal transporters for vitamin C and glucose. *Journal of Biological Chemistry, 277*(18), 15252-15260. doi:10.1074/jbc. m110496200

11장. 잘못된 신화 4 - 적색육은 심장을 폭발시킨다?

1 Seneff, S., Davidson, R. M., Lauritzen, A., Samsel, A., & Wainwright, G. (2015). A novel hypothesis for atherosclerosis as a cholesterol sulfate deficiency syndrome. *Theoretical Biology and Medical Modelling, 12*(1). doi:10.1186/s12976-015-0006-1

2 Strott, C. A., & Higashi, Y. (2003). Cholesterol sulfate in human physiology. *Journal of Lipid Research, 44*(7), 1268-1278. doi:10.1194/jlr.r300005-jlr200

3 Manifold-Wheeler, B. C., Elmore, B. O., Triplett, K. D., Castleman, M. J., Otto, M., & Hall, P. R. (2015). Serum lipoproteins are critical for pulmonary innate defense against Staphylococcus aureus quorum sensing. *The Journal of Immunology, 196*(1), 328-335. doi:10.4049/jimmunol.1501835

4 Peterson, M. M., Mack, J. L., Hall, P. R., Alsup, A. A., Alexander, S. M., Sully, E. K., ... Gresham, H. D. (2008). Apolipoprotein B is an innate barrier against invasive Staphylococcus aureus infection. *Cell Host d Microbe, 4*(6), 555-566. doi:10.1016/j.chom.2008.10.001

5 Bhakdi, Sucharit & Tranum-Jensen, J & Utermann, G & Füssle, R. (1983). Binding and partial inactivation of Staphylococcus aureus x-toxin by human plasma low density lipoprotein. The Journal of biological chemistry. 258. 5899-904.

6 Miller M. B., Bassler B. L. (2001). Quorum sensing in bacteria. *Annu. Rev Microbiol.* 55, 165-199.

7 Feingold, K. R., Funk, J. L., Moser, A. H., Shigenaga, J. K., Rapp, J. H. & Grunfeld, C. (1995). Role for circulating lipoproteins in protection from endotoxin toxicity. *Infection and immunity, 63*(5), 2041-2046

8 Elias, E. R., Irons, M. B., Hurley, A. D., Tint, G. S., & Salen, G. (1997). Clinical effects of cholesterol supplementation in six patients with the Smith-Lemli-Opitz syndrome (SLOS). *American Journal of Medical Genetics, 68*(3), 305-310. doi:10.1002/(sici)1096-8628(19970131)68:3<305::aid-ajmg11>3.0.co;2-x

9   Ravnskov, U. (2003). High cholesterol may protect against infections and atherosclerosis. *QJM: An International Journal of Medicine, 96*(12), 927-934. doi:10.1093/qjmed/hcg150

10 Räihä, I., Marniemi, J., Puukka, P., Toikka, T., Ehnholm, C., & Sourander, L. (1997). Effect of serum lip- ids, lipoproteins, and apolipoproteins on vascular and nonvascular mortality in the elderly. *Arteriosclerosis, Thrombosis, and Vascular Biology, 17*(7), 1224-1232. doi:10.1161/01. atv.17.7.1224

11 Forette, F., De la Fuente, X., Golmard, J., Henry, J., & Hervy, M. (1982). The prognostic significance of isolated systolic hypertension in the elderly. Results of a ten year longitudinal survey. *Clinical and Experimental Hypertension. Part A: Theory and Practice, 4*(7), 1177-1191. doi:10.3109/10641968209060782

12 Forette, B., Tortrat, D., & Wolmark, Y. (1989). Cholesterol as risk factor for mortality in elderly women. *The Lancet, 333*(8643), 868-870. doi:10.1016/S0140-6736(89)92865-1

13 Risk of fatal coronary heart disease in familial hypercholesterolaemia. Scientific Steering Committee on behalf of the Simon Broome Register Group. (1991). *BMJ, 303*(6807), 893-896. doi:10.1136/ bmj.303.6807.893

14 Weijenberg, M. P., Feskens, E. J., & Kromhout, D. (1996). Total and high density lipoprotein cholesterol as risk factors for coronary heart disease in elderly men during 5 years of follow-up: The Zutphen elderly study. *American Journal of Epidemiology, 143*(2), 151-158. doi:10.1093/ oxfordjournals.aje.a008724

15 Weuenberg, M. P., Feskens, E. J., Bowles, C. H., & Kromhout, D. (1994). Serum total cholesterol and systolic blood pressure as risk factors for mortality from ischemic heart disease among elderly men and women. *Journal of Clinical Epidemiology, 47*(2), 197-205. doi:10.1016/0895-4356(94)90025-6

16 Zimetbaum, P., Frishman, W. H., Ooi, W. L., Derman, M. P., Aronson, M., Gidez, L. I., & Eder, H. A. (1992). Plasma lipids and lipoproteins and the incidence of cardiovascular disease in the very elderly. The Bronx Aging Study. Arteriosderosis and Thrombosis: *A Journal of Vascular Biology, 12*(4), 416-423. doi: 10.1161/01.atv.12.4.416

17 Abbott, R. D., Curb, J., Rodriguez, B. L., Masaki, K. H., Yano, K., Schatz, I. J., ... Petrovitch, H. (2002). Age-related changes in risk factor effects on the incidence of coronary heart disease. *Annals of Epidemiology, 12*(3), 173-181. doi:10.1016/s1047-2797(01)00309-x

18 Chyou, P., & Eaker, E. D. (2000). Serum cholesterol concentrations and all-cause mortality in older people. *Age and Ageing, 29*(1), 69-74. doi:10.1093/ageing/29.1.69

19 Menotti, A., Mulder, I., Nissinen, A., Feskens, E., Giampaoli, S., Tervahauta, M., & Kromhaut, D. (2001). Cardiovascular risk factors and 10-year all-cause mortality in elderly European male populations. The FINE study. *European Heart Journal, 22*(7), 573-579. doi:10.1053/euhj.2000.2402

20 Krumholz, H. M. (1994). Lack of association between cholesterol and coronary heart disease mortality and morbidity and all-cause mortality in persons older than 70 years. *JAMA: The Journal of the American Medical Association, 272*(17), 1335-1340. doi:10.1001/jama.272.17.1335

21 Jónsson, Á., Sigvaldason, H., & Sigfússon, N. (1997). Total cholesterol and mortality after age 80 years. *The Lancet, 350*(9093), 1778-1779. doi:10.1016/S0140-6736(05)63609-4

22 Weverling-Rijnsburger, A. W., Blauw, G. J., Lagaay, A. M., Knock, D. L., Meinders, A. E., Westendorp, R. G. (1997). Total cholesterol and risk of mortality in the oldest old. *The Lancet, 350*(9085), 1119-1123. doi:10.1016/s0140-6736(97)04430-9

23 Jacobs, D., Blackburn, H., Higgins, M., Reed, D., Iso, H., McMillan, G., ... Rifkind, B. (1992). Report of the conference on low blood cholesterol: Mortality associations. *Circulation, 86*(3), 1046-1060. doi:10.1161/01. cir.86.3.1046

24 Iribarren, C., Jacobs, D. R., Sidney, S., Claxton, A. J., & Feingold, K. R. (1998). Cohort study of serum total cholesterol and in-hospital incidence of infectious diseases. *Epidemiology and Infection, 121*(2), 335-347. doi:10.1017/s0950268898001435

25 Iribarren, C. (1997). Serum total cholesterol and risk of hospitalization, and death from

respiratory disease. *International Journal of Epidemiology, 26*(6), 1191-1202. doi:10.1093/ije/26.6.1191

26 Neaton, J. D., & Wentworth, D. N. (1997). Low serum cholesterol and risk of death from aids. *AIDS, 11*(7), 929-930. Retrieved from https://journals.lww.com/aidsonline/Fulltext/1997/07000/ Low_serum choles- terol_and_risk_of_death_from_AIDS.14.aspx

27 Castelli WP. Epidemiology of coronary heart disease: The Framingham study. Am J Med 1984;76:4-12. 10.1016/0002-9343(84)90952-5

28 Gofman, J., Lindgren, F., Elliott, H., Mantz, W., Hewitt, J., Strisower, B., ... Lyon, T. (1950). The role of lipids and lipoproteins in atherosclerosis. *Science, 111*(2877), 166-186. Retrieved from http://www.jstor.org/ stable/1676938

29 Camejo G, Fager G, Rosengren B, Hurt-Camejo E, Bondjers G. (1993). Binding of low density lipoproteins by proteoglycans synthesized by proliferating and quiescent human arterial smooth muscle cells. J Biol Chem;268:14131-14137

30 Lundstam, U., Hurt-Camejo, E., Olsson, G., Sartipy, P., Camejo, G., & Wiklund, O. (1999). Proteoglycans contribution to association of Lp(a) and LDL with smooth muscle cell extracellular matrix. *Arteriosclerosis, Thrombosis, and Vascular Biology, 19*(5), 1162-1167. doi:10.1161/01. atv.19.5.1162

31 Flood, C., Gustafsson, M., Richardson, P. E., Harvey, S. C., Segrest, J. P., & Borén, J. (2002). Identification of the proteoglycan binding site in apolipoprotein B48. *Journal of Biological Chemistry, 277*(35), 32228-32233. doi:10.1074/jbc.m204053200

32 Nakashima, Y., Fujii, H., Sumiyoshi, S., Wight, T. N., & Sueishi, K. (2007). Early human atherosclerosis: Accumulation of lipid and proteoglycans in intimal thickenings followed by macrophage infiltration. *Arteriosclerosis, Thrombosis, and Vascular Biology, 27*(5), 1159-1165. doi:10.1161/atvbaha.106.134080

33 Fukuchi, M., Watanabe, J., Kumagai, K., Baba, S., Shinozaki, T., Miura, M., ... Shirato, K. (2002). Normal and oxidized low density lipoproteins accumulate deep in physiologically thickened intima of human coronary arteries. *Laboratory Investigation, 82*(10), 1437-1447. doi:10.1097/01. lab.0000032546.01658.5d

34 Goldstein, J. L., Ho, Y. K., Basu, S. K., & Brown, M. S. (1979). Binding site on macrophages that mediates uptake and degradation of acetylated low density lipoprotein, producing massive cholesterol deposition. *Proceedings of the National Academy of Sciences, 76*(1), 333-337. doi:10.1073/ pnas76.1.333

35 Lemieux, I., Lamarche, B., Couillard, C., Pascot, A., Cantin, B., Bergeron, J., ... Després, J. (2001). Total Cholesterol/HDL cholesterol ratio vs LDL cholesterol/HDL cholesterol ratio as indices of ischemic heart disease risk in men. *Archives of Internal Medicine, 161*(22), 2685. doi:10.1001/ archinte.161.22.2685

36 Shestov, D. B., Deev, A. D., Klimov, A. N., Davis, C. E., & Tyroler, H. A. (1993). Increased risk of coronary heart disease death in men with low total and low-density lipoprotein cholesterol in the Russian Lipid Research Clinics Prevalence Follow-up Study. *Circulation, 88*(3), 846-853. doi:10.1161/01.cir.88.3.846

37 Beaglehole, R., Foulkes, M. A., Prior, I. A., & Eyles, E. F. (1980). Cholesterol and mortality in New Zealand Maoris. *BMJ, 280*(6210), 285-287. doi:10.1136/bmj.280.6210.285

38 Hamazaki, T., Okuyama, H., Ogushi, Y., & Hama, R. (2015). Towards a paradigm shift in cholesterol treatment. A re-examination of the cholesterol issue in Japan: Abstracts. Annals of Nutrition and Metabolism, 66(4), 1-116. doi:10.1159/000381654

39 Thorogood, M. D. (1994). Vegetarianism, coronary disease risk factors and coronary heart disease. *Current Opinion in Lipidology, 5*(1), 17-21. doi:10.1097/00041433-199402000-00004

40 Packard, J., Cobbe, S. M., Shepherd, J., Ford, I., Isles, C. G., McKillop, J. H., ... Macfarlane, P. W. (1998). Influence of pravastatin and plasma lipids on clinical events in the west of Scotland coronary prevention study (WOSCOPS). *Circulation, 97*(15), 1440-1445. doi:10.1161/01.cir.97.15.1440

41 Sacks, F. M., Moyé, L. A., Davis, B. R., Cole, T. G., Rouleau, J. L., Nash, D. T.,. Braunwald, E.

(1998). Relationship between plasma LDL concentrations during treatment with pravastatin and recurrent coronary events in the cholesterol and recurrent events trial. *Circulation, 97*(15), 1446-1452. doi:10.1161/01. cir.97.15.1446

42 Schwartz, G., Olsson, A., & Ezekowitzet al, M. (2001). Effects of atorvastatin on early recurrent ischemic events in acute coronary syndromes the miracl study: a randomized controlled trial. *ACC Current Journal Review, 10*(5), 23. doi:10.1016/s1062-1458(01)00368-3

43 Sabatine, M. S., Giugliano, R. P., Keech, A. C., Honarpour, N., Wiviott, S. D., Murphy, S. A., ... Kuder, J. F. (2017). Evolocumab and clinical outcomes in patients with cardiovascular disease. *New England Journal of Medicine, 377*(8), 785-788. doi:10.1056/nejmc1708587

44 Castelli, W. P., Anderson, K., Wilson, P. W., & Levy, D. (1992). Lipids and risk of coronary heart disease. The Framingham study. *Annals of Epidemiology, 2*(1-2), 23-28. doi: 10.1016/1047-2797(92)90033-m

45 Cordero, A., & Alegria-Ezquerra, E. (2009). TG/HDL ratio as surrogate marker for insulin resistance. *ESC Council for Cardiology Practice, 8*(16).

46 Karelis, A. D., Pasternyk, S. M., Messier, L., St-Pierre, D. H., Lavoie, J., Garrel, D., & Rabasa-Lhoret, R. (2007). Relationship between insulin sensitivity and the triglyceride-HDL-C ratio in overweight and obese postmenopausal women: a MONET study. *Applied Physiology, Nutrition, and Metabolism, 32*(6), 1089-1096. doi:10.1139/h07-095

47 Robins, S. J., Rubins, H. B., Faas, F. H., Schaefer, E. J., Elam, M. B., Anderson, J. W., & Collins, D. (2003). Insulin resistance and cardiovascular events with low HDL cholesterol: The veterans affairs HDL intervention trial (VA-HIT). *Diabetes Care, 26*(5), 1513-1517. doi:10.2337/diacare.26.5.1513

48 Semple, R. K., Sleigh, A., Murgatroyd, P. R., Adams, C. A., Bluck, L., Jackson, S., ... Savage, D. B. (2009). Postreceptor insulin resistance contributes to human dyslipidemia and hepatic steatosis. *Journal of Clinical Investigation.* doi:10.1172/jci37432

49 Rashid, S., Watanabe, T., Sakaue, T., & Lewis, G. F. (2003). Mechanisms of HDL lowering in insulin resistant, hypertriglyceridemic states: The combined effect of HDL triglyceride enrichment and elevated hepatic lipase activity. *Clinical Biochemistry, 36*(6), 421-429. doi:10.1016/s0009-9120(03)00078-x

50 Karhapaa, P., Malkki, M., & Laakso, M. (1994). Isolated low HDL cholesterol. An insulin-resistant state. *Diabetes, 43*(3), 411-417. doi:10.2337/diabetes.43.3.411

51 Borén, J., & Williams, K. J. (2016). The central role of arterial retention of cholesterol-rich apolipoprotein-B-containing lipoproteins in the pathogenesis of atherosclerosis: a triumph of simplicity. *Current Opinion in Lipidology, 27*(5), 473-483. doi:10.1097/mol.0000000000000330

52 Linton MF, Yancey PG, Davies SS, Jerome WGJ, Linton EF, Vickers KC (2000). The role of lipids and lipoproteins in atherosclerosis [Updated 2015 Dec 24] In: De Groot LJ, Chrousos G, Dungan K, et al, editors Endotext [Internet]. South Dartmouth (MA): MDText.com, Inc.; 2000. Available from: https://www.ncbi. nlm.nih.gov/books/NBK343489/

53 Hurt-Camejo, E., & Camejo, G. (2018). ApoB-100 lipoprotein complex formation with intima proteoglycans as a cause of atherosclerosis and Its possible ex vivo evaluation as a disease biomarker. *Journal of Cardiovascular Development and Disease, 5*(3), 36. doi:10.3390/jcdd5030036

54 Hiukka, A., Stahlman, M., Pettersson, C., Levin, M., Adiels, M., Teneberg, S., ... Boren, J. (2009). ApoCIII- enriched LDL in type 2 diabetes displays altered lipid composition, increased susceptibility to sphingomyelinase, and increased binding to biglycan. *Diabetes, 58*(9), 2018-2026. doi:10.2337/db09-0206

55 Olsson, U., Egnell, A., Lee, M. R., Lunden, G. O., Lorentzon, M., Salmivirta, M., ... Camejo, G. (2001). Changes in matrix proteoglycans induced by insulin and fatty acids in hepatic cells may contribute to dyslipidemia of insulin resistance. *Diabetes, 50*(9), 2126-2132. doi: 10.2337/diabetes.50.9.2126

56 Hulthe, J., Bokemark, L., Wikstrand, J., & Fagerberg, B. (2000). The metabolic syndrome, LDL

particle size, and atherosclerosis. *Arteriosclerosis, Thrombosis, and Vascular Biology, 20*(9), 2140-2147. doi:10.1161/01. atv.20.9.2140

57 Wasty, F., Alavi, M. Z., & Moore, S. (1993). Distribution of glycosaminoglycans in the intima of human aortas: Changes in atherosclerosis and diabetes mellitus. *Diabetologia, 36*(4), 316-322. doi:10.1007/ bf00400234

58 Rodriguez-Lee, M., Bondjers, G., & Camejo, G. (2007). Fatty acid-induced atherogenic changes in extracellular matrix proteoglycans. *Current Opinion in Lipidology, 18*(5), 546-553. doi:10.1097/ mol.0b013e3282ef534f

59 Srinivasan, S. R., Xu, J., Vijayagopal, P., Radhakrishnamurthy, B., & Berenson, G. S. (1993). Injury to the arterial wall of rabbits produces proteoglycan variants with enhanced low-density lipoprotein-binding property. *Biochimica et Biophysica Acta (BBA) - Lipids and Lipid Metabolism, 1168*(2), 158-166. doi:10.1016/0005-2760(93)90120-x

60 Howard, B. V., Robbins, D. C., Sievers, M. L., Lee, E. T., Rhoades, D., Devereux, R. B., ... Howard, W. J. (2000). LDL cholesterol as a strong predictor of coronary heart disease in diabetic individuals with insulin resistance and low LDL. *Arteriosderosis, Thrombosis, and Vascular Biology, 20*(3), 830-835. doi:10.1161/01. atv.20.3.830

61 Araújo, J., Cai, J., & Stevens, J. (2019). Prevalence of optimal metabolic health in american adults: National health and nutrition examination survey 2009-2016. *Metabolic Syndrome and Related Disorders, 17*(1), 46-52. doi:10.1089/met.2018.0105

62 Chiu, J., & Chien, S. (2011). Effects of disturbed flow on vascular endothelium: Pathophysiological basis and clinical perspectives. *Physiological Reviews, 91*(1), 327-387. doi:10.1152/ physrev.00047.2009

63 Davies, P. F. (1995). Flow-mediated endothelial mechanotransduction. *Physiological Reviews, 75*(3), 519-560. doi:10.1152/physrev.1995.75.3.519

64 Gimbrone, M., Topper, J. N., Nagel, T., Anderson, K. R., & Garcia-Cardeña, G. (1999). Endothelial dysfunction, hemodynamic forces, and atherosclerosis. *Thrombosis and Haemostasis, 82*(08), 722-726. doi:10.1055/s-0037-1615903

65 Zhang, H., Sun, A., Shen, Y., Jia, J., Wang, S., Wang, K., & Ge, J. (2004). Artery interposed to vein did not develop atherosclerosis and underwent atrophic remodeling in cholesterol-fed rabbits. *Atherosclerosis, 177*(1), 37-41. doi:10.1016/j.atherosclerosis.2004.06.019

66 Finlayson, R., & Symons, C. (1961). Arteriosclerosis in wild animals in captivity [abstract]. *Proceedings of the Royal Society of Medicine, 54*(11), 973.

67 McCullagh, K. (1972). Arteriosclerosis in the african elephant Part 1. Intimal atherosclerosis and its possible causes. *Atherosderosis, 16*(3), 307-335. doi:10.1016/0021-9150(72)90080-9

68 Finlayson, R., Symons, C., & Fiennes, R. N. (1962). Atherosclerosis: a comparative study. *British medical journal, 1*(5277), 501-507. doi:10.1136/bmj.1.5277.501

69 Bohorquez, F., & Stout, C. (1972). Arteriosclerosis in exotic mammals. *Atherosderosis, 16*(2), 225-231. doi:10.1016/0021-9150(72)90056-1

70 Han, C. Y. (2016). Roles of reactive oxygen species on insulin resistance in adipose tissue. *Diabetes & Metabolism Journal, 40*(4), 272. doi:10.4093/dmj.2016.40.4.272

71 Kim, J., Wei, Y., & Sowers, J. R. (2008). Role of mitochondrial dysfunction in insulin resistance. *Circulation Research, 102*(4), 401-414. doi:10.1161/circresaha.107.165472

72 Gonzalez-Franquesa A., Patti ME. (2017) Insulin resistance and mitochondrial dysfunction. In: Santulli G. (eds) Mitochondrial Dynamics in Cardiovascular Medicine. *Advances in Experimental Medicine and Biology, vol 982.* Springer, Cham

73 Williams, K. J., & Wu, X. (2016). Imbalanced insulin action in chronic over nutrition: Clinical harm, molecular mechanisms, and a way forward. *Atherosclerosis, 247,* 225-282. doi:10.1016/j. atherosclerosis 2016.02.004

74 Gasior, M., Rogawski, M. A., & Hartman, A. L. (2006). Neuroprotective and disease-modifying effects of the ketogenic diet. *Behavioural Pharmacology, 17*(5-6), 431-439. doi:10.1097/00008877-

75 Basciano, H., Federico, L., & Adeli, K. (2005). Fructose, insulin resistance, and metabolic dyslipidemia. *Nutrition metabolism, 2*(1), 5. doi:10.1186/1743-7075-2-5

76 Shapiro, A., Mu, W., Roncal, C., Cheng, K., Johnson, R. J., & Scarpace, P. J. (2008). Fructose-induced leptin resistance exacerbates weight gain in response to subsequent high-fat feeding, *American Journal of Physiology Regulatory Integrative and Comparative Physiology, 295*(5), R1370-R1375. doi:10.1152/ajpregu.00195.2008

77 Mehta, N. N., McGillicuddy, F. C., Anderson, P. D., Hinkle, C. C., Shah, R., Pruscino, L., ... Reilly, M. P. (2009). Experimental endotoxemia induces adipose inflammation and insulin resistance in humans. *Diabetes.* doi:10.2337/db09-0729

78 Feingold KR, Grunfeld C (2019). The effect of inflammation and infection on lipids and lipoproteins. In Endotext. Edited by De Groot LJ, Chrousos G, Dungan K, Feingold KR, Grossman A, Hershman JM, Koch C, Korbonits M, McLachlan R, New M, et al. South Dartmouth (MA);

79 Straub, R. H. (2014). Insulin resistance, selfish brain, and selfish immune system: An evolutionarily positively selected program used in chronic inflammatory diseases. *Arthritis Research & Therapy, 16*(Suppl 2), S4. doi: 10.1186/ar4688

80 Durante, A., & Bronzato, S. (2015). The increased cardiovascular risk in patients affected by autoim- mune diseases: Review of the various manifestations. *Journal of Clinical Medicine Research, 7*(6), 379-384. doi: 10.14740/jocmr2122w

81 De Kort, S., Keszthelyi, D., & Masclee, A. A. (2011). Leaky gut and diabetes mellitus: What is the link? *Obesity Reviews, 12*(6), 449-458. doi:10.1111/j.1467-789x.2010.00845.x

82 Joo, Myung & Yang Jaemo & Youl, Jae & Cho, Ssang-Goo & Shim, Byung & Kim, Duk & Lee, Jaehwi. (2010). Bioavailability enhancing activities of natural compounds from medicinal plants. *Journal of Medicinal Plants Research.* 3. 1204-1211.

83 DeVries, J. H. (2013). Glucose variability: Where it is important and how to measure it. *Diabetes, 62*(5), 1405- 1408. doi:10.2337/db12-1610

84 Service, F. J., Molnar, G. D., Rosevear, J. W., Ackerman, E., Gatewood, L. C., & Taylor, W. F. (1970). Mean amplitude of glycemic excursions, a measure of diabetic instability. *Diabetes, 19*(9), 644-655. doi:10.2337/ diab.19.9.644

85 Nieuwdorp, M., Van Haeften, T. W., Gouverneur, M. C., Mooij, H. L., Van Lieshout, M. H., Levi, M., ... Stroes, E. S. (2006). Loss of endothelial glycocalyx during acute hyperglycemia coincides with endothelial dysfunction and coagulation activation in vivo. *Diabetes, 55*(2), 480-486. doi:10.2337/ diabe- tes 55.02.06.db05-1103

86 Schött, U., Solomon, C., Fries, D., & Bentzer, P. (2016). The endothelial glycocalyx and its disruption, protection and regeneration: A narrative review. *Scandinavian Journal of Trauma, Resuscitation and Emergency Medicine, 24*(1). doi: 10.1186/s13049-016-0239-y

87 Thaiss, C. A., Levy, M., Grosheva, I., Zheng, D., Soffer, E., Blacher, E., ... Elinav, E. (2018). Hyperglycemia drives intestinal barrier dysfunction and risk for enteric infection. *Science, 359*(6382), 1376-1383. doi:10.1126/science.aar3318

88 Singh, A., Fridén, V., Dasgupta, I., Foster, R. R., Welsh, G. I., Tooke, J. E., ... Satchell, S. C. (2011). High glucose causes dysfunction of the human glomerular endothelial glycocalyx. *American Journal of Physiology Renal Physiology, 300*(1), F40-F48. doi: 10.1152/ajprenal.00103.2010

89 Obrenovich, M. (2018). Leaky gut, leaky brain? *Microorganisms, 6*(4), 107. doi:10.3390/ microorganisms6040107

90 Lindeberg, S., Eliasson, M., Lindahl, B., & Ahrén, B. (1999). Low serum insulin in traditional pacific islanders The Kitava study. *Metabolism, 48*(10), 1216-1219. doi:10.1016/s0026-0495(99)90258-5

91 Lindberg, S., Nilsson-Ehle, P., Terént, A., Vessby, B., & Schersten, B. (1994). Cardiovascular risk factors in a Melanesian population apparently free from stroke and ischaemic heart disease: the Kitava study. *Journal of Internal Medicine, 236*(3), 331-340. doi:10.1111/j.1365-2796.1994.tb00804.x

92 Schulz, L. O., & Chaudhari, L. S. (2015). High-risk populations: The Pimas of Arizona and Mexico. *Current Obesity Reports, 4*(1), 92-98. doi:10.1007/s13679-014-0132-9

93 Schulz, L. O., Bennett, P. H., Ravussin, E., Kidd, J. R., Kidd, K. K., Esparza, J., & Valencia, M. E. (2006). Effects of traditional and western environments on prevalence of type 2 diabetes in Pima Indians in Mexico and the U.S. *Diabetes Care, 29*(8), 1866-1871. doi:10.2337/dc06-0138

94 Creighton, B. C., Hyde, P. N., Maresh, C. M., Kraemer, W. J., Phinney, S. D., & Volek, J. S. (2018). Paradox of hypercholesterolaemia in highly trained, keto-adapted athletes. *BMJ Open Sport & Exercise Medicine, 4*(1), e000429. doi:10.1136/bmjsem-2018-000429

95 Wood, T., Stubbs, B., & Juul, S. (2018). Exogenous ketone bodies as promising neuroprotective agents for developmental brain injury. *Developmental Neuroscience, 40*(5-6), 451-462. doi:10.1159/000499563

96 Sävendahl, L., & Underwood, L. E. (1999). Fasting increases serum total cholesterol, LDL cholesterol and apolipoprotein B in healthy, nonobese humans. *The Journal of Nutrition, 129*(11), 2005-2008. doi:10.1093/ jn/129.11.2005

97 Cohn, J. S., Wagner, D. A., Cohn, S. D., Millar, J. S., & Schaefer, E. J. (1990). Measurement of very low density and low density lipoprotein apolipoprotein (Apo) B-100 and high density lipoprotein Apo A-I production in human subjects using deuterated leucine. Effect of fasting and feeding. *Journal of Clinical Investigation, 85*(3), 804-811. doi:10.1172/jci1 14507

98 Hopkins, P. N., Stephenson, S., Wu, L. L., Riley, W. A., Xin, Y., & Hunt, S. C. (2001). Evaluation of coronary risk factors in patients with heterozygous familial hypercholesterolemia. *The American Journal of Cardiology, 87*(5), 547-553. doi:10.1016/s0002-9149(00)01429-6

99 Wiegman, A., Gidding, S. S., Watts, G. F., Chapman, M. J., Ginsberg, H. N., Cuchel, M., ... European Atherosclerosis Society Consensus Panel (2015). Familial hypercholesterolaemia in children and adolescents: Gaining decades of life by optimizing detection and treatment. *European heart journal, 36*(36), 2425-2437. doi:10.1093/eurheart/ehv157

100 Šebeštjen, M., Žegura, B., Gužič-Salobir, B., & Keber, I. (2001). Fibrinolytic parameters and insulin resistance in young survivors of myocardial infarction with heterozygous familial hypercholesterolemia. *Wien Klin Wochenschr, 113*(3-4), 113-118. Retrieved from https://www.ncbi. nlm.nih.gov/pubmed/11253736

101 Hill, J. S., Hayden, M. R., Frohlich, J., & Pritchard, P. H. (1991). Genetic and environmental factors affecting the incidence of coronary artery disease in heterozygous familial hypercholesterolemia. *Arteriosderosis and Thrombosis: A Journal of Vascular Biology, 11*(2), 290-297. doi: 10.1161/01.atv.11.2.290

102 Okuyama, H., Langsjoen, P. H., Hamazaki, T., Ogushi, Y., Hama, R., Kobayashi, T., & Uchino, H. (2015). Statins stimulate atherosclerosis and heart failure: Pharmacological mechanisms. *Expert Review of Clinical Pharmacology, 8*(2), 189-199. doi:10.1586/17512433.2015.1011125

103 Ahmadizar, F., Ochoa-Rosales, C., Glisic, M., Franco, O. H., Muka, T., & Stricker, B. H. (2019). Associations of statin use with glycaemic traits and incident type 2 diabetes. *British Journal of Clinical Pharmacology, 85*(5), 993-1002. doi:10.1111/bcp.13898

104 Schultz, B. G., Patten, D. K., & Berlau, D. J. (2018). The role of statins in both cognitive impairment and protection against dementia: a tale of two mechanisms. *Translational Neurodegeneration, 7*(1). doi:10.1186/ s40035-018-0110-3

105 Enas, E. A., Kuruvila, A., Khanna, P., Pitchumoni, C. S., & Mohan, V. (2013). Benefits & risks of statin therapy for primary prevention of cardiovascular disease in Asian Indians - a population with the highest risk of premature coronary artery disease & diabetes. *The Indian journal of medical research, 138*(4), 461–491.

106 Golomb, B., Kane, T., & Dimsdale, J. (2004). Severe irritability associated with statin cholesterol-lowering drugs. *QJM, 97*(4), 229-235. doi:10.1093/qjmed/hch035

107 Leppien, E., Mulcahy, K., Demler, T. L., Trigoboff, E., & Opler, L. (2018). Effects of statins and cholesterol on patient aggression: Is there a connection?. *Innovations in dinical neuroscience, 15*(3-

4), 24-27.

108 Cham, S., Koslik, H. J., & Golomb, B. A. (2015). Mood, personality, and behavior changes during treatment with statins: A case series. *Drug Safety - Case Reports, 3*(1). doi:10.1007/s40800-015-0024-2

109 Ginter, E., Kajaba, I., & Sauša, M. (2012). Addition of statins into the public water supply? Risks of side effects and low cholesterol levels. *Cas Lek Cesk, 151*(5), 243-247. Retrieved from https://www.ncbi.nlm.nih.gov/pubmed/22779765

110 Pedersen, T. R., Kjekshus, J., Berg, K., Haghfelt, T., Faergeman, O., Thorgeirsson, G., … Pyörälä, K. (1994). Randomised trial of cholesterol lowering in 4444 patients with coronary heart disease: the Scandinavian Simvastatin Survival Study (4S). *The Lancet, 344* (8934), 1383-1389. doi: 10.1016/S0140-6736(94)90566-5

111 Sherriff, J. L., O'Sullivan, T. A., Properzi, C., Oddo, J., & Adams, L. A. (2016). Choline, its potential role in nonalcoholic fatty liver disease, and the case for human and bacterial genes. *Advances in Nutrition, 7*(1), 5-13. doi:10.3945/an.114.007955

112 Koeth, R. A., Lam-Galvez, B. R., Kirsop, J., Wang, Z., Levison, B. S., Gu, X., … Hazen, S. L. (2018). 1-carnitine in omnivorous diets induces an atherogenic gut microbial pathway in humans. *Journal of Clinical Investigation, 129*(1), 373-387. doi:10.1172/jci94601

113 Dambrova, M., Latkovskis, G., Kuka, J., Strele, I., Konrade, I., Grinberga, S., … Liepinsh, E. (2016). Diabetes is associated with higher trimethylamine N-oxide plasma Levels. *Experimental and Clinical Endocrinology & Diabetes, 124*(04), 251-256. doi:10.1055/s-0035-1569330

114 Valeur, J., Landfald, B., Berstad, A., & Raa, J. (2016). Trimethylamine N-oxide in seafood. *Journal of the American College of Cardiology, 68*(25), 2916-2917. doi:10.1016/j.jacc.2016.08.077

115 Velasquez, M., Ramezani, A., Manal, A., & Raj, D. (2016). Trimethylamine N-oxide: The good, the bad and the unknown. *Toxins, 8*(11), 326. doi:10.3390/toxins8110326

116 Janeiro, M., Ramírez, M., Milagro, F., Martínez, J., & Solas, M. (2018). Implication of trimethylamine N-oxide (TMAO) in disease: Potential biomarker or new therapeutic target. *Nutrients, 10*(10), 1398. doi:10.3390/nu10101398

117 Cheung, W., Keski-Rahkonen, P., Assi, N., Ferrari, P., Freisling, H., Rinaldi, S., … Slimani, N. (2017). A metabolomic study of biomarkers of meat and fish intake. *American Journal of Clinical Nutrition, 105*(3), 600- 608. doi:10.3945/ajcn.116.146639

118 Huc, T., Drapala, A., Gawrys, M., Konop, M., Bielinska, K., Zaorska, E., … Ufnal, M. (2018). Chronic, low- dose TMAO treatment reduces diastolic dysfunction and heart fibrosis in hypertensive rats. *American Journal Physiology-Heart and Circulatory Physiology, 315*(6), H1805-H1820. doi:10.1152/ajpheart.00536.2018

119 Jia, J., Dou, P., Gao, M., Kong, X., Li, C., Liu, Z., & Huang, T. (2019). Assessment of causal direction between gut microbiota-dependent metabolites and cardiometabolic health: A bidirectional mendelian randomization analysis. *Diabetes, 68*(9), 1747-1755. doi:10.2337/db19-0153

120 Lande, K. E., & Sperry, W. M. (1937). Human atherosclerosis in relation to the cholesterol content of the blood serum. *American Heart Journal, 13*(1), 125. doi:10.1016/s0002-8703(37)90941-4

121 Paoli, A., Rubini, A., Volek, J. S., & Grimaldi, K. A. (2013). Beyond weight loss: A review of the therapeutic uses of very-low-carbohydrate (ketogenic) diets. *European Journal of Clinical Nutrition, 67*(8), 789-796. doi:10.1038/ejcn.2013.116

122 Westman, E. C., Yancy, W. S., Mavropoulos, J. C., Marquart, M., & McDuffie, J. R. (2008). The effect of a low-carbohydrate, ketogenic diet versus a low-glycemic index diet on glycemic control in type 2 diabetes mellitus. *Nutrition & Metabolism, 5*(1). doi:10.1186/1743-7075-5-36

123 Ebbeling, C. B., Feldman, H. A., Klein, G. L., Wong, J. M., Bielak, L., Steltz, S. K., … Ludwig, D. S. (2018). Effects of a low carbohydrate diet on energy expenditure during weight loss maintenance: randomized trial. *BMJ*, k4583. doi:10.1136/bmj.k4583

124 Forsythe, C. E., Phinney, S. D., Fernandez, M. L., Quann, E. E., Wood, R. J., Bibus, D. M., …

Volek, J. S. (2007). Comparison of low fat and low carbohydrate diets on circulating fatty acid composition and markers of inflammation. *Lipids, 43*(1), 65-77. doi:10.1007/s11745-007-3132-7

125 Pérez-Guisado, J., Muñoz-Serrano, A., & Alonso-Moraga, A. (2008). Spanish ketogenic Mediterranean diet: A healthy cardiovascular diet for weight loss. *Nutrition Journal, 7*(1). doi:10.1186/1475-2891-7-30

126 Pinto, A., Bonucci, A., Maggi, E., Corsi, M., & Businaro, R. (2018). Anti-oxidant and anti-inflammatory activity of ketogenic diet: New Perspectives for Neuroprotection in Alzheimer's Disease. *Antioxidants, 7*(5), 63. doi:10.3390/antiox7050063

127 Van der Auwera, I., Wera, S., Van Leuven, F., & Henderson, S. T. (2005). A ketogenic diet reduces amyloid beta 40 and 42 in a mouse model of Alzheimer's disease. *Nutrition & metabolism, 2*, 28. doi: 10.1186/1743-7075-2-28

128 Gasior, M., Rogawski, M. A., & Hartman, A. L. (2006). Neuroprotective and disease-modifying effects of the ketogenic diet. *Behavioural Pharmacology, 17*(5-6), 431-439. doi:10.1097/00008877-200609000-00009

129 Krikorian, R., Shidler, M. D., Dangelo, K., Couch, S. C., Benoit, S. C., & Clegg, D. J. (2012). Dietary ketosis enhances memory in mild cognitive impairment. *Neurobiology of Aging, 33*(2), 425.e19-425.e27. doi:10.1016/j.neurobiolaging 2010.10.006

130 Włodarek, D. (2019). Role of ketogenic diets in neurodegenerative diseases (Alzheimer's disease and Parkinson's disease). *Nutrients, 11*(1), 169. doi:10.3390/nu11010169

131 Mavropoulos, J. C., Yancy, W. S., Hepburn, J., & Westman, E. C. (2005). The effects of a low-carbohydrate, ketogenic diet on the polycystic ovary syndrome: a pilot study. *Nutrition & metabolism, 2*, 35. doi:10.1186/1743-7075-2-35

132 Kirpich, I. A., Feng, W., Wang, Y., Liu, Y., Barker, D. F., Barve, S. S., & McClain, C. J. (2011). The type of dietary fat modulates intestinal tight junction integrity, gut permeability, and hepatic toll-like receptor expression in a mouse model of alcoholic liver disease. *Alcoholism: Clinical and Experimental Research, 36*(5), 835-846. doi:10.1111/j.1530-0277.2011.01673.x

133 Silaste, M., Rantala, M., Alfthan, G., Aro, A., Witztum, J. L., Kesäniemi, Y. A., & Hörkkö, S. (2004). Changes in dietary fat intake alter plasma levels of oxidized low-density lipoprotein and lipoprotein (a). *Arteriosderosis, Thrombosis, and Vascular Biology, 24*(3), 498-503. doi:10.1161/01. atv.0000118012.64932.f4

134 Zhu, Y., Bo, Y., & Liu, Y. (2019). Dietary total fat, fatty acids intake, and risk of cardiovascular disease: A dose-response meta-analysis of cohort studies. *Lipids in Health and Disease, 18*(1). doi:10.1186/ s12944-019-1035-2

135 Grasgruber, P., Sebera, M., Hrazdira, E., Hrebickova, S., & Cacek, J. (2016). Food consumption and the actual statistics of cardiovascular diseases: An epidemiological comparison of 42 European countries. *Food Nutrition Research, 60*(1), 31694. doi:10.3402/fnr.v60.31694

12장. 노즈 투 테일 카니보어 식단, 어떻게 하는가?

1 White Oak Pastures Team. (2019, June 4). White oak pastures beef reduces atmospheric carbon. Retrieved from http://blogwhiteoakpastures.com/blog/carbon-negative-grassfed-beef

2 Planas, G. M., & Kucacute, J. (1968). Contraceptive properties of Stevia rebaudiana. *Science, 162*(3857), 1007-1007. doi:10.1126/science.162.3857.1007

3 Melis, M. (1999). Effects of chronic administration of Stevia rebaudiana on fertility in rats. *Journal of Ethnopharmacology, 67*(2), 157-161. doi:10.1016/s0378-8741 (99)00081-1

4 Kimata, H. (2007). Anaphylaxis by stevioside in infants with atopic eczema. *Allergy, 62*(5), 565-566.

doi:10.1111/j.1398-9995.2007.01317.x

5   Ruiz-Ojeda, F. J., Plaza-Díaz, J., Sáez-Lara, M. J., & Gil, A. (2019). Effects of sweeteners on the gut microbiota: A review of experimental studies and clinical trials. *Advances in Nutrition, 10*(suppl 1), S31-S48. doi:10.1093/advances/nmy037

6   Suez, J., Korem, T., Zilberman-Schapira, G., Segal, E., & Elinav, E. (2015). Non-caloric artificial sweeteners and the microbiome: Findings and challenges. *Gut Microbes, 6*(2), 149-155. doi:10.1080/19490976. 2015.1017700

7   Payne, A. N., Chassard, C., & Lacroix, C. (2012). Gut microbial adaptation to dietary consumption of fructose, artificial sweeteners and sugar alcohols: Implications for host-microbe interactions contributing to obesity. *Obesity Reviews, 13*(9), 799-809. doi:10.1111/j.1467-789x.2012.01009.x

8   Pearlman, M., Obert, J., & Casey, L. (2017). The association between artificial sweeteners and obesity. *Current Gastroenterology Reports, 19*(12). doi:10.1007/s11894-017-0602-9

9   Dotson, C. D., Vigues, S., Steinle, N. I., & Munger, S. D. (2010). T1R and T2R receptors: The modulation of incretin hormones and potential targets for the treatment of type 2 diabetes mellitus. *Current opinion in investigational drugs (London, England: 2000), 11*(4), 447-454.

10 Joo, Myung & Yang, Jaemo & Youl, Jae & Cho, Ssang-Goo & Shim, Byung & Kim, Duk & Lee, Jaehwi. (2010). Bioavailability enhancing activities of natural compounds from medicinal plants. *Journal of Medicinal Plants Research.* 3. 1204-1211

11 Masterjohn, C., Park, Y., Lee, J., Noh, S., Koo, S., & Bruno, R. (2013). Dietary fructose feeding increases adipose methylglyoxal accumulation in rats in association with low expression and activity of glyoxalase-2. *Nutrients, 5*(8), 3311-3328. doi:10.3390/nu5083311

12 Legeza, B., Marcolongo, P., Gamberucci, A., Varga, V., Bánhegyi, G., Benedetti, A., & Odermatt, A. (2017). Fructose, glucocorticoids and adipose tissue: Implications for the metabolic syndrome. *Nutrients, 9*(5), 426. doi:10.3390/nu9050426

13 Basciano, H., Federico, L., & Adeli, K. (2005). Fructose, insulin resistance, and metabolic dyslipidemia. *Nutrition & metabolism, 2*(1), 5. doi:10.1186/1743-7075-2-5

14 Elliott, S. S., Keim, N. L., Stern, J. S., Teff, K., & Havel, P. J. (2002). Fructose, weight gain, and the insulin resistance syndrome. *The American Journal of Clinical Nutrition, 76*(5), 911-922. doi:10.1093/ajcn/76.5.911

15 Johnson, R. J., Sanchez-Lozada, L. G., & Nakagawa, T. (2010). The effect of fructose on renal biology and disease. *Journal of the American Society of Nephrology, 21*(12), 2036-2039. doi:10.1681/asn.2010050506

16 DiNicolantonio, J. J., & Lucan, S. C. (2014). The wrong white crystals: Not salt but sugar as aetiological in hypertension and cardiometabolic disease. *Open Heart, 1*(1), e000167. doi:10.1136/openhrt-2014-000167

17 Shapiro, A., Mu, W., Roncal, C., Cheng, K., Johnson, R. J., & Scarpace, P. J. (2008). Fructose-induced leptin resistance exacerbates weight gain in response to subsequent high-fat feeding. *American Journal of Physiology Regulatory Integrative and Comparative Physiology, 295*(5), R1370-R1375. doi:10.1152/ajpregu.00195.2008

18 Vasselli, J. R. (2008). Fructose-induced leptin resistance: Discovery of an unsuspected form of the phenomenon and its significance. Focus on "Fructose-induced leptin resistance exacerbates weight gain in response to subsequent high-fat feeding," by Shapiro et al. *American Journal of Physiology Regulatory, Integrative and Comparative Physiology, 295*(5), R1365-R1369. doi:10.1152/ajpregu.90674.2008

19 Softic, S., Meyer, J. G., Wang, G., Gupta, M. K., Batista, T. M., Lauritzen, H. P., Kahn, C. R. (2019).Dietary sugars alter hepatic fatty acid oxidation via transcriptional and post-translational modifications of mitochondrial proteins. *Cell Metabolism, 30*(4), 735-753.e4. doi:10.1016/j.cmet.2019.09.003

20 DiNicolantonio, J. J., & Berger, A. (2016). Added sugars drive nutrient and energy deficit in obesity: A new paradigm. *Open Heart, 3*(2), e000469. doi:10.1136/openhrt-2016-000469

21 Do, M., Lee, E., Oh, M., Kim, Y., & Park, H. (2018). High-glucose or -fructose diet cause changes of the gut microbiota and metabolic disorders in mice without body weight change. *Nutrients, 10*(6), 761. doi:10.3390/nu10060761

22 Woelber, J. P., Bremer, K., Vach, K., König, D., Hellwig, E., Ratka-Krüger, P., ... Tennert, C. (2016). An oral health optimized diet can reduce gingival and periodontal inflammation in humans - a randomized controlled pilot study. *BMC Oral Health, 17*(1). doi:10.1186/s12903-016-0257-1

23 Najeeb, S., Zafar, M., Khurshid, Z., Zohaib, S., & Almas, K. (2016). The role of nutrition in periodontal health: An update. *Nutrients, 8*(9), 530. doi:10.3390/nu8090530

24 Pritchard, A. B., Crean, S., Olsen, I., & Singhrao, S. K. (2017). Periodontitis, microbiomes and their role in Alzheimer's disease. *Frontiers in Aging Neuroscience, 9.* doi:10.3389/fnagi.2017.00336

25 Dominy, S. S., Lynch, C., Ermini, F., Benedyk, M., Marczyk, A., Konradi, A., ... Potempa, J. (2019). Porphyromonas gingivalis in Alzheimer's disease brains: Evidence for disease causation and treatment with small-molecule inhibitors. *Science Advances, 5*(1), eaau3333. doi:10.1126/sciadv.aau3333

26 Crittenden, A. N., Sorrentino, J., Moonie, S. A., Peterson, M., Mabulla, A., & Ungar, P. S. (2017). Oral health in transition: The Hadza foragers of Tanzania. *PLOS ONE, 12*(3), e0172197. doi:10.1371/journal. pone.0172197

27 Butten, K., Johnson, N. W., Hall, K. K., Anderson, J., Toombs, M., King, N., & O'Grady, K. F. (2019). Risk factors for oral health in young, urban, Aboriginal and Torres Strait Islander children. *Australian dental journal, 64*(1), 72-81. doi:10.1111/adj.12662

28 Bhandari, M. R., & Kawabata, J. (2005). Bitterness and toxicity in wild yam (Dioscorea spp.) tubers of Nepal. *Plant Foods for Human Nutrition, 60*(3), 129-135. doi: 10.1007/s11130-005-6841-1

29 Cordain, L., Miller, J. B., Eaton, S. B., Mann, N., Holt, S. H., & Speth, J. D. (2000). Plant-animal subsistence ratios and macronutrient energy estimations in worldwide hunter-gatherer diets. *The American Journal of Clinical Nutrition, 71*(3), 682-692. doi:10.1093/ajcn/71.3.682

30 Crittenden, A. N., & Schnorr, S. L. (2017). Current views on hunter gatherer nutrition and the evolution of the human diet. *American Journal of Physical Anthropology, 162*(S63), 84-109. doi:10.1002/ajpa.23148

31 Ben-Dor, M. (2015). Use of animal fat as a symbol of health in traditional societies suggests humans may be well adapted to its consumption. *Journal of Evolution and Health, 1*(1). doi:10.15310/2334-3591.1022

32 Hiernaux, J., & Hartono, D. B. (1980). Physical measurements of the adult Hadza of Tanzania. *Annals of Human Biology, 7*(4), 339-346. doi:10.1080/03014468000004411

33 Blackwell, A. D., Urlacher, S. S., Beheim, B., Von Rueden, C., Jaeggi, A., Stieglitz, J., Kaplan, H. (2016). Growth references for Tsimane forager-horticulturalists of the Bolivian Amazon. *American Journal of Physical Anthropology, 162*(3), 441-461. doi:10.1002/ajpa.23128

34 Shephard, S., & Schlatter, C. (1998). Covalent binding of agaritine to DNA in vivo. *Food and Chemical Toxicology, 36*(11), 971-974. doi: 10.1016/s0278-6915(98)00076-3

35 Toth, B., Nagel, D., Patii, K., Erickson, J., & Antonson, K. (1978). Tumor induction with the at-acetyl derivative of 4-hydroxymethyl-phenylhydrazine, a metabolite of agaritine of agaricus b/sporus1. *CANCER RESEARCH,* 38, 177-180. Retrieved from https://cancerres.aacrjournals.org/content/canres/38/1/177.full.pdf

36 I. Nor Hayati, A. Aminah, S. Mamot, I. Nor Aini & H.M. Noor Lida (2002) Physical characteristics of modified milkfat in high-melting fat preparation, *International Journal of Food Sciences and Nutrition,* 53:1, 43-54. doi: 10.1080/09637480120057000

37 Xiong, Z., Cao, X., Wen, Q., Chen, Z., Cheng, Z., Huang, X., ... Huang, Z. (2019). An overview of the bioactivity of monacolin K / lovastatin. *Food and Chemical Toxicology, 131,* 110585. doi:10.1016/j. fct. 2019.110585

38 Friedman, M. (2015). Chemistry, nutrition, and health-promoting properties of Hericium erinaceus (lion's mane) mushroom fruiting bodies and mycelia and their bioactive compounds.

Journal of Agricultural and Food Chemistry, 63(32), 7108-7123. doi:10.1021/acsjafc.5b02914

39 Rucker, J. J., Iliff, J., & Nutt, D. J. (2018). Psychiatry & the psychedelic drugs Past, present & future. *Neuropharmacology, 142,* 200-218. doi:10.1016/j.neuropharm.2017.12.040

40 Reiche, S., Hermle, L., Gutwinski, S., Jungaberle, H., Gasser, P., & Majić, T. (2018). Serotonergic hallucinogens in the treatment of anxiety and depression in patients suffering from a life-threatening disease: A systematic review. *Progress in Neuro-Psychopharmacology and Biological Psychiatry, 81,* 1-10. doi:10.1016/j. pnpbp.2017.09.012

41 Ross, S., Bossis, A., Guss, J., Agin-Liebes, G., Malone, T., Cohen, B., ... Schmidt, B. L. (2016). Rapid and sustained symptom reduction following psilocybin treatment for anxiety and depression in patients with life-threatening cancer: a randomized controlled trial. *Journal of Psychopharmacology, 30*(12), 1165-1180. doi:10.1177/0269881116675512

42 Griffiths, R. R., Johnson, M. W., Carducci, M. A., Umbricht, A., Richards, W. A., Richards, B. D., ... Klinedinst, M. A. (2016). Psilocybin produces substantial and sustained decreases in depression and anxiety in patients with life-threatening cancer: A randomized double-blind trial. *Journal of Psychopharmacology, 30*(12), 1181-1197. doi:10.1177/0269881116675513

43 Ames, B. N., Profet, M., & Gold, L. S. (1990). Dietary pesticides (99.99% all natural). *Proceedings of the National Academy of Sciences of the United States of America, 87*(19), 7777-7781. doi:10.1073/pnas.87.19.7777

44 Mennen, L. I., Walker, R., Bennetau-Pelissero, C., & Scalbert, A. (2005). Risks and safety of polyphenol consumption. *The American Journal of Clinical Nutrition, 81*(1), 326S-329S. doi:10.1093/ajcn/81.1.326s

45 Martini, D., Del Bo', C., Tassotti, M., Riso, P., Del Rio, D., Brighenti, F., & Porrini, M. (2016). Coffee consumption and oxidative stress: A review of human intervention studies. *Molecules, 21* (8), 979. doi:10.3390/ molecules21080979

46 Vicente, S. J., Ishimoto, E. Y., & Torres, E. A. (2013). Coffee modulates transcription factor NRF2 and highly increases the activity of antioxidant enzymes in Rats. *Journal of Agricultural and Food Chemistry, 62*(1), 116-122. doi:10.1021/jf401777m

47 Tucker, J. D., Taylor, R. T., Christensen, M. L., Strout, C. L., & Hanna, M. (1989). Cytogenetic response to coffee in Chinese hamster ovary AUXB1 cells and human peripheral lymphocytes. *Mutagenesis, 4*(5), 343- 348. doi:10.1093/mutage/4.5.343

48 Ishidate, M., Harnois, M., & Sofuni, T. (1988). A comparative analysis of data on the clastogenicity of 951 chemical substances tested in mammalian cell cultures. *Mutation Research/Reviews in Genetic Toxicology, 195*(2), 151-213. doi:10.1016/0165-1110(88)90023-1

49 Gilliland, K., & Bullock, W. (1984). Caffeine: A potential drug of abuse. *Advances in Alcohol & Substance Abuse, 3*(1-2), 53-73. doi:10.1300/j251v03n01_05

50 Jin, M., Yoon, C., Ko, H., Kim, H., Kim, A., Moon, H., & Jung, S. (2016). The relationship of caffeine intake with depression, anxiety, stress, and sleep in Korean adolescents. *Korean Journal of Family Medicine, 37*(2), 111. doi:10.4082/kjfm.2016.37.2.111

51 Richards, G., & Smith, A. (2015). Caffeine consumption and self-assessed stress, anxiety, and depression in secondary school children. *Journal of Psychopharmacology, 29*(12), 1236-1247. doi:10.1177/0269881115612404

52 Dearfield, K. L., Abernathy, C. O., Ottley, M. S., Brantner, J. H., & Hayes, P. F. (1988). Acrylamide: Its metabolism, developmental and reproductive effects, genotoxicity, and carcinogenicity. *Mutation Research/ Reviews in Genetic Toxicology, 195*(1), 45-77. doi:10.1016/0165-1110(88)90015-2

53 Mucci, L. A., Sandin, S., & Magnusson, C. (2005). Acrylamide intake and breast cancer risk in Swedish women. *JAMA, 293*(11), 1322. doi:10.1001/jama.293.11.1326

54 Virk-Baker, M. K., Nagy, T. R., Barnes, S., & Groopman, J. (2014). Dietary acrylamide and human cancer: A systematic review of literature. *Nutrition and Cancer, 66*(5), 774-790. doi:10.1080/0163558 1.2014.916323

55 The effects of workplace hazards on male reproductive health. (1996). doi:10.26616/nioshpub96132

56 De Roos, A. J., Blair, A., Rusiecki, J. A., Hoppin, J. A., Svec, M., Dosemeci, M., ... Alavanja, M. C. (2005). Cancer incidence among glyphosate-exposed pesticide applicators in the agricultural health study. *Environmental Health Perspectives, 113*(1), 49-54. doi:10.1289/ehp.7340

57 Tarazona, J. V., Court-Marques, D., Tiramani, M., Reich, H., Pfeil, R., Istace, F., & Crivellente, F. (2017). Glyphosate toxicity and carcinogenicity: a review of the scientific basis of the European Union assessment and its differences with IARC. *Archives of Toxicology, 91*(8), 2723-2743. doi:10.1007/s00204-017-1962-5

58 Samanta, P., Pal, S., Mukherjee, A. K., & Ghosh, A. R. (2014). Biochemical effects of glyphosate based herbicide, Excel Mera 71 on enzyme activities of acetylcholinesterase (AChE), lipid peroxidation (LPO), catalase (CAT), *glutathione-S-transferase (GST) and protein content on teleostean fishes. Ecotoxicology and Environmental Safety, 107,* 120-125. doi:10.1016/j.ecoenv.2014.05.025

59 Hoagland, R. E., & Duke, S. O. (1982). Biochemical effects of glyphosate[N-(phosphonomethyl) glycine]. *ACS Symposium Series,* 175-205. doi:10.1021/bk-1982-0181.ch010

60 Micco, C., Grossi, M., Miraglia, M., & Brera, C. (1989). A study of the contamination by ochratoxin A of green and roasted coffee beans. *Food Additives and Contaminants, 6*(3), 333-339. doi:10.1080/02652038909373788

61 Soliman, K. M. (2002). Incidence, level, and behavior of aflatoxins during coffee bean roasting and decaffeination. *Journal of Agricultural and Food Chemistry, 50*(25), 7477-7481. doi:10.1021/jf011338v

62 Hussein, H., & Brasel, J. M. (2001). Toxicity, metabolism, and impact of mycotoxins on humans and animals. *Toxicology, 167*(2), 101-134. doi:10.1016/s0300-483x(01)00471-1

63 Randerath, K., Randerath, E., Agrawal, H. P., Gupta, R. C., Schurdak, M. E., & Reddy, M. V. (1985). Postlabeling methods for carcinogen-DNA adduct analysis. *Environmental Health Perspectives, 62,* 57. doi:10.2307/3430093

64 Pfohl-Leszkowicz, A., & Manderville, R. A. (2007). Ochratoxin A: An overview on toxicity and carcinogenicity in animals and humans. *Molecular Nutrition & Food Research, 51*(9), 1192-1192. doi:10.1002/ mnfr.200790020

65 Doi, K., & Uetsuka, K. (2011). Mechanisms of mycotoxin-induced neurotoxicity through oxidative stress-associated pathways. *International Journal of Molecular Sciences, 12*(8), 5213-5237. doi:10.3390/ ijms12085213

66 Hsieh, M., Chiu, H., Lin Tan, D., & Lin, J. (2004). Does human ochratoxin A aggravate proteinuria in patients with chronic renal disease? *Renal Failure, 26*(3), 311-316. doi:10.1081/jdi-200026744

67 Reddy, K. R., Abbas, H. K., Abel, C. A., Shier, W. T., & Salleh, B. (2010). Mycotoxin Contamination of Beverages: Occurrence of Patulin in Apple Juice and Ochratoxin A in Coffee, Beer and Wine and Their Control Methods. *Toxins, 2*(2), 229-261. doi:10.3390/toxins2020229

68 Sugita-Konishi, Y., Nakajima, M., Tabata, S., Ishikuro, E., Tanaka, T., Norizuki, H., ... Kumagai, S.(2006). Occurrence of aflatoxins, ochratoxin A, and fumonisins in retail foods in Japan. *Journal of Food Protection, 69*(6), 1365-1370. doi:10.4315/0362-028x-69.6.1365

69 Kumagai, S., Nakajima, M., Tabata, S., Ishikuro, E., Tanaka, T., Norizuki, H., ... Sugita-Konishi, Y. (2008). Aflatoxin and ochratoxin A contamination of retail foods and intake of these mycotoxins in Japan. *Food Additives & Contaminants: Part A, 25*(9), 1101-1106. doi:10.1080/02652030802226187

70 Patel, S. S., Beer, S., Kearney, D. L., Phillips, G., & Carter, B. A. (2013). Green tea extract: A potential cause of acute liver failure. *World Journal of Gastroenterology, 19*(31), 5174. doi:10.3748/wjg.v19.131.5174

71 Chandra, A. K., & De, N. (2012). Catechin induced modulation in the activities of thyroid hormone synthesizing enzymes leading to hypothyroidism. *Molecular and Cellular Biochemistry, 374*(1-2), 37-48. doi:10.1007/s11010-012-1503-8

72 Young, J., Dragsted L.O.*, Haraldsdóttir, J., Daneshvar, B., Kall, M., Loft, S., ... Sandström, B. (2002). Green tea extract only affects markers of oxidative status postprandially. lasting antioxidant effect of flavonoid-free diet. *British Journal of Nutrition, 87*(4), 343-355. doi:10.1079/bjnbjn2002523

73 Information sheet: Pharmaceuticals in drinking-water. Retrieved from https://www.who.int/ water_sanitation_health/diseases-risks/risks/info_sheet_pharmaceuticals/en/

74 Jamshed, H., Beyl, R. A., Della Manna, D. L., Yang, E. S., Ravussin, E., & Peterson, C. M. (2019). Early time-restricted feeding improves 24-hour glucose levels and affects markers of the circadian clock, aging, and autophagy in Humans. *Nutrients, 11*(6), 1234. doi:10.3390/nu11061234

75 Ben-Dor, M. (2015). Use of animal fat as a symbol of health in traditional societies suggests humans may be well adapted to its consumption. *Journal of Evolution and Health, 1*(1). doi: 10.15310/2334-3591.1022

76 Geleijnse, J. M., Vermeer, C., Grobbee, D. E., Schurgers, L. J., Knapen, M. H., Van der Meer, I. M., ... Hofman A, A. (2004). Dietary intake of menaquinone is associated with a reduced risk of coronary heart disease: The Rotterdam study. *The Journal of Nutrition, 134*(11), 3100-3105. doi:10.1093/ jn/134.11.3100

77 Rodahl, K., & Moore, T. (1943). The vitamin A content and toxicity of bear and seal liver. *Biochemical Journal, 37*(2), 166-168. doi:10.1042/bj0370166

78 Rothman, K. J., Moore, L. L., Singer, M. R., Nguyen, U. D., Mannino, S., & Milunsky, A. (1996). Teratogenicity of high vitamin A intake. (1996). *New England Journal of Medicine, 334*(18), 1195-1197. doi:10.1056/nejm199605023341813

79 Arnhold, T., Nau, H., Meyer, S., Rothkoetter, H. J., & Lampen, A. D. (2002). Porcine intestinal metabolism of excess vitamin A differs following vitamin A supplementation and liver consumption. *The Journal of Nutrition, 132*(2), 197-203. doi:10.1093/jn/132.2.197

80 Meléndez-Hevia, E., De Paz-Lugo, P., Cornish-Bowden, A., & Cárdenas, M. L. (2009). A weak link in metabolism: The metabolic capacity for glycine biosynthesis does not satisfy the need for collagen synthesis. *Journal of Biosciences, 34*(6), 853-872. doi:10.1007/s12038-009-0100-9

81 López-Corcuera, B., Geerlings, A., & Aragón, C. (2001). Glycine neurotransmitter transporters: an update. *Molecular Membrane Biology, 18*(1), 13-20. doi:10.1080/09687680120521

82 Regina, M., Korhonen, V., Smith, T., Alakuijala, L., & Eloranta, T. (1993). Methionine toxicity in the rat in relation to hepatic accumulation of S-adenosylmethionine: Prevention by dietary stimulation of the hepatic transsulfuration pathway. *Archives of Biochemistry and Biophysics, 300*(2), 598-607. doi:10.1006/ abbi.1993.1083

83 Sugiyama, K., Kushima, Y., & Muramatsu, K. (1987). Effect of dietary glycine on methionine metabolism in rats fed a high-methionine diet. *Journal of Nutritional Science and Vitaminology, 33*(3), 195-205. doi:10.3177/ jnsv.33.195

84 Sanz, A., Caro, P., Ayala, V., Portero-Otín, M., Pamplona, R., & Barja, G. (2006). Methionine restriction decreases mitochondrial oxygen radical generation and leak as well as oxidative damage to mitochondrial DNA and proteins. *The FASEB Journal, 20*(8), 1064-1073. doi:10.1096/j.05-5568com

85 Miller, R. A., Harrison, D. E., Astle, C. M., Bogue, M. A., Brind, J., Fernandez, E., ... Strong, R. (2019). Glycine supplementation extends lifespan of male and female mice. *Aging Cell, 18*(3), e12953. doi:10.1111/ acel.12953

86 Schuchardt, J., Schneider, I., Meyer, H., Neubronner, J., Von Schacky, C., & Hahn, A. (2011). Incorporation of EPA and DHA into plasma phospholipids in response to different omega-3 fatty acid formulations - a comparative bioavailability study of fish oil vs. krill oil. *Lipids in Health and Disease, 10*(1), 145. doi:10.1186/1476-511x-10-145

87 Stefánsson, V. (2018). The laboratory check. *In The Fat of the Land* (pp. 87)

88 Rockwell, D. (2003). *Giving voice to bear: North American Indian myths, rituals, and images of the bear.* Roberts Rinehart.

89 Bilsborough, S., & Mann, N. (2006). A review of issues of dietary protein intake in humans. *International Journal of Sport Nutrition and Exercise Metabolism, 16*(2), 129-152. doi:10.1123/ijsnem. 16.2.129

90 Westman, E. C., Yancy, W. S., Mavropoulos, J. C., Marquart, M., & McDuffie, J. R. (2008). The

effect of a low-carbohydrate, ketogenic diet versus a low-glycemic index diet on glycemic control in type 2 diabetes mellitus. *Nutrition & Metabolism, 5*(1). doi:10.1186/1743-7075-5-36

91 Fürst, S. N., Philipsen, T., & Joergensen, J. C. (2007). Ten-year follow-up of endometrial ablation. *Acta Obstetricia et Gynecologica Scandinavica, 86*(3), 334-338. doi:10.1080/00016340601089701

92 Bough, K. J., Wetherington, J., Hassel, B., Pare, J. F., Gawryluk, J. W., Greene, J. G., ... Dingledine, R. J. (2006). Mitochondrial biogenesis in the anticonvulsant mechanism of the ketogenic diet. *Annals of Neurology, 60*(2), 223-235. doi:10.1002/ana.20899

93 Yin, J., Nielsen, M., Li, S., & Shi, J. (2019). Ketones improves apolipoprotein E4-related memory deficiency via sirtuin 3. *Aging,* doi:10.18632/aging 102070

94 Elamin, M., Ruskin, D. N., Masino, S. A., & Sacchetti, P. (2018). Ketogenic diet modulates NAD+dependent enzymes and reduces DNA damage in hippocampus. *Frontiers in Cellular Neuroscience, 12.* doi:10.3389/fncel.2018.00263

95 Milder, J., & Patel, M. (2012). Modulation of oxidative stress and mitochondrial function by the ketogenic diet. *Epilepsy Research, 100*(3), 295-303. doi:10.1016/j.eplepsyres.2011.09.021

96 Volek, J., Sharman, M., Gómez, A., Judelson, D., Rubin, M., Watson, G., ... Kraemer, W. (2004). Comparison of energy-restricted very low-carbohydrate and low-fat diets on weight loss and body composition in overweight men and women. *Nutrition & metabolism, 1*(1), 13. doi:10.1186/1743-7075-1-13

97 McClernon, F. J., Yancy, W. S., Eberstein, J. A., Atkins, R. C., & Westman, E. C. (2007). The effects of a low-carbohydrate ketogenic diet and a low-fat diet on mood, hunger, and other self-reported symptoms. *Obesity, 15*(1), 182-182. doi:10.1038/oby.2007.516

98 Bostock, E. C., Kirkby, K. C., & Taylor, B. V. (2017). The current status of the ketogenic diet in psychiatry. *Frontiers in Psychiatry, 8.* doi:10.3389/fpsyt.2017.00043

99 Gasior, M., Rogawski, M. A., & Hartman, A. L. (2006). Neuroprotective and disease-modifying effects of the ketogenic diet. *Behavioural Pharmacology, 17*(5-6), 431-439. doi:10.1097/00008877-200609000-00009

100 Wood, R. J., Volek, J. S., Liu, Y., Shachter, N. S., Contois, J. H., & Fernandez, M. L. (2006). Carbohydrate restriction alters lipoprotein metabolism by modifying VLDL, LDL, and HDL subfraction distribution and size in overweight men. *The Journal of Nutrition, 136*(2), 384-389. doi:10.1093/jn/136.2.384

101 Mensink, R. P., Zock, P. L., Kester, A. D., & Katan, M. B. (2003). Effects of dietary fatty acids and carbohydrates on the ratio of serum total to HDL cholesterol and on serum lipids and apolipoproteins: a meta-analysis of 60 controlled trials. *The American Journal of Clinical Nutrition, 77*(5), 1146-1155. doi:10.1093/ ajcn/77.5.1146

102 Ginsberg, H., Olefsky, J. M., Kimmerling, G., Crapo, P., & Reaven, G. M. (1976). Induction of hypertriglyceridemia by a low-fat diet. *The Journal of Clinical Endocrinology & Metabolism, 42*(4), 729-735. doi:10.1210/ jcem-42-4-729

103 Rovenský, J., Stanciková, M., Masaryk, P., Svík, K., & Istok, R. (2003). Eggshell calcium in the prevention and treatment of osteoporosis. *Int J Clin Pharmacol Res, 23*(2-3), 83-92. Retrieved from https://www.ncbi. nlm.nih.gov/pubmed/15018022

104 Schaafsma, A., Pakan, I., Hofstede, G., Muskiet, F., Veer, E. V. D., & Vries, P. D. (2000). Mineral, amino acid, and hormonal composition of chicken eggshell powder and the evaluation of its use in human nutri- tion. Poultry Science, 79(12), 1833-1838. doi: 10.1093/ps/79.12.1833

105 Nutraingredients-usa.com. (2010, April 23). Eggshell calcium tests safe for heavy metals, says ESM. Retrieved from https://www.nutraingredients-usa.com/Article/2010/04/23/ Eggshell-calcium-tests-safe-for-heavy-metals-says-ESM

106 Hsu, D., Lee, C., Tsai, W., & Chien, Y. (2017). Essential and toxic metals in animal bone broths. *Food & Nutrition Research, 61*(1), 1347478. doi:10.1080/16546628.2017.1347478

107 Pal, S., Radavelli-Bagatini, S., Hagger, M., & Ellis, V. (2014). Comparative effects of whey and casein proteins on satiety in overweight and obese individuals: a randomized controlled trial.

European Journal of Clinical Nutrition, 68(9), 980-986. doi:10.1038/ejcn.2014.84

108 De Vadder, F., Gautier-Stein, A., & Mithieux, G. (2013). Satiety and the role of μ-opioid receptors in the portal vein. *Current Opinion in Pharmacology, 13*(6), 959-963. doi:10.1016/j.coph.2013.09.003

109 Pal, S., Woodford, K., Kukuljan, S., & Ho, S. (2015). Milk intolerance, beta-casein and lactose. *Nutrients, 7*(9), 7285-7297. doi:10.3390/nu7095339

110 Elliott, R. B., Harris, D. P., Hill, J. P., Bibby, N. J., & Wasmuth, H. E. (1999). Type I (insulin-dependent) diabetes mellitus and cow milk: Casein variant consumption. *Diabetologia, 42*(3), 292-296. doi: 10.1007/ s001250051153

111 Tailford, K., Berry, C. L., Thomas, A. C., & Campbell JH, J. H. (2003). A casein variant in cow's milk is atherogenic. *Atherosderosis, 170*(1), 13-19. doi:10.1016/s0021-9150(03)00131-x

112 Cade, R., Privette, M., Fregly, M., Rowland, N., Sun, Z., Zele, V., Wagemaker, H. & Edelstein, C. (2000) Autism and schizophrenia: Intestinal disorders, nutritional neuroscience, 3:1, 57-72, DOI: 10.1080/1028415X.2000.11747303

113 Pizzorno L. (2015). Nothing boring about boron. *Integrative medicine (Encinitas, Calif.), 14*(4), 35-48.

114. Ergul, A. B., Kara, M., Karakukcu, C., Tasdemir, A., Aslaner, H., Ergul, M. A., ... Torun, Y. A. (2018). High doses of boron have no protective effect against nephrolithiasis or oxidative stress in a rat model. *Biological Trace Element Research, 186*(1), 218-225. doi:10.1007/s12011-018-1294-1

115 Naghii, M. R., Einollahi, B., & Rostami, Z. (2012). Preliminary evidence hints at a protective role for boron in urolithiasis. *The Journal of Alternative and Complementary Medicine, 18*(3), 207-209. doi:10.1089/ acm.2011.0865

116 Newnham, R. E. (1994). Essentiality of boron for healthy bones and joints. *Environmental Health Perspectives, 102*, 83. doi:10.2307/3431968

117 Mankarious, S., Lee, M., Fischer, S., Pyun, K. H., Ochs, H. D., Oxelius, V. A., & Wedgwood RJ, R. J. (1988). The half-lives of IgG subclasses and specific antibodies in patients with primary immunodeficiency who are receiving intravenously administered immunoglobulin. *J Lab Clin Med, 112*(5), 634-640. Retrieved from https://www.ncbi.nlm.nih.gov/pubmed/3183495

118 Tóth, C., Dabóczi, A., Howard, M., J. Miller, N., & Clemens, Z. (2016). Crohn's disease successfully treated with the paleolithic ketogenic diet. *International Journal of Case Reports and Images, 7*(9), 570. doi:10.5348/ ijcri-2016102-cr-10690

119 Westman, E. C., Yancy, W. S., Mavropoulos, J. C., Marquart, M., & McDuffie, J. R. (2008). The effect of a low-carbohydrate, ketogenic diet versus a low-glycemic index diet on glycemic control in type 2 diabetes mellitus. *Nutrition & Metabolism, 5*(1). doi:10.1186/1743-7075-5-36

120 Yancy, W. S., Jr, Foy, M., Chalecki, A. M., Vernon, M. C., & Westman, E. C. (2005). A low-carbohydrate, ketogenic diet to treat type 2 diabetes. *Nutrition & metabolism, 2*, 34. doi:10.1186/1743-7075-2-34

121 Hussain, T. A., Mathew, T. C., Dashti, A. A., Asfar, S., Al-Zaid, N., & Dashti, H. M. (2012). Effect of low-calorie versus low-carbohydrate ketogenic diet in type 2 diabetes. *Nutrition, 28*(10), 1016-1021. doi:10.1016/j.nut.2012.01.016

122 Tóth, C., & Clemens, Z. (2015). Successful treatment of a patient with obesity, type 2 diabetes and hy- pertension with the paleolithic ketogenic diet. *International Journal of Case Reports and Images, 6*(3), 161. doi:10.5348/ijcri-201530-cr-10491

123 Tóth, C., & Clemens, Z. (2015). A child with type 1 diabetes mellitus (T1DM) successfully treated with the Paleolithic ketogenic diet: A 19-month insulin-freedom. *International Journal of Case Reports and Images, 6*(12), 752. doi:10.5348/ijcri-2015121-cr-10582

124 Tóth, C., & Clemens, Z. (2014). Type 1 diabetes mellitus successfully managed with the paleolithic keto- genic diet. *International Journal of Case Reports and Images, 5*(10), 699. doi:10.5348/ijcri-2014124-cr-10435

125 Clemens, Zsofia & Dabóczi, Andrea & Tóth, Csaba. (2019). Paleolithic ketogenic diet (PKD) as a stand- alone therapy in cancer: Case studies. 10.13140/RG.2.2.28600.19208.

126 Tóth, C., & Schimmer, Zsófia Clemens, M. (2018). Complete Cessation of Recurrent Cervical Intraepithelial Neoplasia (CIN) by the Paleolithic Ketogenic Diet: A Case Report. *Journal of Cancer Research and Treatment, 6*(1), 1-5. doi:10.12691/jcrt-6-1-1

127 Tóth, C., & Clemens, Z. (2017). Treatment of Rectal Cancer with the Paleolithic Ketogenic Diet: A 24-months Follow-up. *American Journal of Medical Case Reports, 5*(8), 205-216. doi:10.12691/ajmcr-5-8-3

128 Tóth, C., & Clemens, Z. (2015). Gilbert's syndrome successfully treated with the paleolithic ketogenic diet. *American Journal of Medical Case Reports, 3*(4), 117-120. doi:10.12691/ajmer-3-4-9

129 Clemens, Z., Kelemen, A., Fogarasi, A., & Tóth, C. (2013). Childhood absence epilepsy successfully treated with the paleolithic ketogenic diet. *Neurology and Therapy, 2*(1-2), 71-76. doi:10.1007/s40120-013-0013-2

13장. 카니보어 식단을 시작할 때 많이 빠지는 난관

1 Tóth, C., Dabóczi, A., Howard, M., J. Miller, N., & Clemens, Z. (2016). Crohn's disease successfully treated with the paleolithic ketogenic diet. *International Journal of Case Reports and Images, 7*(9), 570. doi:10.5348/ ijcri-2016102-cr-10690

2 Wojtyniak, K., & Szajewska, H. (2017). Systematic review: Probiotics for functional constipation in children. *European Journal of Pediatrics, 176*(9), 1155-1162. doi:10.1007/s00431-017-2972-2

3 Koliaki, C., Kokkinos, A., Tentolouris, N., & Katsilambros, N. (2010). The effect of ingested macronu- trients on postprandial ghrelin response: A critical review of existing literature data. *International Journal of Peptides, 2010, 1-9.* doi:10.1155/2010/710852

4 Palego, L., Betti, L., Rossi, A., & Giannaccini, G. (2016). Tryptophan biochemistry: Structural, nutritional, metabolic, and medical aspects in humans. *Journal of Amino Acids, 2016,* 1-13. doi:10.1155/2016/8952520

5 Daniel, P. M., Love, E. R., Moorhouse, S. R., & Pratt, O. E. (1981). The effect of insulin upon the in- flux of tryptophan into the brain of the rabbit. *The Journal of Physiology, 312*(1), 551-562. doi:10.1113/ jphysiol. 1981.sp013643

6 Gröber, U., Werner, T., Vormann, J., & Kisters, K. (2017). Myth or reality-Transdermal magnesium? *Nutrients, 9*(8), 813. doi:10.3390/nu9080813

7 Maintz, L., & Novak, N. (2007). Histamine and histamine intolerance. *The American Journal of Clinical Nutrition, 85*(5), 1185-1196. doi:10.1093/ajcn/85.5.1185

8 Cho, C., Fong, L., Ma, P., & Ogle, C. (1987). Zinc deficiency: Its role in gastric secretion and stress-induced gastric ulceration in rats. *Pharmacology Biochemistry and Behavior, 26*(2), 293-297. doi:10.1016/0091-3057(87)90121-3

9 Shafaghi, A., Hasanzadeh, J., Mansour-Ghanaei, F., Joukar, F., & Yaseri, M. (2016). The effect of zinc supplementation on the symptoms of gastroesophageal reflux disease: A randomized clinical trial. *Middle East Journal of Digestive Diseases, 8*(4), 289-296. doi:10.15171/mejdd.2016.38

10 Blumrich, M., Pack, R., Oesch, F., Petzinger, E., & Steinberg, P. (1994). Deficiency of bile acid transport and synthesis in oval cells from carcinogen-fed rats. *Hepatology, 19*(3), 722-727. doi:10.1002/hep.1840190326

11 LeBlanc, M., Gavino, V., Pérea, A., Yousef, I. M., Lévy, E., & Tuchweber, B. (1998). The role of dietary choline in the beneficial effects of lecithin on the secretion of biliary lipids in rats. Biochimica et Biophysica Acta (BBA) - *Lipids and Lipid Metabolism, 1393*(2-3), 223-234. doi: 10.1016/s0005-2760(98)00072-1

12 Boyer, J. L. (2013). Bile formation and secretion. *Comprehensive Physiology.* doi:10.1002/cphy.

c120027

13 Hofmann, A. F. (1989). Medical dissolution of gallstones by oral bile acid therapy. *The American Journal of Surgery, 158*(3), 198-204. doi:10.1016/0002-9610(89)90252-3

14 Kasbo, J., Tuchweber, B., Perwaiz, S., Bouchard, G., Lafont, H., Domingo, N., ... Yousef, I. M. (2003). Phosphatidylcholine-enriched diet prevents gallstone formation in mice susceptible to cholelithiasis. *Journal of Lipid Research, 44*(12), 2297-2303. doi:10.1194/jlr.m300180-jlr200

15 Mahley, R. W. (2016). Apolipoprotein E: From cardiovascular disease to neurodegenerative disorders. *Journal of Molecular Medicine, 94*(7), 739-746. doi: 10.1007/s00109-016-1427-y

16 Farrer, L. A., Cupples, A., Haines, J. L., Hyman, B., Kukull, W. A., Mayeux, R., ... Myers, R. H. (1997). Effects of age, sex, and ethnicity on the association between apolipoprotein E genotype and Alzheimer dis- ease. *JAMA, 278*(16), 1349. doi:10.1001/jama.1997.03550160069041

17 Trumble, B. C., Stieglitz, J., Blackwell, A. D., Allayee, H., Beheim, B., Finch, C. E., ... Kaplan, H. (2017). Apolipoprotein E4 is associated with improved cognitive function in Amazonian forager-horticulturalists with a high parasite burden. *The FASEB Journal, 31*(4), 1508-1515. doi:10.1096/fj.201601084r

18 Vasunilashorn, S., Finch, C. E., Crimmins, E. M., Vikman, S. A., Stieglitz, J., Gurven, M., ... Allayee, H. (2011). Inflammatory gene variants in the Tsimane, an indigenous Bolivian population with a high infectious load. *Biodemography and Social Biology, 57*(1), 33-52. doi:10.1080/19485565.2011.564475

19 Hall, K., Murrell, J., Ogunniyi, A., Deeg, M., Baiyewu, O., Gao, S., ... Hendrie, H. (2006). Cholesterol, APOE genotype, and Alzheimer disease: An epidemiologic study of Nigerian Yoruba. *Neurology, 66*(2), 223- 227. doi:10.1212/01.wnl.0000194507.39504.17

20 Huebbe, P., & Rimbach, G. (2017). Evolution of human apolipoprotein E (APOE) isoforms: Gene structure, protein function and interaction with dietary factors. *Ageing Research Reviews, 37*, 146-161. doi:10.1016/j. arr.2017.06.002

21 Finch, C., & Stanford, C. (2004). Meat-adaptive genes and the evolution of slower aging in humans. *The Quarterly Review of Biology, 79*(1), 3-50. doi:10.1086/381662

22 Talbot, K., Wang, H., Kazi, H., Han, L., Bakshi, K. P., Stucky, A., ... Arnold, S. E. (2012). Demonstrated brain insulin resistance in Alzheimer's disease patients is associated with IGF-1 resistance, IRS-1 dysregula- tion, and cognitive decline. *Journal of Clinical Investigation, 122*(4), 1316-1338. doi:10.1172/jci59903

23 Zhao, N., Liu, C., Van Ingelgom, A. J., Martens, Y. A., Linares, C., Knight, J. A., Bu, G. (2017). Apolipoprotein E4 impairs neuronal insulin signaling by trapping insulin receptor in the endosomes. *Neuron, 96*(1), 115-129.e5. doi: 10.1016/j.neuron.2017.09.003

24 Fallaize, R., Carvalho-Wells, A. L., Tierney, A. C., Marin, C., Kieć-Wilk, B., Dembińska-Kieć, A., ... Lovegrove, J. A. (2017). APOE genotype influences insulin resistance, apolipoprotein CII and CIII according to plasma fatty acid profile in the Metabolic Syndrome. *Scientific Reports, 7*(1). doi:10.1038/ s41598-017-05802-2

25 Stoykovich, S., & Gibas, K. (2019). APOE 84, the door to insulin-resistant dyslipidemia and brain fog? A case study. *Alzheimer's & Dementia: Diagnosis, Assessment & Disease Monitoring,* 11, 264-269. doi:10.1016/j. dadm.2019.01.009

26 Araújo, J., Cai, J., & Stevens, J. (2019). Prevalence of optimal metabolic health in american adults: National health and nutrition examination survey 2009-2016. *Metabolic Syndrome and Related Disorders, 17*(1), 46-52. doi:10.1089/met.2018.0105

27 Stoykovich, S., & Gibas, K. (2019). APOE ε4, the door to insulin-resistant dyslipidemia and brain fog? A case study. *Alzheimer's & Dementia: Diagnosis, Assessment & Disease Monitoring, 11*(1), 264-269. doi:10.1016/j. dadm.2019.01.009

28 Frayling, T. M., Timpson, N. J., Weedon, M. N., Zeggini, E., Freathy, R. M., Lindgren, C. M., ... McCarthy, M. I. (2007). A common variant in the FTO gene associated with body mass index and predisposes to childhood and adult obesity. *Science (New York, N.Y.), 316*(5826), 889-894.

doi:10.1126/science.1141634

29 Loos, R. J., & Yeo, G. S. (2013). The bigger picture of FTO-the first GWAS-identified obesity gene. *Nature Reviews Endocrinology, 10*(1), 51-61. doi:10.1038/nrendo.2013.227

30 Phillips, C. M., Kesse-Guyot, E., McManus, R., Hercberg, S., Lairon, D., Planells, R., & Roche, H. M. (2012). High Dietary Saturated Fat Intake Accentuates Obesity Risk Associated with the Fat Mass and Obesity- Associated Gene in Adults. *The Journal of Nutrition, 142*(5), 824-831. doi: 10.3945/jn.111.153460

14장. 길의 끝과 새로운 시작

1 White, R. R., & Hall, M. B. (2017). Nutritional and greenhouse gas impacts of removing animals from US agriculture. *Proceedings of the National Academy of Sciences, 114*(48), E10301-E10308. doi:10.1073/ pnas.1707322114

2 Rotz, C. A., Asem-Hiablie, S., Place, S., & Thoma, G. (2019). Environmental footprints of beef cattle production in the United States. *Agricultural Systems, 169,* 1-13. doi:10.1016/j.agsy.2018.11.005

3 Qiancheng, M. (2018, April 9). NASA GISS: Science briefs: Greenhouse gases: Refining the role of carbon dioxide. Retrieved from https://www.giss.nasa.gov/research/briefs/ma_01

4 The keeling curve. (2019, December). Retrieved from https://scripps.ucsd.edu/programs/ keelingcurve/

5 Weil, Raymond & Brady, Nyle. (2016). The nature and properties of soils. 15th edition.

6 Swift, R. S. (2001). Sequestration of carbon by soil. *Soil Science, 166*(11), 858-871.

7 Ontl, T. A. & Schulte, L. A. (2012) Soil carbon storage. *Nature Education Knowledge 3*(10):35

8 White Oak Pastures Team (2019, June 4). White oak pastures beef reduces atmospheric carbon. Retrieved from http://blogwhiteoakpastures.com/blog/carbon-negative-grassfed-beef

자주 하는 질문

1 Descalzo, A., Rossetti, L., Grigioni, G., Irurueta, M., Sancho, A., Carrete, J., & Pensel, N. (2007). Antioxidant status and odour profile in fresh beef from pasture or grain-fed cattle. *Meat Science, 75*(2), 299- 307. doi:10.1016/j.meatsci.2006.07.015

2 Daley, C. A., Abbott, A., Doyle, P. S., Nader, G. A., & Larson, S. (2010). A review of fatty acid profiles and antioxidant content in grass-fed and grain-fed beef. *Nutrition Journal, 9*(1). doi:10.1186/1475-2891-9-10

3 Charnley, G., & Doull, J. (2005). Human exposure to dioxins from food, 1999-2002. *Food and Chemical Toxicology, 43*(5), 671-679. doi:10.1016/j.fct.2005.01.006

4 Mathews, K. H., & Johnson, R. (2013). *Alternative beef production systems: Issues and implications* (LDPM-218- 01). Retrieved from Economic Research Service/USDA website: https://www.ers.usda. gov/webdocs/pub- lications/37473/36491_1dpm-218-01.pdf?v=0

5 Albanito, L., Lappano, R., Madeo, A., Chimento, A., Prossnitz, E. R., Cappello, A. R., ... Maggiolini, M. (2015). Effects of atrazine on estrogen receptor x- and G protein-coupled receptor 30-mediated signaling and proliferation in cancer cells and cancer-associated fibroblasts. *Environmental Health Perspectives, 123*(5), 493-499. doi:10.1289/ehp.1408586

6   Hayes, T. B., Khoury, V., Narayan, A., Nazir, M., Park, A., Brown, T., ... Gallipeau, S. (2010). Atrazine induces complete feminization and chemical castration in male African clawed frogs (Xenopus lae- vis). *Proceedings of the National Academy of Sciences, 107*(10), 4612-4617. doi:10.1073/pnas.0909519107

7   Sydenham, E. W., Shephard, G. S., Thiel, P. G., Marasas, W. F., & Stockenstrom, S. (1991). Fumonisin contamination of commercial corn-based human foodstuffs. *Journal of Agricultural and Food Chemistry, 39*(11), 2014-2018. doi:10.1021/jf00011a028

8   Yazar, S., & Omurtag, G. (2008). Fumonisins, trichothecenes and zearalenone in cereals. *International Journal of Molecular Sciences, 9*(11), 2062-2090. doi:10.3390/ijms9112062

9   Wang, Z., Zheng, Y., Zhao, B., Zhang, Y., Liu, Z., Xu, J.,... Abliz, Z. (2015). Human metabolic responses to chronic environmental polycyclic aromatic hydrocarbon exposure by a metabolomic approach. *Journal of Proteome Research, 14*(6), 2583-2593. doi:10.1021/acs.jproteome.5b00134

10 Russo, C., Ferk, F., Mišík, M., Ropek, N., Nersesyan, A., Mejri, D.,... Knasmüller, S. (2018). Low doses of widely consumed cannabinoids (cannabidiol and cannabidivarin) cause DNA damage and chromosomal aberrations in human-derived cells. *Archives of Toxicology, 93*(1), 179-188. doi:10.1007/s00204-018-2322-9 11. O'Donnell,, M., Mente, A., Rangarajan, S., McQueen, M. J., Wang, X., Liu, L., Yan, H. (2014).

11 Urinary sodium and potassium excretion, mortality, and cardiovascular events. *New England Journal of Medicine, 371*(13), 1267-1267. doi:10.1056/nejmx1 40049

12 Azoulay, A., Garzon, P., & Eisenberg, M. J. (2001). Comparison of the mineral content of tap water and bottled waters. *Journal of General Internal Medicine, 16*(3), 168-175. doi:10.1111/j.1525-1497.2001.04189.x

13 Huang, A. H. (2017). Plant lipid droplets and their associated proteins: Potential for rapid advances. *Plant Physiology, 176*(3), 1894-1918. doi:10.1104/pp.17.01677

14 Leduc, V., Moneret-Vautrin, D. A., Tzen, J. T., Morisset, M., Guerin, L., & Kanny, G. (2006). Identification of oleosins as major allergens in sesame seed allergic patients. *Allergy, 61*(3), 349-356. doi:10.1111/j.1398-9995.2006.01013.x

15 Schwager, C., Kull, S., Behrends, J., Röckendorf, N., Schocker, F., Frey, A., ... Jappe, U. (2017). Peanut oleosins associated with severe peanut allergy-importance of lipophilic allergens for comprehensive allergy diagnostics. *Journal of Allergy and Clinical Immunology, 140*(5), 1331-1338. e8. doi:10.1016/j.jaci. 2017.02.020

16 Li, D. D., & Fan, Y. M. (2009). Cloning, characterisation, and expression analysis of an oleosin gene in coconut (Cocos nuciferaL.) pulp. *The Journal of Horticultural Science and Biotechnology, 84*(5), 483-488. doi:10.1080/14620316.2009.11512552

17 Parthibane, V., Rajakumari, S., Venkateshwari, V., Iyappan, R., & Rajasekharan, R. (2011). Oleosin is bifunctional enzyme that has both monoacylglycerol acyltransferase and phospholipase activities. *Journal of Biological Chemistry, 287*(3), 1946-1954. doi:10.1074/jbc.m111.309955

18 Giannoulia, K., Banilas, G., & Hatzopoulos, P. (2007). Oleosin gene expression in olive. *Journal of Plant Physiology, 164*(1), 104-107. doi:10.1016/j.jplph.2006.03.016

19 McCarty, M. F., DiNicolantonio, J. J., & O'Keefe, J. H. (2015). Ketosis may promote brain macroautophagy by activating Sirt1 and hypoxia-inducible factor-1. *Medical Hypotheses, 85*(5), 631-639. doi:10.1016/j. mehy.2015.08.002

20 Jamshed, H., Beyl, R. A., Della Manna, D. L., Yang, E. S., Ravussin, E., & Peterson, C. M. (2019). Early Time-restricted feeding improves 24-hour glucose levels and affects markers of the circadian clock, aging, and autophagy in Humans. *Nutrients, 11*(6), 1234. doi:10.3390/nu11061234

21 Mandal, P. K. (2005). Dioxin: A review of its environmental effects and its aryl hydrocarbon receptor biology. *Journal of Comparative Physiology B, 175*(4), 221-230. doi:10.1007/s00360-005-0483-3

22 Kogevinas, M. (2001). Human health effects of dioxins: Cancer, reproductive and endocrine system effects. *APMIS, 109*(S103), S223-S232. doi:10.1111/j.1600-0463.2001.tb05771.x

23 Baars, A., Bakker, M., Baumann, R., Boon, P., Freijer, J., Hoogenboom, L., ... De Vries, J. (2004). Dioxins, dioxin-like PCBs and non-dioxin-like PCBs in foodstuffs: Occurrence and dietary intake in The Netherlands. *Toxicology Letters, 151*(1), 51-61. doi:10.1016/j.toxlet.2004.01.028

24 Kiviranta, H., Ovaskainen, M., & Vartiainen, T. (2004). Market basket study on dietary intake of PCDD/Fs, PCBs, and PBDEs in Finland. *Environment International, 30*(7), 923-932. doi:10.1016/j.envint.2004.03.002

25 Papadopoulos, A., Vassiliadou, I., Costopoulou, D., Papanicolaou, C., & Leondiadis, L. (2004). Levels of dioxins and dioxin-like PCBs in food samples on the Greek market. *Chemosphere, 57*(5), 413-419. doi:10.1016/j.chemosphere.2004.07.006

26 Elamin, M., Ruskin, D. N., Masino, S. A., & Sacchetti, P. (2018). Ketogenic diet modulates NAD+-dependent enzymes and reduces DNA damage in hippocampus. *Frontiers in Cellular Neuroscience, 12.* doi:10.3389/fncel.2018.00263

27 Milder, J., & Patel, M. (2012). Modulation of oxidative stress and mitochondrial function by the ketogenic diet. *Epilepsy Research, 100*(3), 295-303. doi:10.1016/j.eplepsyres.2011.09.021

28 Fürst, S. N., Philipsen, T., & Joergensen, J. C. (2007). Ten-year follow-up of endometrial ablation. *Acta Obstetricia et Gynecologica Scandinavica, 86*(3), 334-338. doi:10.1080/00016340601089701

29 Gasior, M., Rogawski, M. A., & Hartman, A. L. (2006). Neuroprotective and disease-modifying effects of the ketogenic diet. *Behavioural Pharmacology, 17*(5-6), 431-439. doi:10.1097/00008877-200609000-00009

30 Volek, J. S., Sharman, M. J., Love, D. M., Avery, N. G., G[oacute]mez, A. L., Scheett, T. P., & Kraemer, W. J. (2002). Body composition and hormonal responses to a carbohydrate-restricted diet. *Metabolism, 51*(7), 864- 870. doi:10.1053/meta.2002.32037

31 Volek, J. S., & Sharman, M. J. (2004). Cardiovascular and Hormonal Aspects of Very-Low-Carbohydrate Ketogenic Diets. *Obesity Research, 12*(S11), 115S-123S. doi:10.1038/oby.2004.276

32 Gonzalez-Bono, E., Rohleder, N., Hellhammer, D. H., Salvador, A., & Kirschbaum, C. (2002). Glucose but not protein or fat load amplifies the cortisol response to psychosocial stress. *Hormones and Behavior, 41*(3), 328-333. doi:10.1006/hbeh.2002.1766

33 Dashti, H. M., Mathew, T. C., Hussein, T., Asfar, S. K., Behbahani, A., Khoursheed, M. A., ... Al-Zaid, N. S. (2004). Long-term effects of a ketogenic diet in obese patients. *Experimental and clinical cardiology, 9*(3), 200-205.

34 McGrice, M., & Porter, J. (2017). The effect of low carbohydrate diets on fertility hormones and outcomes in overweight and obese women: A systematic review. *Nutrients, 9*(3), 204. doi:10.3390/nu9030204

35 Mavropoulos, J. C., Yancy, W. S., Hepburn, J., & Westman, E. C. (2005). The effects of a low-carbohydrate, ketogenic diet on the polycystic ovary syndrome: A pilot study. *Nutrition & metabolism, 2*, 35. doi:10.1186/1743-7075-2-35

36 Kapetanakis, M., Liuba, P., Odermarsky, M., Lundgren, J., & Hallböök, T. (2014). Effects of ketogenic diet on vascular function. *European Journal of Paediatric Neurology, 18*(4), 489-494. doi:10.1016/j. ejpn.2014.03.006

37 Dostal, T., Plews, D. J., Hofmann, P., Laursen, P. B., & Cipryan, L. (2019). Effects of a 12-week very-low carbohydrate high-fat diet on maximal aerobic capacity, high-intensity intermittent exercise, and cardiac autonomic regulation: Non-randomized parallel-group study. *Frontiers in Physiology, 10.* doi:10.3389/ fphys.2019.00912

38 Ebbeling, C. B., Feldman, H. A., Klein, G. L., Wong, J. M., Bielak, L., Steltz, S. K., ... Ludwig, D. S. (2018). Effects of a low carbohydrate diet on energy expenditure during weight loss maintenance: randomized trial. *BMJ*, k4583. doi:10.1136/bmj.k4583

39 Volek, J., Sharman, M., Gómez, A., Judelson, D., Rubin, M., Watson, G., ... Kraemer, W. (2004). Comparison of energy-restricted very low-carbohydrate and low-fat diets on weight loss and body composition in overweight men and women. *Nutrition & metabolism, 1*(1), 13. doi:10.1186/1743-7075-1-13

40   Phinney, S., Bistrian, B., Wolfe, R., & Blackburn, G. (1983). The human metabolic response to chronic ketosis without caloric restriction: Physical and biochemical adaptation. *Metabolism, 32*(8), 757-768. doi:10.1016/0026-0495(83)90105-1

41   Messina, G., Esposito, T., Lobaccaro, J., Esposito, M., Monda, V., Messina, A., ... Monda, M. (2016). Effects of low-carbohydrate diet therapy in overweight subject with autoimmune thyroiditis: possible synergism with ChREBP. *Drug Design, Development and Therapy, Volume 10,* 2939-2946. doi:10.2147/dddt.s106440

42   Cox, P., Kirk, T., Ashmore, T., Willerton, K., Evans, R., Smith, A., ... Clarke, K. (2016). Nutritional ketosis alters fuel preference and thereby endurance performance in athletes. *Cell Metabolism, 24*(2), 256-268. doi:10.1016/j.cmet.2016.07.010

43   Volek, J. S., Freidenreich, D. J., Saenz, C., Kunces, L. J., Creighton, B. C., Bartley, J. M., ... Phinney, S. D. (2016). Metabolic characteristics of keto-adapted ultra-endurance runners. *Metabolism, 65*(3), 100-110. doi: 10.1016/j.metabol.2015.10.028

44   Holt, R., Roberts, G., & Scully, C. (2001). Dental damage, sequelae, and prevention. *Western Journal of Medicine, 174*(4), 288-290. doi:10.1136/ewjm.174.4.288

45   McClellan, W. S., & Du Bois, E. F. (1930). Prolonged meat diets with a study of kidney function and ketosis. *Journal of Biological Chemistry, 87,* 651-668. Retrieved from http://www.jbc.org/content/87/3/651.citation

46   Brehm, B. J., Seeley, R. J., Daniels, S. R., & D'Alessio, D. A. (2003). A randomized trial comparing a very low carbohydrate diet and a calorie-restricted low fat diet on body weight and cardiovascular risk factors in healthy women. *The Journal of Clinical Endocrinology & Metabolism, 88*(4), 1617-1623. doi:10.1210/ jc.2002-021480

47   Jabekk, P. T., Moe, I. A., Meen, H. D., Tomten, S. E., & Høstmark, A. T. (2010). Resistance training in overweight women on a ketogenic diet conserved lean body mass while reducing body fat. *Nutrition & Metabolism, 7*(1), 17. doi:10.1186/1743-7075-7-17

48   Sidbury, J., & Dong, B. L. (1962). Ketosis in infants and children. *The Journal of Pediatrics, 60*(2), 294-303. doi:10.1016/s0022-3476(62)80049-3

49   Wood, T., Stubbs, B., & Juul, S. (2018). Exogenous ketone bodies as promising neuroprotective agents for developmental brain injury. *Developmental Neuroscience, 40*(5-6), 451-462. doi:10.1159/000499563

50   Rudolf, M. C., & Sherwin, R. S. (1983). Maternal ketosis and its effects on the fetus. *Clinics in Endocrinology and Metabolism, 12*(2), 413-428. doi: 10.1016/s0300-595x(83)80049-8

51   Lennerz, B. S., Barton, A., Bernstein, R. K., Dikeman, R. D., Diulus, C., Hallberg, S., ... Rhodes, E. T (2018). Management of type 1 diabetes with a very low-carbohydrate diet. *Pediatrics, 141*(6), e20173349. doi: 10.1542/peds.2017-3349

4장. 브로콜리, 슈퍼히어로인가 슈퍼빌런인가?

- 미국 메인주의 이혼율과 마가린 소비량 사이의 상관관계

  tylervigen.com

7장. 강낭콩과 파킨슨병

- 장의 구조와 세포 구성

  Shanshan Kong, Yanhui H. Zhang, and Weiqiang Zhang, "Regulation of Intestinal Epithelial Cells Properties and Functions by Amino Acids," *BioMed Research International, vol. 2018*, Article ID 2819154, 10 pages, 2018. https://doi. org/10.1155/2018/2819154.

8장. 잘못된 신화 1 - 식물성 식품은 슈퍼푸드다?

- 철분의 생체 이용률

  Insel, Ross, et al., *Nutrition*. Jones & Bartlett Publishers, 2010. Print

- 심혈관 질환 사망률

  Geleijnse, JM. et al., (2004). Dietary intake of menaquinone is associated with a reduced risk of coronary heart disease: the Rotterdam Study. *Journal of Nutrition, 134*(11):3100-5.

- 대동맥 판막 석회화 심각도

  Geleijnse, JM. et al., (2004). Dietary intake of menaquinone is associated with a reduced risk of coronary heart disease: the Rotterdam Study. *Journal of Nutrition, 134*(11):3100-5.

- 단백질의 생체 이용률

  Mathai, J., Liu, Y., & Stein, H. (2017). Values for digestible indispensable amino acid scores (DIAAS) for some dairy and plant proteins may better describe protein quality than values calculated using the concept for protein digestibility-corrected amino acid scores (PDCAAS). *British Journal of Nutrition, 117*(4), 490-499. doi:10.1017/S0007114517000125

- 식품 영양표

  Murphy, Suzanne P., et al., (2003). Nutritional Importance of Animal Source Foods. *The Journal of Nutrition, 133*(11), 3932S-3935S.

  Descalzo, AM, et al., (2007). Antioxidant status and odour profile in fresh beef from pasture or grain-fed cattle. *Meat Science, 75*(2): 299-307.

10장. 잘못된 신화 3 - 적색육을 먹으면 수명이 단축된다?

- 동물성 단백질 섭취와 기대 수명 증가

P. Grasgruber, M. Sebera, E. Hrazdíra, J. Cacek, T. Kalina. Major correlates of male height: A study of 105 countries, *Economics & Human Biology*, Volume 21, 2016, Pages 172-195, ISSN 1570-677X, https://doi.org/10.1016/j.ehb.2016.01.005 (http://www.sciencedirect.com/science/article/pii/S1570677X16300065)

11장. 잘못된 신화 4 - 적색육은 심장을 폭발시킨다?

- 프레이밍햄 연구: LDL에 따른 관상 동맥 질환 위험

Gordon, T. et al., (1977). High density lipoprotein as a protective factor against coronary heart disease: The Framingham study. *The American Journal of Medicine, 62*(5): 707-714.

- 프레이밍햄 연구: LDL과 HDL에 따른 관상 동맥 질환 위험

Gordon, T. et al., (1977). High density lipoprotein as a protective factor against coronary heart disease: The Framingham study. *The American Journal of Medicine, 62*(5): 707-714.

14장. 길의 끝과 새로운 시작

- 2016년도 미국 온실가스 배출

U.S. Environmental Protection Agency, EPA 430-R-16-002 (2016, April) Inventory of U.S. Greenhouse Gas Emissions and Sinks: 1990-2014: Retrieved from https://www.epa.gov/sites/production/-files/2016-04/documents/ us-ghg-inventory-2016-main-text.pdf

최강의 다이어트, 카니보어 코드
인류의 선조들이 먹던 음식에서 찾은 건강, 활력, 아름다움의 비밀

지은이	폴 살라디노
옮긴이	이 문
1판 1쇄	2024년 8월 15일
2판 1쇄	2024년 11월 11일
발행인	이 문
편집	그라피
마케팅	그라피
디자인	스튜디오 그라피
인쇄	북크림
발행처	그라피
등록	2022년 9월 8일(제 2022-000062호)
주소	서울시 관악구 광신길 225
전자우편	graffi.seoul@gmail.com
ISBN	979-11-988589-0-0 13510